ENDOSCOPIA DIGESTIVA ONCOLÓGICA

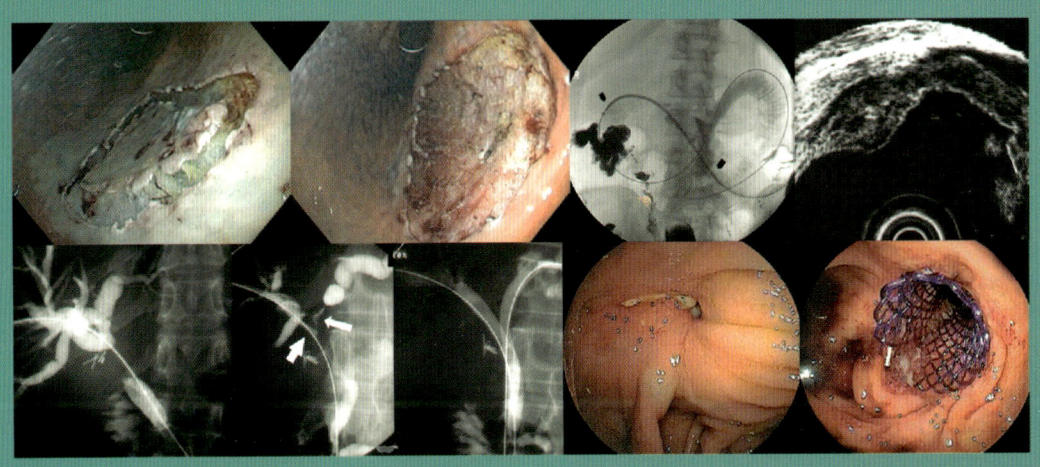

ENDOSCOPIA DIGESTIVA ONCOLÓGICA
Diagnóstica e Terapêutica

Everson Luiz de Almeida Artifon
Professor Livre-Docente da Universidade de São Paulo (USP)
Professor e Orientador Pleno do Programa de Pós-Graduação em
Clínica-Cirúrgica do Departamento de Cirurgia da FMUSP
Coordenador do Setor de Endoscopia Biliopancreática (CPRE) do
Serviço de Endoscopia do HCFMUSP
Chefe do Serviço de Endoscopia do Hospital Ana Costa (HAC) – Santos, SP
Titular e Especialista da Sociedade Brasileira de Endoscopia Digestiva (SOBED)
Fellow of American Society for Gastrointestinal Endoscopy (FASGE)

Rodrigo Castaño
Professor-Associado de Cirurgia Geral e Endoscopia da
Universidade Católica Bolivariana de Medellín, Colômbia
Vice-Chefe da Disciplina de Cirurgia e Endoscopia do Departamento de Cirurgia do
Hospital Universitário da Universidade Católica Bolivariana de Medellín, Colômbia

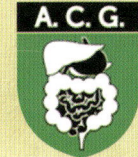
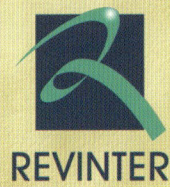

REVINTER

Endoscopia Digestiva Oncológica – Diagnóstica e Terapêutica
Copyright © 2015 by Livraria e Editora Revinter Ltda.

ISBN 978-85-372-0618-8

Todos os direitos reservados.
É expressamente proibida a reprodução
deste livro, no seu todo ou em parte,
por quaisquer meios, sem o consentimento,
por escrito, da Editora.

Tradução:
MARISE ZAPPA FERREIRA
Tradutora Especializada na Área da Saúde, RJ

Revisão Técnica:
EVERSON LUIZ DE ALMEIDA ARTIFON
Professor Livre-Docente da Universidade de São Paulo (USP)
Professor e Orientador Pleno do Programa de Pós-Graduação em Clínica Cirúrgica do Departamento de Cirurgia da FMUSP
Coordenador do Setor de Endoscopia Biliopancreática (CPRE) do Serviço de Endoscopia do HCFMUSP
Chefe do Serviço de Endoscopia do Hospital Ana Costa (HAC) – Santos, SP
Titular e Especialista da Sociedade Brasileira de Endoscopia Digestiva (SOBED)
Fellow of American Society for Gastrointestinal Endoscopy (FASGE)

RODRIGO CASTAÑO
Professor-Associado de Cirurgia Geral e Endoscopia da Universidade Católica Bolivariana de Medellín, Colômbia
Vice-Chefe da Disciplina de Cirurgia e Endoscopia do Departamento de Cirurgia do Hospital Universitário da Universidade Católica Bolivariana de Medellín, Colômbia

---

CIP-BRASIL. CATALOGAÇÃO NA PUBLICAÇÃO
SINDICATO NACIONAL DOS EDITORES DE LIVROS, RJ
A828e
1. ed.

Artifon, Everson L. A. (Everson Luiz de Almeida)
  Endoscopia digestiva oncológica: diagnóstica e terapêutica / Rodrigo Castaño, Everson Luiz de Almeida Artifon; [tradução Marise Zappa Ferreira]. - 1. ed. - Rio de Janeiro : Revinter, 2015.
    il.

Tradução de: Endoscopia oncológica : diagnóstica y terapéutica
  Inclui bibliografia e índice
  ISBN 978-85-372-0618-8
  1. Endoscopia. 2. Ultrassonografia. 3. Diagnóstico por imagem. I. Castaño, Rodrigo. II. Título.

14-15801   CDD: 616.3307545
                                        CDU: 616-072.1

A precisão das indicações, as reações adversas e as relações de dosagem para as drogas citadas nesta obra podem sofrer alterações.
Solicitamos que o leitor reveja a farmacologia dos medicamentos aqui mencionados.
A responsabilidade civil e criminal, perante terceiros e perante a Editora Revinter, sobre o conteúdo total desta obra, incluindo as ilustrações e autorizações/créditos correspondentes, é do(s) autor(es) da mesma.

Título original:
Endoscopia oncológica: diagnóstica y terapéutica, Primera edición
Copyright © Asociación Colombiana de Gastroenterología

Livraria e Editora REVINTER Ltda.
Rua do Matoso, 170 – Tijuca
20270-135 – Rio de Janeiro – RJ
Tel.: (21) 2563-9700 – Fax: (21) 2563-9701
livraria@revinter.com.br – www.revinter.com.br

Apresentação

A presente obra, pioneira em Endoscopia Oncológica, é fruto do esforço de um grupo de amigos nacionais e estrangeiros, unidos em torno de uma causa comum – a Endoscopia de caráter intervencionista em três cenários da terapêutica oncológica: lesões pré-neoplásicas, neoplasias e manejo endoscópico paliativo gastrintestinal. Conjugam-se nesta obra várias visões de um mesmo problema, começando pela concepção holística da carcinogênese no trato gastrintestinal, seguida pela prática endoscópica no esôfago e estômago, trato biliar e cólon, bem como a colaboração do radiologista nesses tópicos, os aspectos do ultrassom endoscópico nessas três dimensões sugeridas e temas como o manejo de complicações inerentes à terapia oncológica (proctite actínica), aspectos futuros dessas terapias (próteses biodegradáveis) e os benefícios do arsenal endoscópico no manejo dessas lesões (plasma de argônio, próteses, videocápsula, enteroscopia assistida por balões) com a visão conjunta de tópicos pontuais pelo oncologista, endoscopista, ecoendoscopista e cirurgião. Por último, uma perspectiva do oncologista clínico referente a essas intervenções endoscópicas nos pacientes com neoplasias gastrintestinais. Esperamos que aproveitem esse esforço combinado e que seja de grande utilidade para a prática diária, ampliando as possibilidades de tratamento nos pacientes oncológicos que têm expectativas limitadas de todo tipo, resultando em maior e melhor qualidade de vida.

Everson Luiz de Almeida Artifon
Rodrigo Castaño

Prefácio I

A publicação deste livro atesta a experiência da comunidade de gastrenterologistas latino-americanos que formou um grupo importante dentro da especialidade. Representa não só a alta qualidade alcançada no manejo clínico dos pacientes, mas também a ruptura de barreiras geográficas que classicamente têm mantido a nossa especialidade relativamente isolada.

Os leitores terão a oportunidade de atualizar-se com os progressos recentes da especialidade médica internacional. Os avanços na Medicina molecular são claramente descritos, assim como a sua aplicação no manejo clínico dos pacientes. A etapa da quimioterapia, com base somente em "venenos celulares", é superada pela Medicina personalizada, com base na identificação de alterações moleculares nos tumores que afetam pacientes específicos e permitem a terapia imunogenética que rompe o ciclo celular canceroso nestes pacientes.

O livro também fornece orientações claras para a tamisação e o manejo de lesões pré-cancerosas, cuja extirpação é medida preventiva que evita desenlace neoplásico frequentemente fatal.

O desenvolvimento de técnicas menos invasivas que a cirurgia radical, como a mucossectomia, é amplamente discutido, assim como os critérios para escolher pacientes que possam ser beneficiados com tais procedimentos.

Do mesmo modo, são dadas orientações para o manejo clínico de neoplasias invasivas.

Espera-se que esse espírito de colaboração latino-americana se solidifique e permita, em um futuro próximo, empreender tarefas mais complexas, como os ensaios terapêuticos multicêntricos necessários, em muitos casos, para se sobrepor aos problemas de amostras estatisticamente insuficientes na obtenção de resultados significativos.

Pelayo Correa
Divisão de Gastroenterologia
Centro Médico da Universidade de Vanderbilt
Nashville, Tennessee, USA

Prefácio II

Recebi, com muita honra e satisfação, o convite para prefaciar este livro.

De minha situação como médico do Instituto Nacional de Câncer há 30 anos, fui e sou testemunha do extraordinário e explosivo crescimento da Endoscopia Digestiva neste período. Da mera observação e diagnóstico, o endoscopista passou a ter decisiva atuação terapêutica, paliativa e curativa em todas as áreas do trato gastrintestinal e anexos. Desbravou-se a última fronteira, trazendo luz à escuridão do intestino delgado, com o advento da cápsula endoscópica e da enteroscopia.

Após a minha formação em Endoscopia Digestiva, a partir de 1978, iniciei meu contato diuturno com o paciente oncológico, em meados de 1984, e, desde o início, notei que este contingente de pacientes tinha condições clínicas e cenários endoscópicos especiais, com grande incidência de obstruções, estenoses, fístulas e hemorragias digestivas de difícil controle. Além do mais, era confrontado com demandas próprias deste grupo, como paliação, qualidade e dignidade de vida, especialmente nos pacientes incuráveis. Tratava-se, por assim dizer, de uma nova atividade.

A Endoscopia Digestiva Oncológica é, hoje, uma especialidade dentro de outra, com seu universo particular de pacientes imunodeprimidos e discrásicos, desnutridos e necessitados de acessos alimentares enterais, portadores de lesões tumorais superficiais, objetos da mucossectomia e da dissecção de submucosa, de estenoses tumorais, em que o endoscopista exercita a "arte do fio-guia", de obstruções da árvore biliopancreática, tratadas pela drenagem convencional ou ecoguiada.

Aqueles que, como eu, dedicaram praticamente toda a vida médica ao exercício da Oncologia, sentiram falta de um texto versando sobre múltiplos aspectos desta área de atuação, não encontrado na vasta literatura endoscópica.

Esta publicação, editada com maestria por Artifon, Castaño e demais colaboradores, veio preencher a lacuna, englobando uma gama de assuntos de alto interesse, em ciência básica e em modernos procedimentos terapêuticos.

Tenho certeza de que esta obra irá figurar nas bibliotecas dos bons serviços de Endoscopia, ligados ou não à prática da Oncologia, no Brasil e em outros países, servindo como fonte segura e diversificada de consulta e aprendizado para os novos e também para os mais experientes especialistas.

Gilberto Reynaldo Mansur
Doutorando em Oncologia pelo Instituto Nacional de Câncer – Rio de Janeiro, RJ
Médico da Seção de Endoscopia do HC I – Instituto Nacional de Câncer – Rio de Janeiro, RJ
Membro Titular da Sociedade Brasileira de Endoscopia Digestiva

Colaboradores

Adriana Vaz Safatle-Ribeiro
Professora Livre-Docente do Departamento de
Gastroenterologia do HCFMUSP
Médica-Assistente do Serviço de Endoscopia do HCFMUSP
São Paulo, Brasil

Albis Hani
Clínica Geral e Gastroenterologista
Membro da Associação Americana de Gastroenterologia
Professora Titular de Medicina Interna e Gastroenterologia
Hospital San Ignacio, Pontifícia Universidade Javeriana
Presidente da Associação Colombiana de Gastroenterologia
Gastroenterologista na Clínica Reina Sofía
Bogotá, Colômbia

Alejandra Álvarez Diazgranados
Universidade Pontifícia Bolivariana
Medellín, Colômbia

Dubán David Zuluaga M
Grupo de Gastrohepatologia, Universidade de Antioquia
Medellín, Colômbia

Edilberto Nuñez Cabarcas
Médico Internista
Fellow de Gastroenterologia
Pontifícia Universidade Javeriana
Bogotá, Colômbia

Erwin Waxman, FASGE
Diretor do Centro para Pesquisa e Terapêutica em
Endoscopia (CERT)
Professor de Medicina na Universidade de Chicago
Illinois, EUA

Eugenio Sanín Fonnegra
Gastroenterologista
Grupo de Gastrohepatologia, Universidade de Antioquia
Medellín, Colômbia

Everson Luiz de Almeida Artifon
Professor Livre-Docente da Universidade de São Paulo (USP)
Professor e Orientador Pleno do Programa de Pós-Graduação
em Clínica-Cirúrgica do Departamento de Cirurgia da FMUSP
Coordenador do Setor de Endoscopia Biliopancreática
(CPRE) do Serviço de Endoscopia do HCFMUSP
Chefe do Serviço de Endoscopia do Hospital Ana Costa
(HAC) – Santos, SP
Titular e Especialista da Sociedade Brasileira de Endoscopia
Digestiva (SOBED)
Fellow of American Society for Gastrointestinal Endoscopy (FASGE)
São Paulo, Brasil

Fabián Emura
Emura Center Latinoamerica. Endoscopia Digestiva
Avançada
Fundação Emura para Divulgação e Pesquisa em Câncer
Faculdade de Medicina. Universidade de La Sabana
Bogotá, Colômbia

Fabio L Gil P
Clínico Geral e Gastroenterologista
Presidente da Associação Colombiana de Endoscopia
Clínica Colombia, Colsánitas
Bogotá, Colômbia

Gabriel Favaro
Cirurgião Geral e Residente em Endoscopia do Hospital
Ana Costa (HAC) – Santos,
São Paulo, Brasil

Gustavo Landazábal B
Cirurgião Gastrointestinal e Endoscopista
Instituto de Doenças Digestivas
Bogotá, Colômbia

Jaime Escobar Cardona
Cirurgião Gastrointestinal e Endoscopista.
Coloproctologista
Hospital Pablo Tobón Uribe
Hospital San Vicente de Paúl
Medellín, Colômbia

Jorge Iván Sierra Jaramillo
Cirurgião Coloproctologista
Hospital Pablo Tobón Uribe
Medellín, Colômbia

Jorge F Lopera
Chefe de Radiologia Intervencionista
Professor de Radiologia na Universidade do Texas
San Antonio, EUA

José Carlos Subtil
Centro de Tratamento do Aparelho Digestivo, Setor de Endoscopia
Cínica da Universidade de Navarra
Pamplona, Espanha

José Guillermo de la Mora
Gastroenterologista
Professor Titular no Instituto de Cancerologia
Cidade do México, México

José Ignacio Restrepo
Cirurgião Geral e Coloproctologista
Hospital Pablo Tobón Uribe e Clínica Las Vegas
Medellín, Colômbia

José Pinhata Otoch
Regente e Professor Associado da Disciplina de Técnica Cirúrgica e Cirurgia Experimental da FMUSP
São Paulo, Brasil

Juan Darío Puerta Diaz
Cirurgião Geral e Coloproctologista
Clínica das Américas
Medellín, Colômbia

Lubia Bonini
Residente em Endoscopia do Hospital Ana Costa (HAC) – Santos, São Paulo, Brasil

Luis Carlos Sabbagh
Departamento de Gastroenterologia – Clínica Reina Sofía
Fundação Universitária Sanitas WGO Training Center
Bogotá, Colômbia

Luis Miguel Ruiz Velásquez
Universidade Pontifícia Bolivariana
Medellín, Colômbia

Manuel Pérez-Miranda
Chefe do Setor de Endoscopia, Hospital Universitário Rio Hortega
Valladolid, Espanha

Marco Buch
Especialista e Titular da SOBED
Médico-Assistente do Serviço de Endoscopia do Hospital Ana Costa (HAC) – Santos, São Paulo, Brasil

Maria Teresa Galiano
Gastroenterologista
Membro da Associação Americana de Gastroenterologia
Clínica de Marly
Bogotá, Colômbia

Mario H. Ruiz Vélez
Cirurgião Geral e Endoscopista
Hospital Pablo Tobón Uribe
Medellín, Colômbia

Mauricio Daniel Carrasco Petro
Estudante de Medicina
Universidade de Antioquia
Medellín, Colômbia

Mauricio Lema
Oncologia Clínica e Hematologia
Astorga - Clínica de Oncologia e Clínica SOMA
Medellín, Colômbia

Oscar A. Álvarez B.
Radiologista, Internista e Gastroenterologista
Professor na Universidade de Texas, Campus San Antonio
Diretor de Gastroenterologia da VA Texas Valley Coastal Bend
Harlingen, Texas, EUA

Paulo Henrique Boaventura de Carvalho
Doutorando do Programa de Pós-Graduação em Clínica Cirúrgica do Departamento de Cirurgia da FMUSP
Médico-Anestesiologista da Disciplina de Anestesiologia da FMUSP
São Paulo, Brasil

Raúl Antonio Cañadas Garrido
Professor-Assistente de Medicina Interna e Gastroenterologia
Hospital San Ignacio, Pontifícia Universidade Javeriana
Unidade de Endoscopia Clínica de Marly
Bogotá, Colômbia

Renata de Almeida Coudry
Médica-Assistente
Patologista Molecular do Instituto do Câncer
Faculdade de Medicina da Universidade de São Paulo
São Paulo, Brasil

Ricardo Oliveros Wilches
Cirurgião Gastrintestinal e Endoscopista
Chefe de Cirurgia Gastrintestinal
Instituto Nacional de Cancerologia
Bogotá, Colômbia

Rodrigo Castaño
Professor-Associado de Cirurgia Geral e Endoscopia da Universidade Católica Bolivariana de Medellín
Vice-Chefe da Disciplina de Cirurgia e Endoscopia do Departamento de Cirurgia do Hospital Universitário da Universidade Católica Bolivariana de Medellín
Medellín, Colômbia

Rosario Albis Feliz
Cirurgião Gastrintestinal e Endoscopista
Mestrado em Epidemiologia
Departamento de Gastroenterologia, Clínica Reina Sofía
Fundação Universitária Sanitas
Bogotá, Colômbia

Sebastián Esteves
Departamento de Gastroenterologia, Clínica Reina Sofía
Fundação Universitária Sanitas
Bogotá, Colômbia

Sung Gwon Kang
Radiologista Intervencionista
Hospital Bundang
Professor de Radiologia na Universidade Nacional de Seul
Seul, Coreia

Tiago Vilela
Cirurgião Geral e Residente em Endoscopia do Hospital Ana Costa (HAC) – Santos, São Paulo, Brasil

Todd H. Baron, FASGE
Professor em Gastroenterologia
Divisão de Gastroenterologia e Hepatologia
Clínica Mayo
Rochester, EUA

Ulysses Ribeiro Jr.
Professor-Associado
Departamento de Gastroenterologia da Faculdade de Medicina da Universidade de São Paulo
Coordenador Cirúrgico do Instituto do Câncer da Faculdade de Medicina da Universidade de São Paulo
São Paulo, Brasil

Zaida Albarracín
Departamento de Gastroenterologia, Clínica Reina Sofía
Fundação Universitária Sanitas
Bogotá, Colômbia

Sumário

1 Imunogenética no Câncer Gastrintestinal......... 1
Ulysses Ribeiro Jr. ▪ Adriana Vaz Safatle-Ribeiro ▪ Renata de Almeida Coudry

2 Endoscopia de Alta Tecnologia de Imagem 13
Rodrigo Castaño ▪ Edilberto Nuñez Cabarcas
Gabriel Favaro ▪ José Pinhata Otoch ▪ Everson L. A. Artifon

3 Ensino da Endoscopia com Modelos
Ex Vivo e Simulador Virtual 19
Everson L. A. Artifon ▪ José Pinhata Otoch ▪ Rodrigo Castaño ▪ Tiago Vilela

4 Sedação e Anestesia na Endoscopia Oncológica 25
Paulo Henrique Boaventura de Carvalho ▪ José Pinhata Otoch
Rodrigo Castaño ▪ Everson L. A. Artifon ▪ Gabriel Favaro

5 Conduta na Terapia de Anticoagulação e
Antiplaquetária para o Procedimento Endoscópico
Oncológico 33
Everson L. A. Artifon ▪ Rodrigo Castaño ▪ José Pinhata Otoch ▪ Tiago Vilela

6 Papel da Endoscopia na Identificação das Lesões
Pré-Malignas do Trato Gastrintestinal Superior 37
Rosario Albis Feliz ▪ Eugenio Sanín Fonnegra ▪ Gabriel Favaro
Everson L. A. Artifon

7 Tratamento Endoscópico de Lesões Precursoras e de
Neoplasia Precoce do Esôfago................. 47
Rodrigo Castaño ▪ Dubán David Zuluaga M. ▪ Fabio L. Gil P.
Tiago Vilela ▪ Everson L. A. Artifon

8 Diagnóstico e Tratamento Endoscópico do
Esôfago de Barrett 57
Rodrigo Castaño ▪ Ricardo Oliveros Wilches
Mauricio Daniel Carrasco Petro ▪ Everson L. A. Artifon

9 Tratamento Endoscópico de Lesões Precursoras e de
Neoplasia Precoce do Estômago 73
Fabián Emura ▪ Erwin Waxman ▪ Everson L. A. Artifon

10 Tratamento Endoscópico de Lesões Precursoras e de
Neoplasias Precoces no Cólon.................. 79
José Ignacio Restrepo ▪ Jorge Iván Sierra Jaramillo
Jaime Escobar Cardona ▪ Everson L. A. Artifon

11 Dilatações Endoscópicas do Trato Gastrintestinal.. 91
Rodrigo Castaño ▪ Alejandra Álvarez Diazgranados
José Pinhata Otoch ▪ Everson L. A. Artifon

12 *Stents* Metálicos na
Patologia Esofágica Maligna.................. 107
Jorge E. Lopera ▪ Lubia Bonini ▪ José Pinhata Otoch ▪ Everson L. A. Artifon

13 Lesões Subepiteliais Gastrintestinais............ 123
Gustavo Landazábal B

14 Estenoses Biliares Malignas 133
Mario H. Ruiz Vélez ▪ Luis Miguel Ruiz Velásquez
Lubia Bonini ▪ José Pinhata Otoch ▪ Everson L. A. Artifon

15 Neoplasias Ampulares e Papilectomia
Endoscópica 143
Rodrigo Castaño ▪ Everson L. A. Artifon

16 Tratamento Endoscópico da Obstrução
Gastroduodenal Maligna..................... 157
Todd H. Barón ▪ Albis Hani

17 *Stents* Colônicos na Obstrução Maligna do Cólon . 169
Kang Sung Gwon ▪ Mario H. Ruiz Vélez ▪ Rodrigo Castaño

18 Papel da Radiologia Intervencionista
Gastrintestinal............................. 181
Jorge E. Lopera

19 *Stents* Gastrintestinais Biodegradáveis........... 209
Óscar A. Álvarez B. ▪ José Pinhata Otoch ▪ Everson L. A. Artifon

20 Endoscopia no Sangramento Digestivo do
Paciente com Câncer........................ 217
Rodrigo Castaño ▪ José Pinhata Otoch ▪ Everson L. A. Artifon

21 Plasma de Argônio em Endoscopia Terapêutica
Oncológica 225
Raúl Antonio Cañadas Garrido ▪ Marco Buch ▪ José Pinhata Otoch
Everson L. A. Artifon

22 Tratamento da Retite Actínica 233
Juan Darío Puerta Díaz

23 Estadiamento de Tumores Malignos Gástricos com Ultrassom Endoscópico..................243
Luis C. Sabbagh ▪ Zaida Albarracín ▪ Sebastián Esteves
Marco Buch ▪ Everson L. A. Artifon

24 Coledocoduodenostomia Guiada por Ultrassom Endoscópico para a Paliação da Obstrução Biliar Distal Maligna........................251
Everson L. A. Artifon ▪ Manuel Pérez-Miranda ▪ José Pinhata Otoch

25 Hepatogastrotomia Guiada por Ultrassom Endoscópico – Como Fazer?..................257
Everson L. A. Artifon ▪ Manuel Pérez-Miranda ▪ José Pinhata Otoch

26 Biópsia Guiada por Ultrassom – Como Otimizar as Amostras e Seu Papel nas Neoplasias do Trato Gastrintestinal.........................265
Juan J. Vila ▪ Marcos Kutz ▪ José Carlos Subtil

27 Lesões Císticas do Pâncreas – Aspectos Gerais....277
Everson L. A. Artifon ▪ Rodrigo Castaño ▪ José Pinhata Otoch

28 Cápsula Endoscópica nos Tumores do Intestino Delgado...........................285
María Teresa Galiano

29 Enteroscopia Terapêutica em Tumores do Trato Gastrintestinal.......................295
Adriana Vaz Safatle-Riveiro

30 Tumores Estromais Gastrintestinais............305
José Guillermo de la Mora Levy ▪ Mauricio Lema Medina
Everson L. A. Artifon ▪ Rodrigo Castaño

31 Tratamento Endoscópico do Câncer Gastrintestinal – Visão do Oncologista Clínico..................315
Mauricio Lema Medina

32 Aplicação das Próteses Autoexpansíveis Biodegradáveis na Endoscopia Intervencionista Gastrintestinal..........................319
Oscar A. Álvarez B. ▪ Rodrigo Castaño

Índice Remissivo........................327

ENDOSCOPIA DIGESTIVA ONCOLÓGICA

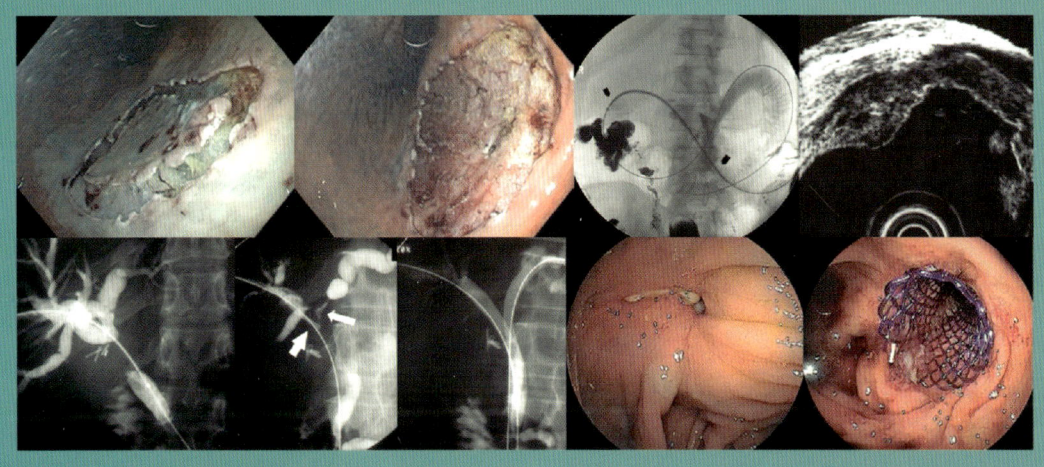

Imunogenética no Câncer Gastrintestinal

1

Ulysses Ribeiro Jr. ▪ Adriana Vaz Safatle-Ribeiro ▪ Renata de Almeida Coudry

INTRODUÇÃO

A biologia molecular tem facilitado o entendimento de determinados aspectos em genética de muitas doenças que antes não tinham sido elucidadas. As áreas de influência desta ciência na Oncologia compreendem o uso dos métodos de diagnóstico (detecção e quantificação de marcadores tumorais), predisposição genética, medidas de controle e prevenção do câncer, descoberta de novos agentes terapêuticos, como, por exemplo, os anticorpos monoclonais ou a terapia gênica, avaliação da resposta à quimioterapia e à radioterapia, prognóstico, entre outros. Vários marcadores moleculares têm sido investigados; no entanto, apenas alguns deles são utilizados na prática clínica. Neste trabalho são descritas as principais mudanças que levam ao câncer e à sua progressão, assim como alguns exemplos do uso clínico desses marcadores.

BASES MOLECULARES DA CARCINOGÊNESE

Mais de 80% dos tumores do sistema digestório dependem de mutações somáticas (presentes somente nos tumores ou no tecido circundante) nos genes que controlam a proliferação celular e a apoptose, ou nos genes reguladores, como os oncogenes, genes supressores dos tumores, genes reguladores do ciclo de crescimento celular, moléculas de adesão e resposta imunológica.[1-3]

A evidência indica que para a conversão de células normais em cancerígenas são necessários vários passos que estão relacionados com o acúmulo de alterações genéticas, adquiridas ou não, e que contribuem em conjunto com as formas clínicas da doença.[1-4] Durante a progressão da doença os tumores adquirem propriedades biológicas que afetam a evolução e o prognóstico. Neste contexto, os oncogenes participantes, os fatores de crescimento, as citocinas reguladoras do ciclo celular, os genes supressores de tumores, as moléculas de adesão e os erros de replicação do tumor resultam na instabilidade genética. Embora algumas características sejam específicas de alguns tecidos em particular, muitos dos mecanismos da carcinogênese são comuns no aparecimento do câncer do trato digestório em qualquer localização. Os estudos sobre a patogênese molecular dos cânceres colorretais (CCR) são um paradigma para outros tumores do sistema digestório (Fig. 1.1).[4-7]

Uma progressão semelhante é observada na transição do tecido metaplásico escamoso, na síndrome de Barrett, e no adenocarcinoma do esôfago.[8] Outros tumores gástricos e pancreáticos também apresentam esta sequência de mudanças.

Instabilidade dos microssatélites (IMS)

A IMS ocorre em decorrência de erros na replicação e na reparação por falta de alinhamento das cadeias de DNA. Está presente nas famílias com CCR hereditário não polipoide (HNPCC), no CCR esporádico e em outros tipos de câncer, inclusive de estômago. O *locus* microssatélite corresponde a repetição de uma sequência simples, como a do dinucleotídeo citosina-adenina (CA), que aparece centenas de vezes pelo genoma e tem a função de reparar ou diminuir o número de mutações durante a replicação do DNA. Em alguns casos de câncer, estas repetições de dinucleotídeos são inseridas ou extraídas do *locus* microssatélite, razão pela qual seu número está alterado em comparação com o tecido normal. As mutações somáticas das sequências de microssatélites são conhecidas como erros de replicação (ER) e refletem o estado de IMS. Portanto, a instabilidade genética aumenta o índice de mutação e pode provocar mutações múltiplas em oncogenes e genes supressores de tumores. Os principais genes de reparação incluem hMLH1, hMSH2, hMSH4, hMSH5, hMSH6, hPMS1 e hPMS2. Os genes hMLH1 e hMSH2 são responsáveis por mais de 80% das mutações da linha germinal que causam o HNPCC e estão presentes em 15% dos CCR esporádicos (Fig. 1.2).

A IMS frequentemente envolve os genes diana ou alvo que levam à inativação de suas funções, incluindo o receptor II do fator de crescimento β (TGFβ RII), do receptor II do fator de crescimento tipo insulina (IGF-II), E2F-4 e o gene pró-apoptótico BAX.

A sequência adenoma-carcinoma, principalmente para o CCR gástrico bem diferenciado, vê-se reforçada pela detecção de 30 a 40% de ER no câncer, de 20-40% no adenoma e de 30% na metaplasia intestinal. Estes dados sugerem que a instabilidade genética é um dos primeiros eventos somáticos na progressão da carcinogênese.[9,10]

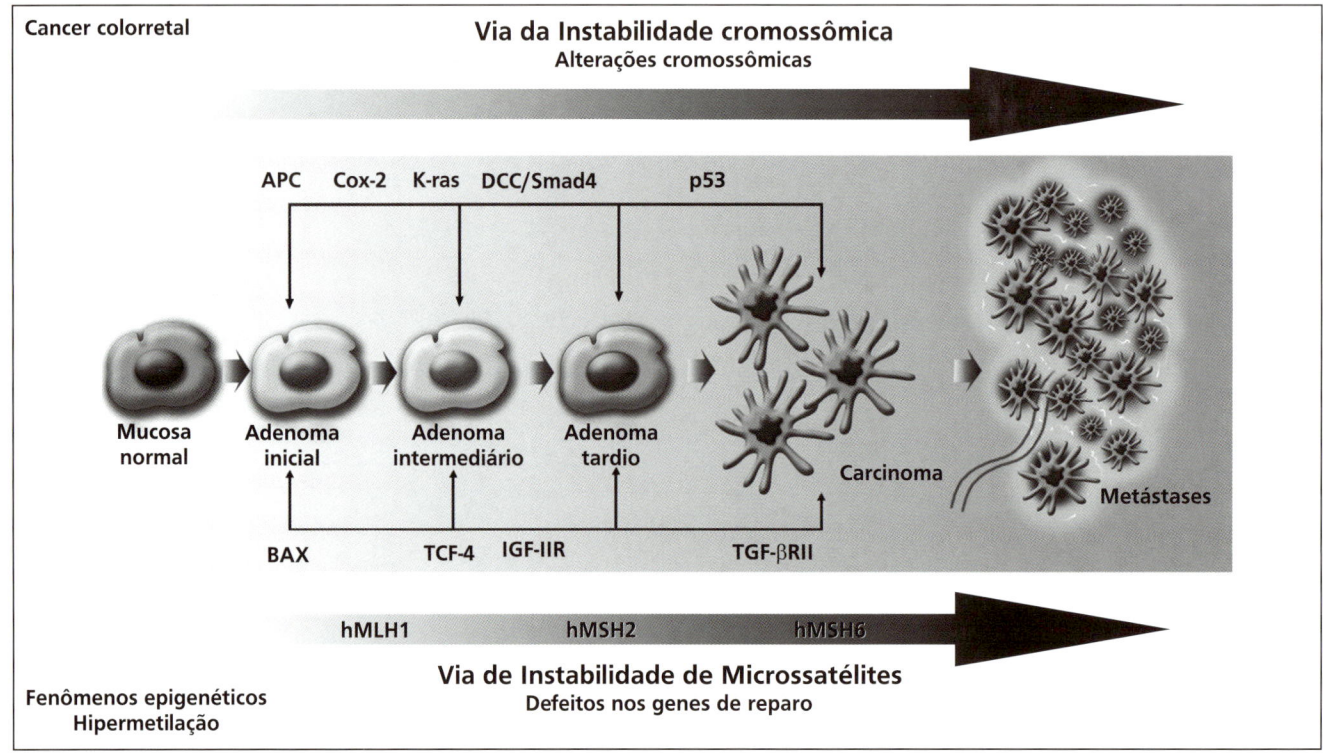

Figura 1.1. Modelo da carcinogênese colorretal com várias etapas propostas por Vogelstein. Observam-se as duas vias principais da carcinogênese: a instabilidade cromossômica e a dos microssatélites.

Oncogenes e proto-oncogenes

O proto-oncogene é um gene cuja proteína estimula ou promove a proliferação celular. Quando um *locus* é alterado e não pode controlar nem inibir a proliferação, ele se transforma em um oncogene. Pode ser a forma modificada de um gene normal, de um gene viral ou de um gene normal com hiperatividade.[11] Os oncogenes codificam diretamente determinados fatores de crescimento (tirosina quinases), seus receptores ou outras partes do sistema de transdução. Mais de 80 oncogenes foram isolados e os principais mecanismos de ativação são: a transdução gênica ou inserção, a mutação pontual, a amplificação gênica ou o reordenamento gênico.[12,13]

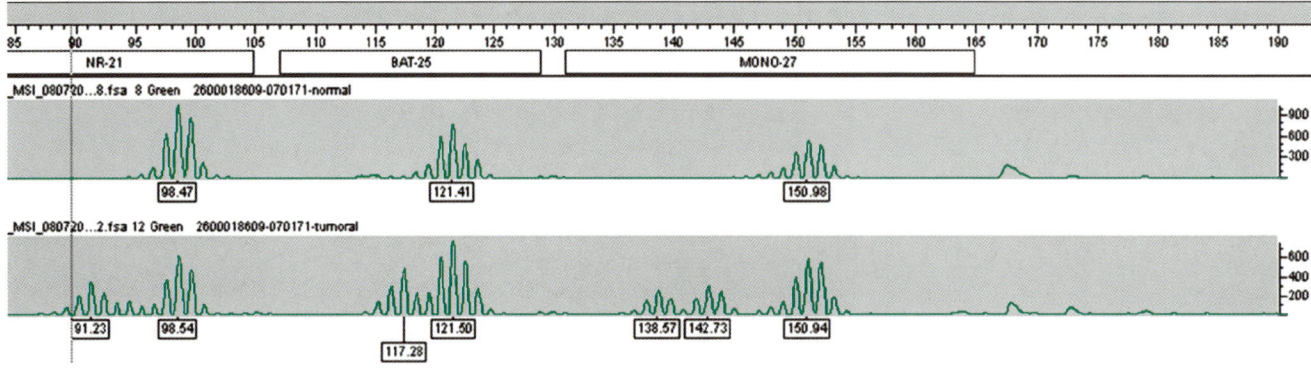

Figura 1.2. Eletroferogramas dos tecidos normais e tumorais demonstrando a presença de instabilidade de microssatélites.

Os principais oncogenes relacionados com tumores do trato gastrintestinal são mostrados na Tabela 1.1.

Genes supressores de tumor

Estes são os genes que inibem a proliferação celular. Os produtos destes genes regulam negativamente ou inibem a via da transdução. Eles costumam ser recessivos, razão pela qual é necessária a mutação em ambos os alelos para eliminar sua função de freio do ciclo celular. Em alguns casos, como na mutação de p53 em um alelo, são capazes de inativar o outro alelo, contribuindo assim para a carcinogênese.[14,17] As mutações germinais desta classe de genes são responsáveis pela maioria das síndromes neoplásicas hereditárias. Os principais genes supressores de tumor com os tumores gastrointestinais são mostrados na Tabela 1.1.

Confirmação do diagnóstico molecular

Com base em achados moleculares, pode-se melhorar o diagnóstico histológico. Por exemplo, na Universidade de Hiroshima, p53, APC e CD 44 são utilizados para o diagnóstico diferencial; TGFα, EGFR, c-met, c-erbB-2, ciclina E, p27 e Cdc25B, para o grau de malignidade, hMLH1, para a detecção da instabilidade genética e, posteriormente, para a realização de exames de microssatélites em, pelo menos, quatro *locus*. Com esta metodologia, os autores foram capazes de analisar 5.000 lesões com diagnóstico patológico duvidoso. Os resultados mostraram um aumento de 10% no diagnóstico do adenocarcinoma e, em 15%, foi confirmado o caráter benigno das lesões.[1,3,11]

Diagnóstico da presença de neoplasia oculta

O conhecimento adquirido pode ser usado na detecção de células malignas nos gânglios linfáticos, na detecção de micrometástases, na detecção de células neoplásicas no líquido peritoneal, assim como na detecção de células nas secreções digestivas, como a pancreática, a biliar ou nas fezes.

Alguns estudos mostram maior sensibilidade na detecção de células malignas mediante a análise do antígeno carcinoembrionário por PCR em tempo real. Estratégias semelhantes podem ser utilizadas para a detecção de células no sangue, o que mostra um estado avançado do tumor, orientando nos tratamentos quimioterapêuticos e no prognóstico. A metodologia de PCR pode facilitar a detecção de mutações em genes específicos como K-ras, APC e p53, além de pequenos focos de células malignas nas fezes dos pacientes com tumores ou adenomas. A detecção de células tumorais na

Tabela 1.1. Principais oncogenes relacionados com tumores do trato gastrintestinal

	Esôfago	Estômago	Biliar	Pâncreas	Colorretal	Fígado	GIST
Oncogenes							
c-Myc	X	X		X	X	X	
K-ras				X			
EGFR	X				X		
ErbB2		X					
B-raf			X		X		
C-Src					X		
β-catenina		X	X		X	X	
c-Kit							X
Genes supressores de tumor							
p53	X	X	X	X	X	X	
APC		X	X		X		
p16	X		X	X	X	X	
SMAD-4			X	X	X		
Rb							
E-caderina		X				X	
BRCA2				X			
LKB1				X			
Axina					X		
Genes de reparação do DNA							
MYH		X			X	X	
hMLH1, hMSH2					X		

secreção pancreática durante a colangiopancreatografia retrógrada endoscópica também é outra possibilidade de detectar os tumores incipientes.

SÍNDROMES HEREDITÁRIAS COM RISCO AUMENTADO PARA CÂNCER

O câncer hereditário representa, aproximadamente, 10% dos casos de câncer. A transmissão ocorre por um mecanismo recessivo, com mutações em genes supressores de tumores; a segunda cópia do gene pode sofrer mutação ou ser alterada por fenômenos epigenéticos. Assim, os tumores apresentam manifestações mais precoces em comparação com os esporádicos (adquiridos). A penetrância é variável; isto é, nem todos os indivíduos que herdam a mutação desenvolvem câncer. Na metade dos familiares de primeiro grau, foram descritos tumores específicos, relacionados com uma transmissão do tipo autossômico dominante. Algumas características são comuns a várias síndromes hereditárias, como: maior risco de determinados tumores na ausência de fatores externos ou do meio ambiente; podem ocorrer múltiplos tumores primários no mesmo órgão afetado; podem afetar pessoas mais jovens que a população de um modo geral; coexiste maior risco de tumores fora do trato digestório, incluindo o câncer de mama, ovário, cérebro, papila duodenal, entre outros. Estas síndromes obedecem à lei de Knudson, que propôs a hipótese de que os tumores que ocorrem em síndromes hereditárias são derivados de mutações independentes nos dois alelos de um gene específico; a mutação está presente na primeira cópia de um gene herdado e, sendo assim, está presente em todas as células do membro da família afetada. Outra alteração em outra cópia pode ser uma mutação somática no alelo originalmente normal ou mudanças epigenéticas, como no caso do câncer gástrico difuso familiar, no qual a segunda alteração é uma metilação na região promotora do gene CDH1, que codifica a proteína E-caderina, ou a metilação de p16 em tumores de esôfago de células escamosas e nos tumores pancreáticos.[18]

A Tabela 1.2 mostra as principais síndromes hereditárias e as alterações genéticas envolvidas.

Câncer gástrico difuso hereditário

O câncer gástrico difuso hereditário é uma doença rara autossômica dominante causada pela mutação do gene CDH1 que produz a proteína E-caderina. Nenhuma outra mutação foi identificada neste tipo de tumor.[5,19] É uma entidade com uma penetrância alta (75%) que compromete 25-50% das famílias. O risco de vir a apresentar câncer aos 80 anos é de 67% para os homens e de 83% para as mulheres. Existe mutação e inativação do segundo alelo (metilação na região promotora). Histologicamente são tumores pobremente diferenciados e com células em anel de sinete. Já a manifestação clínica é semelhante à dos tumores mais invasivos. Descreve-se um aumento do risco de desenvolver câncer de mama. Existe mutação do gene da E-caderina.

Recomenda-se a vigilância endoscópica anual, mas a gastrectomia total profilática não tem sido aceita com unanimidade.

Câncer pancreático familiar

O câncer pancreático familiar representa 3% de todos os tumores do pâncreas, mas o problema é que vários genes podem estar implicados nesta síndrome, alguns com penetrância baixa.[20] Entre eles estão: MEN1(tumor de células das ilhotas, adenoma de hipófise e paratireoide), STK11 (PJS), BRCA1 e

Tabela 1.2. Principais síndromes hereditárias e alterações genéticas envolvidas

Síndrome	Faixa estária	Gene
Pólipos Adenomatosos		
PAF	33	APC
HNPCC	25 ou >	hMLH1, hMSH2, hMSH6
Polipose MYH	20	MYH
Pólipos hamartomatosos		
Doença de Cowden	25 ou >	PTEN
Polipose juvenil	15 a 20 ou >	SMAD-4 e BMPR1A
Síndrome de Peutz-Jeghers	15 a 20 ou >	STK11/LKB1
Pólipos com elementos neurais		
Neurofibromatose tipo I		NF1
Neoplasia endócrina múltipla tipo II (MEN II)		RET
Câncer gástrico hereditário familiar	38	CDH1 (E-caderina)
Câncer pancreático hereditário	40	STK11, p16 e BRCA2, outros?
Síndrome de MEN-1		Menina

PAF = polipose adenomatosa familiar; APC = *adenomatous polyposis coli*; HNPCC = câncer colorretal hereditário não polipósico (sigla em inglês de *Hereditary nonpoliposis colorectal cancer*); MEN = neoplasia endócrina múltipla.

BRCA2 (câncer de mama familiar), p16 (melanoma familiar), qualquer dos genes da síndrome de Lynch, APC (PAF) e os genes que causam a pancreatite hereditária familiar (Tabela 1.3).

Os exames por imagens para as massas pancreáticas não são suficientes para o diagnóstico e isto continua sendo uma fronteira a ser explorada.[20] O ultrassom endoscópico pode ser utilizado no diagnóstico, no entanto continua sendo um exame de pouco custo-efetio para o rastreamento populacional.

Síndromes polipoides do cólon

Polipose adenomatosa familiar (PAF)

A PAF é causada por uma mutação autossômica dominante, com alta penetrância, no gene APC, com alta variabilidade clínica, principalmente em decorrência da localização das mutações. As mutações podem ser causadas pela parada prematura do códon e por supressões que inativam o gene. Mutações germinais podem ser encontradas em 80-90% dos pacientes.

Mutações bialélicas no gene MYH podem causar uma forma autossômica recessiva da PAF. Mais de 1% da população européia tem uma das três mutações mais comuns no gene MYH.

É de penetrância quase completa, mas com variabilidade fenotípica. Descreve-se uma incidência de 1:5.000 a 1:20.000 nascidos vivos. É responsável pelo CCR em adultos jovens nas formas de polipose adenomatosa extensa (> 100 pólipos que recobrem o cólon e o reto). Estes pólipos se desenvolvem na infância e na adolescência. Aos 34 anos, 95% dos indivíduos não tratados (colectomia) apresentam CCR.

Entre as manifestações extracolônicas estão: pólipos gástricos (50%) e duodenal (50-90%), osteomas (62%), anomalias dentárias (17%), hipertrofia congênita do epitélio pigmentar da retina, tumores de partes moles, tumor desmoide, tumores do SNC, tumor da tireoide e hepatoblastomas (0-7 anos).

As mutações nas extremidades dos genes podem causar a síndrome atenuada (< 100 pólipos sincrônicos ou metacrônicos no cólon e no reto).

Variante da síndrome de Gardner

É autossômica dominante. Consiste na associação de polipose adenomatosa de cólon com osteotomas da mandíbula e do crânio, tumores de tecidos moles, hipertrofia congênita do epitélio pigmentar da retina e fibromatose cutânea. Existe mutação do APC.

Variante da síndrome de Turcot

Caracterizada por um tumor maligno cerebral primário e múltiplos adenomas colorretais.

Síndrome da polipose juvenil

A síndrome da polipose juvenil pode ser causada por mutações em genes, como SMAD4, BMPR1A e ENG. As mutações são encontradas na metade dos pacientes. É uma entidade autossômica dominante que afeta 1:60.000 pessoas em idades de 4 a 14 anos. São descritos 10 ou mais pólipos em qualquer parte do trato gastrintestinal, principalmente no cólon.

Os genes identificados são: MADH4 e BMPR1A, STK 11 19 p 13.3, LKB1.

Existe risco de 30 a 50% de câncer de cólon e reto e de 10% no trato gastrintestinal superior.

Síndrome de Peutz-Jeghers

A síndrome de Peutz-Jeghers é causada pela mutação germinal no gene STK11 e não existe outro gene associado a esta doença. Entretanto, não foram identificadas mutações em todos os pacientes estudados. Apresenta risco de malignidade de 10 a 20%. Recomenda-se a endoscopia do trato superior e exames com contraste do intestino delgado, colonoscopia a cada 2 anos e mamografia a partir dos 25 anos. Além disto, realizar ultrassom testicular em razão do maior risco de tumores de células de Sertoli.

Síndromes polipoides associadas às mutações do gene PTEN

Síndrome de Cowden

É causada pela mutação do PTEN *locus* 10q 22-23. Esta mutação é autossômica e é encontrada em 80-90% dos pacientes. A penetrância é completa aos 20 anos. O quadro clínico é de múltiplas lesões hamartomatosas gastrintestinais, na mama ou no endométrio e pápulas faciais (triquilemomas) na mucosa oral.

Síndrome de Bannayan-Riley-Ruvalcaba

Esta síndrome é uma doença pediátrica que frequentemente coexiste com pólipos no trato gastrintestinal. Descreve-se uma mutação germinal do gene PTEN 10q 23. Este distúrbio congênito é caracterizado por macrocefalia, polipose intestinal, lipomas e máculas pigmentadas na glande. É uma síndro-

Tabela 1.3. Alterações genéticas associadas ao aumento do risco de câncer de pâncreas

Histórico	Gene	Risco relativo
Não	Não	1
Câncer de mama	BRCA1	3,5-10 ×
	BRCA2	2 ×
FAMMM	p16 (CDKN2A)	20-34 ×
Mais de três familiares	Desconhecido	32 ×
Pancreatite hereditária	PRSS1	50-80 ×
Síndrome de Peutz-Jeghers	STK11-LKB1	132 ×
HNPCC	MLH1-MSH2, outros	Desconhecido
Familiar jovem	FAN-C, FANC-G, outros	Desconhecido
Família X	Palladin	Desconhecido

FAMMM = síndrome familiar atípica de melanoma múltiplo.

me hereditária polipoide mista (adenomas e hamartomas). O padrão de herança é desconhecido.

Síndrome de Cronkhite-Canada

Pólipos hamartomatosos intestinais associados a hiperpigmentação cutânea generalizada, perda de cabelo e atrofia das unhas.

HNPCC

É causado por uma mutação germinal nos genes do DNA MMR. Aproximadamente 60% das famílias têm mutações germinais nos genes MMR (MSH2, MLH1, MSH6 e PMS2). No entanto, em 40% não foram encontradas mutações. Ao fazer o diagnóstico dos genes envolvidos caracteriza-se a síndrome de Lynch, que é uma entidade autossômica dominante e representa de 3 a 5% de todos os CCR. O achado clínico característico é um adenoma solitário que evolui para CCR em pacientes jovens (42-45 anos).

Critérios genéticos para o HNPCC

Critérios de Amsterdam I:
- CCR confirmado histologicamente em três ou mais familiares dos quais um deles é familiar de primeiro grau dos outros dois.
- CCR que afeta pelo menos duas gerações.
- Um ou mais casos de CCR diagnosticados antes dos 50 anos.

Critérios de Amsterdam II:
- Tumores extracolônicos (glioblastoma, estômago, ovário, endométrio).

Critérios de Bethesda (Fig. 1.3):
- Um ou mais casos de CCR diagnosticados antes dos 50 anos.
- Tumores sincrônicos ou metacrônicos (HNPCC).
- CCR ou outros tumores histologicamente confirmados em um ou mais familiares, onde um deles tem menos de 50 anos.
- CRC ou outros tumores em HNPCC onde participam pelo menos duas gerações, independentemente da idade.

Os exames genéticos mostram a mutação dos genes de reparação do DNA, principalmente MLH1 e MSH2, além de MSH6, PMS1, PMS2. O CCR pode ser sincrônico ou metacrônico, assim como com lesões malignas extracolônicas, como: adenocarcinoma de endométrio (< 50% das mulheres portadoras), câncer de estômago, intestino delgado, fígado, vias biliares, cérebro e ovário, carcinoma de células transacionais da pélvis renal e dos ureteres. O risco de malignidade é 3,25 vezes maior do que na população não afetada. Recomenda-se colonoscopia a cada 1-2 anos, a partir de 25 anos de idade, além de seguimento para câncer de endométrio, ovário e mama.

Síndrome de Muir-Torre

É uma variante autossômica dominante e de penetrância variável do HNPCC. Caracteristicamente existem tumores das glândulas sebáceas ou ceratoacantomas e tumores malignos viscerais. Ceratoacantomas e pólipos ocorrem em 50% dos casos. Os tumores proximais, sincrônicos ou metacrônicos, apresentam-se em idades mais precoces e com mais frequência que no CCR esporádico.

Síndrome de Li-Fraumeni

A síndrome de Li-Fraumeni é causada pela mutação do gene p53 e está associada ao início precoce de diversos tumores como o CCR, os sarcomas e o câncer de mama. Felizmente a doença é pouco frequente e os exames específicos para o seu diagnóstico estão disponíveis.

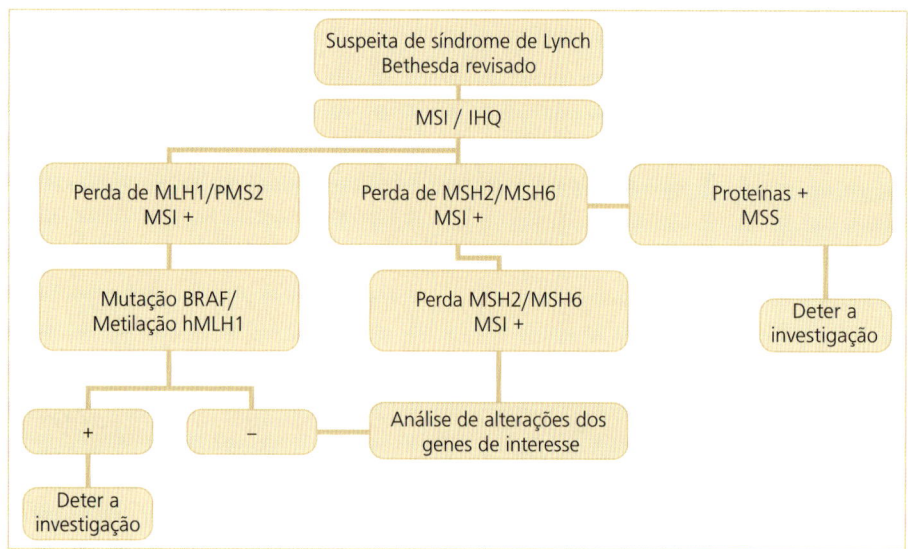

Figura 1.3. Estratégias para a pesquisa da síndrome de Lynch.

CÂNCER GÁSTRICO

O bevacizumabe tem sido utilizado para o tratamento do câncer gástrico avançado, e o cetuximabe em combinação com a quimioterapia tem mostrado resultados promissores com a sobrevida livre de progressão da doença de 8,3 meses na fase II de ensaios clínicos. O ensaio clínico chamado ToGA (estudo aberto aleatório multicêntrico em fase III de trastuzumabe em combinação com fluoropirimidina cisplatina *versus* quimioterapia isolada como tratamento de primeira linha em pacientes com câncer gástrico HER2-positivo) mostrou melhora significativa na sobrevida no grupo de trastuzumabe em comparação com a outra alternativa. Portanto, o trastuzumabe pode ser uma alternativa terapêutica em pacientes positivos HER2 no câncer gástrico (Fig. 1.4).[21]

Um importante ensaio clínico para o câncer gástrico que avalia agentes alvos moleculares é o AVAGAST, que investiga se existe benefício na sobrevida com o uso do bevacizumabe *versus* a fluoropirimidina mais cisplatina.[22] Diversos ensaios clínicos na fase I investigam agentes quimioterápicos e inibidores da angiogênese como sunitinibe, sorafenibe, cediranibe, axitinibe ou agentes citotóxicos no câncer gástrico.

Espera-se que estes agentes ofereçam maior sucesso terapêutico e consigam melhorar a eficácia com uma baixa toxicidade dos protocolos quimioterápicos que têm sido utilizados atualmente para os pacientes com câncer gástrico avançado.

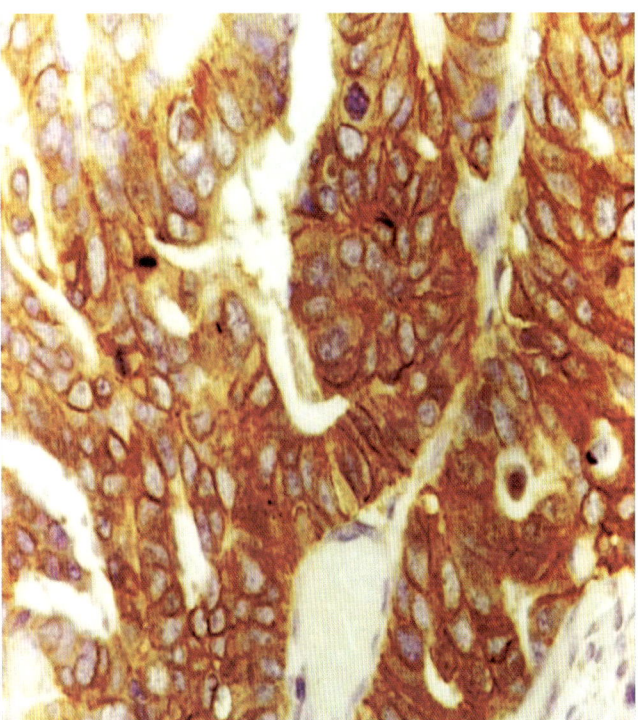

Figura 1.4. Imunoistoquímica para c-erbB-2 em adenocarcinoma gástrico. Observe a coloração da membrana e do citoplasma (400×).

CÂNCER COLORRETAL

O CCR é um dos melhores exemplos do processo evolutivo do tumor que demonstra a participação de uma série de mutações ou alterações na expressão gênica de forma ordenada e sequencial.[5] Como resultado da melhor compreensão molecular do câncer, agentes terapêuticos contra alguns dos componentes da cascata de sinalização dos receptores de tirosina quinase poderiam ser acrescentados no arsenal do tratamento sistêmico para o CCR, levando também à identificação de biomarcadores prognósticos e preditivos, resultando no entendimento da heterogeneidade dessa neoplasia.[23]

A sobrevida dos pacientes com câncer colorretal aumentou consideravelmente com a introdução de novos agentes quimioterápicos como oxiplatina e irinotecano. Agentes contra alvos moleculares têm demonstrado ser eficazes quando combinados com a quimioterapia convencional. Os anticorpos monoclonais atualmente aprovados para uso têm como alvo o fator de crescimento vascular (VEGF), como o bevacizumabe e outros agentes; cetuximabe e panitumumabe são anticorpos contra o receptor do fator de crescimento epidérmico (EGFR).

O VEGF é considerado o fator pró-angiogênico mais potente conhecido até a presente data e oferece ao tumor a possibilidade de invadir e provocar metástase. O CCR expressa receptores de VEGF (VEGFR) na superfície das células tumorais que estão associados com o aumento da vascularização e o prognóstico desfavorável. O bevacizumabe é um anticorpo monoclonal humanizado contra o VEGF. Como agente exclusivo, este fármaco não altera a sobrevida, mas, quando combinado com a terapia convencional com irinotecano e 5-FU, tem demonstrado um aumento da sobrevida global e do tempo livre de progressão da doença. Hurwitz *et al.*, em 2004, demonstraram que a associação de bevacizumabe com irinotecano e 5-FU/Leucovorin em câncer colorretal avançado aumenta a sobrevida global em 5 meses, compara com o grupo sem o anticorpo.[24] Outro importante estudo realizado em 2008 por Saltz e seus colegas demonstrou que o uso do bevacizumabe como fármaco de primeira linha em combinação com FOLFOX4 ou CAPOX induz ao aumento na média de sobrevida livre de progressão de 9,4 e 8 meses, respectivamente.[25] O uso do bevacizumabe com terapias baseadas em fluoropirimidina tem sido considerado como o fármaco de eleição de primeira linha para os tumores colorretais avançados.

Como tratamento de segunda linha, o bevacizumabe também mostrou aumento significativo na média de sobrevida livre de progressão e de sobrevida global quando combinado com o FOLFOX.

Portanto, os inibidores de EGFR foram recentemente introduzidos no arsenal terapêutico do CCR, melhorando a sobrevida dos pacientes com metástase. O cetuximabe é um anticorpo mononucleal quimérico que atua contra o EGFR, unindo-se a ele com grande afinidade e especificidade, promovendo seu bloqueio e, consequentemente, a cascata de sinalização que leva à proliferação celular e ao crescimento do tumor. Vários ensaios clínicos avaliaram a combinação do cetuximabe como uma droga de primeira e segunda linha e demonstraram um aumento na eficácia do tratamento da metástase de tumores do cólon, sem toxicidade significativa.

O estudo CRYSTAL demonstrou que a combinação de cetuximabe como fármaco de primeira linha com FOLFIRI teve uma média de sobrevida livre de progressão de 8,9 meses frente a 8 meses para o grupo sem cetuximabe, o que significa 15% de redução no risco de progressão da doença. O estudo OPUS, que utilizou o FOLFOX-4, confirmou o aumento da eficácia do tratamento com o uso de cetuximabe; no entanto, este efeito foi observado apenas em pacientes com KRAS nativo.

Outro anticorpo, chamado panitumuzabe, também é monoclonal humano, direcionado para o EGFR e, foi aprovado para pacientes com câncer colorretal metastático que têm KRAS nativo. Este anticorpo tem demonstrado atividade no tratamento de segunda linha em CCR metastático em combinação com o tratamento padrão com FOLFIRI.

Biomarcadores no câncer colorretal

O conhecimento da etiologia e da genética do câncer colorretal levou à identificação de inúmeros marcadores com potencial para atuarem como fatores de predição e prognóstico.

KRAS e BRAF

O gene KRAS encontra-se no cromossoma 12p12.1 e apresenta mutação em 30% dos carcinomas colorretais. Este gene é responsável por codificar uma proteína que pertence à família das GTPases. As proteínas KRAS pertencem, junto com HRAS e NRAS, à família das GTPases, as quais, quando ativadas, induzem à cascata da proteína-quinase ativada por mitógenos (MAP quinase) por meio da transferência de sinais da membrana celular para o núcleo, via citoplasma, ou seja, atua como efetor na ativação da cascata do EGFR, ativando os processos relacionados com a proliferação celular. A ativação das mutações do gene KRAS é uma mutação pontual que geralmente envolve o éxon 2, em particular os códons 12 e 13. A presença de mutações em outros locais, como os códons 61 e 146, também foi descrita, mas em uma proporção mínima (1-4%) e sua importância não está bem definida.

As mutações no gene KRAS são somáticas e levam à substituição de um aminoácido. A presença desta mutação genética no CCR tem sido associada com tumores em estágios avançados com alto potencial metastático e diminuição da sobrevida livre de doenças e global dos pacientes.

Em uma atualização de dados do estudo CRYSTAL, que analisou o estado do gene KRAS, foi observado que aproximadamente 60% dos pacientes tinham KRAS nativo. Por outro lado, foi demonstrado que o benefício de adicionar o anticorpo monoclonal cetuximabe à quimioterapia baseada em FOLFIRI ficou limitado aos pacientes com CCR com KRAS nativo. Observou-se maior impacto nos índices de resposta objetiva (59,3 *vs.* 43,2%, p = 0,0025), na sobrevida livre de progressão (9,9 *vs.* 8,7 meses, p = 0,02) e na sobrevida global (25 *vs.* 21 meses, p = 0,22) em comparação com os pacientes com tumores que mostram mutações no gene KRAS.

Em síntese, os achado levaram ao reconhecimento de que o exame de KRAS no tecido tumoral é necessário para pacientes com câncer colorretal, que são selecionados para o uso dos inibidores de EGFR.

Além dos genes KRAS, outros membros da cascata de sinalização da via da MAP quinase também podem ser alterados nas células tumorais. O oncogene BRAF *(v-raf murine sarcoma viral oncogene homolog B1)* codifica a proteína RAF tipo B, um componente da via da MAP quinase, com um papel importante na proliferação, diferenciação e apoptose celular. São conhecidas três isoformas da serina/treonina quinase: ARAF, BRAF e CRAF. Embora todas elas tenham a capacidade de ativar a MAP quinase, a proteína BRAF é a mais efetiva como ativador e caracteriza-se por sua ampla distribuição e expressão em diversos tecidos. A mutação do gene BRAF ativa a via da quinase, levando à proliferação excessiva e à diferenciação das células cancerosas. A mudança mais importante é a substituição do aminoácido valina pela glutamina (V600E), que leva à ativação incomum da via MEK-ERK. As mutações em BRAF e KRAS costumam ser eventos mutuamente excludentes nos tumores.

MSI

A MSI ocorre como resultado da inativação dos genes que estão relacionados com a reparação do DNA e é reconhecida como pequenas deleções ou inserções nas sequências que aparecem repetidamente no genoma, chamadas de microssatélites. Embora os genes MLH1 e MSH2 sejam os mais afetados pela perda de função no CCR, outros genes envolvidos na reparação do DNA podem levar a erros na replicação pelo genoma. Estes erros afetam os genes, principalmente o TGF βRII, IGF2R e BAX, os quais contêm microssatélites na região da codificação. Sendo assim, a MSI cria uma condição favorável para o acúmulo de mutações nos genes vulneráveis que controlam as atividades biológicas críticas das células, e estas mudanças podem levar ao desenvolvimento do câncer.

A deficiência na reparação do sistema de emparelhamento do DNA, em inglês "DNA mismatch repair" (MMR), foi avaliada pela MSI por PCR e eletroforese capilar ou pela análise da perda de proteínas na reparação do DNA. As proteínas mais comumente pesquisadas são: MLH1, MSH2 e MSH6 PMS2.[26] O procedimento de comparação por eletroforese entre os tecidos normais e tumorais para a análise MSI segue o modelo recomendado por NCI-ICG/ HNPCC, que utiliza um painel de referência com cinco marcadores. Este painel inclui dois mononucleotídeos (BAT25 e BAT26) e três dinucleotídeos (D2S123, D5S346 e D17S250). O número de marcadores que apresentam a instabilidade define três grupos diferentes de tumores: os que têm dois ou mais (≥ 30 a 40%) são considerados marcadores instáveis como MSI-H (alta instabilidade de microssatélites), os que têm apenas um (< 30-40%) são considerados marcadores instáveis MSI-L (baixa instabilidade de microssatélites) e os que têm marcadores instáveis são considerados MSI-S (microssatélites estáveis).[26]

As proteínas de reparação do DNA atuam no núcleo da célula e, por isso, a ausência de coloração nuclear nas células tumorais é indicativa da deficiência de MMR. A presença de MSI-H e a perda de proteínas de reparação do DNA são muito condizentes e têm uma capacidade de predição similar, portanto serão utilizadas neste exame para a análise imunoistoquímica das proteínas de reparação do DNA, a fim de determinar a deficiência de MMR.

A maioria dos estudos retrospectivos mostra que os pacientes com tumores de cólon MSI-H apresentam maior sobrevida do que aqueles com tumores MSI-S. Estes resultados foram confirmados em uma metanálise que avaliou 32 exames clínicos, demonstrando prognóstico favorável em pacientes com tumores MSI-H e naqueles tratados com a terapia baseada em 5-FU. A presença de MSI foi considerada como um fator preditivo da resposta ao 5-FU nas etapas II e III. Ribic et al. avaliaram a presença de MSI em 570 CCR.[27] Entre os pacientes que receberam quimioterapia adjuvante e que tinham MSI-H, não houve aumento na sobrevida global (HR = 1,07; IC 95%: 0,62 a 0,99; p = 0,80). Mas aqueles que não receberam tratamento tiveram uma melhor sobrevida global depois de 5 anos em comparação com os que tinham tumores MSI-L/S (HR = 0,31; IC 95%: 14 a 72; p = 0,004). Portanto, o benefício do tratamento adjuvante com 5-FU é dependente do estado da MSI (p = 0,01). Kim et al.,[28] em um estudo retrospectivo dos pacientes tratados com FOLFOX, avaliaram, depois da ressecção curativa do tumor ou da metástase hepática, a presença ou ausência de MSI. Não houve diferenças na sobrevida livre da doença (p = 0,57) nem na sobrevida geral (p = 0,98) entre MSI-H e MSI-L/S; declara-se que a adição de oxiplatina à quimioterapia adjuvante pode reverter o impacto negativo do 5-FU no tumor de cólon com MSI-H. Foram observados resultados semelhantes em um estudo prospectivo, CALGB 89803, em pacientes com CCR em estádio III que receberam quimioterapia adjuvante baseada no irinotecano.[29] Os portadores do fenótipo MSI-H tinham sobrevida livre de doença aos 5 anos em comparação com MSI-L/S (0,76; IC 95%: 0,64 a 0,88 × 0,59 ; IC 95%: 0,53-0,64; p = 0,03).

MARCADORES PREDITIVOS DE RESPOSTA E PROGNÓSTICO NO CÂNCER GASTRINTESTINAL

Muitas tentativas foram feitas para encontrar um bom marcador de prognóstico, mas poucos são usados na prática clínica diária. A MSI foi proposta como um marcador de bom prognóstico no câncer colorretal. Em pacientes com menos de 50 anos a MSI prevê melhores resultados nos pacientes em estádio I ou II com 92% de sobrevida em 5 anos para os positivos. A MSI é utilizada, principalmente, para discriminar os pacientes com síndrome de Lynch, já que mais de 95% destes pacientes possuem este marcador nos tumores. Além disso, é útil para prever a resposta ao tratamento com 5-fluorouracil em CCR. Os pacientes com estádio II ou III MSI-positivos não se beneficiam com a terapia adjuvante com 5-fluorouracil, o que sugere que o problema pode estar aí.

Marcadores tumorais nas fezes

Existem vários ensaios clínicos para testar os marcadores tumorais nas fezes. Há evidências de que este método não invasivo é útil, no entanto existem algumas barreiras em termos de sensibilidade, especificidade e custos. Atualmente um painel de marcadores de DNA pode identificar mais de 50% dos pacientes com CCR, e muitos dos adenomas avançados, com índice de falsos positivos de 5 a 6%. Em um futuro próximo esta área deve se fortalecer e transformar-se em uma alternativa bem fundamentada para o diagnóstico, evitando assim exames invasivos como a colonoscopia ou a colonografia virtual.

GIST

O principal evento genético responsável pela patogênese dos GISTs é o ganho de função da mutação no proto-oncogene KIT ou, esporadicamente, do fator de crescimento derivado de plaquetas. Como estes receptores são alvos de grande sensibilidade para os inibidores específicos das quinases, sua inibição é um grande exemplo da terapia molecular do câncer.

O patologista é peça fundamental para a identificação morfológica dos tumores mesenquimais do trato gastrintestinal. Embora a maioria dos GISTs expresse o CD 117 (c-Kit) e o CD 34 em imunoistoquímica, 4% dos tumores são negativos e o diagnóstico correto deve ser feito por meio da análise mutacional (Fig. 1.5).[30]

Estes tumores contêm mutações que são sensíveis ao imatinibe e, sendo assim, podem ser tratadas com estes medicamentos. Quando há resistência aos medicamentos ou falta de resposta à mesma, sugere-se a análise mutacional para investigar o tipo e a localização da mutação.[30]

Individualização

Existem relatos de que determinados biomarcadores podem prever quem responderá a um agente molecular específico. O Gefitinib mostrou efeito maior nos pacientes com determinadas mutações somáticas próximas às regiões codificadoras do trifosfato de adenosina que se une ao ponto de conexão do

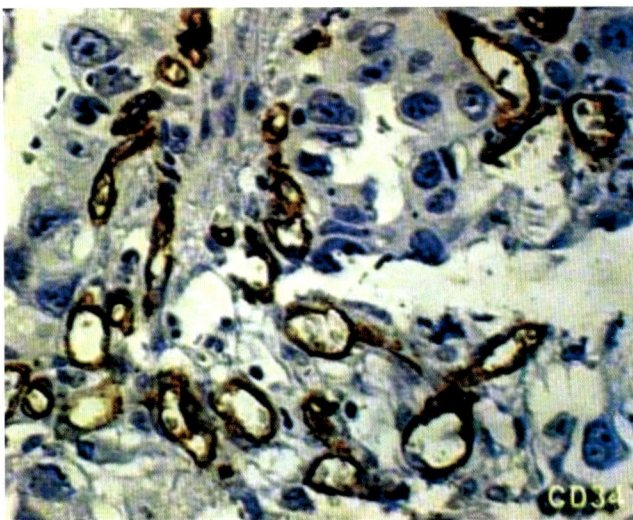

Figura 1.5. Imunoistoquímica para CD 34 em tumor gástrico; observe os vasos como manchas no tecido tumoral (200×).

EGFR, e o cetuximabe não é eficaz em pacientes com mutação do KRAS em CCR, como foi mencionado. O trastuzumabe mostrou no câncer gástrico, no estudo ToGA, melhor sobrevida em pacientes positivos para o HER2 e baixa sobrevida nos negativos (10-20%).[21] Em outras palavras, o estudo ToGA abriu as portas para a Medicina personalizada no tratamento do câncer gástrico avançado.

Provavelmente, em um futuro não muito distante, nossos pacientes receberão os medicamentos em função do seu perfil molecular, com maior possibilidade de resposta e menor toxicidade.

CONCLUSÕES E APLICAÇÕES CLÍNICAS

Os conhecimentos adquiridos na área da biologia molecular podem ser utilizados para: caracterização dos grupos em situação de risco, avaliar a predisposição genética, melhorar o diagnóstico, a estadificação, o tratamento e o seguimento do tratamento, caracterização do prognóstico, a avaliação da resposta à terapia adjuvante ou neoadjuvante, imunoterapia, radioterapia ou quimioterapia, assessoramento genético e prevenção.

Um exemplo de avaliação da predisposição genética pode-se dar a partir do conhecimento de que as pessoas com esôfago de Barrett têm familiares mais propensos a desenvolverem esta condição. Isto ocorre, principalmente, nos grupos de indivíduos com polimorfismos nos genes que regulam a reparação do DNA, participam na desintoxicação de químicos e na resposta inflamatória (citocinas). Indivíduos alcoólicos ou fumantes também parecem apresentar predisposição aos efeitos nocivos destas substâncias, segundo o tipo de polimorfismo nos genes, como GSTM1, ALDH-2, ADH-2, CYP2A6 (família do citocromo P450) e CYP1A1, respectivamente (Tabela 1.4).

Com a descoberta de novos genes ativos na carcinogênese, surgem inúmeros novos alvos celulares para o tratamento desta doença. Alguns exemplos de dianas terapêuticas incluem o HER2 e o anticorpo monoclonal trastuzumabe, o VEGF com o anticorpo sorafenibe que atua na proliferação celular, a angiogênese e o EGFR com o erlotinibe e o cetuximabe.

As perspectivas são promissoras, por exemplo, para o uso de fármacos antitumorais que estimulam a apoptose dependente de p53 (Fig. 1.6).

Os programas de terapia gênica têm recebido grande atenção por parte dos pesquisadores. A reintrodução do gene p53 mostrou efeito satisfatório na redução do crescimento e na diminuição da sobrevida das células tumorais de diversos tumores.

O progresso na identificação de genes associados com o câncer assim como os melhores e mais baratos métodos da pesquisa em biologia molecular facilitarão o aparecimento de novos marcadores de diagnóstico molecular do câncer. A aplicação imediata será a identificação dos familiares com mutações germinais com maior risco de câncer. Na maioria das síndromes hereditárias não existe um local específico para exigir o estudo das mutações genéticas, embora em alguns ca-

Tabela 1.4. Principais eventos moleculares envolvidos na transformação maligna do esôfago de Barrett e o uso potencial como marcadores biológicos de risco aumentado para câncer

Eventos	Alterações	Uso clínico	Comentários
Aumento da proliferação			
Imunoistoquímica	Ki 67	±	Melhora o diagnóstico de displasia
Citometria de fluxo	+ fase G2-M		Disponibilidade técnica limitada
Ploidia DNA	Aneuploidia DNA / Instabilidade genômica	+	Disponibilidade técnica limitada
Reguladores do ciclo celular			
P16	Perda de heterozigosidade / Hipermetilação segundo alelo	–	Eventos comuns
Ciclina D1	Hiperexpressão	–	Estudos pequenos
GF, GR-R, TGF-α, EGF	Hiperexpressão	–	Frequente / Estudos pequenos grupos
EGFR	Amplificação frequente	–	Sem estudos prospectivos
c-erb B-2	< EGFR	–	
Genes supressores de tumor			
P53	Perda de heterozigosidade / Mutado em displasia de alto grau / Mutado em câncer	+	Estudos prospectivos positivos e em grande escala. Disponibilidade técnica limitada. Marcador de risco reconhecido. Baixa sensibilidade
APC	Perda de heterozigosidade / Hipermetilação região promotora	+	

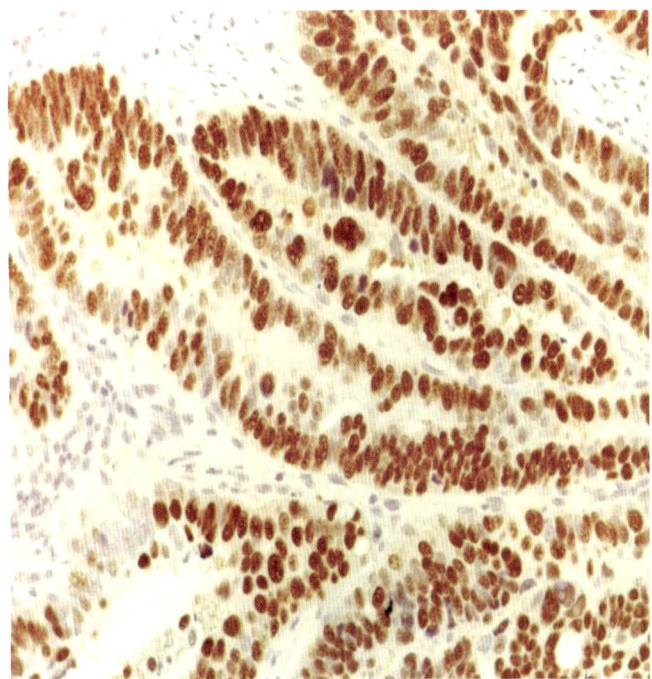

Figura 1.6. Imunoistoquímica para p53 em tumor gástrico; observe que a coloração nuclear é bem evidente (200×).

sos este estudo seja relevante. A especificidade, a sensibilidade, a confidencialidade, o impacto sobre os planos de saúde e os aspectos psicossociais devem ser levados em consideração na hora de fazer esses exames. O assessoramento genético torna-se imperativo. O impacto da supervisão dos marcadores tumorais, como o CEA e o CA 19-9, foi comprovado como um método de seguimento destes pacientes.[31-33] No entanto apresentam baixa especificidade e sensibilidade, principalmente nas primeiras fases da doença. As perspectivas do uso de anticorpos direcionados contra os genes alterados no sangue circulante parecem ser promissoras. Os anticorpos contra a proteína p53 podem ser detectados por imunoensaios enzimáticos (ELISA) e considerados como um fator preditivo de ressecção e da recidiva do tumor.

Novas técnicas para a detecção de alterações, entre elas *chips* de DNA *(microarrays)*, SAGES e "arrays de tecido" contribuirão para a individualização dos padrões de alteração de acordo com o tumor, permitindo o aconselhamento genético, a prevenção, a detecção precoce do câncer, o tratamento individualizado e a fidelidade do prognóstico.

REFERÊNCIAS BIBLIOGRÁFICAS

1. Tahara E. Molecular biology of gastric cancer. *World J Surg* 1995;19:484-88; discussion 9-90.
2. Weitz J, Koch M, Debus J *et al.* Colorectal cancer. *Lancet* 2005;365:153-65.
3. Yasui W, Oue N, Kuniyasu H *et al.* Molecular diagnosis of gastric cancer: present and future. *Gastric Cancer* 2001;4:113-21.
4. Chang DC, Podolsky DK. Cellular growth and neoplasia. In: Feldman M, Friedman LS, Brandt LJ. (Eds.). *Sleisenger & Fordtran's gastrointestinal and liver disease.* 8th ed. Philadelphia: Elsevier Saunders, 2006. p. 67-84.
5. Boland CR. The molecular biology of gastrointestinal cancer: implications for diagnosis and therapy. *Gastrointest Endosc Clin N Am* 2008;18:401-13, vii.
6. Hannon GJ, Beach D. p15INK4B is a potential effector of TGF-beta-induced cell cycle arrest. *Nature* 1994;371:257-61.
7. McDonald SA, Preston SL, Lovell MJ *et al.* Mechanisms of disease: from stem cells to colorectal cancer. *Nat Clin Pract Gastroenterol Hepatol* 2006;3:267-74.
8. Fitzgerald RC. Molecular basis of Barrett's oesophagus and oesophageal adenocarcinoma. *Gut* 2006;55:1810-20.
9. Cho JH, Kim WH. Altered topographic expression of p21WAF1/CIP1/SDI1, bcl2 and p53 during gastric carcinogenesis. *Pathol Res Pract* 1998;194:309-17.
10. Chung YJ, Song JM, Lee JY *et al.* Microsatellite instability-associated mutations associate preferentially with the intestinal type of primary gastric carcinomas in a high-risk population. *Cancer Res* 1996;56:4662-65.
11. Tahara E. Growth factors and oncogenes in human gastrointestinal carcinomas. *J Cancer Res Clin Oncol* 1990;116:121-31.
12. Clarke MR, Safatle-Ribeiro AV, Ribeiro U *et al.* bcl-2 protein expression in gastric remnant mucosa and gastric cancer 15 or more years after partial gastrectomy. *Mod Pathol* 1997;10:1021-27.
13. Counter CM, Avilion AA, LeFeuvre CE *et al.* Telomere shortening associated with chromosome instability is arrested in immortal cells which express telomerase activity. *Embo J* 1992;11:1921-29.
14. Ribeiro U, Safatle-Ribeiro AV, Posner MC *et al.* Comparative p53 mutational analysis of multiple primary cancers of the upper aerodigestive tract. *Surgery* 1996;120:45-53.
15. Ribeiro Jr U, Finkelstein SD, Safatle-Ribeiro AV *et al.* p53 sequence analysis predicts treatment response and outcome of patients with esophageal carcinoma. *Cancer* 1998;83:7-18.
16. Ribeiro Jr U, Gama-Rodrigues JJ, Safatle-Ribeiro AV *et al.* Prognostic significance of intraperitoneal free cancer cells obtained by laparoscopic peritoneal lavage in patients with gastric cancer. *J Gastrointest Surg* 1998;2:244-49.
17. Safatle-Ribeiro AV, Ribeiro Jr U, Reynolds JC *et al.* Morphologic, histologic, and molecular similarities between adenocarcinomas arising in the gastric stump and the intact stomach. *Cancer* 1996;78:2288-99.
18. Garber JE, Offit K. Hereditary cancer predisposition syndromes. *J Clin Oncol* 2005;23:276-92.
19. Guilford P, Hopkins J, Harraway J *et al.* E-cadherin germline mutations in familial gastric cancer. *Nature* 1998;392:402-5.
20. Strimpakos A, Saif MW, Syrigos KN. Pancreatic cancer: from molecular pathogenesis to targeted therapy. *Cancer Metastasis Rev* 2008;27:495-522.
21. Bang YJ, Van Cutsem E, Feyereislova A *et al.* Trastuzumab in combination with chemotherapy versus chemotherapy alone for treatment of HER2-positive advanced gastric or gastro-oesophageal junction cancer (ToGA): a phase 3, open-label, randomised controlled trial. *Lancet* 2010;376:687-97.
22. Shah MA, Ramanathan RK, Ilson DH *et al.* Multicenter phase ii study of irinotecan, cisplatin, and bevacizumab in patients with metastatic gastric or gastroesophageal junction adenocarcinoma. *J Clin Oncol* 2006;24:5201-6.
23. Caldas C, Carneiro F, Lynch HT *et al.* Familial gastric cancer: overview and guidelines for management. *J Med Genet* 1999;36:873-80.
24. Hurwitz H, Fehrenbacher L, Novotny W *et al.* Bevacizumab plus irinotecan, fluorouracil, and leucovorin for metastatic colorectal cancer. *N Engl J Med* 2004;350:2335-42.

25. Saltz LB, Clarke S, Díaz-Rubio E *et al.* Bevacizumab in combination with oxaliplatin-based chemotherapy as first-line therapy in metastatic colorectal cancer: a randomized phase iii study. *J Clin Oncol* 2008;26:2013-19.
26. Soreide K, Janssen EA, Soiland H *et al.* Microsatellite instability in colorectal cancer. *Br J Surg* 2006;93:395-406.
27. Ribic CM, Sargent DJ, Moore MJ *et al.* Tumor micro-satellite-instability status as a predictor of benefit from fluorouracil-based adjuvant chemotherapy for colon cancer. *N Engl J Med* 2003;349:247-57.
28. Kim ST, Lee J, Park SH *et al.* Clinical impact of microsatellite instability in colon cancer following adjuvant FOLFOX therapy. *Cancer Chemother Pharmacol* 2010;66:659-67.
29. Saltz LB, Niedzwiecki D, Hollis D *et al.* Irinotecan fluorouracil plus leucovorin is not superior to fluorouracil plus leucovorin alone as adjuvant treatment for stage iii colon cancer: results of CALGB 89803. *J Clin Oncol* 2007;25:3456-61.
30. Antonescu CR. Targeted therapy of cancer: new roles for pathologists in identifying GISTs and other sarcomas. *Mod Pathol* 2008;21(Suppl 2):S31-36.
31. Goldstein MJ, Mitchell EP. Carcinoembryonic antigen in the staging and follow-up of patients with colorectal cancer. *Cancer Invest* 2005;23:338-51.
32. Mattar R, Alves de Andrade CR, DiFavero GM *et al.* Preoperative serum levels of CA 72-4, CEA, CA 19-9, and alphafetoprotein in patients with gastric cancer. *Rev Hosp Clin Fac Med São Paulo* 2002;57:89-92.
33. Lim YK, Kam MH, Eu KW. Carcinoembryonic antigen screening: how far should we go? *Singapore Med J* 2009;50:862-65.

Endoscopia de Alta Tecnologia de Imagem

Rodrigo Castaño ▪ Edilberto Nuñez Cabarcas
Gabriel Favaro ▪ José Pinhata Otoch ▪ Everson L. A. Artifon

INTRODUÇÃO

A endoscopia gastrintestinal teve sua origem com a invenção do gastroscópio nos anos 1950. Esta descoberta fez com que a endoscopia fosse rapidamente utilizada, de modo ativo, na prática clínica nos anos seguintes. Após o gastroscópio ser introduzido, vários fibroscópios começaram a ser utilizados, rotineiramente, nos anos 1960. Em 1983, os vídeoendoscópios eletrônicos também foram desenvolvidos. Diferentemente dos fibroscópios, onde os sinais de luz são captados de forma direta, os vídeoendoscópios eletrônicos têm a capacidade de converter sinais eletrônicos em imagens através de semicondutores de diferentes elementos, possibilitando que vários tipos de imagens sejam processadas e analisadas.[1]

IMAGEM DE BANDA ESTREITA

Recentemente, tem-se demonstrado que as imagens de bandas estreitas (NBI, *narrow band imaging*, sigla em inglês) são úteis para o diagnóstico precoce do câncer de orofaringe, hipofaringe, esôfago, estômago e intestino grosso. Nesta descoberta gerou uma grande quantidade de indagações tanto de pesquisadores japoneses como da comunidade internacional, e a NBI começou a ser considerada como uma atraente ferramenta de diagnóstico que chamou a atenção de sociedades acadêmicas e de grupos de pesquisas. No Japão, o termo "luz especial" começou a ser usado de maneira frequente. Posteriormente, iniciou-se a elaboração de uma grande quantidade de publicações sobre essa técnica, e o termo "luz especial" começou a ter diferentes significados entre as comunidades acadêmicas e os grupos de pesquisas. Considerando esse problema e a necessidade de estabelecer uma terminologia aplicável internacionalmente para a endoscopia, decidiu-se classificar, de maneira objetiva, as imagens endoscópicas.[2]

As imagens endoscópicas dividem-se em várias categorias:[3]

A) Endoscopia convencional ou endoscopia de luz branca (WLE, *white light endoscopy*, sigla em inglês).
B) Endoscopia de imagem melhorada.
C) Endoscopia magnificada.
D) Endoscopia microscópica.
E) Endoscopia tomográfica.

A endoscopia de imagem melhorada subdivide-se em óptica, digital, óptico-digital e cromoendoscopia (Fig. 2.1). De todos os métodos de imagens melhoradas disponíveis nos dias de hoje, "a luz especial para observação", um termo que tem sido utilizado, recentemente, nos congressos de Sociedades Acadêmicas, refere-se, exclusivamente, aos métodos óptico-digitais.

Os métodos óptico-digitais de "endoscopia melhorada" incluem a conversão das características ópticas da luz usada para iluminar uma imagem, utilizando uma fonte de luz diferente da luz branca comum. Neste método também compreende a transformação do sinal dentro de um processador de vídeo desenhado especialmente para isso, de tal modo que permite melhorar as imagens. Estes métodos incluem, habitualmente, a NBI, as imagens de autofluorescência (AFT, *autofluorescence*, sigla em inglês) e as imagens infravermelhas (IRI, *infrarred images*, sigla em inglês).[4]

A tecnologia da NBI consiste em colocar filtros de frente para a fonte de luz branca de iluminação convencional dos endoscópios a fim de iluminar os tecidos com um espectro de luz de banda estreita de 415 nm que corresponde ao pico de absorção da hemoglobina, tendo como resultado um aumento do contraste das estruturas musculares contra a mucosa circundante. As tecnologias de FICE e iSCAN são um pós-processamento digital da imagem captada pelo CCD do endoscópio para aumentar o contraste das estruturas vasculares e de outras características da mucosa. Nestas tecnologias surgiram como um desenvolvimento da engenharia dos endoscópios para fazer e facilitar uma cromoendoscopia digital. Com a NBI, os comprimentos de onda são otimizados entre 415 e 540 nm, correspondendo aos comprimentos de ondas que são absorvidas, de maneira mais intensa, pelo sangue, e que também se propagam, de modo intenso, espalhando-se, adicionalmente, na superfície da mucosa. Usar uma faixa espectral curta tem o objetivo de salientar as estruturas finas da mucosa e a microvasculatura do epitélio do trato gastrintestinal (TGI).[5] Os primeiros trabalhos sobre a NBI foram publicados em 2004. Os primeiros resumos apresentados no DDW a respeito de FICE apareceram em 2007 e o primeiro resumo de um trabalho com iSCAN foi divulgado em 2009. Todos estes equipamentos endoscópicos foram aprovados para uso e

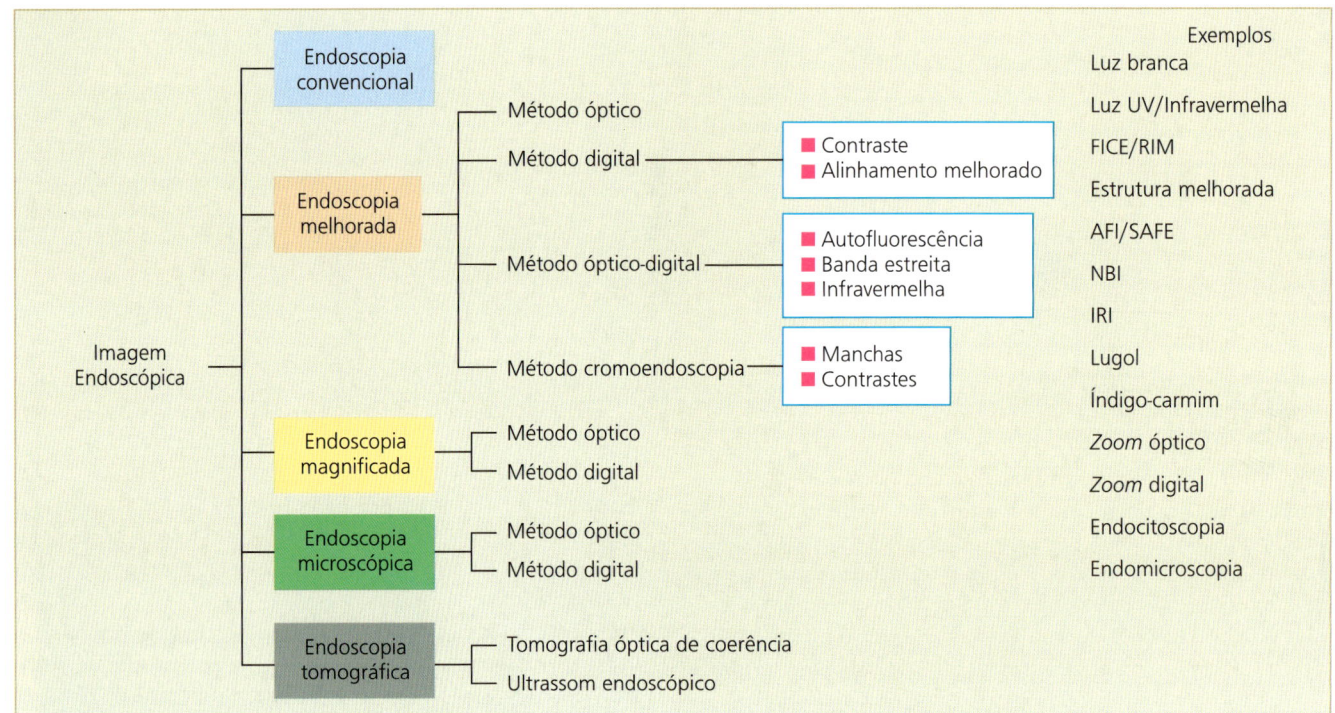

Figura 2.1. Classificação da imagem endoscópica orientada por objetos. FICE = Fujinon (flexible) imaging color enhancement; RIM = real time image mapping; AFI = autofluorescence imaging; SAFE = simultaneous autofluorescence endoscopy; NBI = narrow band imaging; IRI = infrared imaging.

estão disponíveis, comercialmente, em vários modelos, conforme o fabricante. Sua aplicação clínica ainda está sob avaliação, principalmente quanto à detecção e caracterização de lesões pré-neoplásicas. Eles têm sido utilizados na avaliação da doença por refluxo gastroesofágico erosivo, no esôfago de Barrett, na detecção da metaplasia gástrica intestinal, na diferenciação dos subtipos do câncer gástrico precoce, no delineamento dos limites de um câncer gástrico programado para ressecção endoscópica da mucosa (EMR), na diferenciação dos tipos de adenomas de outros pólipos colônicos e na identificação da presença de displasia em pacientes com colite ulcerativa crônica idiopática (CUCI) de longa duração.[6]

Esôfago

A aplicação da endoscopia magnificada, combinada com o sistema NBI, tem sido estudada na detecção da metaplasia intestinal especializada (SIM, *specialized intestinal metaplasia*, sigla em inglês) do tipo colunar do esôfago e no adenocarcinoma de Barrett. Cinquenta e oito pacientes, incluindo quatro com adenocarcinoma superficial de Barrett, foram recrutados neste estudo. As características endoscópicas da SIM revelaram padrão cerebriforme fino da mucosa (sensibilidade de 56%; especificidade de 79%) e o padrão hidra ou similar ao capilar de DNA (sensibilidade de 77%; especificidade de 94%).[7] A endoscopia de magnificação, combinada com o sistema NBI, melhorou a visualização precisa das estruturas capilares na camada mucosa superficial. A adição do padrão capilar aos padrões de mucosa fina parece melhorar a precisão do diagnóstico no momento de avaliar a SIM ou os adenocarcinomas superficiais no esôfago de Barrett.[8]

Um ensaio clínico, controlado, multicêntrico e prospectivo foi feito no Japão com a finalidade de avaliar os índices de detecção e a precisão de diagnóstico do sistema NBI comparado com a WLE em pacientes com carcinomas escamocelulares de esôfago e de cabeça e pescoço.[9] Trezentos e vinte pacientes com ESCC foram selecionados, aleatoriamente, com 162 pacientes dentro do grupo de NBI, seguidos por WLE, e 158 no grupo de WLE, acompanhados por NBI. Nas primeiras avaliações, os índices de detecção das lesões superficiais usando NBI foram significativamente maiores do que naqueles pacientes nos quais foi usada a WLE (cabeça e pescoço 22 *vs.* 2, P < 0,0001; esôfago 130 *vs.* 65, P < 0,0001). A precisão diagnóstica de ESCC e HNSCC, confirmada histologicamente usando a NBI, foi mais alta quando comparada com a WLE (90,1 e 56,8%, respectivamente). Estes resultados sugerem que a NBI pode ser útil como avaliação padrão para o diagnóstico dos carcinomas escamocelulares superficiais no esôfago e no pescoço (Fig. 2.2).

No cólon, o padrão foveolar da mucosa está bem estabelecido segundo a classificação de Kudo,[10] enquanto que, na classificação da estrutura da superfície mucosa do trato digestório superior, não está. Para o esôfago de Barrett, foram descritas as classificações de Guelrud,[11] Endo,[12] Kara[13] e Anagnostopoulos,[14] mas sem se chegar a um consenso.

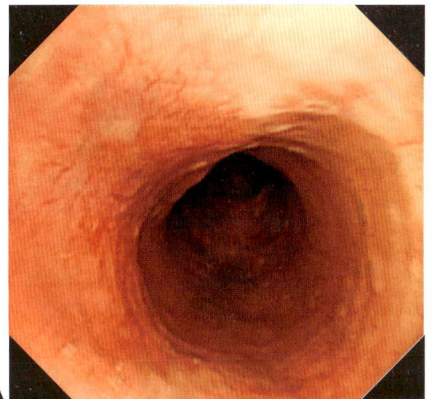 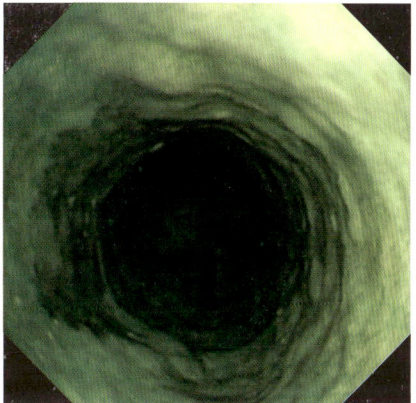 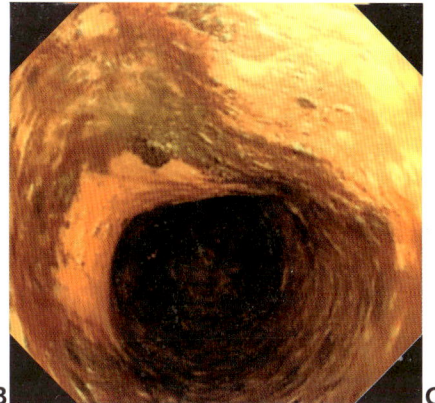

Figura 2-2. A. Achados endoscópicos convencionais que mostram uma área de formação avermelhada. **B.** A área demarcada, de cor café, pode ser vista com a observação da NBI. **C.** O tamanho da área não corada por iodo e na observação NBI apresenta correspondência semelhante. Essa lesão foi diagnosticada como um carcinoma escamocelular bem diferenciado (m2).

Estômago

Devido ao amplo lúmen do estômago e à fonte de luz fraca da NBI, o uso desse sistema sem magnificação no estômago oferece resultados limitados. Sendo assim, é mandatório combinar a magnificação com a NBI a fim de avaliar a mucosa gástrica.

A primeira classificação do padrão foveolar gástrico é atribuída a Sakaki em 1978.[15] Com a introdução da NBI, diversos autores, como Yao,[16] sugerem classificações baseadas na microssuperfície e nas estruturas microvasculares,[17,18] mas não existe um consenso estabelecido nos critérios diagnósticos.

O papel principal do endoscopista é detectar lesões tumorais precoces a fim de que possam ser tratadas com ressecção endoscópica, e, com relação a isso, é muito importante determinar as margens para obter uma ressecção completa da lesão.

A profundidade da invasão tumoral é o fator mais importante que determina a indicação da ressecção endoscópica. Alguns estudos relatam que tipos específicos da microestrutura da mucosa e das estruturas vasculares podem ajudar a prever a profundidade do tumor, mas a segurança desses métodos não os tornam superiores ao ultrassom endoscópico (Fig. 2.3).

De acordo com Yao,[16] o achado de lesões cancerosas gástricas por NBI com magnificação mostra a perda da rede capilar subepitelial, além da presença de padrões microvasculares irregulares e de linhas de demarcação que diferenciam as lesões do tecido normal vizinho. Estudos recentes salientam que a endoscopia com NBI associada a magnificação é mais eficiente para determinar as margens das lesões, quando comparada com a endoscopia de luz branca ou convencional.

Na prática, a margem das lesões pode ser determinada, frequentemente, com os endoscópios convencionais e a cro-

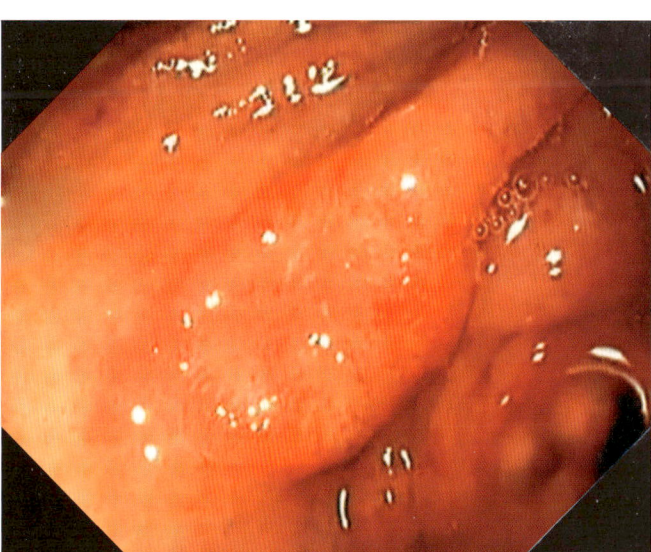 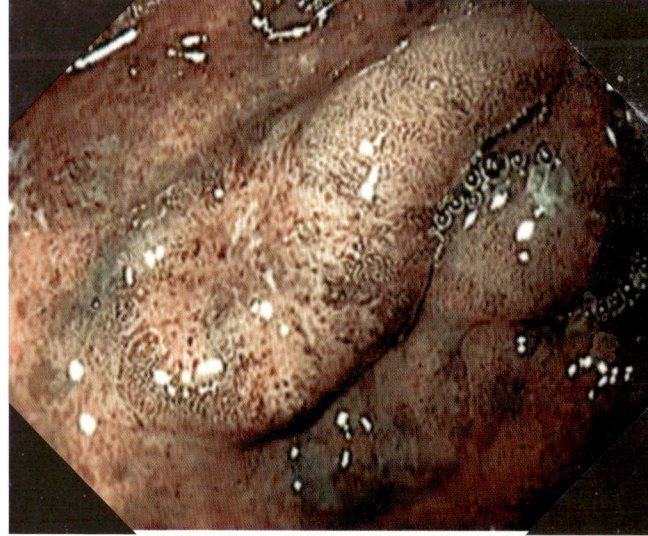

Figura 2.3. Imagens endoscópicas de lesão séssil, no antro gástrico, com depressão central, sugerindo displasia avançada (10 mm de diâmetro), avaliadas por luz convencional e NBI. A lesão, depois da ressecção endoscópica, foi diagnosticada como um adenoma com displasia de baixo grau.

moendoscopia, e apenas essa margem fica mais imprecisa na presença de metaplasia intestinal extensa nos tecidos vizinhos. Assim, considerando as despesas e o tempo gasto para fazer esses exames, questiona-se a aplicação da NBI.[19]

Um estudo, usando uma endoscopia de magnificação combinada com o sistema NBI, demonstrou que o padrão microvascular da superfície rebaixada dos carcinomas de estômago pode ser classificado em dois tipos: padrão de redes finas e padrão de saca-rolhas, que correspondem aos adenocarcinomas bem e pouco diferenciados, respectivamente.[17] Por esta razão, o sistema NBI pode ser uma ferramenta extremamente útil na patologia óptica dos tumores gástricos, além de também poder ser utilizado no tratamento de cânceres gástricos, como é o caso da dissecção endoscópica submucosa.[20]

Cólon e reto

Com relação às lesões colorretais, relata-se que a precisão para diferenciar as lesões neoplásicas das não neoplásicas foi igual ao comparar as imagens por cromoendoscopia com aquelas por NBI.[21,22] Sano *et al.*[23] disseram que os vasos capilares são captados além do habitual nas neoplasias colorretais e classificaram os padrões capilares (CP, *capillary patterns*, sigla em inglês) em três tipos principais:

1. **CP tipo I**: são invisíveis ou microvasos ligeiramente visíveis.
2. **CP tipo II**: são nitidamente visíveis e existem alguns capilares mais grossos com formação de alças capilares densas.
3. **CP tipo III**: os capilares grossos são bem visíveis e de vários tamanhos, com ramificações, depressões e irregularidades em uma grande rede de capilares.

Neste terceiro tipo, a configuração dos capilares do carcinoma colônico caracterizava-se por uma estrutura desorganizada e uma grande densidade de microvasos. Neste aumento no número e na densidade dos microvasos resulta na formação de ramos nodulares de capilares. Além disso, muitos endoscopistas, no Japão, estão pesquisando se o padrão capilar pode melhorar o diagnóstico endoscópico. A NBI também é um método eficaz para avaliar a membrana mucosa e documentar área de displasia e câncer de cólon em pacientes com diagnóstico de doença inflamatória intestinal, embora os resultados não sejam promissores.[24] A NBI é um método de diagnóstico com grande potencial, desde que seja feita com equipamentos de alta definição.[25]

IMAGEM POR AUTOFLUORESCÊNCIA

A endoscopia por fluorescência, usada para detectar precocemente carcinomas e diferenciar tecido normal de lesões neoplásicas, recentemente tem chamado a atenção dos pesquisadores. O colágeno, que tem fluorescência de cor verde no espectro do comprimento de onda, é uma das maiores fontes de autofluorescência (AF) do tecido. Entretanto, ocorrem mudanças importantes entre os tecidos ou modificações na morfologia macroscópica do tecido. Isto inclui alterações no volume sanguíneo local, na atividade metabólica do tecido e na concentração relativa de fluoróforos.

Para a endoscopia por AF foi desenvolvido um novo sistema de videoscopia por imagem AF (AFI, Olympus Medical Systems Co.). As novas características do sistema AFI foram mudadas para selecionar a luz que ilumina, na WLE, entre vermelho, verde ou azul (RBG, sigla em inglês), ou uma combinação de luzes para iluminação por excitação/ reflexo para AFI. A fonte de luz incorpora um filtro que foi desenhado com uma configuração de roda dupla com dois círculos concêntricos: um filtro redondo RGB para imagem normal e um filtro redondo de AFI. Quando o modo AFI é selecionado, a luz emanada de uma lâmpada de xenônio é focalizada dentro do filtro rotatório e dividida entre 390 a 470 nm de luz excitatória e 540 a 560 nm de luz verde. O espectro da AFI incorpora um CCD monocromático que nada mais é do que um filtro de barreira para cortar a luz excitatória a fim de capturar a AF fraca. Uma imagem de pseudocor é reconstruída, baseada nos sinais de entrada, com a alta intensidade do AF, que é de cor verde, e de baixa intensidade, que é de cor magenta.

Se a luz azul para excitação alcançar a camada subepitelial, a AF é gerada. A observação fluorescente tenta converter a AF em uma imagem na qual seja salientada uma lesão tumoral como uma área de intensidade de fluorescência ou de cor diferente da área do tecido adjacente intacto, com o objetivo de facilitar a detecção e o diagnóstico das lesões tumorais. Os novos sistemas de AFI são muito fáceis de ser usados porque se utiliza apenas um botão que muda a luz de WLE para AL de um modo simples e fácil.

Foi feito um estudo comparativo entre o sistema WLE e o AFI a fim de diferenciar as lesões neoplásicas das não neoplásicas em 190 casos.[26] Os resultados informaram sensibilidade, especificidade e acurácia de 98%, 92% e 99%, respectivamente. Estes resultados sugerem que a AFI poderia diferenciar facilmente as lesões neoplásicas das não neoplásicas no cólon. Também foi realizado um estudo prospectivo cego no qual foi comparado, sistematicamente, a AFI com o uso da WLE na detecção de neoplasias gástricas superficiais.[27] Uma quarta parte das neoplasias gástricas altas foi detectada apenas com a AFI. Acredita-se que o sistema AFI seja muito promissor para o diagnóstico de carcinomas precoces e lesões pré-malignas no trato GI como coadjuvante da WLE. É um método com potencial para identificar tumores pequenos ou planos, margens de tumores, estadiamento e lesões pré-malignas, ao mesmo tempo em que pode ser útil para avaliar a resposta terapêutica ao tumor.

ENDOMICROSCOPIA CONFOCAL

A endomicroscopia confocal é uma técnica que tem sido desenvolvida recentemente, e as imagens podem ser magnificadas em até 1.000 vezes. As imagens das lesões são observadas com a aparência de imagens microscópicas, razão pela qual esse método é chamado de " biópsia virtual". Vários estudos com microscopia confocal estão em andamento; porém, ainda não foi estabelecido um critério diagnóstico. Além do mais, é preciso muita experiência para interpretar os achados, e a discordância interobservadores é outro fator limitante.[28]

CONCLUSÕES

Ocorreram avanços extraordinários no diagnóstico das doenças no TGI graças às "imagens melhoradas" fornecidas pela endoscopia eletrônica, incluindo a NFI e a AFI, como já foi mencionado. Espera-se que aumente o número de tratamentos menos invasivos, com imagens diagnósticas que permitam tratar, de forma mais precisa, a área afetada, e que se possa preservar o máximo de tecido sadio possível. A endoscopia diagnóstica se dividirá em duas direções que se complementarão no futuro. De um lado, o diâmetro dos endoscópios diminuirá e a avaliação progredirá para exames de mapeamento usando cápsulas endoscópicas. Por outro lado, haverá uma evolução na alta precisão das imagens. Quem fará o mapeamento e como as despesas serão implementadas será tema para debates. A realização de uma endoscopia por um endoscopista treinado é muito mais segura e melhor, oferecendo um rendimento alto e sendo mais custo-efetiva do que aquela feita por um endoscopista que só dá as informações endoscópicas para os registros do paciente.

REFERÊNCIAS BIBLIOGRÁFICAS

1. Berci G, Forde KA. History of endoscopy: what lessons have we learned from the past? Surg Endosc 2000;14:5-15.
2. Cho WY, Jang JY, Lee DH et al. Investigation Study G. Recent advances in image-enhanced endoscopy. Clin Endosc 2011;44:65-75.
3. Tajiri H, Niwa H. Recent advances in electronic endoscopes: image-enhanced endoscopy. Japanese Medical Association Journal 2008;51:199-203.
4. Fujiya M, Kohgo Y. Image-enhanced endoscopy for the diagnosis of colon neoplasms. Gastrointest Endosc 2013;77:111-18 e5.
5. Iwatate M, Ikumoto T, Hattori S et al. NBI and NBI combined with magnifying colonoscopy. Diagn Ther Endosc 2012;2012:173269.
6. Asge Technology C, Song LM, Adler DG et al. Narrow band imaging and multiband imaging. Gastrointest Endosc 2008;67:581-89.
7. Goda K, Tajiri H, Ikegami M et al. Usefulness of magnifying endoscopy with narrow band imaging for the detection of specialized intestinal metaplasia in columnar-lined esophagus and Barrett's adenocarcinoma. Gastrointest Endosc 2007;65:36-46.
8. Gorospe EC, Wang KK. Endoscopy: NBI in Barrett esophagus—look more and sample less. Nat Rev Gastroenterol Hepatol 2012;9:250-51.
9. Muto M, Minashi K, Yano T et al. Early detection of superficial squamous cell carcinoma in the head and neck region and esophagus by narrow band imaging: a multicenter randomized controlled trial. J Clin Oncol 2010;28:1566-72.
10. Kudo S, Hirota S, Nakajima T et al. Colorectal tumours and pit pattern. J Clin Pathol 1994;47:880-85.
11. Guelrud M, Herrera I, Essenfeld H et al. Enhanced magnification endoscopy: a new technique to identify specialized intestinal metaplasia in Barrett's esophagus. Gastrointest Endosc 2001;53:559-65.
12. Endo T, Awakawa T, Takahashi H et al. Classification of Barrett's epithelium by magnifying endoscopy. Gastrointest Endosc 2002;55:641-47.
13. Kara MA, Ennahachi M, Fockens P et al. Detection and classification of the mucosal and vascular patterns (mucosal morphology) in Barrett's esophagus by using narrow band imaging. Gastrointest Endosc 2006;64:155-66.
14. Anagnostopoulos GK, Yao K, Kaye P et al. Novel endoscopic observation in Barrett's oesophagus using high resolution magnification endoscopy and narrow band imaging. Aliment Pharmacol Ther 2007;26:501-7.
15. Sakaki N, Iida Y, Okazaki Y et al. Magnifying endoscopic observation of the gastric mucosa, particularly in patients with atrophic gastritis. Endoscopy 1978;10:269-74.
16. Yao K, Iwashita A, Kikuchi Y et al. Novel zoom endoscopy technique for visualizing the microvascular architecture in gastric mucosa. Clin Gastroenterol Hepatol 2005;3:S23-26.
17. Nakayoshi T, Tajiri H, Matsuda K et al. Magnifying endoscopy combined with narrow band imaging system for early gastric cancer: correlation of vascular pattern with histopathology (including video). Endoscopy 2004;36:1080-84.
18. Yokoyama A, Inoue H, Minami H et al. Novel narrow-band imaging magnifying endoscopic classification for early gastric cancer. Dig Liver Dis 2010;42:704-8.
19. Kim KO, Ku YS. Is image-enhanced endoscopy useful for the diagnosis and treatment of gastrointestinal tumor? Clin Endosc 2013;46:248-50.
20. Yagi K, Nozawa Y, Endou S et al. Diagnosis of early gastric cancer by magnifying endoscopy with nbi from viewpoint of histological imaging: mucosal patterning in terms of white zone visibility and its relationship to histology. Diagn Ther Endosc 2012;2012:954809.
21. Machida H, Sano Y, Hamamoto Y et al. Narrow-band imaging in the diagnosis of colorectal mucosal lesions: a pilot study. Endoscopy 2004;36:1094-98.
22. Ezoe Y, Muto M, Horimatsu T et al. Magnifying narrow-band imaging versus magnifying white-light imaging for the differential diagnosis of gastric small depressive lesions: a prospective study. Gastrointest Endosc 2010;71:477-84.
23. Sano Y, Horimatsu T, Fu KI et a. Magnifying observation of microvascular architecture of colorectal lesions using narrow band imaging system. Dig Endosc 2006;18:S44-S51.
24. Tontini GE, Vecchi M, Neurath MF et al. Review article: newer optical and digital chromoendoscopy techniques vs. dye-based chromoendoscopy for diagnosis and surveillance in inflammatory bowel disease. Aliment Pharmacol Ther 2013;38:1198-208.
25. Jin XF, Chai TH, Shi JW et al. Meta-analysis for evaluating the accuracy of endoscopy with narrow band imaging in detecting colorectal adenomas. J Gastroenterol Hepatol 2012;27:882-87.
26. Tajiri H. Autofluorescence endoscopy for the gastrointestinal tract. Proc Jpn Acad Ser B 2007;83:248-55.
27. Kato M, Kaise M, Yonezawa J et al. Autofluorescence endoscopy versus conventional white light endoscopy for the detection of superficial gastric neoplasia: a prospective comparative study. Endoscopy 2007;39:937-41.
28. Nakai Y, Isayama H, Shinoura S et al. Confocal laser endomicroscopy in gastrointestinal and pancreatobiliary diseases. Dig Endosc 2014;26(Suppl 1):86-94.

Ensino da Endoscopia com Modelos *Ex Vivo* e Simulador Virtual

3

Everson L. A. Artifon ▪ José Pinhata Otoch ▪ Rodrigo Castaño ▪ Tiago Vilela

INTRODUÇÃO

O tradicional ensino da endoscopia gastrintestinal, nas últimas décadas, foi feito com base em demonstrações em sala de aula com o esquema do tutorial professor-aluno; a literatura, com base das experiências dos professores, nos cursos ao vivo dos casos, etc., com variáveis suaves, e alguns problemas mensuráveis e reprodutibilidade, especialmente quando se refere a habilidade endoscópica na qual a medida é resultado da capacidade do endoscopista, uma condição que é dependente das características individuais do médico em formação, a complexidade da doença e de recursos materiais, como o endoscópio, os acessórios, o modelo de formação, entre outros.

Estudos sobre a experiência em endoscopia não foram publicados até os anos recentes que mostram a necessidade de uma série de procedimentos para demonstrar a capacidade mais segura para avaliar a concorrência no ambito médico-legal da endoscopia gastrintestinal. O número de casos de muitas doenças em hospitais e escolas é variável; no entanto, aprender também depende das condições, como a organização local de cada programa de formação de princípios éticos e os riscos legais de aprendizado de pacientes, a possibilidade de instrução básica e um supervisor em caso de dificuldade.

Diretrizes nacionais com recomendações sobre a aquisição de destrezas não são facilmente implementadas na prática médica. O *British Joint Advisory Group on Gastrointestinal Endoscopy* desenvolveu recomendações para o treinamento, mais recentemente publicado na Grã-Bretanha, onde apenas 40% dos endoscopistas têm um treinamento formal e apenas 17% seguem as recomendações de um estágio supervisionado para esse grupo.

Atualmente, os simuladores de animais, em vários campos da medicina, decolaram em laparoscopia, cardiologia, cirurgia e anestesiologia, e modelos de endoscopia foram utilizados em suínos, cães, ovelhas e gado; mas, na América do Norte e Europa, não têm tido grande popularidade por disponibilidade limitada. Uma exceção é o *Active Erlangen Simulator para Interventional Endoscopy* (em que o trato digestivo e o pancreatobiliar é obtido de modelos caninos), o qual é constituído por um sistema que combina a endoscopia virtual com um modelo biológico, permitindo a formação e competência na endoscopia terapêutica no sistema virtual. No entanto, o custo desse recurso é muito alto e só está disponível em centros de formação de endoscopia dos países europeus.

DESCRIÇÃO DO MANEQUIM

Um grupo de médicos endoscopistas projetaram um manequim de fibra de vidro, rígido, em forma humana, o que inclui cabeça, tronco e abdome com cavidades anatômicas abdominais de um adulto (esôfago, estômago, duodeno e segmento hepatobiliar) com portas, que permitiu a troca de tecidos e eletrodos de acesso por cabo para o sistema de eletrocoagulação convencional.

DESCRIÇÃO DO MODELO *EX VIVO*

Com orientação médica, obtêve-se os órgãos *ex vivo* do trato digestório dos suínos, cães e bovinos, para os quais foram selecionados os blocos que incluem o esôfago, estômago e duodeno (caninos e suínos), os segmentos de intestino delgado e grosso (bovinos) e os blocos de tecido hepatobiliares (bovinos), que incluíram fígado e vesícula biliar *in situ*. Os blocos de tecido foram mantidos congelados a -40°C, durante 48 horas, para transporte, uma vez que as lesões simuladas foram preparadas 2 dias antes da utilização e foram descongeladas com imersão em água a 45°C, durante 2 horas, para recuperar a consistência macia. Cada bloco foi colocado em um recipiente de plástico e foi realizada lavagem exaustiva das secreções internas com irrigação de água e bicarbonato (três ampolas de bicarbonato de sódio de 10 mL a 7,5% por litro de água, o que requer uma média de 3 L de água por blocos de órgãos) (Fig. 3.1).

PREPARAÇÃO DE LESÕES

A preparação dos blocos de esôfago, estômago e duodeno foram utilizados do modelo porcino e o cólon foi utilizado do modelo bovino.

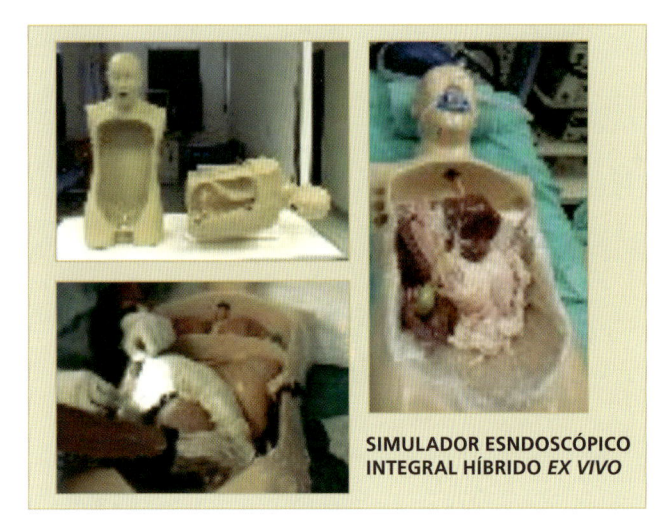

Figura 3.1. Simulador endoscópico integral híbrido *ex vivo*.

TIPO DE LESÃO E DESCRIÇÃO

Lesões submucosas no esôfago e no estômago

Injeção da submucosa de 1, 2 e 5 mL de solução de óleo aplicada tangencialmente a partir da serosa do esôfago e do estômago, com uma agulha calibre 14, é capaz de criar lesões submucosas de 1 a 3 cm de diâmetro, que foram distribuídas no esôfago distal e fundo, corpo, antro e curvaturas gástricas de forma aleatória (Fig. 3.2).

Lesões hemorrágicas não varicosas

Ao colocar 10 cateteres de plástico na submucosa, 21 medidores conectados a um sistema de irrigação intermitente com corante vermelho, através da serosa, simularam-se lesões hemorrágicas distribuídas no fundo, corpo, antro e curvaturas gástrica de forma aleatória. Este sistema foi manipulado por um único técnico para regular a velocidade e o volume de fluxo.

Pseudocisto pancreático

Esta lesão foi criada ao encher com 30 mL de glicerina a 2% um segmento de vísceras ocas (cólon porcino), com 20 cm de comprimento, fechadas nas extremidades com sutura de seda 00, a qual foi colocada do lado seroso da parede posterior do estômago, simulando uma compressão extrínseca. O espaço entre as duas vísceras foi obliterado com pontos não visíveis, pela perspectiva de visão endoscópica intragástrica.

Coledocolitiase e hepatolitiase

Utilizamos blocos de órgãos da região hepatobiliar do modelo bovino, incluindo a área antroduodenal, sem separar o ducto biliar. Fizemos uma coledocoenteroanastomose de um plano com seda 00, com reconstrução da papila, o que permitiu a passagem do endoscópio. A via biliar extra-hepática tinha um diâmetro médio de 2 cm. Colocaram-se litos biliares humanos (obtidos a partir da vesícula biliar humana extirpada em procedimentos electivos) no interior dos condutos (Fig. 3.3).

Ultrassonografia endoscópica (EUS)

Foram utilizados os mesmos blocos de esôfago, estômago e intestino delgado, incluindo o sistema hepatobiliar, que foram imersos com gelatina de consistência semisólida para conseguir a transmissão de som, avaliando as patologias pré-formadas (Fig. 3.4).

Estenose e fístula traqueoesofágica.

A patologia do esôfago foi realizada com o mesmo bloco de órgão porcino por uma compressão externa no terço médio do esôfago com uma banda elástica de látex, provocando uma estenose, e a fístula traqueoesofágica foi feita com uma anastomose traqueal do segmento de esôfago com fio de nailon 00 (Fig. 3.5).

INTERVENÇÃO EDUCATIVA

Participaram 270 médicos endoscopistas da avaliação do modelo em que as variáveis foram consideradas, como semelhan-

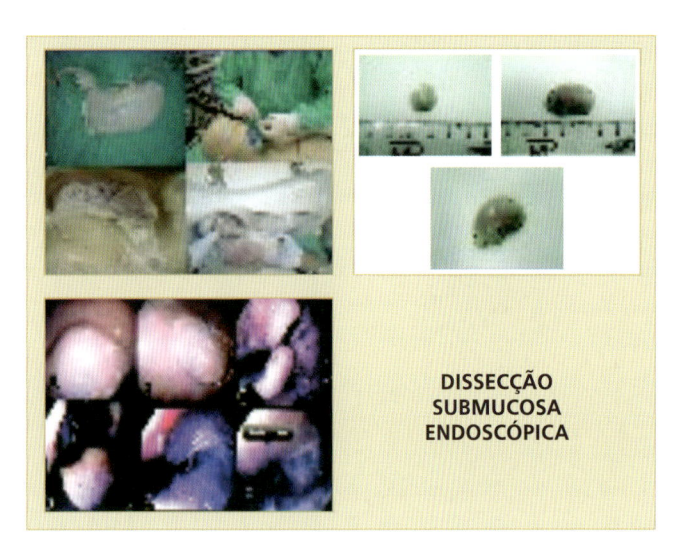

Figura 3.2. Dissecção submucosa endoscópica.

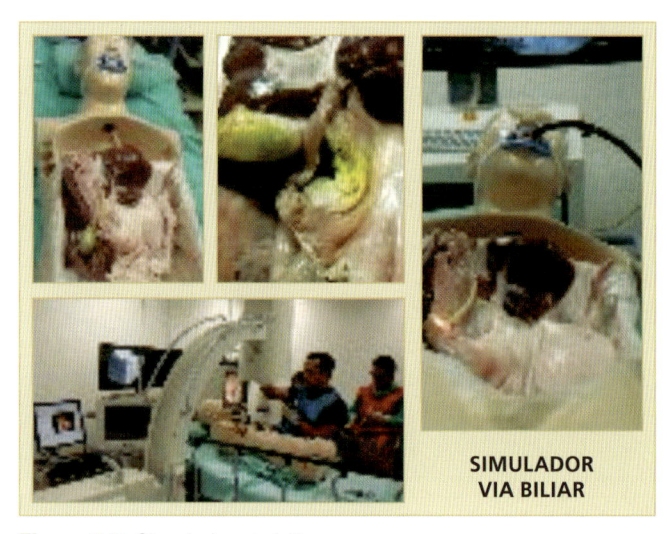

Figura 3.3. Simulador via biliar.

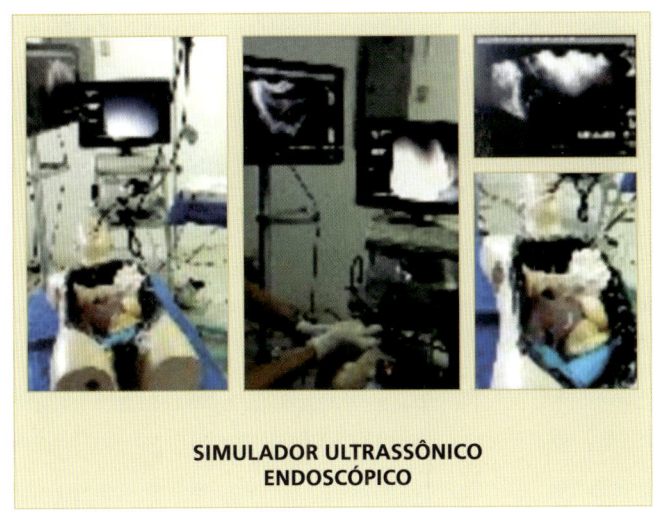

Figura 3.4. Simulador ultrassônico endoscópico.

ça ao aspecto endoscópico humano, consistência de órgãos e utilidade dos instrumentos endoscópicos, como agulhas de injeção, cateteres de irrigação, pinça de biópsia, balões dilatadores, hemoclipes, plasma de argônio, colocação de *stents* esofágicos, enteral e biliar, ultrassonografia endoscópica e enteroscopia. Fizemos uma pesquisa usando uma escala de *Likert* para avaliar o grau de concordância ou discordância em relação ao aspecto endoscópico humano *versus* o modelo biológico de lesões submucosas, sangramentos e compressões extrínsecas sobre médicos endoscopistas treinados.

RESULTADOS

De acordo com a escala de *Likert* para o modelo em relação a lesões submucosas, ducto biliar, enteroscopia e EUS, os médicos endoscopistas treinados responderam concordar em 94% e discordam da similaridade do modelo em humanos, 6%; para as lesões sangrantes, concordam totalmente 86,5 e 13,5% discordam; e, quanto a compressão extrínseca, 88,2 e 11,8%, concordam e discordam respectivamente. Para o esôfago e o estômago, o modelo canino teve maior semelhança com humanos devido à espessura da parede intestinal, bem como as características das secreções intracavitárias. Recentemente, a melhoria dos simuladores mecânicos abriu um grande cenário potencial para o treinamento e ensino de habilidades para o diagnóstico e terapêutica na endoscopia, condições que permitem que as qualidades do simulador se aproximem àos da anatomia humana. Além disso, os modelos animais são mais realistas e também satisfazem as condições necessárias para o treinamento em endoscopia. Uma das características dos hospitais-escola e faculdades de medicina é a viabilidade para a aquisição de modelos de animais vivos e mantidos em instalações de biotérios, uma situação que nos permite facilitar a investigação e formação no desenvolvimento de destrezas em endoscopia diagnóstica e terapêutica.

Os simuladores biológicos inanimados são uma ferramenta viável e de fácil acesso para a simulação de lesões do sistema digestório e pancreatobiliar. Lesões simuladas, como sangramento gástrico submucoso e compressão secundária a um pseudocisto pancreático, são praticamente indistinguíveis daqueles apresentados no humano. O aspecto endoscópico da via biliar assemelha patologia coledocoscópica com litíase. Além disso, o modelo permite a prática de habilidades de endoscopia para simular e descrever as lesões intraluminais, bem como realizar procedimentos terapêuticos com habilidades maiores sem o risco que tem o paciente. Este modelo pode realizar com o procedimento em um número ilimitado de vezes para desenvolver as habilidades, conhecer os acessórios certos e avaliar as possíveis complicações relacionadas ao procedimento, permitindo a revisão da parte tratada. Além disso, pode-se praticar sob a supervisão de diferentes técnicas de mucossectomia, tratamento de lesões sangrantes, drenagem de pseudocistos etc..

As vantagens deste modelo são:

- A criação de diferentes lesões não requerem grandes recursos tecnológicos.

- Em um bloco de tecido (esôfago, estômago ou duodeno), podem ser fabricadas varias lesões, situados em locais específicos, dependendo da complexidade e da dificuldade necessária para o embarque.

- Lesões com forma e tamanho diferente.

Outra vantagem deste tipo de recurso e, possivelmente, o mais importante é que, em nosso meio, onde ainda não existem disponíveis nos centros de treinamento modelos virtuais de *software* de alta tecnologia e alto custo, os simuladores em modelos animais *ex vivo* são uma ferramenta difícil de bater para a educação e formação de recursos humanos, como uma condição básica proposta em programas de ensino de endoscopia. Finalmente, esses modelos poderiam alterar os sistemas de educação, pois a formação anterior nesses modelos seria otimizar recursos, reduzir os riscos de complicações em pacientes na fase inicial de curvas de aprendizagem e melhorar as habilidades terapêuticas em endoscopistas experientes.

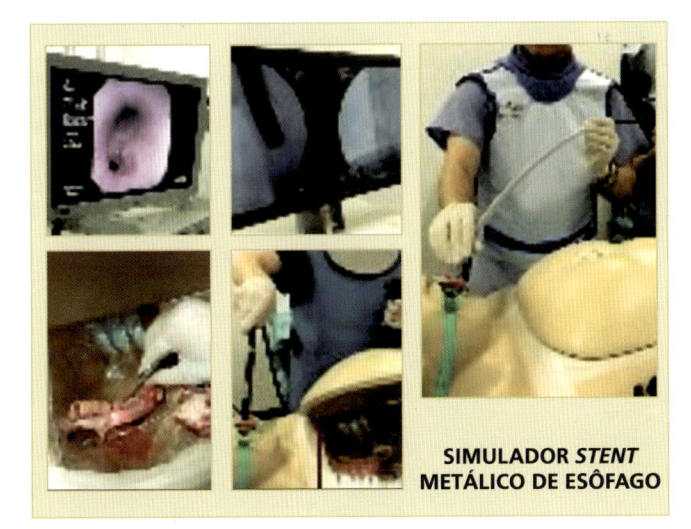

Figura 3.5. Simulador *stent* metálico de esôfago.

PROCEDIMENTOS EM SIMULADOR BIOLÓGICO HÍBRIDO EX VIVO

- Hemostasia, hemoclipes. Argon plasma, escleroterapia, ligadura com banda elástica, cianoacrilato.
- Tratamento da estenose, dilatação, corte radiado, *stents* metálicos.
- Ressecção endoscópica da mucosa, dissecção endoscópica da submucosa, POEM, polipectomia.
- Ablação por radiofrequência.
- Trato biliar, coledocoscopia, colocação de *stens* de plástico e metal e litotripsia à *laser*.
- Ultrassom endoscópico terapêutico, pseudocisto pancreático, drenagem biliar.
- Colonoscopia.
- Enteroscopia.

Os simuladores biológicos são uma ferramenta viável, acessível e barata para simular lesões gastrintestinais reprodutíveis, o que permite a formação em endoscopia com um elevado grau de semelhança na aparência endoscópica. A aquisição e desenvolvimento de destrezas é uma das variáveis em ensino e aprendizagem que é difícil de medir em medicina clínica; no entanto, a tendência atual de conhecimento baseado em evidências fornecidas terá que ser acompanhada por tutores de educação, para a nossa proposta de desenvolver ferramentas e recursos para esta situação com menos risco para o paciente durante a formação de recursos humanos para a saúde.

SIMULADORES

Simulador virtual

Estamos na era da filosofia de cirurgia minimamente invasiva e, neste contexto, a endoscopia digestiva (endoscopia digestiva alta, colonoscopia, colangiografia endoscópica retrógrada e ultrassonografia endoscópica) apresenta papel importante no tratamento de diversas doenças do trato gastrintestinal. Procedimentos como ressecção de neoplasias precoces, drenagem biliar e/ou pancreática decorrente tumores obstrutivos e inoperáveis, drenagem de pseudocistos e estenoses benignas são alguns dos exemplos de afecções passíveis do denominado tratamento cirúrgico-endoscópico.

O objetivo primário dos programas de treinamento, definido pelas sociedades internacionais de endoscopia gastrintestinal, é a segurança de que os profissionais em treinamento sejam capazes de realizar os exames e procedimentos endoscópicos de forma segura, rápida e com clara proficiência. A avaliação objetiva da aquisição de habilidades no treinamento para procedimentos cirúrgico-endoscópicos é determinada por um número mínimo de exames e cirurgias nos quais, teoricamente, a proficiência é obtida.

A aquisição da competência em realizar um procedimento depende da curva de aprendizado de cada indivíduo. Assim, métodos padronizados de avaliação do desempenho são necessários e independentes do número de procedimentos realizados em cenário clínico previamente apresentado pelo simulador, sob a supervisão de um especialista com capacidade já estabelecida.

Em um ambiente universitário, há disciplinas médicas que, além da carga teórica, necessitam de modelos para o ensino de habilidades relacionadas com a sua área afim. Chama atenção o modelo de material *ex vivo*, estabelecido há anos nas especialidades que requerem procedimentos, e apresenta a vantagem do ensino particularizado, contínuo e sustentadamente evolutivo. Entretanto, o modelo de simulação virtual tomou espaço considerável, tendo em vista o desenvolvimento tecnológico das últimas 2 décadas. Neste contexto, o treinamento preliminar no simulador virtual oferece a vantagem de excluir os pacientes da curva inicial de aprendizado. Isto pode evitar o desconforto dos doentes e a deficiente experiência dos residentes/estagiários/alunos de graduação, nas fases iniciais do processo de treinamento de aquisição de habilidades em procedimentos de base.

A capacitação do indivíduo em treinamento, especialmente em endoscopia digestiva, é realizada, tradicionalmente, em pacientes sob a supervisão de médico especialista da área em ambiente clínico (treinamento convencional). Entretanto, apresenta desvantagens como aumento no tempo dos procedimentos, disponibilidade do paciente, possíveis riscos de complicações e implicações financeiras. Os simuladores endoscópicos foram desenvolvidos com o intuito de minimizar estas possíveis limitações ao aprendizado. A *American Society for Gastrointestinal Endoscopy Technology Committee* realizou, recentemente, uma revisão extensa da literatura com o objetivo de averiguar novas modalidades tecnológicas de impacto na prática da endoscopia digestiva.

Os simuladores são modelos que objetivam reproduzir a realidade para aprendizado e treinamento, bem como promover aprimoramento das habilidades já previamente obtidas. Os primeiros simuladores cirúrgicos e endoscópicos foram descritos em 1969 e no decorrer da década de 1970. O desenvolvimento tecnológico dos últimos anos permitiu a evolução destes aparelhos, existindo atualmente simuladores complexos e de alta tecnologia voltada à didática.

Existem quatro categorias de simuladores aplicados a cirurgia e endoscopia digestiva: simuladores mecânicos, modelos animais, simuladores compostos e simuladores computadorizados.

Simulador mecânico

O primeiro simulador mecânico para treinamento endoscópico foi construído de plástico e descrito em 1974. O modelo mecânico apresenta a desvantagem de não reproduzir idealmente a realidade, à medida que não reproduz, de modo consistente, os tecidos humanos. O mesmo tem sido substituído por modelos animais ou por simuladores computadorizados virtuais.

Simulador vivo – modelo animal

O modelo animal é o recurso simulador que dispõe de melhor correlação com a realidade. A sensibilidade tátil é praticamente idêntica ao tecido humano, embora possam ocorrer diferenças na espessura e orientação dos órgãos.

Contudo, apresentam desvantagens como a necessidade de infraestrutura específica, gastos financeiros elevados, além da limitação ética consequente da quantidade e tipo de animais necessários ao ensino ou experimento. O modelo porcino tem sido utilizado como opção de simulação na cirurgia e na endoscopia digestiva.

Combinação de simulador mecânico com órgãos animais explantados:

- Simuladores compostos são fabricados pela composição de receptáculos compostos por partes plásticas que permitem conexões aos órgãos animais explantados. Antes do uso, os órgãos do trato digestório especialmente preparados são colocados no interior da cavidade abdominal do dispositivo.
- Vantagens incluem uma simulação de maior realidade quando comparados aos modelos mecânicos e a possibilidade de efetuar procedimentos terapêuticos sem danos ao paciente. Como desvantagens apresentam uma preparação dispendiosa, a necessidade da disponibilidade dos órgãos e a característica desfavorável de alguns órgãos e/ou tecidos implantados.

Simulador computadorizado

Simuladores computadorizados foram desenvolvidos na década de 1980. Desde então, com a evolução da tecnologia dos *softwares*, tornaram-se mais realísticos. A interação da tecnologia virtual com as imagens cirúrgicas e endoscópicas armazenadas no dispositivo permite a transmissão em tempo real dos movimentos realizados com o aparelho endoscópio e com os acessórios tanto endoscópicos quanto cirúrgicos. Aspectos técnicos do treinamento são disponibilizados em gráficos e armazenados na memória do *hard disk* do simulador para avaliar o desempenho e a evolução das habilidades requeridas e adquiridas.

O simulador virtual *GI – Bronch Mentor* (Simbionix) consiste em um manequim de plástico que permite, por meio de sensores em seu interior, a percepção tátil no momento do procedimento cirúrgico e/ou endoscópico com intenção diagnóstica e terapêutica (Fig. 3.6). O sistema é integrado com um aparelho de endoscopia (Pentax, ECS-3840F) para simulação da endoscopia digestiva alta e baixa, um duodenoscópio (Pentax ED-3440T) para colangiografia endoscópica retrógrada (CPRE) e um para ultrassonografia endoscópica (USE).

A extremidade do aparelho endoscópio dispõe de sensores que permitem ao computador a geração de uma visão cirúrgica ou endoscópica dinâmica em resposta aos movimentos efetuados pelo usuário. Este modelo proporciona o uso repetido sem a necessidade de qualquer preparação prévia.

Atualmente, em relação ao treinamento de endoscopia terapêutica, também denominada de procedimentos cirúrgico-endoscópicos, estão disponíveis uma variedade de cenários clínicos antes de iniciar-se o procedimento selecionado, com diferentes graus de dificuldade e complexidade. A caracterização da habilidade bem como seu desenvolvimento e evolu-

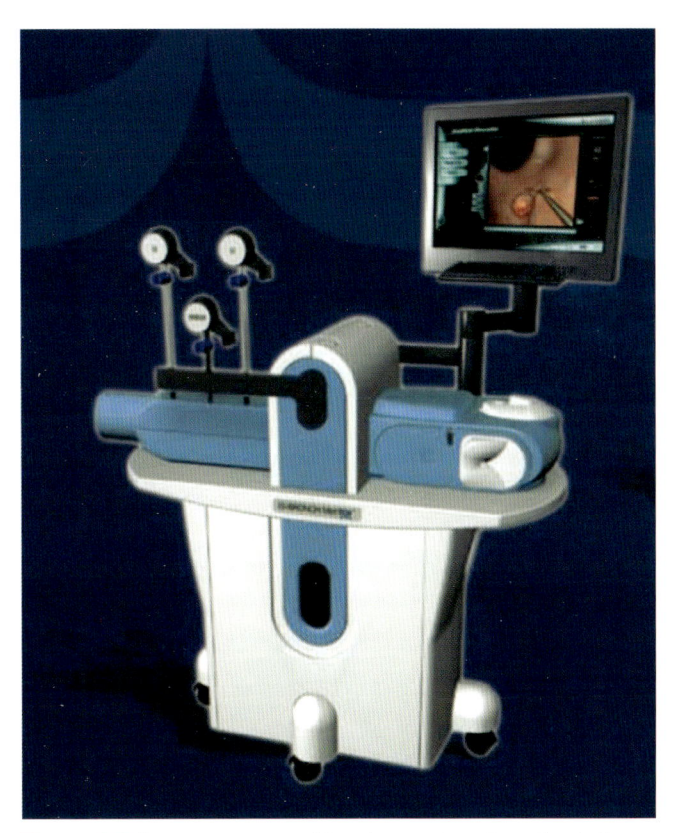

Figura 3.6. Imagem esquemática demonstrando o simulador virtual, Simbionix.

ção são conseguidos por meio de gráficos calculados pelo *software* e oferecidos ao término do exame.

O simulador de realidade virtual inclui programas com vídeos transmitidos em 3D que demonstram detalhes de aspectos anatômicos, achados patológicos, indicações, contraindicações e complicações associadas a cada cenário e ao procedimento relacionado (Fig. 3.7). Além disso, inclui vídeos institucionais que demonstram como manusear o instrumental cirúrgico e endoscópico.

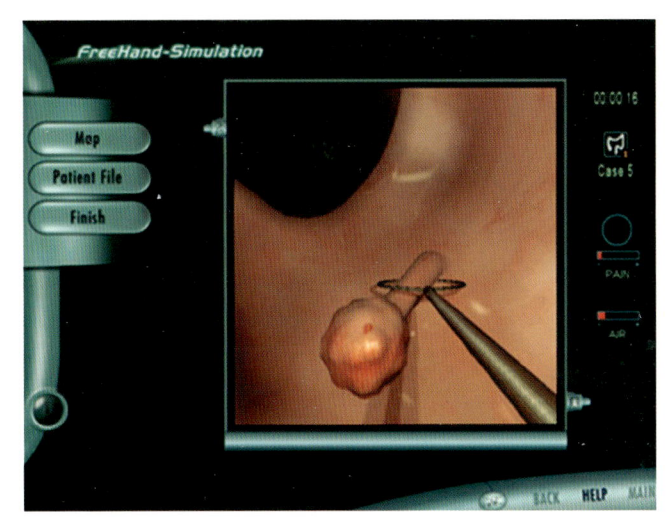

Figura 3.7. Imagem de procedimento cirúrgico-endsocópico: polipectomia virtual.

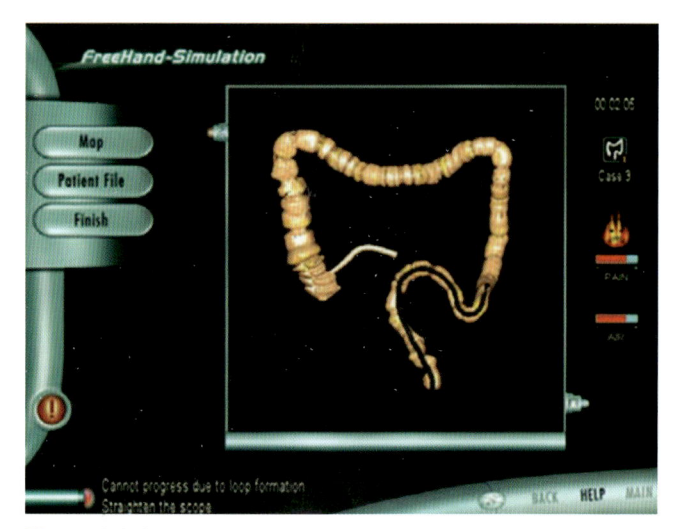

Figura 3.8. Imagem de recurso que disponibiliza o mapa da localização do colonoscopio no trato gastrintestinal durante a progressão intraluminal.

O modelo ainda dispõe de orientações virtuais durante o exame como demonstração de técnicas e suas dificuldades na progressão do aparelho no lumen intestinal (Fig. 3.8). O lúmen virtual colapsa e expande com a insuflação do aparelho e o paciente pode responder, por emissão sonora, qualquer desconforto, dor ou mesmo a necessidade de término do procedimento. Complicações como perfuração, sangramento e reação vasovagal também são demonstradas pelo simulador.

Ao final do treinamento, parâmetros de desempenho são armazenados no sistema e incluem o tempo do procedimento, reconhecimento dos achados diagnósticos, graus de insuflação, porcentagem de mucosa visualizada, desconforto do paciente, o uso de médico assistente virtual e a habilidade para realização de manobras e procedimentos cirúrgico-endoscópicos.

Este método de ensino tem como vantagens a expressão virtual da realidade, e o aparelho utilizado é semelhante ao da prática clínica, seguro, permitindo treinamento ilimitado e com melhor custo-benefício em relação aos outros modelos.

BIBLIOGRAFIA

Adamsen S. Simulators and gastrointestinal endoscopy training. *Endoscopy* 2000;32(11):895-97.

ASGE Technology status evaluation report. Endoscopic mucosal resection and endoscopic submucosal dissection. *Gastrointest Endosc* 2008;68:11-8.

Bar-Meir S. A new endoscopic simulator. *Endoscopy* 2000;32(11): 898-900.Williams CB *et al.* Development of colonoscopy teaching simulation. *Endoscopy* 2000;32(11):901-5.

Neumann M *et al.* The Erlangen endo-trainer: Life-like simulation for diagnostic and interventional endoscopic retrograde cholangiography. *Endoscopy* 2000;32(11):906-10.

Aabakken L *et al.* Performance of a colonoscopic simulator: experience from a hands-on endoscopy course. *Endoscopy* 2000;32 (11):911-13.

Bar-Meir S. Endoscopy simulators: the state of the art, 2000. *Gastrointest Endosc* 2000;52:701-3.

Conio M *et al.* Endoscopic circumferential esophageal mucosectomy in a porcine model: an assesment of a technical feasibility, safety and outcome. *Endoscopy* 2000;32(11):966-70.

Ell C, May A, Gossner L *et al.* Endoscopic mucosal resection of early cancer and high grade displasia in Barrett´s esophagus. Gastroenterology 2000;118:670-7.

Falkenstein DB, Abrams RM, Kessler RE *et al.* Endoscopic retrograde cholangiopancreatography in the dog: a model for training and research. *Gastrointest Endosc* 1974;21:25-26.

Figueroa Barojas P, Sobrino Cossio S, Ramírez Solís ME *et al.* Endoscopic inanimate biological simulators for training in endoscopic mucosal dissection. *Rev Gastroenterol Meìxico* 2010;4(75):380-88.

Grober ED *et al.* The educational impact of bench model fideli ty on the acquisition of technical skill: the use of clinically relevant outcome measures. *Ann Surg* 2004;240(2):374-81.

Hochberger J, Maiss J, Madenburg B *et al.* Training simulators and education in gastrointestinal endoscopy: current status and perspectives in 2001. *Endoscopy* 2001;33:541-49.

Hull MJ, Mino-Kenudson M, Nishioka NS *et al.* Endoscopic mucosal resection: an improved diagnostic procedure for early gastroesophageal epithelial neoplasms. Am *J Surg Pathol* 2006;30:114-8.

Kim HS, Lee DK, Jeong YS *et al.* Successful endoscopic management of a perforated gastric dysplastic lesion after endoscopic mucosal resection. *Gastrointest Endosc* 2000;51:613-15.

Korenaga D, Haraguchi M, Tsujitani S *et al.* Clinicopathological features of mucosal carcinoma of the stomach with lymph node metastasis in eleven patients. *Br J Srg* 1986;73:431-3.

Ludwig K, Klautke G, Bernhard J *et al.* Minimally invasive and local treatment for mucosal early gastric cancer. *Surg Endosc* 2005;19: 1362-6.

Neumann M, Hochberger J, Felzmann T *et al.* Part I: the Erlangen Endotrainer. *Endoscopy* 2001;33:887-90.

Ramírez-Solís ME, Sobrino-Cossío S, Hernández-Guerrero A *et al.* Diseño y dDescripción de simuladores biológicos inanimados para entrenamien en endoscopia gastrointestinal. *Endoscopia* 2006;18:30-36.

Rembacken BJ, Gotoda T, Fujii T *et al.* Endoscopic mucosal resection. *Endoscopy* 2001;33:709-18.

Sedlack RE, Kolars JC. Computer simulator training enhances the competency of GI fellows at colonoscopy: results of a pilot study. *Am J Gastroenterol* 2004;99:33-37.

Sedlack RE. Endoscopic simulation: where we have been and where are we going. Gastrointest Endosc 2005;61:216-8.

Soetikno R, Gotoda T, Nakanishi Y *et al.* Endoscopic mucosal resection. Gastrointest *Endosc* 2003;57:567-79.

Teague RH. Can we teach colonoscopic skills? *Gastrointest Endosc* 2000;51:112-14.Cass OW *et al.* Objetive evaluation of endoscopy skills during training. *Ann Intern Med* 1996;125:983-89.

Bowles CJ *et al.* Intercollegiate British Society of Gastroenterology National colonoscopy (ISBN) audit: are colonoscopies supervised during their initial training? *Gastrointest Endosc* 2000;51:AB 73.

British Society of Gastroenterology. *Recomendations for train-ing in gastrointestinal endoscopy.* http://www.Bsg.org.uk/training/jag99.html,1999.

Sedação e Anestesia na Endoscopia Oncológica

Paulo Henrique Boaventura de Carvalho ■ José Pinhata Otoch
Rodrigo Castaño ■ Everson L. A. Artifon ■ Gabriel Favaro

INTRODUÇÃO

Para que haja sucesso em uma endoscopia, há necessidade que o procedimento seja confortável ao paciente, feito de uma maneira completamente segura, atendendo aos princípios legais, permitindo ao endoscopista uma adequada avaliação do seguimento estudado e não oferecendo dificuldades às ações a serem realizadas em cada caso. Para tanto, aos endoscopistas é necessário, e fundamental, o conhecimento e desenvolvimento de habilidades na administração de uma variedade de sedativos e agentes analgésicos para facilitar sua prática endoscópica, aumentando o alívio do paciente e a confiança do método.

Para procedimentos de longa duração, pacientes com riscos aumentados de complicações durante a sedação, e outros com história pregressa de complicações anestésicas, deve-se optar pela presença de um anestesiologista durante todo o procedimento.

O uso de sedação para procedimentos endoscópicos de rotina varia amplamente em todo o mundo, dependendo da disponibilidade e qualificação dos profissionais disponíveis ao auxílio para sedação, nos diversos locais onde o serviço endoscópico é prestado.[1]

CONSIDERAÇÕES PRÉ-OPERATÓRIAS

As considerações pré-operatórias podem ser avaliadas levando-se em conta três parâmetros principais: o local do exame, a avaliação do paciente e uma reflexão sobre o procedimento em si com suas implicações durante e após o ato diagnóstico, ou mesmo cirúrgico.

Local

As localizações mais comuns dos procedimentos endoscópicos são: em ambulatório especializado em ambiente hospitalar ou laboratórios; em local específico dentro de um centro cirúrgico; ou em clínicas particulares fora do ambiente hospitalar.

Fica a cargo dos médicos responsáveis pelo procedimento, ou pelo anestesista, a obrigação de ter certeza das condições do local em termos de: material específico para a endoscopia em questão, higiene do local, existência de drogas e equipamentos para realização do exame e posterior recuperação do paciente, monitorização adequada, equipamentos e drogas para ressuscitação e manutenção da permeabilidade das vias aéreas, pessoal qualificado no auxílio com o paciente, material para documentação completa da endoscopia e/ou anestesia e, caso o procedimento seja realmente ambulatorial, é imprescindível a presença de um acompanhante do examinado, e que esse seja capaz de levá-lo embora, e tenha consciência das possíveis complicações e alterações implicadas no pós-exame imediato.

As obrigações legais em relação aos procedimentos, local do exame e profissionais envolvidos são estabelecidas na resolução do CFM (Conselho Federal de Medicina) 1670/03.[2] É de conhecimento obrigatório e define o local (Tabela 4.1), o tipo de anestesia que pode ser feita pelos profissionais envolvidos, e visa a segurança prioritária do paciente.

Tabela 4.1. Avaliação do paciente

Oxigênio	• Sistema para fornecimento de oxigênio a 100%
Aspirador	• Sistema para aspirar secreções • Sondas para aspiração
Manutenção das vias aéreas	• Máscaras faciais • Máscaras laríngeas • Cânulas naso e orofaríngeas • Tubos endotraqueais • Laringoscópio com lâminas
Monitores	• Oxímetro de pulso com alarmes • Monitor cardíaco • Aparelho para aferir pressão arterial
Equipamentos para reanimação e medicamentos	• Balão autoinflável (Ambu) • Desfibrilador • Drogas para a reanimação • Antagonistas: Naloxone, Flumazenil • Impressos com protocolos para reanimação (tipo ACLS)

De acordo com o *guideline* da AGA *(American Gastroenterological Association)*, todo paciente que for submetido a um exame endoscópico deverá ser avaliado com uma anamnese e exame físico adequado antes da sedação para identificar fatores que aumentem o risco de reações adversas.[3]

A anamnese deve ser direcionada para determinar a presença de doença cardiopulmonar significativa, apneia do sono, ronco, antecedente de intubação difícil, convulsões e outros distúrbios neurológicos, alergias a alimentos e a drogas, uso abusivo de álcool ou de outras substâncias, medicações em uso, reações prévias a sedação ou anestesia, horário da última ingesta alimentar.[3]

Toda mulher em idade fértil, deverá ser questionada sobre possibilidade de gravidez. Em caso de dúvida, o exame deve ser suspenso até a obtenção de um teste de gravidez. Pacientes grávidas devem ser aconselhadas sobre os riscos da sedação, e procedimentos eletivos devem ser postergados sempre que possível.[4]

O exame físico deve incluir a avaliação do nível de consciência, sinais vitais e peso, avaliação de vias aéreas, ausculta cardíaca e pulmonar, presença de obesidade, ascite, íleo ou distensão abdominal (que podem aumentar o risco de aspiração).[3]

Exames laboratoriais (adaptado da recomendação do Johns Hopkins Hospital):[5]

- *ECG:* pacientes > 50 anos e em diabéticos > 40 anos; doença cardiovascular importante; doença renal ou metabólica; procedimentos que possam ter perdas sanguíneas importantes.
- *RX tórax:* doença pulmonar obstrutiva crônica (DPOC) ou asma.
- *Bioquímica sanguínea:* nefropatia, transtornos suprarrenais ou tireoidianos; terapia diurética e quimioterapia.
- *Exame de urina:* diabetes melito, doença renal, infecção urogenital grave, distúrbio metabólico que envolva a função renal.
- *Hemograma completo:* distúrbio hematológico, procedimento suscetível a grande perda sanguínea ou vascular; quimioterapia.
- *Estudo da coagulação:* terapia anticoagulante e procedimento vascular.
- *Teste de gravidez:* pacientes suscetíveis e com história clínica incerta.

Após adequada realização de história clínica e exame físico, o paciente deve ser classificado quanto ao risco anestésico, de acordo com a *American Society for Anesthesiology* (ASA) (Fig. 4.1).

Pacientes classificados como ASA I-II são candidatos apropriados para administração da sedação por um endoscopista, bem como os pacientes ASA III que estiverem devidamente compensados. A assistência de um anestesista deve ser considerada para pacientes com ASA classes IV e V, que necessitam de sedação, para procedimentos endoscópicos de emergência, procedimentos endoscópicos complexos (como colangiopancreatografia retrógrada endoscópica – CPRE e

Classe I	Normal, paciente saudável
Classe II	Doença sistêmica moderada (p. ex., diabetes)
Classe III	Doença sistêmica grave (p. ex., falência renal, cirrose)
Classe IV	Doença sistêmica grave que é uma constante ameaça à vida (p. ex., ICC grave)
Classe V	Paciente moribundo sem expectativa de sobreviver sem a operação
Classe VI	Paciente com morte encefálica declarada do qual órgãos serão removidos para doação

Figura 4.1. Classificação de estado físico da Sociedade Americana de Anestesiológia.

ultrassonografia endoscópica – UE), e para os pacientes com história de reação adversa a sedação, álcool ou abuso de substâncias, ou resposta inadequada a moderada sedação.[3]

CONCEITUAÇÃO

Sedação consciente, profunda e anestesia

Sedação compreende um estado contínuo que incluem sedação mínima (ansiólise), sedação moderada (consciente), sedação profunda e anestesia geral.[3] Na sedação mínima, o paciente responde normalmente aos comandos verbais, a função cognitiva e coordenação estão alteradas, mas as funções ventilatórias e cardiovasculares permanecem preservadas. Na sedação moderada, os pacientes continuam a responder a comandos verbais, seja sozinho ou com leve estimulação tátil e não são necessárias intervenções para manter as vias aéreas patentes ou ventilação espontânea. Na sedação profunda, os pacientes não podem ser despertados facilmente, mas respondem à estimulação repetida ou dolorosa. Pacientes profundamente sedados podem apresentar uma ventilação espontânea inadequada e podem necessitar de assistência para manter as vias aéreas patentes, embora a função cardiovascular geralmente esteja preservada. A anestesia geral induz perda de consciência e os pacientes necessitam de suporte ventilatório, às vezes com necessidade de pressão positiva; a função cardiovascular pode estar comprometida.[3,4,6]

Exames endoscópicos de rotina podem ser realizados com sucesso com sedação moderada ou profunda; no entanto, a sedação moderada fornece ansiólise adequada, controle da dor e amnésia para a maioria dos pacientes, e é mais segura do que a sedação profunda.[3,4,7]

TÉCNICAS DE MONITORIZAÇÃO

Devido às infrequentes mas potenciais complicações cardiopulmonares da sedação, todo paciente deve ser cuidadosamente monitorado. Deve-se ter fácil acesso a oxigênio, materiais de proteção de vias aéreas, drogas antagonistas e equipamentos de ressuscitação. A monitorização do paciente deve incluir:

- *Monitorização hemodinâmica:* batimentos cardíacos e pressão sanguínea devem ser monitorados em pacientes que recebem sedação intravenosa e a pressão deve ser checada a cada 3-5 minutos.
- *Eletrocardiografia:* a American Society of Anesthesiology (ASA) recomenda eletrocardiografia contínua em pacientes com doenças cardiovasculares ou arritmias.[8] Eletrocardiografia não é necessário em pacientes de baixo risco (ASA classe I ou II).[9]
- *Oximetria de pulso:* oximetria de pulso contínua é recomendada para todos os pacientes.[9] É relativamente insensível para detectar hipoventilação precoce e não substitui a avaliação direta do paciente.
- *Capnografia:* a capnografia (monitorização de dióxido de carbono no ar exalado) é uma técnica não invasiva que é mais sensível que a detecção visual em perceber hipoventilação.[10-13] Não é recomendada para endoscopia de rotina. A ASA recomenda para pacientes que recebem sedação profunda e para aqueles em que a ventilação não pode ser observada diretamente durante a sedação moderada.[8]
- *Suplementação nasal de oxigênio:* é recomendada para todos os pacientes que recebem sedação segundo a *American Society for Anesthesiology* e a *American Society of Gastrointestinal Endoscopy*.[4,14-16] A prevenção de dessaturação é particularmente importante em pacientes com história de coronariopatia.

DROGAS E TIPOS DE SEDAÇÃO

O objetivo da sedação endoscópica é maximizar o conforto do paciente e minimizar os ricos de efeitos adversos das drogas.[3] Ao escolher-se uma droga para sedação, deve-se considerar a idade do paciente, comorbidades, medicamentos em uso, tolerância a dor, duração e complexidade do procedimento. As drogas mais utilizadas para sedação endoscópica são os benzodiazepínicos e opioides.

Opioides

Principais efeitos: analgesia e sedação.

- *Meperidina:* dose de indução de sedação consciente é de 25-50 mg, intravenosa, em 1-2 minutos. Doses adicionais de 25 mg podem ser administradas a cada 2-5 minutos; o início de ação é de 3-6 minutos e os efeitos podem durar por 1 a 3 horas.[3] Efeitos adversos: depressão respiratória, prurido, vômitos e interação com inibidores da monoamino oxidase (IMAO) que pode se manifestar como agitação, cefaleia, instabilidade hemodinâmica, rigidez, convulsões e até morte.[17]
- *Fentanil:* o princípio ativo é o citrato de fentanila. É um opioide sintético e altamente lipossolúvel e é aproximadamente 100 vezes mais potente que a morfina em potência analgésica. A dose inicial é de 50-100 µg. Doses adicionais de 25 µg a cada 2-5 minutos podem ser úteis para atingir sedação adequada. Recomenda-se reduzir a dose em 50% ou mais, em pacientes idosos, e deve ser usado com cautela em pacientes com doença pulmonar obstrutiva crônica ou outras patologias que diminuem a capacidade respiratória. Principais efeitos adversos: depressão respiratória, rigidez de parede torácica (hipertonicidade do músculo esquelético), vômitos, euforia, miose, bradicardia e broncoconstrição. A incidência de náuseas e vômitos com fentanil é similar a outros opioides.[3]
- *Naloxone:* é um antagonista opioide estruturalmente semelhante a oximorfina. Antagoniza todos os efeitos no sistema nervoso central (depressão ventilatória, sedação excessiva e analgesia), mas é ineficaz em reverter efeitos de drogas não opiáceas, como benzodiazepínicos e barbitúricos. O início de ação é em 1-2 minutos e a meia-vida é de 30-45 minutos. Doses adicionais de 2-4 mg (0,5-1 µg) podem ser requisitadas a cada 2-3 minutos, até a sedação deseja ser obtida.[3] Uma dose adicional pode ser necessária 20-30 minutos após. Doses de até 24 mg têm sido administradas sem nenhum efeito colateral significante.[18] Um cuidado maior deve ser dispensado a pacientes com história de uso crônico de opioides ou abuso de drogas, devido ao risco de induzir a quadro de abstinência aguda. Pacientes que recebem naloxone devem ser monitorados por um período de tempo maior (até 2 horas).

BENZODIZEPÍNICOS

Principais efeitos: ansiólise, sedação, amnésia, anticonvulsivante, relaxamento muscular e anestesia.[3]

- *Diazepam:* dose inicial intravenosa de 5-10 mg, infundida durante 1 minuto. Doses adicionais poderão ser administradas em intervalos de 5 minutos. Em pacientes idosos, a dose deverá ser reduzida. Na maioria dos casos, uma dose de 10 mg é suficiente para a maioria dos procedimentos endoscópicos; porém, se o paciente faz uso de narcóticos, esse valor pode atingir até 20 mg. *Efeitos colaterais* incluem: tosse, dispneia e depressão respiratória, sendo este último dose-dependente. Dor no local da infusão e flebite são comuns depois da administração intravenosa de diazepam.
- *Midazolam:* é 1,5-3,5 vezes mais potente que o diazepam, causa menos tromboflebite e mais amnésia. O tempo de recuperação é similiar entre o diazepam e o midazolam.[19] O início de ação é de 1-2 minutos e o pico de ação em 3-4 minutos. A dose inicial em adultos jovens saudáveis com menos de 60 anos é de 1 mg (ou não mais que 0,03 mg/kg), infundida em 1-2 minutos. Dose adicional de 1 mg (0,02-0,03 mg/kg) pode ser administrada em intervalos de até 2 minutos.[20] A duração do efeito é de 15-18 minutos.[21] A dose deverá ser reduzida em 20% ou mais, em pacientes com mais de 60 anos, ASA classe III ou mais e em pacientes com prejuízo das funções hepática ou renal.[22] Se o paciente faz uso de antagonista do receptor H_2 de histamina, a biodisponibilidade dessa droga poderá aumentar em até 30%. Quando o midazolam é usado com opioide, ocorre interação sinérgica e uma redução na dose do midazolam está indicada. *Efeitos adversos* incluem: depressão respiratória, desinibição, e hostilidade, raiva e agressividade po-

dem ocorrer.[23] Os casos de apneia estão mais associados a rápida infusão do fármaco, e os casos de disritmia cardíaca têm sido raramente descritos.[24]

- *Flumazenil:* é um antagonista específico dos benzodiazepínicos. É mais efetivo em reduzir e reverter os efeitos de sedação e amnésia do que a depressão respiratória.[25] Segundo recomendações do fabricante, a dose inicial recomendada é de 0,2 mg, administrada por via intravenosa, em 15 segundos. Se o grau desejado de consciência não é obtido em 60 segundos, uma segunda dose de 0,1 mg pode ser administrada. Doses subsequentes de 0,1 mg podem ser repetidas a intervalos de 60 segundos, se necessário, até a dose total de 1 mg. A dose usual é de 0,3 a 0,6 mg, mas a necessidade individual pode variar, dependendo da dose e duração dos efeitos do benzodiazepínico administrado e das características do paciente. O tempo de meia-vida é de 0,7-1,3 horas e a duração da ação de antagonismo é de 1 hora. Os efeitos do midazolam podem persistir por 80 minutos ou mais, e a ressedação pode ocorrer.[23] Flumazenil tem sido usado para reverter a depressão respiratória em pacientes sedados com a combinação benzodiazepínico e opioide, e a reversão da depressão respiratória induzida pelo midazolam ocorre em cerca de 120 segundos depois da administração de flumazenil.[26] Deve ser administrado com cautela em pacientes em uso de carbamazepina, altas doses de antidepressivos tricíclicos ou uso crônico de benzodiazepínicos, pois pode induzir a convulsões ou síndrome de abstinência.[27]

PROPOFOL

É um hipnótico, com mínimo efeito analgésico. Em doses sub-hipnóticas, propofol produz sedação e amnésia.[28] É um lipídio altamente solúvel, metabolizado rapidamente pelo fígado e excretado pelos rins. A dose de sedação cirúrgica ou para procedimentos diagnósticos é de 0,5-1 mg/kg intravenosa, administrada durante 1-5 minutos. Dose de manutenção da sedação: 1,5 mg a 4,5 mg/kg, administrada por infusão. Adicionalmente 10 mg a 20 mg, administrados por infusão, se for necessária uma rápida sedação. Seu efeito dura entre 4-8 minutos. Segundo orientações do fabricante, pode ser administrado em infusões intravenosas de dextrose a 5%, em infusão intravenosa de cloreto de sódio a 0,9% ou de dextrose a 4% com infusão intravenosa de cloreto de sódio a 0,18%. Permanece estável por até 6 horas após diluição e 12 horas sem diluição. A presença de cirrose ou insuficiência renal não afeta significativamente seu perfil farmacocinético. A coadministração de opioides e barbitúricos potencializa o efeito sedativo do propofol. A fórmula atual do propofol contém: 1% de propofol, 10% de óleo de soja, 2,25% de glicerol, 1,2% de fosfato de ovo purificado. Propofol deve ser evitado em pessoas com alergia a ovo, soja ou sulfito, mas não é contraindicado em pacientes com alergia a sulfonamida.

Efeitos adversos: dor no local da injeção é relatada por até 30% dos pacientes,[29] inotropismo cardíaco negativo e depressão respiratória podem ocorrer e respondem rapidamente a redução ou interrupção da dose.[30,31] A fim de reduzir a dor da injeção inicial, o propofol pode ser misturado com injeção de lidocaína em uma seringa plástica na proporção de 20 partes de propofol a 1% com até uma parte de injeção de lidocaína a 0,5% ou 1%, imediatamente antes da administração. Ainda conforme orientações do fabricante, deve-se evitar o uso nas seguintes situações: alergia a qualquer componente da fórmula, crianças menores que 3 anos de idade, principalmente se em vigência de infecção grave do trato respiratório, recebendo tratamento intensivo e em crianças de todas as idades com difteria ou epiglotite, recebendo tratamento intensivo. Deve ser usado com muita cautela em pacientes com insuficiência cardíaca, respiratória, renal ou hepática, pacientes hipovolêmicos ou debilitados. Em paciente epiléptico, pode haver risco de convulsões. Pacientes que tenham predisposição à deficiência em zinco (queimaduras, diarreia e/ou sépsis), deve ser considerada a necessidade de zinco suplementar durante a administração prolongada desse fármaco. Outra recomendação é que o propofol deve ser administrado por médicos treinados em técnicas de anestesia ou, quando apropriado, por médicos treinados no cuidado de pacientes de UTI; não deve ser administrado pela pessoa que estiver conduzindo o procedimento. Os pacientes devem ser constantemente monitorados. Devem estar disponíveis para qualquer momento, recursos para manter as vias aéreas desobstruídas, ventilação artificial e enriquecimento de oxigênio, além de outros recursos ressuscitatórios.

OUTROS AGENTES

- *Ketamina:* tem propriedades analgésica e sedativa, rápido início de ação (< 1 minuto) e rápida duração dos efeitos (10-15 minutos), não causa depressão respiratória ou cardiovascular. Entretanto, em adultos, a ketamina leva a aumento dose-dependente na frequência cardíaca, pressão arterial e débito cardíaco. Seu uso deve ser evitado em pacientes com cardiopatia isquêmica, doença cerebrovascular ou hipertensão.

  Efeitos adversos: pode levar a quadros de *delirium*, alucinações e sonhos vívidos, e essas reações podem ser minimizadas com o uso combinado de midazolam.

- *Óxido nítrico:* é um agente inalatório coadministrado com oxigênio. O gás é clareado rapidamente e excretado pelos pulmões. Seus benefícios são: rápido início de ação, rápida recuperação e segurança. Efeito adverso: cefaleia tem sido um efeito colateral bastante relatado.[3] A relação entre óxido nítrico e hipertermia maligna é disputada na literatura.[32,33]

- *Dexmedetomidina:* é um agonista do α_2-adrenoreceptor, produz sedação, analgesia, ansiólise e efeitos simpaticolíticos. Tem seus efeitos revertidos pelo atipamezol. Dose usual é 1 µg/kg, seguida por uma infusão de 0,2 µg/kg/h. O tempo de início de ação é menor que 5 minutos e o pico de ação ocorre em 15 minutos.

  Efeitos adversos: depressão respiratória, bradicardia, náuseas, fibrilação atrial e hipóxia.[3]

- *Difenidramina:* é uma antagonista do receptor de histamina H_1 com propriedades anticolinérgicas e sedativas. A dose usual como adjuvante na sedação endoscópica é de

25-50 mg. A ação inicia-se após vários minutos e dura entre 4-6 horas. O efeito hipnótico é potencializado quando administrado com álcool, benzodiazepínicos ou opioides. Os efeitos adversos incluem: hipotensão, tontura, turvasão visual, boca seca, desconforto epigástrico e retenção urinária.[34]

- *Prometazina:* possui atividade anti-histamínica, sedativa, antiemética e anticolinérgica. A dose usual é de 12,5-25 mg, intravenosa, infundida lentamente (≤ 25 mg/min) para minimizar o risco de hipotensão.[4] Os efeitos clínicos são evidentes 5 minutos após a infusão. Seu tempo de ação é de 4-6 horas e a meia-vida plasmática é de 9-16 horas.[3] Os efeitos adversos observados são: hipotensão, depressão respiratória, síndrome neuroléptica maligna e sintomas extrapiramidais.[35]

- *Droperidol:* é um antiemético potente e depressor do sistema nervoso central. Tem efeito antiemético e sedativo, é usado no tratamento do prurido induzido por opioide e como droga adjuvante na sedação de pacientes de difícil sedação, como os etilistas e usuários crônicos de drogas. Os efeitos adversos incluem: hipotensão, prolongamento do intervalo QT e sinais extrapiramidais. Utilizado apenas quando as drogas de primeira linha não foram bem-sucedidas em atingir uma sedação adequada.[36]

GRAVIDEZ E LACTAÇÃO

Quanto à segurança e a eficácia, os procedimentos endoscópicos na gravidez ainda não foram extensivamente estudados. Orientamos seguir as recomendações do *guideline* 2012 *da American Society for Gastrointestinal Endoscopy*.[37]

Na gravidez

- A endoscopia durante a gravidez só deve ser realizada se houver indicação forte e, quando possível, deve ser postergada até o segundo trimestre.
- Acompanhamento conjunto com obstetra é recomendado.
- A monitorização fetal e materna deve ser realizada individualmente.
- Para sedação durante a gravidez, meperidina (categoria B) sozinha é preferível, seguindo-se de pequena dose de midazolam (categoria D), se necessário. Caso uma sedação profunda com propofol (categoria B) seja necessária, ela deverá realizada por um anestesista.

Na lactante

- Prefere-se o uso do fentanil a meperidina, pois as concentrações de fentanil no leite materno são muito baixas para ser farmacologicamente significativas, ao contrário da meperidina. O aleitamento materno poderá ser continuado depois da administração de fentanil.
- Após a administração de midazolam, o aleitamento deverá ser postergado por ao menos 4 horas. O leite deverá ser bombeado e descartado antes de reiniciar-se a amamentação.

O aleitamento materno poderá ser continuado após o uso de propofol, pois a quantidade excretada no leite materno é muito baixa (0,015% da dose recebida pela mãe).

CONSIDERAÇÕES PÓS-OPERATÓRIAS

Monitorização após o procedimento

Após ser realizado o procedimento endoscópico, os pacientes devem ser observados devido aos efeitos residuais adversos provenientes da sedação, bem como da instrumentação do ato terapêutico endoscópico. O tempo de observação depende do grau de risco estimado ao paciente, da duração do procedimento endoscópico e da dose e tipo de fármacos usados durante a sedação.

Alta

Os pacientes devem ter alta quando os sinais vitais se encontrarem estáveis e atingirem uma recuperação adequada do nível de consciência. Apesar da aparência de recuperação apropriada, é bem reconhecido que os pacientes que recebem benzodiazepínicos podem ter um longo período de amnésia, alteração da capacidade de julgamento e de reflexos inapropriados, após a administração intravenosa dos fármacos usados na sedação, devendo, portanto, estar acompanhados por um adulto responsável e apto.

Antes da administração de sedativos, os pacientes devem ser avisados de que, por um período longo, pode ocorrer alteração da cognição. Eles devem ser orientados para não dirigir automóveis, não manusear máquinas pesadas ou perigosas, ou mesmo tomar decisões legais importantes. Antes dos sedativos serem administrados, deve ser solicitado um acompanhante legalmente competente para acompanhá-lo na alta.

Instruções por escrito na alta são necessários, visto que o período de amnésia após a sedação é variável. Informações sobre sintomas ou sinais adversos e como proceder após o exame são orientações importantes. Instruções escritas de como proceder frente aos eventos adversos devem incluir um número do telefone de contato disponível, com cobertura de 24 horas para um evento emergencial.

O uso eletivo de naloxone ou flumazenil deve ser considerado para reduzir o tempo de recuperação na sala de observação após exame endoscópico. Com o uso rotineiro de flumazenil tem-se observado menor tempo de recuperação e rápida reversão da amnésia, sem risco aumentado de ressedação.

Administração de antagonistas após exame endoscópico não exclui a necessidade de observação pós-procedimento e reavaliações periódicas para a alta. Mais estudos são necessários antes que seu uso se torne uma recomendação rotineira para os pacientes ambulatoriais.

COMPLICAÇÕES NA SEDAÇÃO EM ENDOSCOPIA

O endoscopista deve previamente decidir o grau de sedação que necessitará para o exame, a equipe deve ser capaz de reconhecer os vários graus de sedação e analgesia, bem como saber reverter, caso o paciente demonstre, grau de aprofundamento excessivo que leve à perda da responsividade, da proteção de vias aéreas, da respiração espontânea ou que leve a alteração cardiovascular.

A endoscopia digestiva é procedimento seguro, porém eventos adversos significativos podem ocorrer, como sangramento, perfuração e infecção, vômitos e broncoaspiração.

Na sua larga maioria, as complicações são devidas a eventos adversos cardiorrespiratórios e não endoscópicos em si, secundários a broncoaspiração, sedação excessiva, hipoventilação e obstrução de vias aéreas, estímulo vagal e bradicardia, e hipotensão arterial.

O risco de eventos adversos cardiovasculares está estreitamente relacionado com a condição clínica do paciente, associada ao procedimento endoscópico a ser realizado. Os pacientes que apresentam disfunção pulmonar, cardiovascular, renal, hepática, metabólica, neurológica, deformidades importantes de face ou cervicais, obesidade mórbida ou idade avançada têm riscos aumentados de depressão cardíaca e/ou respiratória durante a sedação e merecem monitorização e cuidados mais completos e intensivos durante o procedimento, sendo considerada a presença de um anestesiologista nos casos mais graves e suscetíveis a complicações.

Os procedimentos de emergência e terapêuticos para o controle de sangramento, polipectomia, tratamento com laser e colocação de próteses estão associados a maior risco durante a sedação.

Os pacientes que habitualmente usam sedativos, ansiolíticos ou opioides são mais resistentes aos fármacos usualmente utilizados para a sedação.

Maior atenção ao paciente, incluindo monitoramento, antes, durante e após o procedimento, ajuda tanto minimizar a incidência de eventos adversos quanto a identifica sinais precoces de comprometimento cardiorrespiratório, mostrando as medidas imediatas de recuperação do paciente, assim evitando maiores complicações.

Levando-se em conta a grande maioria dos procedimentos endoscópicos, mesmo aqueles mais longos ou com procedimentos associados, a endoscopia é realizada de forma ambulatorial, com alta do paciente em tempo menor que um dia.

Nos últimos anos, tem sido dada muita importância à conveniência do paciente em ter seu procedimento realizado rapidamente, de maneira menos invasiva, recebendo alta o mais rápido possível, com mínimos efeitos residuais das drogas e, se possível, assintomático no pós-exame imediato. Associado a isso, tem havido o contínuo desenvolvimento de procedimentos e abordagens minimamente invasivos, nos quais a alta hospitalar precoce deve ser observada. Para que isso ocorresse, em relação à anestesia, foi necessário o desenvolvimento de agentes anestésicos de duração curta e ultracurta, com menores efeitos colaterais ou residuais e mais seguros em sua aplicação.

Ainda relacionada com a anestesia ambulatorial, há muita discussão sobre a segurança do procedimento em si, quanto à localização de realização do exame, seja em um centro cirúrgico específico, em um ambulatório especializado, ou clínicas particulares, e embora muitos aspectos já tenham sido estabelecidos em normas legais do CFM, o bom senso e a prevenção são essenciais na segurança do paciente e no amparo legal do médico.

REFERÊNCIAS BIBLIOGRÁFICAS

1. Rex DK, Khalfan HK. Sedation and the technical performance of colonoscopy. *Gastrointest Endoscopy Clin North Am* 2005;15:661-72.
2. Resolução do Conselho Federal de Medicina 1.670/03. Publicada no Diário Oficial União em 14 de julho de 2003, seção I, página 78. Acesso em: 15 jun. 2013. Disponível em: <http://www.portalmedico.org.br/resolucoes/cfm/2003/1670_2003.htm>
3. Cohen LB, Delegge MH, Aisenberg J et al. AGA Institute review of endoscopic sedation. *Gastroenterology* 2007;133:675.
4. ASGE Standard of Practice Committee, Shergill AK, Ben-Menachem T et al. Guidelines for endoscopy in pregnant and lactating women. *Gastrointest Endosc* 2012;76:18.
5. Screenig patients: Strategies and studies. In McGoldrick K. (Ed.). *Ambulatory anesthesiology: a problem-oriented approach*. Baltimore: Williams & Wilkins, 1995. p. 15.
6. American Society of Anesthesiologists Task Force. Practice guidelines for sedation and analgesis by non-anesthesiologists: an updated report by the American Society of Anesthesiologists Task Force on Sedation and Analgesia by Non-Anesthesiologists. *Anesthesiology* 2002;96:1004-17.
7. Waring JP, Baron TH, Hirota WK et al. Guidelines for conscious sedation and monitoring during gastrointestinal endoscopy. *Gastrointest Endosc* 2003;58:317-22.
8. Cohen LB, Delegge MH, Aisenberg J et al. AGA Institute review of endoscopic sedation. *Gastroenterology* 2007;133:675.
9. Committee on Obstetric Practice, American College of Obstetricians and Gynecologists. ACOG Committee Opinion No. 441: Oral intake during labor. *Obstet Gynecol* 2009;114:714.
10. Poirier MP, Gonzalez Del-Rey JA, McAneney CM et al. Utility of monitoring capnography, pulse oximetry, and vital signs in the detection of airway mishaps: a hyperoxemic animal model. *Am J Emerg Med* 1998;16:350.
11. Vargo JJ, Zuccaro Jr G, Dumot JA et al. Automated graphic assessment of respiratory activity is superior to pulse oximetry and visual assessment for the detection of early respiratory depression during therapeutic upper endoscopy. *Gastrointest Endosc* 2002;55:826.
12. Lightdale JR, Goldmann DA, Feldman HA et al. Microstream capnography improves patient monitoring during moderate sedation: a randomized, controlled trial. *Pediatrics* 2006;117:e1170.
13. Beitz A, Riphaus A, Meining A et al. Capnographic monitoring reduces the incidence of arterial oxygen desaturation and hypoxemia during propofol sedation for colonoscopy: a randomized, controlled study (ColoCap Study). *Am J Gastroenterol* 2012;107:1205.
14. Gross JB, Long WB. Nasal oxygen alleviates hypoxemia in colonoscopy patients sedated with midazolam and meperidine. *Gastrointest Endosc* 1990;36:26.
15. Wang CY, Ling LC, Cardosa MS et al. Hypoxia during upper gastrointestinal endoscopy with and without sedation and the effect of pre-oxygenation on oxygen saturation. *Anaesthesia* 2000;55:654.
16. Waring JP, Baron TH, Hirota WK et al. Guidelines for conscious sedation and monitoring during gastrointestinal endoscopy. *Gastrointest Endosc* 2003;58:317.
17. Stack CG, Rogers P, Linter SP. Monoamine oxidase inhibitors and anaesthesia. A review. *Br J Anaesth* 1988;60:222-27.

18. Jasinski DR, Martin WR, Haertzen CA. The human pharmacology and abuse potential of N-allylnoroxymorphone (naloxone). *J Pharmacol Exp Ther* 1967;157:420-26.
19. Lee MG, Hanna W, Harding H. Sedation for upper gastrointestinal endoscopy: a comparative study of midazolam and diazepam. *Gastrointest Endosc* 1989;35:82-84.
20. Nordt SP, Clark RF. Midazolam: a review of therapeutic uses and toxicity. *J Emerg Med* 1997;15:357-65.
21. Kanto JH. Midazolam: the first water-soluble benzodiazepine. Pharmacology, pharmacokinetics and efficacy in insomnia and anesthesia. *Pharmacotherapy* 1985;5:138-55.
22. Reves JG, Fragen RJ, Vinik HR *et al.* Midazolam: pharmacology and uses. *Anesthesiology* 1985;62:310-24.
23. Fiset L, Milgrom P, Beirne OR *et al.* Disinhibition of behaviors with midazolam: report of a case. *J Oral Maxillofac Surg* 1992;50:645-49.
24. Arcos GJ. Midazolam-induced ventricular irritability (letter). *Anesthesiology* 1987;67:612.
25. Mora CT, Torjman M, White PF. Sedative and ventilatory effects of midazolam infusion: effect of flumazenil reversal. *Can J Anaesth* 1995;42:677-84.
26. Carter AS, Bell GD, Coady T *et al.* Speed of reversal of diazepam-induced respiratory depression by flumazenil – a study in patients undergoing upper GI endoscopy. *Acta Anaesthesiol Scand* 1990;92(Suppl):59-64.
27. Mordel A, Winkler E, Almog S *et al.* Seizures after flumazenil administration in a case of combined benzodiazepine and tricyclic antidepressant overdose. *Crit Care Med* 1992;20:1733-34.
28. Mackenzie N, Grant IS. Propofol for intravenous sedation. *Anaesthesia* 1987;42:3-6.
29. Stark RD, Binks SM, Dutka VN *et al.* A review of the safety and tolerance of propofol (Diprivan). *Postgrad Med J* 1985;61(Suppl 3):152-56.
30. Gan TJ, Glass PS. Balanced anesthesia. In: White PF. (Ed.). *Textbook of intravenous anesthesia.* Baltimore: Williams & Wilkins, 1997:347-74.
31. Short TG, Plummer JL, Chui PT. Hypnotic and anaesthetic interactions between midazolam, propofol and alfentanil. *Br J Anaesth* 1992;69:162-67.
32. Gronert GA. Malignant hyperthermia. *Anesthesiology* 1980;53:395-423.
33. Gronert GA, Pessah IN, Muldoon SM *et al.* Malignant hyperthermia. In: Miller RD. (Ed.). *Miller's anesthesia.* Philadelphia: Elsevier Churchill Livingstone, 2005. p. 1169-90.
34. Szabadi E, Bradshaw CM, Freeman C *et al.* The histaminergic system of the brain: its roles in arousal and autonomic regulation. *Neuropsychopharmacol Hung* 2004;6:163-64.
35. Watcha MF, White PF. New antiemetic drugs. *Int Anesthesiol Clin* 1995;33:1-20.
36. Young D. FDA advisory panel discusses droperidol concerns. *Am J Health Syst Pharm* 2004;61:219-22.
37. ASGE Standard of Practice Committee, Shergill AK, Ben-Menachem T, *et al.* Guidelines for endoscopy in pregnant and lactating women. *Gastrointest Endosc* 2012;76:1

Conduta na Terapia de Anticoagulação e Antiplaquetária para o Procedimento Endoscópico Oncológico

5

Everson L. A. Artifon ▪ Rodrigo Castaño ▪ José Pinhata Otoch ▪ Tiago Vilela

INTRODUÇÃO

Antes de um procedimento endoscópico, é fundamental a detalhada anamnese dos pacientes para identificar possíveis distúrbios de coagulação constitucionais (hemofilias, Von Willebrand, Glanzmann) ou medicamentosos.

A terapia antitrombótica é utilizada para diminuir os riscos de eventos tromboembólicos nos pacientes com certas patologias cardiovasculares (p. ex. fibrilação atrial, síndrome coronariana aguda), trombose venosa profunda, estados de hipercoagulabilidade e em uso de endopróteses.

Os agentes antitrombóticos incluem os anticoagulantes (varfarina, heparina e heparina de baixo peso molecular) e os agentes antiplaquetários (aspirina, anti-inflamatórios não hormonais, tienopiridinas e inibidores dos receptores de glicoproteína IIb/IIIa).

Antes de realizar procedimentos endoscópicos nos pacientes recebendo medicações antitrombóticas deve-se considerar a urgência do procedimento e os riscos de:

- Sangramento relacionado somente com a anticoagulação.
- Sangramento relacionado com o procedimento.
- Riscos de evento tromboembólico caso a medicação seja suspensa.

Para um paciente sob terapia antitrombótica, as evidências demonstram que caso a medicação seja suspensa e ocorra um evento tromboembólico, a morbidade e mortalidade são significativamente maiores do que aquelas relacionadas a sangramento durante o procedimento naqueles que mantiveram a medicação.

Estudos sugerem que o uso de associação de agentes antitrombóticos confere um risco 3 vezes maior de sangramento digestivo alto em relação ao uso de apenas um.

RISCO DE SANGRAMENTO NOS PROCEDIMENTOS ENDOSCÓPICOS ELETIVOS NOS PACIENTES SOB TERAPIA ANTITROMBÓTICA

São considerados procedimentos endoscópicos de alto risco de sangramento:

- Polipectomia.
- Esfincterotomia biliar ou pancreática.
- Gastrostomia percutânea.
- Dilatações em geral.
- Colocação de próteses.
- Tratamento de varizes.
- Ultrassonografia endoscópica com biópsia por punção.
- Enteroscopia terapêutica.

A conduta clínica a ser tomada para a execução dos procedimentos endoscópico em paciente com alto risco de sangramento deve ser:

- Interromper a anticoagulação com varfarina de 3 a 5 dias antes do procedimento e, se necessário, administrar vitamina K.
- INR < 1,6.
- Suspender heparina de baixo peso molecular 12 horas antes do procedimento; se necessário, administrar protamina.
- Suspender Aspirina e Clopidogrel de 3 a 7 dias antes do procedimento; se necessário, transfundir plaquetas.
- Portadores de Hemofilia A devem receber previamente Fator VIII.
- Portadores de Hemofilia B devem receber previamente Fator IX.

São considerados procedimentos endoscópicos de baixo risco de sangramento:

- Endoscopia Digestiva Alta diagnóstica (inclusive com biópsias).
- Colonoscopia diagnóstica (inclusive com biópsias).
- Ultrassonografia endoscópica sem biópsia por punção.
- Enteroscopia diagnóstica.
- Cápsula endoscópica.

RISCOS DA SUSPENSÃO DA TERAPIA ANTITROMBÓTICA ANTES DA ENDOSCOPIA ELETIVA

O risco absoluto de um evento embólico em pacientes após suspensão da anticoagulação por 4 a 7 dias é de 1%.

Quando a terapia antitrombótica é temporária, os procedimentos eletivos devem ser adiados, se possível, até que a medicação seja suspensa.

As condições consideradas de alto risco para eventos tromboembólicos são:

- Fibrilação atrial associada a doença valvar, com idade > 75 anos, hipertensão arterial sistêmica e diabetes melito.
- Válvula mecânica mitral.
- Evento tromboembólico prévio.
- *Stent* coronariano recente (< 1 ano).
- Síndrome coronariana aguda.

As condições consideradas de baixo risco para eventos tromboembólicos são:

- Fibrilação atrial não complicada.
- Válvula biológica.
- Válvula mecânica aórtica.
- Trombose venosa profunda.

A administração da vitamina K antes de procedimentos eletivos deve ser evitada, pois há prejuízo no momento de retomar o estado de anticoagulabilidade.

Não há um consenso a respeito do momento ideal para retomar a terapia antitrombótica após os procedimentos endoscópicos, devendo-se pesar os riscos e benefícios para o paciente.

ENDOSCOPIA NO SANGRAMENTO DIGESTIVO EM PACIENTES ANTICOAGULADOS

A endoscopia diagnóstica é, a princípio, segura para pacientes anticoagulados que estão com quadro de hemorragia do trato gastrintestinal, independentemente do INR que apresentem, já que o benefício da identificação e contenção do foco de sangramento supera o risco de piora do quadro por conta do exame.

RECOMENDAÇÕES

Procedimentos eletivos

- Para pacientes temporariamente em uso de medicações antitrombóticas: adiar o procedimento até que a terapia antitrombótica esteja concluída.
- Aspirina e anti-inflamatórios não hormonais podem ser mantidos para quaisquer procedimentos endoscópicos.
- Quando o procedimento for de alto risco de sangramento, o clínico responsável pode optar por suspender a medicação 5 a 7 dias antes do procedimento, dependendo da indicação do uso dos antiplaquetários.
- Recomenda-se que os procedimentos eletivos sejam adiados nos pacientes que recentemente foram submetidos a colocação de *stent* até que se complete o tempo mínimo seguro de anticoagulação, devido ao alto risco de eventos tromboembólicos. Quando o tempo for atingido, suspende-se o clopidogrel por 7 a 10 dias antes do procedimento, podendo-se manter a aspirina. O clopidogrel pode ser reintroduzido assim que se considere seguro, por meio de avaliação individualizada.
- Quando a indicação do clopidogrel não for por conta de implante de *stent*, ele deve ser mantido em procedimentos de baixo risco e suspenso por 7 a 10 dias antes de procedimentos de alto risco de sangramento.
- Sugere-se a suspensão da anticoagulação (p. ex., varfarina) nos pacientes com baixo risco tromboembólico e manutenção naqueles de alto risco tromboembólico, podendo-se fazer ponte com uso de heparina.
- Não há evidências acerca do benefício do uso de clipes após polipectomias em pacientes anticoagulados.
- Não há consenso sobre o momento ideal para reintrodução dos agentes antitrombóticos.
- Nas gestantes com válvulas mecânicas, adiar o procedimento ou considerar ponte com heparina (Fig. 5.1).

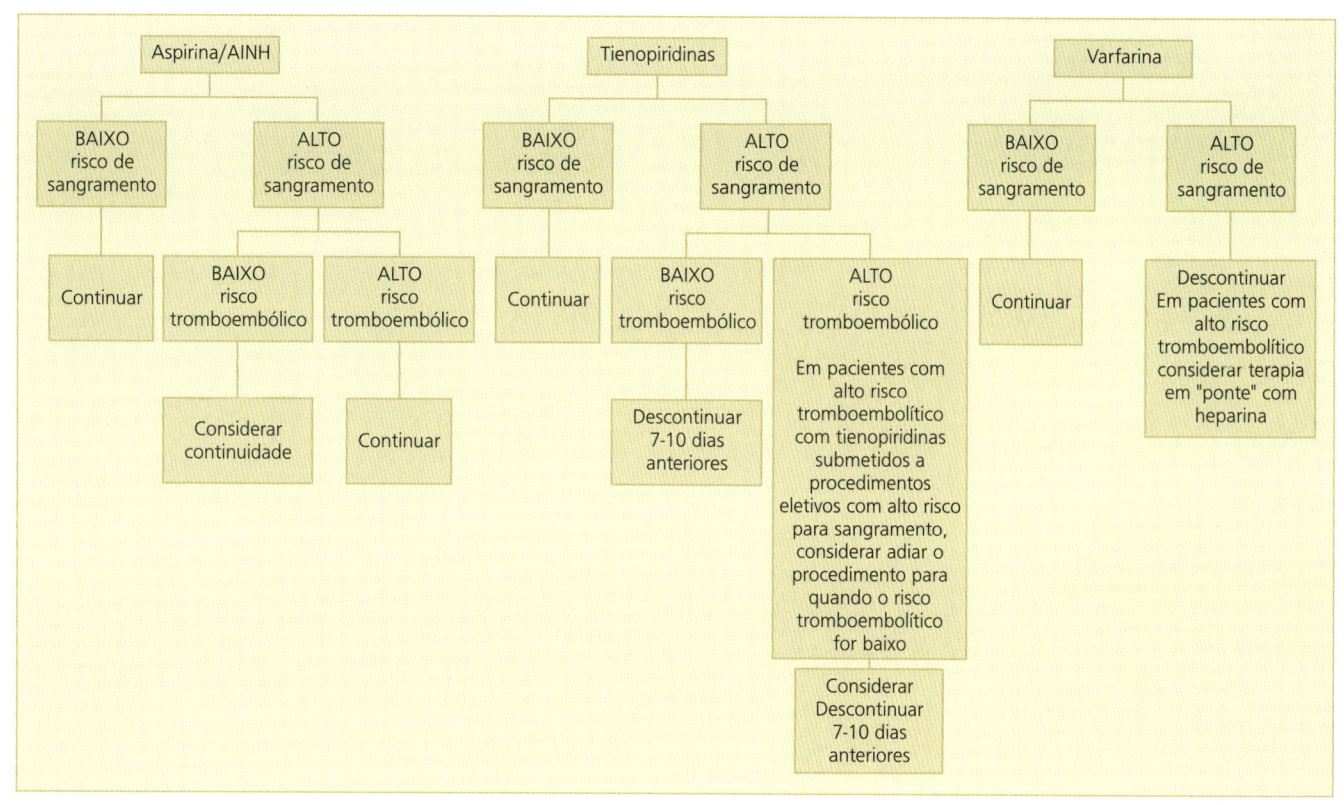

Figura 5.1.

```
Aspirina/AINH
├── BAIXO risco de sangramento → Continuar
└── ALTO risco de sangramento
    ├── BAIXO risco tromboembólico → Considerar continuidade
    └── ALTO risco tromboembólico → Continuar

Tienopiridinas
├── BAIXO risco de sangramento → Continuar
└── ALTO risco de sangramento
    ├── BAIXO risco tromboembólico → Descontinuar 7-10 dias anteriores
    └── ALTO risco tromboembólico
        Em pacientes com alto risco tromboembólico com tienopiridinas submetidos a procedimentos eletivos com alto risco para sangramento, considerar adiar o procedimento para quando o risco tromboembólico for baixo
        Considerar Descontinuar 7-10 dias anteriores

Varfarina
├── BAIXO risco de sangramento → Continuar
└── ALTO risco de sangramento → Descontinuar
    Em pacientes com alto risco tromboembolítico considerar terapia em "ponte" com heparina
```

PROCEDIMENTOS DE URGÊNCIA OU EMERGÊNCIA

- Pacientes com sangramento do trato gastrintestinal recebendo agentes antiplaquetários devem ter a medicação suspensa até que se alcance a hemostasia.
- Considerar a administração de plaquetas para pacientes com sangramentos importantes. Se houve evento cardíaco há menos de 1 ano, consultar um cardiologista antes de suspender a medicação.
- Suspender os agentes anticoagulantes (p. ex. varfarina) até alcançar a hemostasia. Considerar de maneira individualizada a utilização de vitamina K, plasma fresco ou protrombina.
- Sugere-se que pacientes em uso de varfarina com INR alargado sejam submetidos a ajuste do mesmo, ainda que não haja comprovação da efetividade da conduta na segurança do procedimento endoscópico.
- O risco absoluto de ressangramento depois de hemostasia endoscópica em pacientes que necessitam retornar à anticoagulação é desconhecido, bem como o momento ideal para retorno da medicação.
- Nos pacientes com alto risco para tromboembolismo, sugere-se o uso de ponte com heparina.

BIBLIOGRAFIA

ASGE Standards of Practice Committee, Anderson MA *et al.* Management of antithrombotic agents for endoscopic procedures. *Gastrointest Endosc* 2009;70:1060.

Chamone DAF, Cury HF. Conduta na terapia de anticoagulação e antiplaquetária para procedimento endoscópico. *GED* 2005;15:132.

Kamath PS *et al.* Management of anticoagulants in patients undergoing endoscopic procedures. *GUT*, 2006;62:721.

Kwok A, Faigel DO. Management of anticoagulation before and after gastrointestinal endoscopy. *Am J Gastroenterol* 2009;104:3085.

Papel da Endoscopia na Identificação das Lesões Pré-Malignas do Trato Gastrintestinal Superior

Rosario Albis Feliz ▪ Eugenio Sanín Fonnegra ▪ Gabriel Favaro ▪ Everson L. A. Artifon

INTRODUÇÃO

Quando falamos sobre lesões pré-malignas é preciso esclarecer a sua definição e diferenciar com precisão o conceito de um fator de risco ou de uma condição predisponente. A importância deste tema fundamenta-se na atual possibilidade de detectar, em fases pré-neoplásicas ou precoces, as lesões tumorais, aumentando a possibilidade de cura da doença. Toda patologia tumoral apresenta um processo carcinogênico que é influenciado por muitos fatores ambientais ou genéticos. O conhecimento deste processo permite fazer uma nítida diferenciação dos três conceitos pilares na identificação:[1]

1. **Fator de risco:** é uma condição do estilo de vida ou ambiental que aumenta a possibilidade de um indivíduo apresentar câncer, como, por exemplo, exposição ao asbesto ou a infecção pelo *H. pylori*.
2. **Condição predisponente:** é uma alteração ou um distúrbio relacionado com um maior risco para desenvolver câncer. Para alguns autores é uma lesão pré-maligna sem displasia e é esta última definição que levaremos em conta durante esta revisão. O melhor exemplo é o esôfago de Barrett (EB).
3. **Lesões pré-malignas:** são de dois tipos: aquelas que apresentam displasia e as que não apresentam displasia, sendo que estas últimas têm risco muito baixo de progredirem para carcinoma e, antes de serem invasivas, são displásicas. Isto não acontece nas lesões caracterizadas pela presença de mucosa displásica, como os adenomas e a displasia escamosa, que apresentam maior probabilidade de desenvolver câncer invasivo.

Podemos concluir que a lesão pré-maligna do trato gastrintestinal é uma displasia que, por sua vez, pode ser pré-maligna ou neoplásica; é pré-maligna no sentido de ser uma lesão precursora de câncer invasivo com todo o potencial de metástase, mas as células displásicas não invadem a lâmina própria.

A vigilância de condições pré-malignas do trato digestório superior refere-se ao seguimento endoscópico de pacientes que apresentam risco aumentado de malignidade ou naqueles onde as lesões neoplásicas foram identificadas e removidas. A história natural de muitas destas condições pré-malignas não está bem caracterizada e a informação publicada sobre o seguimento é limitada e com vieses tanto na obtenção dos dados como na duração do seguimento.[2]

LESÕES NO ESÔFAGO

Existem várias razões para considerar a biópsia no refluxo gastroesofágico: avaliar as úlceras, a presença do esôfago de Barrett (metaplasia intestinal especializada) ou para procurar cardites.[3] A seguir veremos a revisão das condições do esôfago que facilitam o aparecimento do adenocarcinoma.

Esôfago de Barrett e adenocarcinoma

Definido como situação na qual o esôfago distal apresenta um segmento de epitélio colunar que é anormal, quer seja porque é extenso ou porque apresenta características intestinais.[4] Isto ocorre devido ao processo de metaplasia, isto é, uma célula adulta madura é substituída por outra célula adulta diferente. No esôfago de Barrett, as células escamosas maduras são substituídas por células colunares adultas, como resultado de uma injúria contínua por ácidos. O esôfago de Barrett (metaplasia intestinal especializada) é o principal fator de risco para o desenvolvimento de adenocarcinoma da junção gastroesofágica e do esôfago.[5]

O reconhecimento do esôfago de Barrett como uma lesão predisponente de adenocarcinoma tem gerado recomendações com relação à sua vigilância endoscópica.[6] No entanto, existem controvérsias com relação à eficácia clínica do rastreamento e da vigilância, como pode ser evidenciado por trabalhos recentes de reconhecidos especialistas em esôfago de Barrett.[7] Pesquisadores europeus demonstraram a carência de benefícios na mortalidade global de pacientes nos quais foi feita vigilância de Barrett durante um longo período, com incidência de câncer observada em 1 para 170-200 pacientes/ano. Modelos econômicos sugerem que a pesquisa em pacientes de alto risco (homens brancos, refluxo crônico, com mais de 50 anos) é custo-efetiva comparada com a ausência de rastreamento; estes modelos esbarram com outros no que diz respeito ao custo-efetividade de maior vigilância em pacientes com esôfago de Barrett que não são displásicos.[8]

A aparência endoscópica da metaplasia intestinal especializada pode ser idêntica à do epitélio colunar do tipo gástrico no esôfago. A probabilidade de encontrar metaplasia intestinal especializada aumenta quando na endoscopia são encontradas algumas das seguintes características:[9] segmentos longos de epitélio colunar, junção escamocolunar serrilhada, irregular e proeminente, camadas discretas de epitélio colunar no esôfago distal, coloração vital com azul de metileno.

Uma endoscopia inicial pode estar indicada em pacientes selecionados com refluxo gastroesofágico (RGE) frequente (mais de 2 vezes por semana) e crônico de muitos anos (mais de 5 anos). Os pacientes com risco aumentado para esôfago de Barrett são classicamente homens brancos com idade acima de 50 anos e aqueles com refluxo noturno. Pacientes com endoscopia normal não precisam de mais explorações.

Quando o esôfago de Barrett é identificado, devem ser feitas biópsias sistemáticas dos quatro quadrantes a cada 2 cm (protocolo Seattle) e, principalmente, das lesões macroscópicas (nódulos, úlceras).[10] O uso de pinças de biópsia do tipo jumbo com capacidade efetiva pode melhorar o rendimento e deve ser considerado, principalmente, em pacientes com displasia. As amostras da biópsia devem ser classificadas como: carcinoma, displasia de alto grau (DAG), displasia de baixo grau (DBG), indefinido para displasia ou sem displasia. A caracterização de DAG deve ser confirmada, de preferência, por um patologista especialista no trato gastrintestinal.

Em pacientes com esôfago de Barrett sem evidência de displasia na endoscopia inicial, esta deve ser repetida no ano seguinte. Se a ausência de displasia for confirmada, este paciente é considerado de baixo risco para ter uma condição que evolua para o câncer. Sendo assim, recomenda-se que o intervalo de vigilâncias complementares seja feito a cada 3 anos. No entanto, uma declaração recente do consenso da *American Gastroenterological Association* (AGA) recomenda que estes intervalos possam ser ampliados para cada 5 anos.[11]

A recomendação do seguimento do *American College of Gastroenterology* sugere que os intervalos de observação sejam determinados pela presença e pelo grau de displasia (Tabela 6.1). Entretanto, existem muitas evidências de que quase todos os pacientes com adenocarcinoma ou displasia de alto grau sejam identificados nos dois primeiros anos.

Métodos diagnósticos emergentes

Existem alternativas endoscópicas com o objetivo de discriminar o EB com o maior potencial carcinogênico ou então a presença deste câncer em fases mais precoces. O uso da cromoendoscopia e de imagens endoscópicas que magnifiquem a área onde a biópsia será feita mostra ser promissor,[12] mas os resultados parecem ser pouco reprodutíveis. O uso de citometria de fluxo ou marcadores moleculares para estadificar os pacientes com baixo ou alto risco de câncer para seguimentos maiores parece ser promissor.[13] O ultrassom endoscópico pode ser útil em pacientes com câncer associado ao EB, nos quais os tratamentos endoscópicos (mucossectomia) são considerados.[14] A cápsula endoscópica para avaliar o esôfago está disponível recentemente e alguns estudos sugerem sensibilidade e especificidade comparável à endoscopia padrão. O custo-efetividade da cápsula endoscópica para a pesquisa do esôfago de Barrett ainda não foi definido.[15]

Tabela 6.1. Seguimento endoscópico no EB

Grau de displasia	Seguimento endoscópico
Sem displasia	Com dois resultados negativos, a cada 2-3 anos
Baixo grau	A cada 6 meses durante dois anos, depois anualmente
Alto grau	Confirmar, mucosectomia, endoscopia a cada 3 meses

Experimentalmente foram utilizados outros marcadores ou técnicas para determinar, no EB, qual paciente apresenta a patologia ou qual terá a possibilidade de ser transformada em adenocarcinoma, como o uso de p53,[16] do Ki67,[17] da ornitina descarboxilase,[18] da hibridização por fluorescência *in situ* (FISH),[19] da espectroscopia fluorescente,[20] entre outros.[21]

Técnicas de ablação do epitélio colunar esofágico

O tratamento endoscópico do EB compreende técnicas de ressecção e ablação. A vantagem da ressecção endoscópica mucosa (REM) é a avaliação histopatológica do espécime ressecado, permitindo estadiamento e seleção dos pacientes adequados. Apesar de a REM ser uma modalidade efetiva e segura, com sobrevida de 95% em 5 anos, foram encontradas lesões metacrônicas localizadas no segmento de EB residual em 30% dos pacientes depois da REM.[22]

Com o objetivo de eliminar o potencial de malignidade depois da ressecção endoscópica, foi sugerida a erradicação completa do epitélio de Barrett residual. Desenvolveram-se protocolos terapêuticos que combinam as técnicas de ressecção e ablação. A terapia fotodinâmica[23] e a coagulação com plasma de argônio[24] representam procedimentos de ablação desenvolvidos com esta finalidade. No entanto, ambas demonstram resultados desanimadores com taxas elevadas de neoplasia incipiente que sofre recidiva, assim como metaplasia intestinal residual[25] e anormalidades oncogenéticas persistentes.[26] Em alguns pacientes, o esôfago de Barrett residual permanece oculto por baixo do novo epitélio escamoso: é o chamado "Barrett sepultado", que abre a possibilidade de progredir para uma displasia ou um câncer sem que seja detectado pela endoscopia.[27]

Uma alternativa para a terapia de ablação é a remoção completa do EB por ressecção endoscópica que pode ser feita em várias sessões. Os estudos feitos relatam baixos índices de recidiva de neoplasia incipiente com este tratamento, de 0 a 9% em um período de seguimento de 28 meses, e o epitélio escamoso restaurado estava livre de anormalidades oncogenéticas. Contudo, cerca de 56% dos pacientes apresentaram estenose sintomática que precisou de múltiplas sessões de dilatação.[28]

A modalidade mais recente para a substituição completa do EB é representada pela ablação por radiofrequência (ARF). Os resultados são excelentes em pacientes selecionados com

EB sem displasia, com displasia de baixo grau e displasia de alto grau com ressecção endoscópica prévia ou sem ela, com um seguimento de dois anos. Com base no perfil de eficácia e segurança, a ablação por radiofrequência pode ser comparada com as outras técnicas de ablação citadas.

Recomendações

- A endoscopia nos casos de esôfago de Barrett deve ser considerada em pacientes selecionados com DRGE de longa duração. A partir do momento que os resultados sejam negativos, não estão mais indicadas investigações endoscópicas.
- O custo-efetividade da vigilância endoscópica em pacientes sem displasia é controverso. Para pacientes com esôfago de Barrett de qualquer tamanho e sem displasia, depois de duas avaliações consecutivas negativas em 1 ano, recomenda-se um intervalo de 3 anos para a vigilância.
- Pacientes com DAG apresentam alto risco para desenvolver câncer. A displasia de alto grau deve ser confirmada por um patologista especialista no trato digestório. Pacientes que são candidatos à cirurgia podem escolher uma terapia definitiva. Pacientes com vigilância endoscópica eletiva devem fazer um seguimento a cada 3 meses durante, pelo menos, 1 ano, com amostras de múltiplas biópsias de quatro quadrantes, com intervalos de 1 cm. Depois de um ano sem detecção de câncer, os intervalos das vigilâncias podem ser ampliados, caso não ocorram alterações displásicas em dois procedimentos endoscópicos subsequentes realizados em um intervalo de 3 meses.
- Recomenda-se a vigilância em pacientes com DBG. A importância da DBG como fator de risco para câncer permanece pouco definida; consequentemente, o intervalo excelente e o protocolo de biópsia não foram estabelecidos. Uma endoscopia de seguimento (aos 6 meses, por exemplo) deve ser feita concentrando as biópsias na área da displasia. Se a DBG for confirmada, então um possível esquema de tratamento seria fazer vigilâncias depois de 12 meses e, depois disso, anualmente, enquanto a displasia persistir.
- Se a presença ou o grau da displasia for indeterminado e houver evidência de inflamação aguda devido ao RGE ácido, a biópsia deve ser repetida depois de 8 semanas após uma terapia efetiva de supressão ácida com IBP.

Carcinoma escamocelular

O diagnóstico de displasia e câncer precoce no esôfago é um desafio para o endoscopista, visto que existem determinadas regiões de observação cuidadosa e de coleta de material para biópsia, como os pontos vermelhos. O estreitamento da mucosa em segmentos e a atrofia dão um aspecto avermelhado irregular. As áreas de leucoplasia aparecem, frequentemente, como depósitos inocentes de glicogênio sem potencial maligno, mas algumas áreas de displasia e câncer *in situ* apresentam a mesma forma, razão pela qual é mandatório fazer a biópsia.

A coloração com lugol possibilita diferenciar o tecido displásico do maligno, visto que este último não é corado, levando-se em consideração que 50% das regiões displásicas podem ser coradas.

Acalasia

O risco de carcinoma de células escamosas parece ser maior em pacientes com acalasia do que na população em geral. O risco estimado em estudos clínicos varia, influenciado pelo número de pacientes, pelos critérios de seleção e pela duração do seguimento.[29] A prevalência de câncer em pacientes com acalasia tem sido estimada em 0,4 a 9,2% ou, então, de 1 em 2.443 a 1 em 173 casos/ano de seguimento.[30] Muitos estudos encontraram risco aumentado de câncer estimado de 7 a 33 vezes comparados com a população em geral, mas um recente estudo prospectivo de vigilância na Alemanha relatou risco 140 vezes maior.[31] A maioria dos casos de câncer de esôfago são carcinomas de células escamosas, embora alguns casos de adenocarcinomas associados a esôfago de Barrett tenham sido relatados, principalmente depois de uma miotomia.[32]

A duração dos sintomas de acalasia antes do diagnóstico de câncer de esôfago é, habitualmente, de pelo menos 15 anos. A faixa etária em muitos estudos está entre 48 a 71 anos. O papel da vigilância endoscópica na acalasia é discutível. Apesar da carência de custo-efetividade demonstrada, vários autores têm defendido como aceitável a endoscopia periódica depois de 15 anos de sintomas.

Recomendações

- Não é recomendada a endoscopia de vigilância de rotina em pacientes com acalasia.
- Seria racional iniciá-la depois de 15 anos do aparecimento dos sintomas, mas o intervalo subsequente de vigilância não está definido.

Ingestão de cáusticos

É uma condição predisponente e calcula-se que o risco de desenvolver câncer é aproximadamente 1.000 vezes maior do que no resto da população. Geralmente são pacientes que requerem dilatações periódicas das estenoses, as quais devem ser biopsiadas durante a endoscopia. Depois de 5 anos da exposição, deve-se fazer o seguimento endoscópico a cada 1-3 anos. Não há estudos contundentes sobre a periodicidade do seguimento.[33]

As características clínicas dos pacientes que desenvolvem câncer de esôfago depois da ingestão de cáusticos incluem: faixa etária de 35 a 51 anos, intervalo médio entre a lesão causada por cáusticos e o desenvolvimento de câncer de esôfago de aproximadamente 40 anos, e localização do câncer na porção média do esôfago.[34] O prognóstico, em alguns casos, parece ser melhor do que o de pacientes com câncer esofágico esporádico.[35] Não foi relatada informação prospectiva de programas de vigilância.

Recomendações

- Começar a vigilância endoscópica depois de 15 a 20 anos da ingestão dos cáusticos.

- O tempo dos intervalos de vigilância endoscópica requer estudos. Geralmente as avaliações endoscópicas devem ser feitas a cada 1-3 anos.

Tilose

É um distúrbio genético autossômico dominante caracterizado por hiperceratose palmoplantar bem demarcada. Está associada com uma predisposição ao desenvolvimento de câncer de esôfago. Recomenda-se exame endoscópico anual com biópsias em diferentes níveis do esôfago, com ênfase nos 2/3 distais, e aconselhamento genético. Mesmo que o esôfago seja normal, deve-se fazer esfregaço e citologia.[36]

Nos relatos iniciais, o câncer esofágico foi encontrado em 18 de 48 pacientes com tilose, e a incidência foi estimada em 95% para pacientes na faixa etária de 65 anos de idade.[37]

◀ **Recomendações**
- Começar a vigilância endoscópica aos 30 anos.
- A duração dos intervalos da vigilância endoscópica requer mais estudos. Habitualmente as avaliações endoscópicas não devem ser feitas em um período maior que 1 a 3 anos.

Síndrome de Plummer-Vinson

É uma síndrome que acomete principalmente o gênero feminino, caracterizada por deficiência de ferro, membranas na hipofaringe e disfagia cervical. Está relacionada com câncer esofágico no terço superior. A incidência da doença tem diminuído com os hábitos nutricionais. Recomenda-se tratamento com suplemento de ferro e seguimento endoscópico.[38,39]

Papilomas

São lesões de origem viral, observadas como lesões levantadas esbranquiçadas e que, em zonas de alto risco de câncer esofágico, têm alta prevalência, quer seja como lesões únicas ou acompanhando um tumor já em estádio avançado.[40] A presença de papilomas orofaríngeos é uma indicação clara de endoscopia já que estão associados com carcinoma de esôfago. Recomenda-se ressecção e biópsia.[41]

Displasia escamosa

É o precursor primário do câncer escamocelular do esôfago. Encontra-se em áreas adjacentes ao tumor, demonstrando sua progressão para o câncer nas regiões de alto risco. As lesões displásicas são observadas como irregularidades da mucosa, nódulos ou qualquer outra anormalidade. Para identificá-las, o endoscopista deve utilizar a solução de lugol; as zonas da displasia aparecem sem ficar coradas, local onde as biópsias devem ser realizadas.[42]

Tumores de cabeça e pescoço

Os tumores de cabeça e pescoço estão associados à presença de tumores esofágicos e, por essa razão, sempre se deve fazer endoscopia com coloração de lugol nestes pacientes, da mesma forma que nos pacientes alcoólatras.[43]

Existe uma relação entre o câncer de células escamosas prévio com o atual de cabeça e pescoço (cavidade oral, orofaringe, hipofaringe ou laringe) ou de pulmão com um carcinoma de células escamosas de esôfago sincrônico ou metacrônico.[44] A incidência de múltiplos carcinomas de células escamosas do trato aerodigestivo superior possivelmente está relacionada em 3,7 a 30% com uma exposição habitual ao álcool e ao fumo.[45]

O papel da endoscopia para o mapeamento e a vigilância dos pacientes com câncer do trato aerodigestivo é controvertido. Apesar da falta de custo-efetividade demonstrável ou de um protocolo de vigilância, vários autores aconselham a fazer endoscopias periódicas.[46]

◀ **Recomendações**
- Não se recomenda endoscopia rotineira para a vigilância de pacientes com câncer aerodigestivo prévio de células escamosas.
- Apenas uma endoscopia pode ser indicada para identificar o câncer esofágico sincrônico.

ESTÔMAGO

O câncer gástrico é a segunda neoplasia mais comum no mundo, com as maiores incidências encontradas no Japão, na América do Sul e no leste da Europa. Já o linfoma é a segunda neoplasia gástrica mais comum.[47]

Existem três condições pré-malignas: displasia de alto grau, polipose adenomatosa familiar e adenomas; os demais são fatores de risco (Tabela 6.2).

Quando as lesões pré-malignas do estômago são evidenciadas, é importante saber quando mapear, de onde se conclui que as indicações atuais deste procedimento são:

- Presença de adenoma ou displasia.
- Remanescente gástrico depois da gastrectomia.
- Linfoma MALT antes e depois do tratamento.
- Quando existe uma lesão focal, sempre deve ser feita uma biópsia 1 cm afastada da mesma para ver se realmente é focal.
- Quando se pretende fazer uma ressecção endoscópica.

Metaplasia intestinal gástrica e displasia

A metaplasia intestinal (MI) do estômago é reconhecida como uma condição pré-maligna que pode ser resultado de uma resposta adaptativa ao estímulo ambiental, como a infec-

Tabela 6.2. Condições pré-malignas e fatores de risco para câncer gástrico

Lesão pré-maligna	Condição predisponente	Fatores de risco
Displasia de alto grau	Metaplasia intestinal	Estado pós-gastrectomia
Polipose adenomatosa familiar	Gastrite crônica atrófica	Anemia perniciosa
Adenomas	Síndrome de Lynch II	Infecção por *H. pylori*

ção por *H. pylori*, o cigarro e a alta ingestão de sal.[48] Pacientes com MI podem ter o risco aumentado de desenvolver câncer gástrico em mais 10 vezes, podendo este ser mais alto em determinadas áreas geográficas (p. ex., Japão) e em pacientes infectados por *H. pylori*.[49]

Os potenciais benefícios da vigilância foram avaliados em dois estudos retrospectivos do Reino Unido. A incidência de câncer foi tão alta quanto 11% e a vigilância esteve associada tanto com o achado do câncer em estádios clínicos mais precoces como na melhora da sobrevida.[50,51]

Os pacientes com DAG confirmada têm alto risco de desenvolver um câncer prevalente ou incidente. Em diferentes estudos feitos nestes pacientes, a incidência na detecção de câncer na endoscopia de vigilância foi de 33 a 85%. Os cânceres gástricos em estádios precoces foram vistos em 62% dos pacientes em uma coorte de vigilância.[52]

Uma recente revisão do manejo de pacientes com metaplasia gástrica intestinal sugere que, para muitos pacientes nos EUA, o risco de progressão para o câncer é baixo e a vigilância não está clinicamente indicada no paciente com "risco médio".[53] Outras revisões sugerem que se uma displasia de baixo grau for detectada em um paciente com MI, então se deve fazer a vigilância endoscópica com mapeamento por biópsias a cada 3 meses, pelo menos durante o primeiro ano. A vigilância deve ser interrompida quando duas endoscopias sucessivas mostrarem resultados negativos. Nos pacientes com DAG confirmada deve ser feita um ressecção cirúrgica ou endoscópica em razão da alta probabilidade de que coexista um adenocarcinoma invasor.[54] Pacientes com câncer gástrico apresentam uma alta prevalência de MI que afeta a curvatura menor. Biópsias de "rastreamento" da curvatura menor em pacientes de alto risco podem fornecer uma informação útil para a avaliação do risco de câncer. Se a infecção por *H. pylori* for confirmada, a erradicação deve ser considerada porque ela é um carcinógeno tipo I e sua erradicação está relacionada com uma menor probabilidade de desenvolver câncer gástrico.[55]

Quando se encontra uma displasia gástrica, deve-se fazer um mapeamento para definir a sua extensão, incluindo a incisura angular, ambas as curvaturas e realizar, no mínimo, 8 biópsias. Se estiver associada a uma úlcera, deve-se fazer um acompanhamento com endoscopia até que a úlcera cicatrize; caso a displasia persista no local da úlcera ou em uma região adjacente, considera-se como um câncer precoce que deve ser ressecado. Em casos que esteja localizada em um pólipo ou em uma lesão suscetível de ressecção endoscópica, deve-se fazer a mucossectomia. Caso o diagnóstico seja feito em uma área sem lesão aparente, está indicado um mapeamento gástrico com coloração prévia.[56]

Recomendações

- O acompanhamento endoscópico para a metaplasia gástrica intestinal ainda não foi estudado amplamente e, por isso, não pode ser recomendado de forma generalizada.
- Pacientes com risco aumentado para câncer gástrico em razão de causa genética ou história familiar podem ser beneficiados pelo acompanhamento.
- Deve ser acrescentado um mapeamento topográfico de todo o estômago à vigilância endoscópica.
- Pacientes com DAG confirmada apresentam alto risco de progressão para câncer e devem ser considerados para gastrectomia ou ressecção local (mucossectomia).

Pólipos gástricos

A maioria dos pólipos gástricos epiteliais encontrados durante uma endoscopia é acidental e, frequentemente, com aspectos histológicos quer seja de glândulas fúndicas ou hiperplásicas (70-90%).[57] Dos pólipos epiteliais, os adenomas gástricos ou duodenais são lesões pré-malignas. Os pólipos gástricos são em sua maioria benignos e realmente não existem características endoscópicas evidentes para diferenciar os benignos dos malignos. Podem ser únicos ou múltiplos, sésseis ou pedunculados e variam em tamanho. Os pólipos maiores que 1 cm têm risco de apresentar neoplasia (adenomas), mas a maioria é representada por pólipos hiperplásicos em resposta à inflamação. Os pólipos adenomatosos correspondem a 10% dos pólipos gástricos e são pré-malignos, razão pela qual devem ser removidos por polipectomia endoscópica ou por cirurgia.[58] Por outro lado, os localizados nas glândulas fúndicas podem se desenvolver em associação com o uso crônico de inibidores da bomba de prótons, mas não estão associados com o aumento do risco de câncer. Os pólipos adenomatosos têm potencial maligno e este risco está relacionado com o tamanho e a idade. Os pólipos hiperplásicos são identificados em pacientes com gastrite crônica atrófica, acloridria com anemia perniciosa ou em pacientes com gastroenteroanastomose. Sabe-se que são uma resposta inflamatória da mucosa, mas se malignizam em até 28% dos casos e são sincrônicos com câncer gástrico em até 13,5%. Isto parece ser devido à presença de material adenomatoso no pólipo ou à metaplasia intestinal associada.[59]

Quando pólipos gástricos são encontrados, realizar biópsias no terço médio de corpo da grande curvatura para ver se a origem dos pólipos é a gastrite atrófica grave. Além disso, devem ser feitas biópsias do antro para descartar a presença de *H. pylori*. Alguns pólipos hiperplásicos regridem com a terapia para *H. pylori*. Se for encontrada atrofia gástrica, faz-se um tratamento com vitamina B12.[60]

Em pacientes com pólipos adenomatosos deve ser feita uma excisão completa e endoscopia de vigilância para certificar-se de que não houve recidiva. A histologia dos pólipos pode não ser facilmente distinguida em razão da sua aparência endoscópica e, consequentemente, a polipectomia deve ser feita diante de qualquer suspeita de lesão. Os pólipos hiperplásicos podem aumentar o risco de câncer. Sendo assim, a importância de uma amostra adequada é significativa devido aos recentes relatos de elementos displásicos, os quais estão presentes em até 19% dos pólipos hiperplásicos, incluindo alguns casos de câncer focal, o que leva alguns autores a recomendarem a polipectomia de todas as lesões > 0,5 cm. Os pólipos adenomatosos e hiperplásicos podem ocorrer na presença de gastrite crônica e infecção por *H. pylori*. A vigilância de pacientes nos quais os pólipos gástricos tenham sido previamente ressecados não tem sido estudada profundamente. A recidiva de pólipos adenomatosos foi relatada de 0 a 5,2%. O câncer gástrico foi encontrado em 1,3% dos pacientes durante o seguimento.[61]

Recomendações

- Os pólipos adenomatosos gástricos aumentam o risco de transformações malignas e devem ser ressecados completamente. Os pólipos hiperplásicos têm baixo potencial de malignidade. Endoscopicamente, em virtude da aparência dos pólipos, não se pode fazer a diferenciação dos subtipos histológicos. Portanto, recomenda-se a polipectomia quando pólipos são encontrados.

- Os defeitos polipoides de qualquer tamanho detectados radiograficamente, devem ser avaliados endoscopicamente e com remoção das lesões.

- Se a polipectomia endoscópica não for possível, deve-se fazer uma biópsia do pólipo; caso seja detectado tecido adenomatoso ou displásico, deve-se considerar a remoção por ressecção cirúrgica. Se for obtida uma amostra representativa de biópsia e o pólipo não for displásico, não são necessárias mais intervenções. Quando múltiplos pólipos gástricos são encontrados, deve-se remover o maior deles e obter por biópsia uma amostra representativa de alguns dos pólipos. O tratamento complementar deve ser baseado nos resultados histológicos.

- A vigilância endoscópica depois de um ano da remoção do pólipo gástrico adenomatoso é aceitável para avaliar a recidiva no local prévio da remoção. Se os resultados desta avaliação forem negativos, repetir uma nova endoscopia em um intervalo não superior a 3-5 anos. O seguimento depois da ressecção dos pólipos com alto grau de displasia e de câncer gástrico precoce deve ser individualizado.

- Não é necessário o acompanhamento endoscópico depois de uma adequada remoção ou biópsia de pólipos gástricos não displásicos.

Anemia perniciosa e tumores carcinoides gástricos

Os pacientes com anemia perniciosa podem ter risco aumentado de câncer gástrico, assim como de tumores carcinoides gástricos. A prevalência de neoplasia gástrica em pacientes com anemia perniciosa, que agora é considerada como associada com uma gastrite atrófica tipo A, é relatada em cerca de 1 a 3% dos adenocarcinomas e em 1 a 7% para carcinoides gástricos. O risco parece ser maior no primeiro ano de diagnóstico.[62] Os benefícios da vigilância em pacientes com anemia perniciosa não foram estabelecidos. O carcinoma gástrico, além dos carcinoides gástricos, foi encontrado em apenas alguns pacientes nos quais foi feito seguimento endoscópico.

Os tumores carcinoides gástricos podem ser classificados como tipo 1 (associado com a gastrite atrófica tipo A), tipo 2 (associado com a síndrome de Zollinger-Ellison e a MEN-1) e tipo 3 (carcinoides gástricos esporádicos).[63] O tipo 1 é o mais comumente encontrado na prática clínica (68- 83%) e, habitualmente, segue um curso clínico benigno, embora ocasionalmente possa ser sintomático ou metastásico. O manejo clínico não está bem definido. A avaliação endoscópica deve incluir o tamanho do carcinoide, o número e a extensão. As opções de tratamento incluem a vigilância endoscópica isolada, a remoção endoscópica das lesões menores (< 1 cm) ou em quantidade menor que 5 e a excisão cirúrgica.

A antrectomia pode resultar na regressão das lesões menores. A vigilância subsequente está indicada. O ultrassom endoscópico pode ser útil quando houver dúvida com relação ao diagnóstico ou para determinar a extensão do comprometimento antes da ressecção. A gastrectomia total está indicada para tumores invasivos, fracasso da antrectomia para controlar a doença ou sangramento gastrintestinal refratário.[64]

Recomendações

- Uma única endoscopia deve ser considerada para identificar as lesões prevalentes (câncer gástrico, tumores carcinoides) em pacientes com anemia perniciosa, mas existem informações insuficientes para indicar endoscopias de rotina subsequentes.

- O acompanhamento de tumores carcinoides é controverso e deve ser personalizado para cada paciente.

História de cirurgia gástrica

Pacientes operados previamente, com gastrectomias parciais, por úlceras gástricas ou duodenais benignas, podem apresentar risco aumentado de câncer gástrico. A incidência é entre 0,8 a 8,6%.[65] Os estudos de seguimento endoscópico detectaram câncer gástrico em 4 a 6% destes pacientes, e foi relatada a transformação da sequência de displasia para carcinoma. Outros estudos com base em populações não confirmaram aumento do risco.[66] No entanto, aceita-se que este possa aumentar 15 a 20 anos depois da cirurgia inicial. Os fatores que contribuem são a gastrite atrófica, a acloridria e o refluxo duodenogástrico. As biópsias devem ser direcionadas para o estoma, até à neocurva, e serem feitas uma ou duas sobre ambas as paredes. Não existem dados suficientes que justifiquem a endoscopia de rastreamento nesta condição.

Recomendações

- A vigilância endoscópica de rotina em pacientes com gastrectomia parcial prévia para doença ulcerosa péptica não foi estudada profundamente e, por isso, não pode ser recomendada de forma generalizada.

- Recomenda-se uma endoscopia inicial para estabelecer a presença de infecção por *H. pylori*, gastrite crônica ou metaplasia intestinal, já que as cirurgias gástricas são realizadas na doença ulcerosa péptica.

- Se o rastreamento for considerado, deve ser iniciado depois de um intervalo de 15 a 20 anos. Devem ser feitas múltiplas biópsias da anastomose e do remanescente gástrico. O limiar deve ser baixo para avaliar endoscopicamente os sintomas gastrintestinais do trato digestório superior.

Doença de Menetrier

É uma causa rara de hipertrofia das pregas com hiperplasia das células foveolares, hipocloridia e enteropatia perdedora de proteína.[67] Foi relatado câncer gástrico em 12-15% dos casos.[68] A endoscopia anual com biópsias é suficiente para o seguimento com o objetivo de detectar uma lesão encoberta pela grande quantidade de pregas hipertróficas.

POLIPOSE ADENOMATOSA FAMILIAR E CÂNCER COLORRETAL HEREDITÁRIO NÃO POLIPOIDE

Os pólipos gastrintestinais no trato digestório superior são comuns em indivíduos com polipose adenomatosa familiar (PAF).[69] Os pólipos gástricos mais frequentes são os das glândulas fúndicas (PGF) e são encontrados em até 88% das crianças e dos adultos com PAF. A displasia é encontrada nos PGF em 45% dos adultos e 31% das crianças com uma média de 14,4 anos.[70] O potencial maligno dos PGF displásicos parece ser insignificante em razão da alta prevalência da doença. Entretanto, foram descritos casos de adenocarcinoma gástrico associados a PGF.[71] A prevalência de adenomas gástricos em indivíduos com PAF é de 2 a 50%. Quando ocorrem, geralmente são isolados, sésseis e localizados no antro.[69] Os adenomas duodenais ocorrem em até 90% dos pacientes adultos com PAF, com prevalência de 41% no período da adolescência. Ocorrem, principalmente, sobre a papila maior do duodeno ou na região periampular. Se existirem adenomas periampulares, deve-se fazer uma ultrassonografia endoscópica a fim de avaliar a possibilidade de ressecção endoscópica, que é importante caso haja displasia na biópsia. Outros profissionais aconselham seguimento com múltiplas biópsias, mas a displasia de alto grau é indicativa de ressecção e a conduta clínica deve ser individualizada.[72]

Uma classificação da polipose duodenal (classificação de Spigelman – Tabela 6.3) baseada no número, no tamanho, na histologia e na gravidade da displasia é utilizada com o objetivo de identificar grupos de alto risco.[73]

Pólipos jejunais e ileais, habitualmente pequenos, também podem estar presentes em 50 a 90% dos pacientes nos quais foram feitas endoscopias de impulsão ou cápsula endoscópica em pequenas séries, embora em um estudo não tenha sido encontrado aumento na frequência de desenvolvimento de adenocarcinoma.[74] A cápsula endoscópica é utilizada para avaliar polipose em PAF e pode detectar pólipos duodenais ou intestinais distais, mas não é útil para avaliar a papila.[75,76] O risco de câncer duodenal está relacionado com o estádio dos pólipos duodenais e o risco global deste em PAF é de 5%, mas os indivíduos em fases mais avançadas da doença (Spigelman III-IV) têm de 7 a 36% de risco para desenvolver câncer na faixa etária de 52 a 68 anos contra o risco de ≤ 2% para aqueles com doenças em estádios precoces.

A eficácia dos programas de vigilância e os intervalos apropriados não foram determinados. As opções de tratamento para pacientes com adenomas avançados ou displasia incluem modalidades endoscópicas e cirurgia. A ampulectomia endoscópica em PAF para adenomas papilares foi relatada com sucesso a longo prazo em até 67% dos pacientes. Os cânceres de intestino delgado e estômago apresentam alto risco de desenvolverem-se em indivíduos com síndrome de câncer colorretal hereditária não polipoide (HNPCC). O câncer gástrico foi mencionado como a segunda causa mais comum de câncer extracolônico depois do câncer de endométrio.[77] Cânceres menos comuns que ocorrem com frequência em famílias com HNPCC incluem o câncer de intestino delgado,[78] que pode ocorrer em pacientes jovens (média de 39 anos), e ser a primeira manifestação do tumor, com cerca de 50% de ocorrência no duodeno.[79] Embora não exista informação disponível para câncer de intestino delgado e estômago, recomenda-se para os pacientes com HNPCC endoscopias de vigilância.

Recomendações

- Pacientes com PAF devem ser submetidos a uma endoscopia superior tanto com instrumentos de visão frontal como lateral. O tempo ideal para a endoscopia superior inicial é desconhecido, mas pode ser feita baseada no tempo no qual o paciente deve ser considerado para fazer a colectomia, precocemente na 3ª década de vida. Se não forem detectados adenomas, deve-se fazer outra avaliação depois de 5 anos visto que alterações adenomatosas podem ocorrer durante a evolução da doença.

- Para pacientes com adenomas periampulares ou duodenais, o acompanhameto endoscópico e a biópsia devem ser feitos em intervalos baseados nos estádios da doença. Tratamentos endoscópicos de adenomas papilares podem ser apropriados em pacientes selecionados. Se a excisão for completa, pode-se fazer o seguimento endoscópico com múltiplas biópsias a cada 6 meses por no mínimo 2 anos. Após, faz-se endoscopias com intervalos de 3 anos.

- Deve-se fazer biópsia de pólipo duodenal ou obter uma amostra no momento da descoberta inicial e a cada avaliação subsequente a fim de determinar o estádio dos pólipos. A frequência dos exames e a remissão para cirurgia profilática são determinadas com base na fase do pólipo duodenal.

- Devem ser feitas biópsias de pólipos gástricos em pacientes com PAF para confirmar se são pólipos de glândulas fúndicas e para avaliar a displasia. Pólipos antrais são, habitualmente, adenomas e devem ser ressecados.

Tabela 6.3. Classificação de Spigelman dos pólipos duodenais em PAF

Pontos	1	2	3
Número de pólipos	1-4	5-20	> 20
Tamanho dos pólipos	1-4	5-10	> 10
Tipo histológico	Tubular	Tubuloviloso	Viloso
Displasia	Leve	Moderada	Grave

Estádio I = 1-4 pontos; estádio II = 5 a 6 pontos; estádio III = 7-8 pontos; estádio IV = 9-12 pontos.

- Os pacientes com polipose duodenal avançada (etapa IV) devem ser avaliados por meio de cirurgia em uma tentativa de prevenir o carcinoma periampular/duodenal. O tratamento da displasia de alto grau na região periampular (terapia cirúrgica/ablativa *vs.* vigilâncias mais frequentes) é contestável e deve ser individualizado.
- Pacientes com HNPCC apresentam aumento no risco de desenvolver câncer gástrico e de intestino delgado. Embora exista informação insuficiente que mostre benefícios para a endoscopia superior de vigilância nestes pacientes, a vigilância endoscópica deve ser considerada.

RESUMO

- Pacientes com DRGE e risco para esôfago de Barrett devem ser considerados para endoscopia de rastreamento (recomendação B).
- Em pacientes com esôfago de Barrett sem displasia, o custo/efetividade da vigilância endoscópica é controverso. Se a vigilância for feita, aceita-se um intervalo de 3 anos (recomendação C).
- Embora não tenha sido estabelecido um aumento no risco em pacientes com esôfago de Barrett e displasia de baixo grau, devem ser realizadas endoscopias a cada 6 meses e depois anualmente (recomendação C).
- Os pacientes com esôfago de Barrett com DAG confirmada devem ser considerados para cirurgia ou terapia endoscópica agressiva (recomendação B). Os pacientes com DAG que optem pela vigilância endoscópica devem ser acompanhados de perto (a cada 3 meses) pelo menos durante 1 ano. Se a DAG não for mais confirmada, então os intervalos entre os seguimentos podem ser ampliados (recomendação B).
- Existe informação insuficiente para recomendar a vigilância de rotina para os pacientes com acalasia (recomendação C).
- Nos pacientes com lesão esofágica grave por cáusticos, deve ser feita vigilância a cada 1 a 3 anos no começo e 15 a 20 anos depois da descoberta da lesão (recomendação C).
- Nos pacientes com tilose, deve ser feita vigilância endoscópica a cada 1 a 3 anos, começando aos 30 anos (recomendação C).
- Existe informação insuficiente para indicar a vigilância endoscópica de rotina em pacientes com câncer prévio de células escamosas do trato aerodigestivo (recomendação C).
- Pólipos adenomatosos gástricos devem ser ressecados em razão do risco de transformação maligna (recomendação B). Os pólipos adenomatosos podem recidivar em sítios sincrônicos ou metacrônicos, e a vigilância endoscópica deve ser feita com intervalos de 3 a 5 anos (recomendação C).
- A vigilância endoscópica para a MI não foi amplamente estudada nos EUA e, consequentemente, não pode ser recomendada rotineiramente (recomendação C). No entanto, os pacientes podem ser um subgrupo de alto risco que se beneficiariam com a vigilância endoscópica (recomendação B).
- Nos pacientes com displasia de alto grau confirmada, deve ser considerada a gastrectomia ou a ressecção local devido à alta incidência de carcinoma prevalente (recomendação B).
- Nos pacientes com anemia perniciosa, pode-se considerar uma única endoscopia de rastreamento, principalmente se forem sintomáticos, mas não existem dados suficientes para recomendar a vigilância contínua (recomendação C).
- Existe informação insuficiente para indicar a vigilância endoscópica de rotina para os pacientes com gastrectomia parcial devido à doença ulcerosa péptica (recomendação C).
- Em pacientes com PAF, deve ser feita vigilância endoscópica regular usando endoscópios de visão final e lateral, começando no momento da colectomia, depois dos 30 anos de idade (recomendação B).
- Pacientes com HNPCC apresentam risco aumentado de câncer gástrico e de intestino delgado (recomendação B). A vigilância deve ser sempre considerada (recomendação C).

REFERÊNCIAS BIBLIOGRÁFICAS

1. Riddell RH. Premalignant and early malignant lesions in the gastrointestinal tract: definitions, terminology, and problems. *Am J Gastroenterol* 1996;91:864-72.
2. Hirota WK, Zuckerman MJ, Adler DG et al. ASGE guideline: the role of endoscopy in the surveillance of premalignant conditions of the upper GI tract. *Gastrointest Endosc* 2006;63:570-80.
3. Odze RD. Pathology of the gastroesophageal junction. *Semin Diagn Pathol* 2005;22:256-65.
4. Phillips WA, Lord RV, Nancarrow DJ et al. Barrett's esophagus. *J Gastroenterol Hepatol* 2011;26:639-48.
5. Spechler SJ, Sharma P, Souza RF et al. American Gastroenterological Association medical position statement on the management of Barrett's esophagus. *Gastroenterology* 2011;140:1084-91.
6. Katona BW, Falk GW. Barrett's esophagus surveillance: when, how often, does it work? *Gastrointest Endosc Clin N Am* 2011;21:9-24.
7. Hirst NG, Gordon LG, Whiteman DC et al. Is endoscopic surveillance for nondysplastic Barrett's esophagus cost-effective? Review of economic evaluations. *J Gastroenterol Hepatol* 2011;26:247-54.
8. Jung KW, Talley NJ, Romero Y et al. Epidemiology and natural history of intestinal metaplasia of the gastroesophageal junction and Barrett's esophagus: a population-based study. *Am J Gastroenterol* 2011;106:1447-55.
9. Wallace MB. Advances in endoscopic imaging of Barrett's esophagus. *Gastroenterology* 2006;131:699-700.
10. Reid BJ, Weinstein WM, Lewin KJ et al. Endoscopic biopsy can detect high-grade dysplasia or early adenocarcinoma in Barrett's esophagus without grossly recognizable neoplastic lesions. *Gastroenterology* 1988;94:81-90.
11. Wang KK, Wongkeesong M, Buttar NS. American Gastroenterological Association medical position statement: role of the gastroenterologist in the management of esophageal carcinoma. *Gastroenterology* 2005;128:1468-70.

12. Wasielica-Berger J, Baniukiewicz A, Wroblewski E et al. Magnification endoscopy and chromoendoscopy in evaluation of specialized intestinal metaplasia in Barrett's Esophagus. *Dig Dis Sci* 2011;56:1987-95.
13. Dunn JM, Mackenzie GD, Oukrif D et al. Image cytometry accurately detects DNA ploidy abnormalities and predicts late relapse to high-grade dysplasia and adenocarcinoma in Barrett's oesophagus following photodynamic therapy. *Br J Cancer* 2010;102:1608-17.
14. Odegaard S. Searching a role for endoscopic ultrasonography in Barrett's esophageus and other acid-related or gastrointestinal motility disorders. *Minerva Med* 2007;98:409-15.
15. Bhardwaj A, Hollenbeak CS, Pooran N et al. A meta-analysis of the diagnostic accuracy of esophageal capsule endoscopy for Barrett's esophagus in patients with gastroesophageal reflux disease. *Am J Gastroenterol* 2009;104:1533-39.
16. Trakal E, Guidi A, Butti AL et al. Detection of the risk of adenocarcinoma in Barrett's esophagus by means of tumor markers (p53 and Ki67). *Acta Gastroenterol Latinoam* 2010;40:211-15.
17. Lorinc E, Jakobsson B, Landberg G et al. Ki67 and p53 immunohistochemistry reduces interobserver variation in assessment of Barrett's oesophagus. *Histopathology* 2005;46:642-48.
18. Brabender J, Lord RV, Danenberg KD et al. Upregulation of ornithine decarboxylase mRNA expression in Barrett's esophagus and Barrett's-associated adenocarcinoma. *J Gastrointest Surg* 2001;5:174-81; discussion 82.
19. Spechler SJ, Souza RF. Biomarkers and photodynamic therapy for Barrett's esophagus: time to FISH or cut bait? *Gastroenterology* 2008;135:354-57.
20. Wong Kee Song LM. Optical spectroscopy for the detection of dysplasia in Barrett's esophagus. *Clin Gastroenterol Hepatol* 2005;3:S2-7.
21. Souza RF. Biomarkers in Barrett's esophagus. *Tech Gastrointest Endosc* 2010;12:116-1212.
22. Peters JH, Watson TA. Endoscopic mucosal resection of Barrett's esophagus and early esophageal cancer. *J Gastrointest Surg* 2011;15:1299-302.
23. Sánchez A, Reza M, Blasco JA, Callejo D. Effectiveness, safety, and cost-effectiveness of photodynamic therapy in Barrett's esophagus: a systematic review. *Dis Esophagus* 2010;23:633-40.
24. Bright T, Watson DI, Tam W et al. Prospective randomized trial of argon plasma coagulation ablation versus endoscopic surveillance of Barrett's esophagus in patients treated with antisecretory medication. *Dig Dis Sci* 2009;54:2606-11.
25. Ragunath K, Krasner N, Raman VS et al. Endoscopic ablation of dysplastic Barrett's oesophagus comparing argon plasma coagulation and photodynamic therapy: a randomized prospective trial assessing efficacy and cost-effectiveness. *Scand J Gastroenterol* 2005;40:750-58.
26. Karaman A, Binici DN, Kabalar ME et al. Genomic instability in patients with Barrett's esophagus. *Cancer Genet Cytogenet* 2010;201:88-93.
27. Gray NA, Odze RD, Spechler SJ. Buried metaplasia after endoscopic ablation of Barrett's esophagus: a systematic review. *Am J Gastroenterol* 2011 Nov.;106(11):1899-908.
28. Larghi A, Lightdale CJ, Ross AS et al. Long-term follow-up of complete Barrett's eradication endoscopic mucosal resection (CBE-EMR) for the treatment of high grade dysplasia and intramucosal carcinoma. *Endoscopy* 2007;39:1086-91.
29. Leeuwenburgh I, Scholten P, Alderliesten J et al. Long-term esophageal cancer risk in patients with primary achalasia: a prospective study. *Am J Gastroenterol* 2010;105:2144-49.
30. Leeuwenburgh I, Haringsma J, Van Dekken H et al. Long-term risk of oesophagitis, Barrett's oesophagus and oesophageal cancer in achalasia patients. *Scand J Gastroenterol Suppl* 2006;(243):7-10.
31. Zaninotto G, Rizzetto C, Zambon P et al. Long-term outcome and risk of oesophageal cancer after surgery for achalasia. *Br J Surg* 2008;95:1488-94.
32. Zendehdel K, Nyren O, Edberg A et al. Risk of esophageal adenocarcinoma in achalasia patients, a retrospective cohort study in Sweden. *Am J Gastroenterol* 2011;106:57-61.
33. Kochhar R, Sethy PK, Kochhar S et al. Corrosive induced carcinoma of esophagus: report of three patients and review of literature. *J Gastroenterol Hepatol* 2006;21:777-80.
34. Katzka DA. Caustic injury to the esophagus. *Curr Treat Options Gastroenterol* 2001;4:59-66.
35. Ramasamy K, Gumaste VV. Corrosive ingestion in adults. *J Clin Gastroenterol* 2003;37:119-24.
36. Smart H, Kia R, Subramanian S et al. Defining the endoscopic appearances of tylosis using conventional and narrow-band imaging: a case series. *Endoscopy* 2011;43:727-30.
37. Varela AB, Blanco Rodriguez MM et al. Tylosis A with squamous cell carcinoma of the oesophagus in a Spanish family. *Eur J Gastroenterol Hepatol* 2011;23:286-88.
38. Hefaiedh R, Boutreaa Y, Ouakaa-Kchaou A et al. Plummer-Vinson syndrome. *Tunis Med* 2010;88:721-24.
39. Seo MH, Chun HJ, Jeen YT et al. Esophageal web resolved by endoscopic incision in a patient with Plummer-Vinson syndrome. *Gastrointest Endosc* 2011 Nov.;74(5):1142-43.
40. Herrera-Goepfert R, Lizano M, Akiba S et al. Human papilloma virus and esophageal carcinoma in a Latin-American region. *World J Gastroenterol* 2009;15:3142-47.
41. Yao PF, Li GC, Li J et al. Evidence of human papilloma virus infection and its epidemiology in esophageal squamous cell carcinoma. *World J Gastroenterol* 2006;12:1352-55.
42. Shimizu M, Ban S, Odze RD. Squamous dysplasia and other precursor lesions related to esophageal squamous cell carcinoma. *Gastroenterol Clin North Am* 2007;36:797-811, v-vi.
43. Hori K, Okada H, Kawahara Y et al. Lugol-voiding lesions are an important risk factor for a second primary squamous cell carcinoma in patients with esosphageal cancer or head and neck cancer. *Am J Gastroenterol* 2011;106:858-66.
44. Khoshbaten M, Naderpour M, Mohammadi G et al. Epidemiology of esophageal lesions in patients with head and neck squamous cell carcinoma. *Asian Pac J Cancer Prev* 2010;11:863-65.
45. Morita M, Kumashiro R, Kubo N et al. Alcohol drinking, cigarette smoking, and the development of squamous cell carcinoma of the esophagus: epidemiology, clinical findings, and prevention. *Int J Clin Oncol* 2010;15:126-34.
46. Dubuc J, Legoux JL, Winnock M et al. Endoscopic screening for esophageal squamous-cell carcinoma in high-risk patients: a prospective study conducted in 62 French endoscopy centers. *Endoscopy* 2006;38:690-95.
47. Piazuelo MB, Epplein M, Correa P. Gastric cancer: an infectious disease. *Infect Dis Clin North Am* 2010;24:853-69, vii.
48. Correa P, Piazuelo MB, Wilson KT. Pathology of gastric intestinal metaplasia: clinical implications. *Am J Gastroenterol* 2010;105:493-98.
49. Tsukanov VV, Butorin NN, Maady AS et al. Helicobacter pylori Infection, intestinal metaplasia, and gastric cancer risk in Eastern Siberia. *Helicobacter* 2011;16:107-12.
50. Whiting JL, Sigurdsson A, Rowlands DC et al. The long term results of endoscopic surveillance of premalignant gastric lesions. *Gut* 2002;50:378-81.

cas, como a utilizada nas varizes esofágicas; aqui não é necessária a injeção na submucosa. Uma vez criado o pseudopólipo com a ligadura com bandas, existe a alternativa de retirar o endoscópio e passá-lo imediatamente para a ressecção com alça, ou então usar um dispositivo que vem com a alça para que seja montada imediatamente e sejam feitas as ligaduras, sem necessidade de remover o endoscópio.

Outra alternativa é utilizar um *cap* transparente e uma alça pré-montada; requer uma sucessão de passos na sua execução que são descritos nas seções seguintes. O vocábulo *cap* faz referência a um dispositivo de material plástico transparente fixado na extremidade distal ou na ponta do endoscópio (Fig. 7.1).

Preparo

No preparo para um procedimento de EMR-C, um *cap* encontra-se unido à extremidade distal do endoscópio e fixa-se firmemente por meio de uma fita adesiva. Para a sessão inicial de EMR no esôfago, um *cap* de bordas oblíquas de grande capacidade (Olympus MAJ297, Tóquio, Japão; Fig. 7.1A) ou de bordas retas (Duette Multi-Band Mucosectomy, Cook Medical Inc, Winston-Salem, NC, Fig. 7.1B) são usados com frequência, sendo fixados na extremidade de um endoscópio de tamanho padrão. O fato de utilizar um *cap* maior permite obter uma amostra maior. Para ressecar uma lesão residual é conveniente utilizar um *cap* de tamanho médio com bordas retas.

Marcação

A superfície da mucosa que circunda a margem da lesão é marcada cuidadosamente pela ponta da alça ou, se estiver disponível, com plasma de argônio. As marcas são feitas de 2 a 3 mm ao redor das margens da lesão. Isto é importante já que a aparência das lesões e suas margens podem ficar distorcidas com a manipulação, dificultando assim o reconhecimento depois da injeção na submucosa (Fig. 7.2A). A melhora na imagem produzida pela cromoendoscopia desaparece em questão de minutos. Por outro lado, a marcação com o eletrocautério tem maior duração, o que facilita o reconhecimento das margens da lesão, principalmente em lesões planas.

Injeção

Uma diluição de epinefrina e solução salina (0,5 mL de epinefrina a 0,1% mais 100 mL de solução salina) é injetada na submucosa da lesão com uma agulha calibre 23 e de 4 mm de comprimento. A perfuração da mucosa em ângulo agudo é a estratégia mais importante para evitar a penetração transmural com a ponta da agulha (Fig. 7.2B). O volume total da solução injetada depende do tamanho da lesão, mas é necessário injetar um volume suficiente para levantá-la em toda a sua extensão. Habitualmente são injetadas soluções de mais de 20 mL. Primeiramente faz-se um puncionamento na mucosa normal localizada distalmente à lesão. Quando a solução é injetada exatamente na submucosa, deve-se observar uma protuberância ou uma elevação da mucosa na parede esofágica.

Montagem ou armação da alça

É essencial para este procedimento a utilização de uma alça desenhada especialmente com um diâmetro pequeno (diâmetro externo 1,8 mm; Olympus SD-7P). Esta é fixada ao longo da extremidade distal do *cap*. Para criar as condições para utilizá-la, primeiro faz-se uma sucção moderada na mucosa nor-

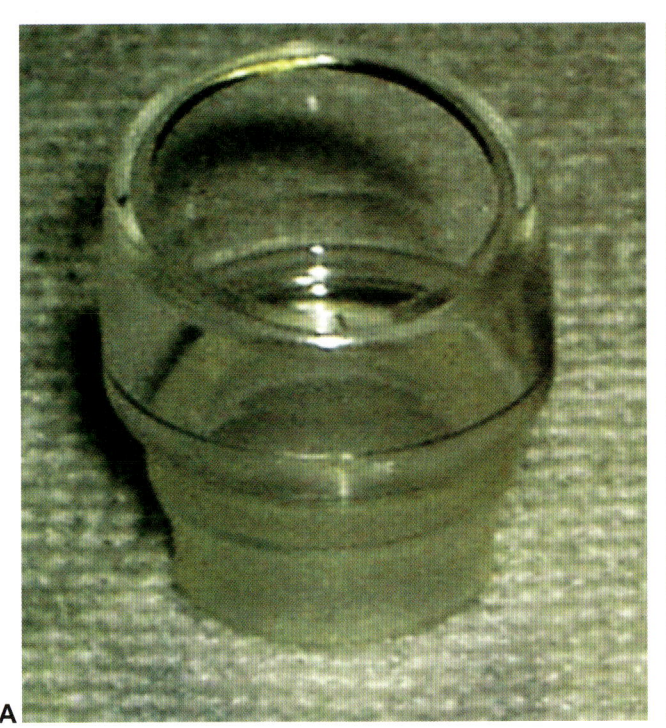

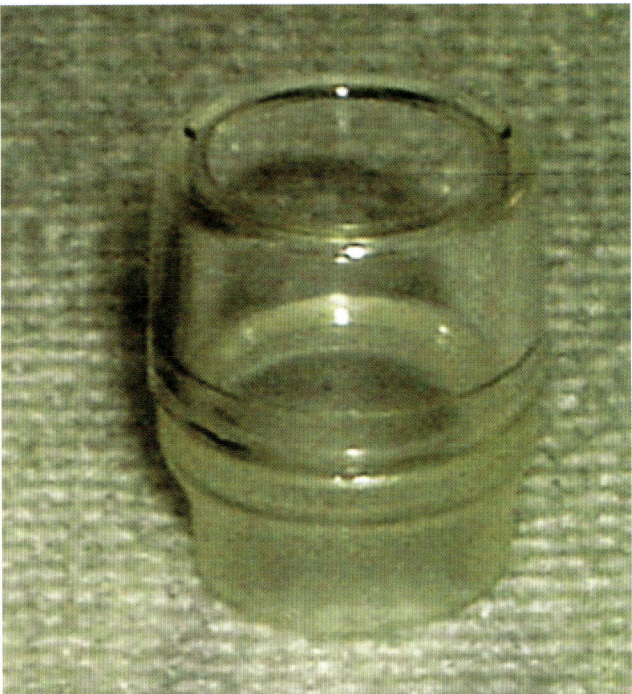

Figura 7.1. A. *Cap* oblíquo de grande capacidade. **B.** *Cap* reto de capacidade média.

Tratamento Endoscópico de Lesões Precursoras e de Neoplasia Precoce do Esôfago

Figura 7.2. A. Delimitação por marcação. **B.** Injeção na submucosa. **C.** Montagem ou armação da alça. **D.** Sucção da lesão. **E.** Fechamento da alça sobre a base. **F.** Aspecto polipoide da lesão. **G.** Corte da lesão pela alça. **H.** Leito de ressecção. **I.** Preparo da lesão. **J.** Aspecto microscópico.

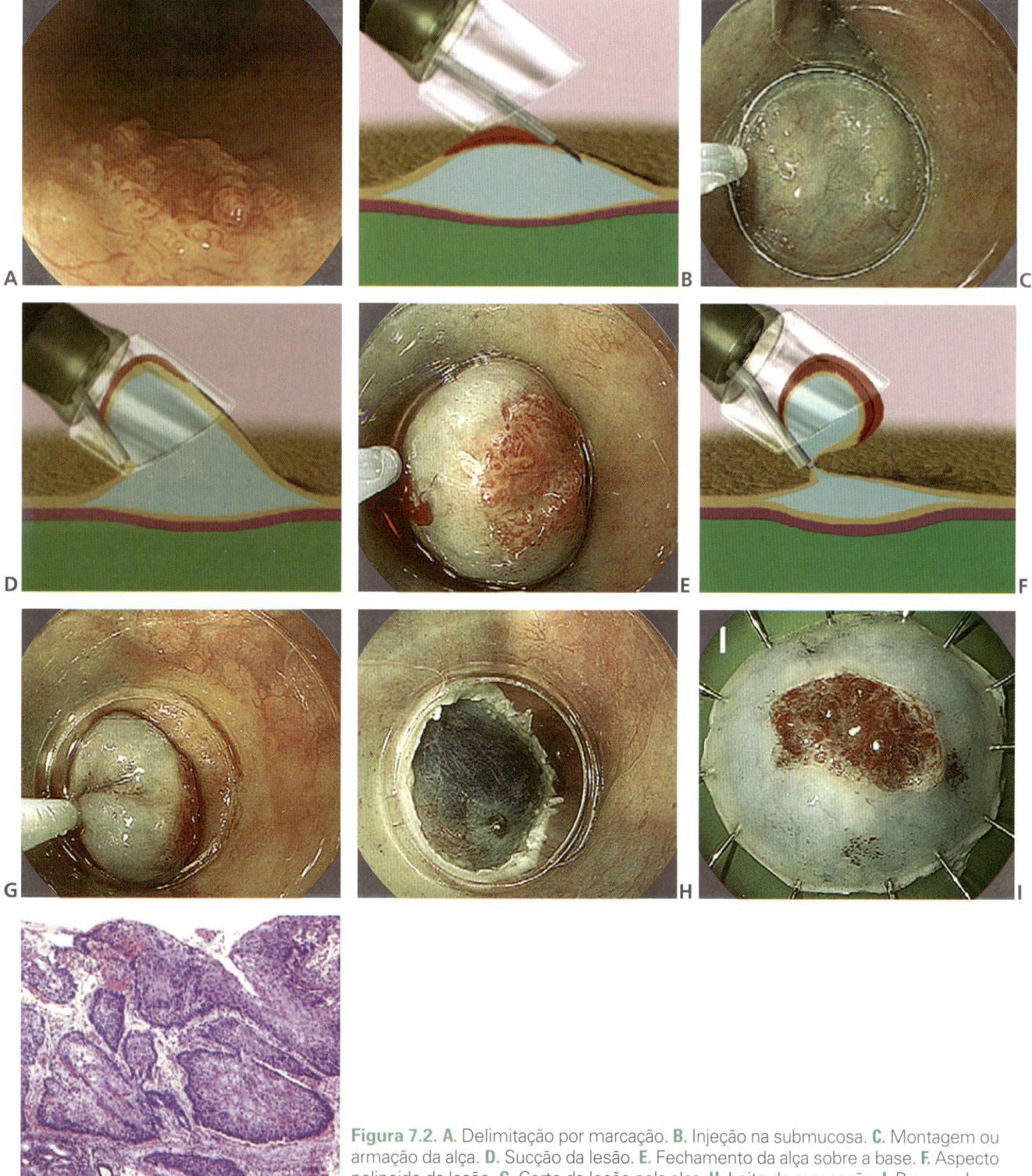

mal a fim de vedar a saída do *cap*, e a alça que passa através do canal de biópsia do endoscópio se abre. A alça aberta fixa-se sobre a extremidade distal do *cap* (Fig. 7.2C). Isto completa o processo de armação da alça.

Sucção da mucosa

Mantém-se a alça aberta na extremidade distal do *cap* enquanto o endoscópio se aproxima da lesão. A lesão é succionada completamente para o interior da cápsula (Fig. 7.2D e E) e é capturada na sua base pelo fechamento da alça, avançada previamente. Neste momento, a mucosa estrangulada aparece como uma lesão polipoide (Fig. 7.2F e G).

Ressecção

O pseudopólipo da mucosa estrangulada é cortado usando-se um eletrocautério de corrente mista. A amostra ressecada pode ser removida facilmente mantendo-a no interior do *cap*, sem necessidade de usar pinças. A superfície lisa da camada muscular é observada na parte inferior do leito de ressecção (Fig. 7.2H).

Ressecção complementar

Se forem necessárias ressecções complementares para remover completamente uma lesão residual, todo o procedimento, incluindo a injeção com solução salina, deveria ser repetido passo a passo. A solução injetada, geralmente, faz uma elevação e desaparece em alguns minutos, razão pela qual não age como amortecedor entre a camada muscular e a mucosa. Podem ser necessárias injeções repetidas de solução salina para reduzir o risco de alteração da camada muscular (perfuração) durante o procedimento.[9]

DISSECÇÃO ENDOSCÓPICA DA SUBMUCOSA (ESD)

A EMR é uma técnica baseada, originalmente, na polipectomia com alça descrita por Hosokawa e Yoshida[10] e Ono *et al.*[11] O procedimento é simples e rápido, mas o tamanho da amostra ressecada por EMR fica limitado a uma quantidade máxima de 2 a 3 cm. A ESD é uma nova técnica de ressecção tecidual endoscópica que possibilita a ressecção de peças únicas. Na ESD usa-se um bisturi ativado por eletrocautério para cortar as margens e dissecar a submucosa por baixo da mucosa selecionada. Muitos dispositivos foram desenhados e desenvolvidos para fazer a ESD, mas nem todos encontram-se disponíveis no mercado, incluindo um bisturi com ponta isolada *(insulation-tip knife)*, um bisturi curvo *(hook knife)*, um bisturi flexível *(flex knife)* e um bisturi de ponta triangular *(TT Knife)*[12] (Tabela 7.1, Fig. 7.3A-H).

A ESD permite eliminar a lesão com uma ressecção simples, inclusive se a lesão for grande. O bisturi de ponta triangular trabalha como um dispositivo multiuso para a ESD, que é uma técnica para ressecar a mucosa usando um bisturi com eletrocautério mediante a dissecção do tecido submucoso. O procedimento inicia-se, como na EMR, com a marcação da margem e depois com a infiltração na extremidade mais distal da lesão (Fig. 7.4A-F).

Uma dica para fazer a ESD de modo seguro é manter intacta a camada muscular durante o procedimento. A ponta do bisturi é utilizada para fazer a marcação ao longo das margens da lesão. Neste momento, a lâmina triangular é mantida no interior da superfície externa. Para fazer a marcação, basta tocar a superfície da mucosa com a ponta da lâmina do bisturi.

Corte da margem

O primeiro passo da dissecção é fazer o corte da margem ao lado da lesão. Para elevar a mucosa, injeta-se uma solução salina com epinefrina. O corte da margem é feito desde a região proximal até à região distal e, posteriormente, completa-se o corte circunferencial em torno da mucosa sadia circundante (Fig. 7.4B). O corte é feito com uma margem localizada em torno de 5 mm por fora da área marcada. A ponta do bisturi triangular prende-se nas margens da linha de ressecção para depois delimitar a mucosa selecionada em direção oposta à superfície da camada muscular; posteriormente corta-se com o eletrocautério. Com a repetição deste processo, completa-se o corte circunferencial da mucosa selecionada.

Dissecção da submucosa

O segundo passo é a dissecção da submucosa. É mandatório injetar uma solução de alta viscosidade, já que mantém elevada a mucosa durante um período mais prolongado.[14] As diferentes soluções utilizadas na elevação das lesões podem ser vistas na Tabela 7.2.

Propôs-se uma solução de ácido hialurônico. A fonte de energia é outro fator importante na realização segura da ESD. A coagulação rápida 50 W efeito 3 (Vio 300D ERBE USA Inc, Marietta, GA, USA) é atualmente considerada a melhor opção para o bisturi de ponta triangular. A dissecção da submucosa usando a ponta do bisturi é feita posteriormente (Fig. 7.4C). O *cap* colocado sobre a extremidade do endoscópio cria um espaço de trabalho por baixo da mucosa, contraindo os tecidos da submucosa. Depois da eliminação da mucosa, consegue-se uma hemostasia completa com o uso de pinças de coagulação (Fig. 7.4D). Remove-se o fragmento da dissecção submucosa e o leito de ressecção é reavaliado a fim de descartar perfuração ou sangramento (Fig. 7.4E e F).

QUAL PROCEDIMENTO DEVE SER FEITO?

Geralmente uma lesão pequena pode ser removida facilmente pela EMR-C. No esôfago, as lesões menores que 2 cm são ressecadas com uma sessão de EMR-C. A ESD com bisturi de ponta triangular é feita em lesões maiores para ressecção em bloco.

RESULTADOS CLÍNICOS E COMPLICAÇÕES DE EMR/ESD

A principal restrição da técnica de mucossectomia com *cap* é que ela se restringe às lesões de até 20 mm a fim de garantir uma margem livre de tumor. As lesões ulceradas que apresen-

Tabela 7.1. Equipamento utilizado para a dissecção endoscópica submucosa

Tipo	Fabricante	Descrição	Vantagens	Desvantagens	Imagem Figura 7.3
Bisturi agulha	Olympus, Boston Scientific, Cook Medical	Ponta fina e comprimento variável	Área de contato pequena e com alto poder de corte	A perfuração pode ocorrer facilmente em razão da ponta fina	A
Bisturi de ponta isolada *(IT knife)*	Olympus KD-610L KD 611L	Ponta do bisturi protegida por uma esfera de cerâmica	Ponta isolada para prevenir perfurações		B
Bisturi com ponta em gancho *(hook knife)*	Olympus KD-620LR	Bisturi com terminação em ângulo reto	Ponta rotatória para remover o tecido dissecado		C
Bisturi com ponta flexível *(flex knife)*	Olympus KD-630LR	Ponta de corte suave	Ponta flexível para prevenir perfurações		D
Bisturi com ponta triangular *(triangle tip knife)*	Olympus KD-640LR	Bisturi com terminação em ponta triangular	Pode ser usado em qualquer etapa da dissecção		E
Bisturi para dissecção com água *(flush knife)*	Fujinon DK2618JN 10-30	Jato de água que sai da ponta do bisturi agulha	Permite a lavagem imediata do sangue para melhor visão		F
Bisturi híbrido *(hybrid knife)*	Erbe i-type T-type O-type	Combina água com dissecção elétrica	Uso simultâneo do corte e da injeção de água. Ponta ajustável		G
Cilindro transparente	Fujinon DH-15CR DH-16CR	Une-se à ponta do endoscópio	Melhora a visão ao empurrar e separar os tecidos	Deve ser colocado antes do procedimento	H

Fonte: Modificada de Kantsevoy.[13]

tam fibroses que fixam a mucosa à submucosa frequentemente persistem devido a uma deficiência na técnica. Foi descrita a ressecção de grandes lesões com a técnica de ressecção por pedaços ou por fatias *(piecemeal)*, mas este método está associado a altos índices de recidiva provavelmente devido aos pequenos resíduos de focos neoplásicos.

Um estudo prospectivo e randomizado comparou a mucossectomia com bandas elásticas e a com *cap* em 100 ressecções feitas em 70 pacientes, sem encontrar nenhuma diferença referente ao tamanho dos espécimes ressecados e os índices de complicação.[26] No entanto, outro estudo retrospectivo de um grupo holandês mostrou que as ligaduras com bandas elásticas eram mais rápidas e seguras do que as ressecções com *cap* e alça, com sangramento mais significativo nesta última técnica (20 *vs.* 6%).[27]

O endoscopista deve tomar cuidado com os remanescentes de mucosa entre os segmentos de tecidos ressecados, além de ter que ficar atento ao risco envolvido em uma nova sucção

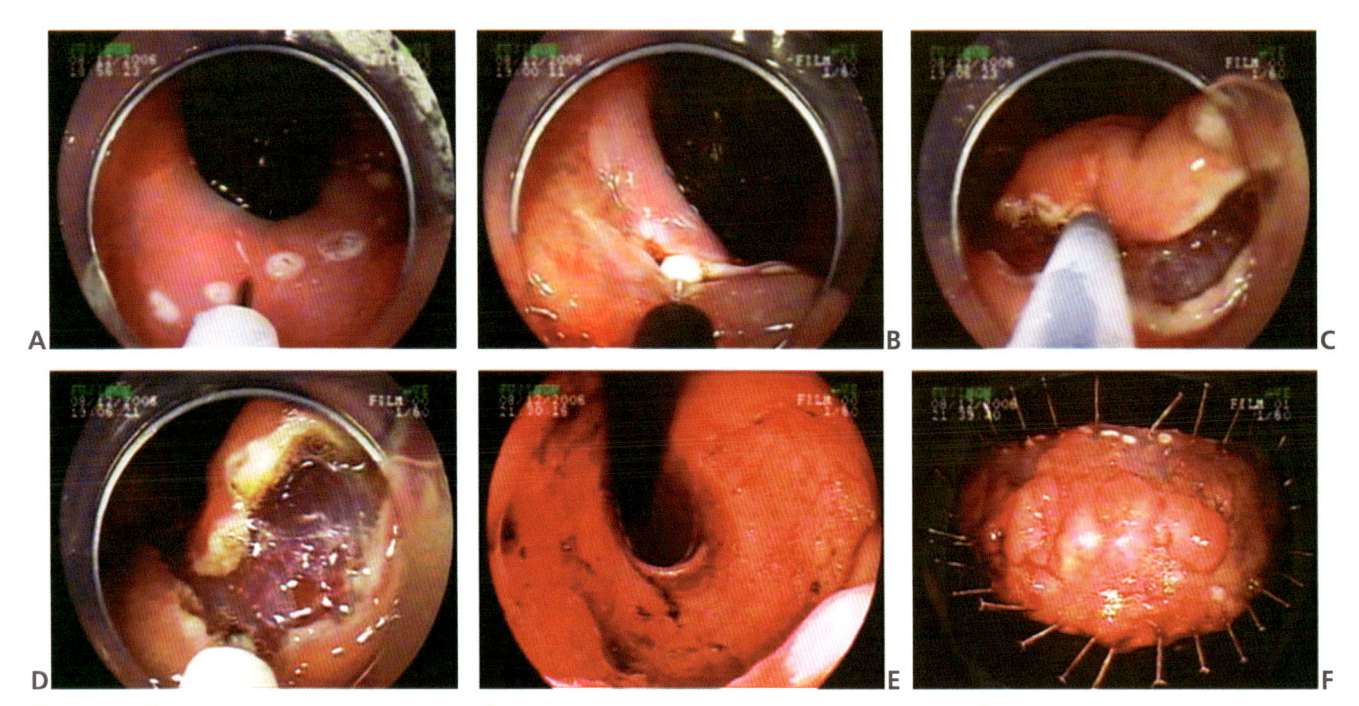

Figura 7.4. A. Marcação da margem da lesão. **B.** Início do corte da lesão da proximal até a distal. **C.** Injeção da submucosa com elevação da lesão. **D.** Progressão da dissecção e controle do sangramento. **E.** Aspecto em retrovisão da área ressecada. **F.** Lesão obtida por dissecção endoscópica submucosa.

em um tecido sem mucosa em virtude da maior possibilidade de perfuração.

As potenciais complicações dos procedimentos de EMR e ESD incluem sangramento, perfuração e estenose. Geralmente o sangramento pode ser tratado com técnicas de hemostasia padrão, incluindo o uso de endoclipes. A perfuração é rara e pode ser tratada por cirurgia, terapia endoscópica ou tratamento conservador.

O procedimento de EMR-C foi aplicado em 412 casos no trato gastrintestinal superior (222 no esôfago e 190 no estômago). A ESD com bisturi de ponta triangular foi desenvolvida em 2002 e até hoje foi aplicada em 78 casos (13 no esôfago e 63 no estômago). A perfuração ocorreu em apenas um caso no esôfago e em 7 casos no estômago. A perfuração esofágica ocorreu no quinto dia do pós-operatório e foi tratada com sucesso com terapia conservadora. A mortalidade relatada para o procedimento foi nula em um total de 490 casos nos quais foi feita EMR ou ESD.

MUCOSSECTOMIA NO ESÔFAGO DE BARRETT COM ALTO GRAU DE DISPLASIA E NO ADENOCARCINOMA INTRAMUCOSO. EMR E ESD

A ressecção endoscópica da mucosa é o tratamento de escolha para o EB com displasia de alto grau (DAG) ou carcinoma intramucoso (CIM) porque o risco de comprometimento linfático ou metástase a distância está ausente. Diferentes estudos de diferentes grupos mostraram bons resultados a longo prazo.[28-30] Com relação aos resultados, a terapia endoscópica local mostrou ser uma alternativa segura e efetiva para a esofagectomia no tratamento da displasia de alto grau e do adenocarcinoma em estádios iniciais. Os estudos mais representativos de mucossectomia no adenocarcinoma intramucoso associado ao EB podem ser vistos na Tabela 7.3.

Estes resultados demonstram, nitidamente, que a ressecção endoscópica mucosa é segura e efetiva na displasia de alto grau e no carcinoma intramucoso associado ao EB, mesmo depois de 5 anos de seguimento, sendo as recidivas e as neoplasias metacrônicas os principais problemas. Entretanto, repetir a terapia é uma opção viável em alguns pacientes. A explicação para o alto índice de recidiva se deve à presença de EB residual com potencial de transformação maligna em razão de suas anomalias genéticas não influenciadas pela terapia endoscópica. Os fatores de risco para recidiva são: EB de segmento longo, ressecção em fragmentos, terapia durante mais de 10 meses, neoplasia multifocal na ressecção inicial, grau de diferenciação, infiltração linfática ou vascular e comprometimento em profundidade do carcinoma (m1-m3/m4). Os resultados mostram que a ablação do tecido metaplásico não displásico residual com terapia fotodinâmica é um complemento efetivo para diminuir o risco de recorrências, o que foi demonstrado em um estudo prospectivo randomizado que comparou a ressecção mucosa com a terapia ablativa com APC ou sem ela, que teve que ser interrompido devido aos resultados tão evidentes em favor da ablação (0 recorrências *versus* 29,6% aos 19,5 meses de seguimento).

A ablação por radiofrequência (RFA) surge como o complemento ideal para a ablação do tecido não displásico depois de uma ressecção endoscópica satisfatória da DAG ou do CIM. No entanto, não existem estudos comparativos entre a terapia com APC e a RFA para se tirar conclusões.

Tabela 7.2. Soluções para a injeção submucosa durante EMR ou ESD

Solução	Duração	Vantagens	Desvantagens
Solução salina normal[15]	+	Fácil de obter e injetar Baixo custo	Desaparece rápido
Solução salina hipertônica[16]	++	Fácil de obter e injetar Baixo custo	Dano tecidual Inflamação local
Ácido hialurônico[17]	+++	Dilatação mais duradoura	Caro. Pouca disponibilidade Requisitos especiais de armazenagem Estimula o crescimento de células tumorais residuais
Hidroxipropilmetilcelulose[18,19]	+++	Dilatação duradoura Baixo custo	Dano tecidual Inflamação local
Glicerol [20,21]	++	Pouca reação tecidual	Pouca disponibilidade
Dextrose hipertônica[22,23]	++	Fácil de obter e injetar Baixo custo	Dano tecidual Inflamação local
Albumina[14]	++	Fácil de injetar Disponível	Cara
Fibrinogênio[24]	+++	Dilatação duradoura	Caro Pouca disponibilidade
Sangue autólogo[25]	+++	Obstrução da seringa	Conotações religiosas

Fonte: modificada de Kantsevoy.[13]

Outra conduta que pretende diminuir o índice de recidiva das neoplasias depois de uma ressecção mucosa endoscópica é a erradicação circunferencial de todo o EB. Diferentes estudos sustentam este conceito (Tabela 7.4).

Uma das principais vantagens da ressecção circunferencial de todo o tecido metaplásico está no fato de que permite a avaliação pelo patologista de todo o EB e propicia detectar neoplasias não descritas na endoscopia. O problema com esta terapia é o alto índice de estenose que ocasiona repetidas dilatações. Por isto a combinação da ressecção endoscópica mucosa e a ablação do EB remanescente é a melhor estratégia que combina a obtenção do tecido pela ressecção e os baixos índices de complicação associados à terapia ablativa.[29,48]

A terapia ablativa, por exemplo, com terapia fotodinâmica, também tem sido usada como uma alternativa para a terapia cirúrgica, mas pode ter várias limitações quando comparada com a EMR/ESD. O adenocarcinoma pode persistir por baixo do tecido epitelial escamoso reepitelizado. Além disso, a EMR e a ESD permitem estadificar as alterações neoplásicas, visto que facilitam a detecção de carcinomas ocultos ou áreas de invasão que não são consideradas suspeitas com a biópsia endoscópica nem com a ultrassonografia endoscópica.

Propôs-se que a EMR/ESD se limite a 3/4 da circunferência do esôfago e a ressecção total ou quase total não deveria ser feita a fim de evitar a estenose, que é resultante da cicatrização da ulceração superficial como consequência do procedimento.

Uma possível alternativa pode incluir a ressecção circunferencial total em duas etapas, com um intervalo de 8 semanas, ou a terapia ablativa. Quando a ressecção circunferencial é feita com esta técnica no esôfago de Barrett de segmento longo, obtêm-se amostras múltiplas, requerendo a reconstrução precisa das amostras, o que é extremamente difícil. Isto pode ser evitado, teoricamente, com a ESD, que permite obter uma amostra única para melhores análises histológicas.

Embora a ESD, teoricamente, seja o tratamento ideal para o carcinoma esofágico intramucoso, os dados atuais não sustentam sua aplicação em diferentes situações de trabalhos prospectivos. O prognóstico da terapia com ESD não parece ser melhor do que as outras formas de EMR e os dados em países ocidentais são escassos. É discutível se a ESD, que é uma técnica que requer tempo, com uma curva de aprendizado prolongada e alto índice de complicações, possa melhorar os resultados da terapia combinada de EMR e as terapias ablativas de acordo com cifras ocidentais que mostram remissão de 90-100%.

CIRURGIA *VERSUS* EMR

São poucos os dados que comparam a EMR com a esofagectomia. Prasad,[4] na clínica Mayo, comparou retrospectivamente duas coortes de pacientes com câncer associado ao EB tratando 132 pacientes com EMR e 46 pacientes com esofagectomia. Ambos os grupos diferem na idade, no comprimento do EB e nas comorbidades associadas. A recidiva foi de 12% no grupo de endoscopia e 2% no cirúrgico. A sobrevida foi si-

Tabela 7.3. Principais estudos de mucossectomia endoscópica em EB

Autor-Ano	n	Técnica	Complicações	% Resposta completa	Seguimento em meses	% Recidiva
Ell-00[31]	64 (3DAG/61 T1 m)	*Cap* e banda	Pequeno sangramento 12,5%	83	12	14
Nijhawan-00[32]	17 (4 DAG/13 T1 m)	*Cap* e banda Elevação e corte (7 PDT/2 CX)	0%	100	15	0
Buttar-01[33]	17 (7 EB- DBG-DAG/ 10 T1 m)	*Cap* e banda PDT	Estenose 30% Pequeno sangramento 6%	94	13	0
May-02[34]	115 (19 DAG/ 95 T1 m/11 T1 sm)	66 *cap* e banda, 32 PDT, 9 RE + PDT, 3 APC	Estenose 4,5% Pequeno sangramento 7,5%	98	31	30
Behrens-05[35]	44 DAG	14 *cap* e banda, 27 PDT	Pequeno sangramento 6%	98	38	17
Conio-05[36]	39 (5 DAG/27 DAG/ 15 T1 m/7 T1 sm)	*Cap* e alça	Estenose 2,5% Sangramento 19,5% Perfuração 5%	94	35	3
Peters-08[37]	33 (3 EB/8 DAG/ 15 T1 m/7 T1 sm)	*Cap* e alça	Estenose 37%	79	19	19
Ell-07[28]	100 T1 m	*Cap* e banda	Sangramento 10%	98	37	11
Pech-08[29]	349 (61 DAG/288 T1 m)	279 *cap* e banda, 55 PDT, 13 RE + PDT, 2 APC	Estenose 4,3%, Maior sangramento 0,6%, Pequeno sangramento 11,5%	97	63	21
Manner-08[38]	21 T1 sm1	*Cap* e banda	Pequeno sangramento	95	62	29
Thomas-09[39]	16 (13 DAG/3 T1 m)	*Cap* e banda	Sangramento 18,7%	88	8	0
Pech-09[40]	1059 (106 DAG/ 819 T1 m/134 T1 sm)	917 *cap* e banda, 81 PDT, 33 RE + PDT, 28 APC	Estenose 6% Pequeno sangramento 10%	95	56	14

APC = coagulação com plasma de argônio; DAG = displasia de alto grau; DBG = displasia de baixo grau; CIM = carcinoma intramucoso; Cx = cirurgia; EB = esôfago Barrett; PDT = terapia fotodinâmica; RE = ressecção endoscópica.

milar em ambos os grupos, mas a sobrevida livre de câncer foi superior no grupo cirúrgico.

RESUMO

A EMR e a ESD permitem a eliminação total de lesões locais e uma avaliação histológica precisa da amostra ressecada, ajudando o profissional a decidir sobre tratamentos complementares com a intenção de curar completamente a doença. Diferentes estudos em muitos centros mostram que a EMR é segura em mãos experientes, com uma remissão completa de mais de 95%. O problema da relativa alta recorrência e das neoplasias metacrônicas parece estar resolvido pela combinação da EMR com as terapias ablativas (APC, RFA) do EB não displásico.

Tabela 7.4. Principais estudos de mucossectomia endoscópica circunferencial em EB

Autor/ano	n	Técnica	Complicações	Resposta completa%	Seguimento em meses	Recidiva%
Seewald-03[41]	12 (3 DBG/5 DAG/4 CIM)	Elevação e corte circunferencial	Estenose 17% Pequeno sangramento 33%	100	9	0
Giovannini-04[42]	21 (12 DAG/9 CIM)	Elevação e corte semicircunf.	Sangramento 19%	86	18	11
Soehendra-06[43]	10 (2 DAG/8 T1 m)	Cap e banda circunferencial	Estenose 70% Pequeno sangramento 20%	90	–	–
Peters-06[44]	39 (3 EB, 1 DBG/ 18 DAG/12 T1 m/3 T1 sm)	Cap e alça circunferencial	0%	100	15	0
Larghi-07[45]	17 (7 EB-DAG-DAG/ 10 T1 m-1 sm)	Cap e banda mais PDT	Estenose 30% Pequeno sangramento 6%	94	13	0
Lopes-07[46]	41 (18 DAG/23T1 m)	–	Estenose 2,5% Sangramento 19,5% Perfuração 5%		32	13
Chennat-09[47]	49 (33 DAG/14 T1 m/ 2 T1 sm)	Cap e alça-cap e banda-elevação e corte	Estenose 37%	65	23	0
Pouw-10[48]	169 (12 EB/10 DBG/ 71 DAG/69 T1 m/7 T1 sm)	Cap e alça-cap e banda-elevação e corte	Estenose 50% Sangramento 2,4% Perfuração 2,4%	98 (1 morte por tumor)	32	2,3

DAG = displasia de alto grau; DBG = displasia de baixo grau; CIM = carcinoma intramucoso; EB = esôfago de Barrett.

REFERÊNCIAS BIBLIOGRÁFICAS

1. Peters JH, Watson TA. Endoscopic Mucosal resection of Barrett's esophagus and early esophageal cancer. *J Gastrointest Surg* 2011;15:1299-302.
2. Inoue H, Endo M, Takeshita K *et al.* A new simplified technique of endoscopic esophageal mucosal resection using a cap-fitted panendoscope (EMRC). *Surg Endosc* 1992;6:264-65.
3. Oh DS, Hagen JA, Chandrasoma PT *et al.* Clinical biology and surgical therapy of intramucosal adenocarcinoma of the esophagus. *J Am Coll Surg* 2006;203:152-61.
4. Prasad GA, Wu TT, Wigle DA *et al.* Endoscopic and surgical treatment of mucosal (T1a) esophageal adenocarcinoma in Barrett's esophagus. *Gastroenterology* 2009;137:815-23.
5. Seewald S, Ang TL, Soehendra N. Endoscopic mucosal resection of Barrett›s oesophagus containing dysplasia or intramucosal cancer. *Postgrad Med J* 2007;83:367-72.
6. Vieth M, Ell C, Gossner L *et al.* Histological analysis of endoscopic resection specimens from 326 patients with Barrett›s esophagus and early neoplasia. *Endoscopy* 2004;36:776-81.
7. Kume K. Endoscopic mucosal resection and endoscopic submucosal dissection for early gastric cancer: current and original devices. *World J Gastrointest Endosc* 2009;1:21-31.
8. Galey KM, Wilshire CL, Watson TJ *et al.* Endoscopic Management of Early Esophageal Neoplasia: an Emerging Standard. *J Gastrointest Surg* 2011 Oct.;15(10):1728-35.
9. Inoue H, Kawano T, Tani M *et al.* Endoscopic mucosal resection using a cap: techniques for use and preventing perforation. *Can J Gastroenterol* 1999;13:477-80.
10. Hosokawa K, Yoshida S. Recent advances in endoscopic mucosal resection for early gastric cancer. *Gan To Kagaku Ryoho* 1998;25:476-83.
11. Ono H, Kondo H, Gotoda T *et al.* Endoscopic mucosal resection for treatment of early gastric cancer. *Gut* 2001;48:225-29.
12. Inoue H, Sato Y, Sugaya S *et al.* Endoscopic mucosal resection for early-stage gastrointestinal cancers. *Best Pract Res Clin Gastroenterol* 2005;19:871-87.
13. Kantsevoy SV, Adler DG, Conway JD *et al.* Endoscopic mucosal resection and endoscopic submucosal dissection. *Gastrointest Endosc* 2008;68:11-18.
14. Fujishiro M, Yahagi N, Kashimura K *et al.* Tissue damage of different submucosal injection solutions for EMR. *Gastrointest Endosc* 2005;62:933-42.
15. Katsinelos P, Kountouras J, Paroutoglou G *et al.* A comparative study of 50% dextrose and normal saline solution on their ability to create submucosal fluid cushions for endoscopic resection of sessile rectosigmoid polyps. *Gastrointest Endosc* 2008;68:692-98.
16. Akahoshi K, Yoshinaga S, Fujimaru T *et al.* Endoscopic resection with hypertonic saline-solutionepinephrine injection plus band ligation for large pedunculated or semipedunculated gastric polyp. *Gastrointest Endosc* 2006;63:312-16.
17. Sohn DK, Chang HJ, Choi HS *et al.* Does hyaluronic acid stimulate tumor growth after endoscopic mucosal resection? *J Gastroenterol Hepatol* 2008;23:1204-7.
18. Arantes V, Albuquerque W, Benfica E *et al.* Submucosal injection of 0.4% hydroxypropyl methylcellulose facilitates endoscopic mucosal resection of early gastrointestinal tumors. *J Clin Gastroenterol* 2010;44:615-19.
19. Bacani CJ, Woodward TA, Raimondo M *et al.* The safety and efficacy in humans of endoscopic mucosal resection with hydroxypropyl methylcellulose as compared with normal saline. *Surg Endosc* 2008;22:2401-6.

de EB de 1,3 e 1,9%, com EB de segmento longo em 0,2 e 0,5% dos pacientes, respectivamente.[18] Estas estimativas indicam que, aproximadamente, de 0,5 a 1,5% da população ocidental precisará de vigilância endoscópica regular, levando em consideração os protocolos atuais, caso os programas de vigilância sejam implementados.

Distribuição do EB por idade, sexo e raça

Um estudo endoscópico britânico relatou um incremento anual de 7% na prevalência do EB para ambos os sexos. Para homens, este incremento começou aos 20 anos; no entanto, em mulheres, este aumento começou a partir dos 40 anos de idade, resultando em uma diferença de 20 anos de idade e em uma relação 2:1 com predominância masculina nos casos de EB.[19] Um grande registro holandês de prática clínica confirmou o incremento no EB relacionado com a idade com uma diferença similar de 20 anos entre homens e mulheres. Um registro feito na Irlanda do Norte, que incluiu 9.000 pacientes com EB, também notou um significativo baixo diagnóstico de EB em mulheres com relação aos homens em uma faixa etária entre 16 e 40 anos.[20] O atraso no desenvolvimento do EB é consistente com os 17 anos de atraso na incidência do ADE, levando a uma relação 3,5:1 com predominância masculina, presumivelmente como resultado da aquisição do EB em mulheres em uma idade em que elas morrem por outras causas antes de desenvolver ADE.[21]

Com exceção dessas diferenças relacionadas com o sexo na epidemiologia do EB, existem outras diferenças étnicas marcantes. Um relatório americano baseado na vigilância, na epidemiologia e nos resultados finais observou índices mais altos em homens brancos caucasianos do que em homens negros americanos, com índices femininos muito menores para ambos os grupos étnicos.[22] Os dados da prevalência do EB em hispânicos mostram, mais recentemente, uma prevalência menor.[23]

Explicações para o aumento da incidência do EB

Uma explicação popular para o aumento na incidência do EB nos países ocidentais é diminuição da prevalência de colonização gástrica por *Helicobacter pylori*.[24] Um estudo populacional evidenciou que a ausência de colonização por *H. pylori* estava associada com o EB.[25] O mecanismo sugerido para essa associação inversa inclui a diminuição da produção de ácido por atrofia gástrica pela infecção por *H. pylori*.[26] Os índices consideravelmente baixos de ADE nos países com alta prevalência de *H. pylori* também sustentam essa hipótese.[27,28] No entanto, a hipótese de *H. pylori* falha em explicar a predominância masculina e as diferenças étnicas na incidência do EB e do ADE.

Uma hipótese alternativa para explicar o incremento na prevalência de EB e ADE fundamenta-se na alta prevalência de obesidade e vem ganhando popularidade. Esta hipótese propõe que a prevalência no aumento da obesidade, particularmente da obesidade visceral, é responsável pelos aumentos na incidência de EB e ADE. A obesidade tem sido associada a um aumento significativo (1,5-2 vezes) do risco de apresentar sintomas de RGE e esofagite erosiva e um incremento de 2-2,5 vezes no risco de ADE.[29]

A circunferência abdominal, mas não o índice de massa corporal (IMC), é um fator de risco independente do EB,[30] inclusive referendado por achados de tomografia abdominal computadorizada.[31] O aumento sustentado da prevalência da obesidade, principalmente da obesidade visceral em muitas populações, impulsionará um aumento na incidência de EB e ADE.[32]

RISCO DE CÂNCER EM PACIENTES COM EB

As estimativas exatas da incidência anual do ADE e da displasia de alto grau (DAG) nos pacientes com EB têm sido difíceis de ser obtidas já que os estudos têm demonstrado uma considerável variação nos índices de incidência. Consequentemente, à luz dessas afirmativas, não é de se estranhar a evidência de vieses nos estudos de vigilância que favorecem a publicação de pequenos estudos com altos índices de incidência de câncer.[33]

Metanálise sobre o risco de câncer e EB

Atualmente foram publicadas sete revisões sistemáticas sobre o risco de câncer em pacientes com EB.[33-39] As estimativas para a incidência anual de ADE entre os pacientes EB nessas revisões variam entre 0,3 e 0,6%, e entre 0,9 e 1,0% para a incidência combinada de DAG e ADE (Tabela 8.1).

Tabela 8.1. Resultados de metanálise de esôfago de Barrett e risco de câncer de esôfago

Autor	n	Índice de incidência de ADE* (IC 95%)	Incidência DAG/ADE (IC 95%)
Shaheen[33]	24	5 (ND)	–
Chang[34]	14	6,3 (3,6 a 10,1)	–
Thomas[35]	41	7 (6 a 9)	9 (5 a 16)
Yousef[36]	47	4,1 (3,1 a 5,5)	9,3 (6,3 a 14)
Sikkema[37]	50	6,3 (4,7 a 8,4)	10,2 (7,5 a 14)
Wani[38] sem displasia	45	6 (5,1 a 6,9)	–
DBG	16	17 (13 a 21)	–
Desai[39] sem displasia	57	3,3 (2,8 a 3,8)	–

*Índice de incidência por 1.000 pessoas/ano.

Cabe destacar que dois relatórios falharam em excluir a incidência de cânceres precoces (detecção dentro de 1 ano depois do diagnóstico de EB)[33,34] e três incluíram cânceres ocorridos nos pacientes com DAG ao início do estudo,[33-35] aumentando assim o risco de ADE.

Estudos de coorte de base populacional

Recentemente, foram publicados três estudos de seguimento do EB baseados nos registros nacionais de câncer, dando uma aproximação completa sobre a incidência de ADE.[3,40,41] A inclusão das coortes de EB baseou-se nos registros histopatológicos nacionais, enquanto que a inclusão no terceiro estudo foi baseada nos registros endoscópicos (Tabela 8.2).

O desenho destes estudos reduziu muito o viés de seleção, que tem sido uma limitação particular dos prévios estudos de coorte. O primeiro e maior estudo consistiu de 42.207 pacientes inscritos em um registro histopatológico na Holanda, entre 1991 e 2006, com um diagnóstico inicial de EB com metaplasia intestinal e que inclui os pacientes sem displasia ou, no máximo, displasia de baixo grau (DBG).[3] Quando se analisou o risco de câncer para todos os pacientes com EB, independentemente de ter sido feito algum seguimento, o risco de ADE caiu para 0,14%, com 0,19% em homens e 0,08% em mulheres.

O segundo estudo incluiu 11.028 pacientes EB com metaplasia intestinal, com ou sem DBG, inscritos no registro patológico dinamarquês desde 1992 até 2009.[40] Após a eliminação de todos os casos ADE ocorridos no primeiro ano depois do diagnóstico inicial do EB, os autores encontraram um risco ADE anual de 0,12% para toda a coorte, 0,15% para os homens e 0,05% para as mulheres.

O último estudo foi a terceira atualização do registro de EB da Irlanda do Norte, que compreende todos os adultos com diagnóstico de EB na Irlanda do Norte entre 1993 e 2005.[41] A coorte inclui 8.522 pacientes com EB, com ou sem metaplasia intestinal, seguidos até o final de 2008. Foi encontrado um risco anual de câncer de 0,13% para a coorte inteira; 0,17% para os homens e 0,08% para as mulheres.

O achado de riscos anuais semelhantes de 0,12-0,14% oferece suporte para que estes estudos relatem dados precisos de incidência. Como resultado, estes estudos têm mudado a visão sobre o risco de câncer associado ao EB e têm sido estabelecidos novos padrões para avaliar o risco de ADE em EB.

Risco de mortalidade em pacientes com EB

O fato dos pacientes com EB apresentarem um risco aumentado de mortalidade relacionada ou não com o ADE em comparação com a população em geral continua sendo um tema polêmico.[42-44] Em estudos que relataram uma mortalidade excessiva, isso foi devido, principalmente, às doenças extraesofágicas tais como pneumonia e, particularmente, doença cardiovascular. É muito provável que os pacientes com doença preexistente sejam mais propensos a fazer uma endoscopia e que sejam encontrados neles mais casos de EB do que em outros membros da população. Além disso, o aumento da mortalidade por doenças cardiovasculares em EB pode ser resultante de uma associação compartilhada com a obesidade.

MAPEAMENTO PARA EB

A alta prevalência do EB e seu esperado aumento na incidência na população em geral, anunciando um aumento adicional na incidência de ADE, podem ser considerados como argumentos para fazer mapeamentos populacionais com o objetivo de detectar o EB. Sobre a base dos dados epidemiológicos descritos anteriormente, este enfoque parece ser plausível e um passo necessário para reduzir, em última instância, a mortalidade relacionada com o ADE. Visando alcançar este objetivo, os indivíduos com risco de EB precisarão ser identificados, quer seja tratados ou monitorados sob vigilância, ou ambos. No entanto, para que estes enfoques tenham uma eficácia excelente, são necessários métodos para uma avaliação precisa do risco individual de câncer.

Preditores de EB

O EB está associado a aumento da idade, sexo masculino, raça caucasiana e obesidade visceral,[37,45] mas o refluxo gastroeso-

Tabela 8.2. Revisão de estudos nacionais baseados na incidência de ADE em pacientes com EB

Autor	n	Incidência de ADE (n)	Seguimento pessoas/ano	Incidência de ADE (% por ano)	IC 95%
de Jonge[3]					
Todos	42.207	337	234.821	0,14	0,12-0,16
Homem	25.890	259	136.316	0,19	0,17-0,21
Mulher	16.317	78	97.505	0,08	0,07-0,1
Hvid-Jensen[40]					
Todos	11.028	66	56.782	0,12	0,09-0,15
Homem	7.366	56	37.771	0,15	0,11-0,19
Mulher	3.662	10	19.011	0,05	0,03-0,1
Bhat[41]					
Todos	8.522	79	59.784	0,13	0,1-0,16
Homem	4.936	19	34.493	0,17	0,13-0,22
Mulher	3.586	60	25.272	0,08	0,05-0,12

fágico continua sendo o fator de risco mais conhecido. Embora a gravidade dos sintomas de RGE não diferencie entre a esofagite por refluxo e o EB, a longa duração dos sintomas de refluxo parece ser um melhor indicador da presença de EB.[46] O tabagismo é um fator de risco modesto para o EB.[47]

Atualmente não existem evidências de que a ingestão de álcool aumente o risco de EB.[48] Outros dois estudos sugeriram uma associação inversa entre o EB e o consumo de vinho.[49] Foram descritas famílias com EB e ADE em vários parentes de gerações sucessivas, o que sugere um componente hereditário em EB e ADE.[50] Um estudo demonstrou que um antecedente familiar de EB estava presente em 30 (7,3%) de 411 pacientes com EB de segmento longo, ADE ou adenocarcinoma da união gastroesofágica.[51]

Um estudo recente com 5.986 casos de EB e 12.825 controles encontrou que as variantes genéticas nos dois *loci* estavam associadas ao risco EB; um localizado no cromossomo 6p21 dentro do complexo principal de histocompatibilidade e outro no cromossomo 16q24, e o gene de codificação mais próximo era o FOXF1, que é um fator de transcrição envolvido no desenvolvimento e na estrutura do esôfago.[52]

Protocolos atuais para o mapeamento do EB

A Associação Gastroenterológica Americana (AGA), no que diz respeito ao tratamento do EB, recomenda a inclusão de pacientes com múltiplos fatores de risco associados ao ADE nos programas de mapeamento, embora essa tenha sido classificada como uma recomendação com nível de evidência fraco a moderado.[6] O Comitê não recomenda o mapeamento para todos os pacientes com refluxo gastroesofágico. Nesta afirmação corresponde à Sociedade Americana de Endoscopia Gastrintestinal (ASGE)[8] e ao protocolo atualizado da Sociedade Britânica de Gastroenterologia (BSG).[9] A Sociedade Francesa de Endoscopia Digestiva (SFED) não recomenda o mapeamento e não faz exceções para nenhum subgrupo de pacientes.[7] Na ausência de ensaios controlados randomizados de detecção endoscópica, alguns estudos de custo-efetividade têm indicado que os mapeamentos podem ser rentáveis,[30] enquanto outros negam isso.[31]

Dilemas no mapeamento do EB

Um grande dilema que diminui a aplicação do mapeamento é que uma proporção significativa dos pacientes com EB não apresentam sintomas de refluxo. Em estudos populacionais sobre a prevalência do EB, 45% dos pacientes identificados com EB não relataram sintomas de refluxo gastroesofágico.[17,18] Por outro lado, mesmo em pacientes com ADE, aproximadamente 40% não apresentam antecedentes de refluxo antes do diagnóstico.[53] Sendo assim, é provável que a DRGE sintomática, como critério de seleção para o mapeamento endoscópico, exclua metade da população com EB. Caso a DRGE seja aceita como um critério de entrada, um segundo dilema é que a população em risco seria grande, já que no RGE os sintomas são muito frequentes na população em geral, com uma prevalência de 15-20% no mundo ocidental, e uma incidência de aproximadamente 5/1.000 pessoas/ano.[54]

A implementação de um programa de detecção do EB com base nos sintomas do RGE criaria um grande ônus para o sistema de saúde, difícil de justificar-se neste momento em razão da escassez de dados, o que demonstra um benefício dos programas de detecção do EB. Outra questão que precisa ser abordada em um programa de mapeamento do EB é a idade em que se deve começar a fazê-lo. A quantidade de EB será maior em populações mais velhas. No entanto, em vista do longo período entre o início do EB e do ADE, a maioria dos indivíduos de idade avançada com EB não desenvolverá ADE. Portanto, o mapeamento aos 40 anos provavelmente identificaria uma maior proporção de pacientes EB que, em última instância, desenvolverão ADE. Estes indivíduos seriam submetidos, durante décadas, à vigilância endoscópica, com benefícios limitados por sessão de rastreamento em virtude do baixo risco de câncer anual.

Também existem problemas consideráveis com a realização de diferentes etapas da endoscopia e dos programas de mapeamento e vigilância, como diagnóstico errôneo de EB por meio de biópsias da cárdia gástrica, causando uma ansiedade desnecessária para o paciente, exames de seguimento desnecessários e, nos Estados Unidos, aumento das despesas e dificuldade na obtenção de seguros de vida e outros.[55]

Além disso, a endoscopia alta é relativamente cara e, embora apresente um pequeno risco de complicações, este se torna importante quando o mapeamento é aplicado em grandes populações.[56]

Novas modalidades de detecção minimamente invasiva

Em um estudo, foram oferecidas a endoscopia transnasal sem sedação e a videocápsula endoscópica como alternativa para a endoscopia com sedação; os índices de participação foram 50, 59 e 38%, respectivamente, o que sugere que os métodos menos invasivos são preferidos pelos pacientes.[57] Os endoscópios ultrafinos podem ser passados facilmente por via transoral ou transnasal, proporcionando uma alternativa eficiente e rentável para a endoscopia convencional com sedação. Entretanto, até o momento, não houve um grande aumento na utilização destes endoscópios na atenção primaria do EB.[58]

A cápsula endoscópica esofágica oferece um método para visualizar o esôfago sem o desconforto e os riscos da endoscopia convencional. Estudos piloto iniciais têm demonstrado um alto rendimento diagnóstico no EB, grande preferência por parte do paciente e sem problemas de segurança.[59] No entanto, uma metanálise de nove estudos sobre a precisão diagnóstica da cápsula endoscópica para EB descreveu baixa sensibilidade (77%) e especificidade (86%) relativamente baixa para a detecção do EB.[60] Este rendimento subótimo junto com o atual alto custo das cápsulas e a incapacidade para a coleta de material para biópsia são desvantagens óbvias para sua utilização como testes de mapeamento do EB em pacientes com DRGE. Atualmente, a alternativa mais promissora para o mapeamento endoscópico é o exame Cytosponge, que se baseia em um dispositivo que é introduzido no trato digestório e que permite colher amostras citológicas que sejam recuperadas por tração no esôfago. Tem sensibilidade aceitável e especificidade para o EB (73 e 94%), é fácil de ser aplicado na atenção primaria, e é bem tolerado por grande parte dos pacientes.[61] Foi demonstrado que o mapeamento baseado no Cytosponge em homens de 50 anos de idade com sintomas de ERGE, seguido pelo tratamento de pacientes com displasia ou câncer intramucoso, é rentável e reduziria a mortalidade por ADE em comparação com nenhum mapeamento.[62] É necessária a futura validação do teste de Cytosponge nas diferentes comunidades para avaliar seu possível papel no mapeamento do EB. No entanto, o exame ideal baseia-se no uso de biomarcadores séricos, que estão em desenvolvimento, e que podem estar disponíveis no futuro.

VIGILÂNCIA DE PACIENTES COM EB

Uma vez diagnosticado o EB, a vigilância endoscópica é oferecida aos pacientes com o objetivo de detectar EB de alto risco (p. ex., EB com DAG) ou cânceres em fase inicial suscetíveis para o tratamento curativo endoscópico. Vários fatores devem ser levados em consideração em cada paciente antes de começar uma vigilância endoscópica, como a idade, as comorbidades, a compreensão do paciente sobre as limitações da vigilância endoscópica e a vontade do mesmo em aderir ao programa de vigilância endoscópica.

Protocolos atuais para a vigilância endoscópica

A maioria das diretrizes das sociedades fundamentam o intervalo de vigilância endoscópica exclusivamente na avaliação histológica das amostras de biópsia, mas, geralmente, não são consideradas outros fatores, tais como a idade, o sexo e o comprimento do segmento do EB (Tabela 8.3).

Para os pacientes com EB sem displasia, as diretrizes atuais do Colégio Americano de Gastroenterologia recomendam a vigilância endoscópica a intervalos de 3 anos.[5] Para os pacientes com DBG, recomenda-se vigilância endoscópica anual, e para aqueles com DAG, que não recebem nenhum tratamento invasivo, recomenda-se vigilância endoscópica intensiva a cada 3 meses. A posição da Sociedade Americana e Francesa de Endoscopia e da Sociedade Americana de Gastroenterologia recomenda intervalos entre 3 e 5 anos em EB não displásico.[6-8] A Sociedade Francesa de Endoscopia correlaciona o intervalo de vigilância para pacientes sem displasia com a extensão do segmento de EB; nos pacientes com EB de segmento curto (menor que 3 cm), a endoscopia de vigilância deve ser feita a cada 5 anos; naqueles com uma extensão de segmento de 3-6 cm, a cada 3 anos; e naqueles com segmentos de mais de 6 cm, a cada 2 anos.[7] Contrastando com as recomendações dos protocolos britânicos de 2006, a diretriz recentemente revisada também leva em consideração a extensão do segmento de Barrett, recomendando intervalos de vigilância de cada 2-3 anos para EB de segmento longo não displásico, e 3-5 anos para aqueles com EB de segmento curto.[9]

Dilemas na vigilância endoscópica do esôfago de Barrett

Embora a vigilância endoscópica seja intuitivamente racional e respaldada pelas sociedades internacionais de gastroenterologia, os dados que apoiam muitos aspectos das estratégias recomendadas são baseados em dados ambíguos. Consequentemente, a maioria das recomendações é classificada como fraca. Mais importante ainda é que não existem ensaios prospectivos controlados randomizados que demonstrem, de maneira inequívoca, um efeito benéfico da vigilância endoscópica na mortalidade por ADE. Estudos retrospectivos têm mostrado que os pacientes com ADE tendiam a ser diagnosticados com câncer mais precocemente quando incluídos, previamente, em um programa de vigilância em comparação com os que não estavam sob vigilância.[63] Por outro lado, o reconhecimento precoce de DAG ou de câncer tem sido associado a uma melhor sobrevida do ADE.[64]

Um problema adicional com a vigilância é que, embora a grande maioria dos casos de ADE surja no contexto de EB, apenas uma pequena proporção de pacientes com EB eventualmente desenvolverá ADE, e menos ainda morrerão por causa do ADE.[3] Estima-se que 95% dos pacientes com diagnóstico novo de ADE não têm um diagnóstico prévio de EB, o que sugere que para a população em geral os programas de vigilância de EB terão apenas um efeito modesto sobre a mortalidade ADE.[13]

Tabela 8.3. Protocolos de seguimento endoscópico para o EB por diferentes associações de gastroenterologia

	ACG	ASGE	AGA	BSG	SFEG
EB	Duas endoscopias no primeiro ano, depois a cada 3 anos	Sem seguimento ou a cada 3 a 5 anos	A cada 3 a 5 anos	< 3 cm: a cada 3-5 anos > 3 cm: a cada 2-3 anos	< 3 cm: a cada 5 anos 3-6 cm: a cada 3 anos > 6 cm: a cada 2 anos
DBG	A cada 6 meses durante um ano, depois anualmente	A cada 6 meses durante um ano, depois anualmente	A cada 6 a 12 meses	Repetir aos 3 meses, depois a cada 6 meses	Repetir e, depois, a cada 6 meses durante um ano, após anualmente
DAG	A cada 3 meses, considerarando terapia endoscópica	A cada 3 meses, considerarando terapia endoscópica	A cada 3 meses, considerando terapia endoscópica	Terapia endoscópica ou cirurgia	Repetir endoscopia e, se confirmado, terapia endoscópica ou cirurgia

ACG = American College of Gastroenterology; AGA = American Gastroenterological Association; ASGE = American Society for Gastrointestinal Endoscopy; BSG = British Society of Gastroenterology; SFED = French Society of Digestive Endoscopy.

O mapeamento para detectar o ADE em homens de 50 anos de idade com RGE é rentável quando a vigilância se limitou aos pacientes com EB e displasia ($10.440 dólares por ano de vida ajustado). O mapeamento, no entanto, foi muito caro quando a vigilância foi feita em pacientes com EB sem displasia, inclusive em intervalos a cada 5 anos (adicional $ 596.000 dólares por ano de vida ajustado).[65]

Um estudo britânico de custo-efetividade informou que, para um risco anual de câncer de 0,5%, a vigilância em EB oferece um benefício menor e mais despesas que a não vigilância, independente do intervalo de vigilância usado.[66] Os resultados de todos estes estudos foram muito influenciados por parâmetros pré-definidos; o mais crítico de todos foi a incidência anual de ADE entre os casos EB, com a maioria assumindo uma incidência de 0,4-0,5%, que é a incidência com a qual se continua trabalhando nos protocolos de vigilância atual.[5] Como resultado, a incidência observada entre 0,12-0,14% nos estudos populacionais oferecerá maior suporte apesar da relação custo-efetividade da vigilância.

A vigilância também enfrenta problemas técnicos. Como a displasia na mucosa do EB é frequentemente segmentada, o diagnóstico está sujeito a erros de amostragem quando são utilizados métodos de biópsia para sua detecção. Em um estudo retrospectivo de 68 pacientes que foram submetidos a uma esofagectomia para DAG, 12 foram diagnosticados com adenocarcinoma na peça de ressecção, dos quais oito eram cânceres invasivos.[67] Em um estudo dinamarquês de pacientes com EB recém-diagnosticados, mais de dois terços de todos os ADE foram diagnosticados durante o primeiro ano de seguimento, o que indica um erro de amostragem na biópsia inicial.[40] Uma coleta exagerada de amostras de biópsia, conhecida como protocolo de biópsia de Seattle, foi recomendada para reduzir o erro de amostragem, mas é incapaz de eliminar o problema por completo; mesmo que seja feita de forma adequada, apenas 4-6% da superfície do EB pode ser analisada.[68] A adesão a este protocolo de biópsias é de somente 30 a 51% de acordo com diferentes estudos, e essa adesão é menor quanto mais longo for o EB.[69,70]

Técnicas endoscópicas avançadas, tais como a cromoendoscopia, a imagem de banda estreita (NBI) e a endoscopia por autofluorescência, que são destinadas a melhorar a detecção de áreas displásicas para coleta de biópsia, são promissoras, apesar de não demonstrarem aumentar a detecção de neoplasias em comparação com a endoscopia de alta resolução com luz branca. Um recente ensaio controlado randomizado mostrou que o uso de biópsias guiadas por NBI e o atual padrão de biópsias de quatro quadrantes aleatórios diagnosticam proporções similares de pacientes com EB, embora a NBI pudesse conseguir isso, significativamente, com menos biópsias, o que significa melhorar a eficiência e reduzir, consequentemente, as despesas.[71] No entanto, já que o estudo ficou limitado a três centros de referência de terceiro nível, estes resultados não podem ser aplicados, diretamente, em outros centros.

O desacordo substancial entre os patologistas na avaliação da presença e do grau de displasia também aumentaram a preocupação sobre o uso dos programas de vigilância que dependem da determinação precisa da displasia no EB. O acordo entre observadores na diferenciação de DAG de câncer intramucoso é apenas razoável, enquanto que o acordo interobservadores para a distinção entre DBG e EB sem displasia é deficiente.[72] Um estudo retrospectivo da história natural da DBG em uma coorte de pacientes com EB demonstrou que, depois da revisão feita por dois patologistas experientes, 85% dos pacientes com diagnóstico inicial de DBG poderiam ser estadiados como sem displasia ou indefinidos para displasia, enquanto aqueles com um diagnóstico em consenso de DBG apresentaram índices de progressão maligna significativamente maiores que os pacientes sem displasia.[73]

ESTRATIFICAÇÃO DE RISCO NOS PACIENTES COM EB

O intervalo prolongado entre o início do EB e a incidência de ADE torna necessário estratificar o nível de risco de progressão para este estádio, com o objetivo de utilizar estratégias de prevenção ou tratamento mais racionais. Para alcançar este objetivo, é necessário um modelo de predição, preferivelmente baseado em marcadores demográficos, ambientais, endoscópicos, histológicos e moleculares. Uma revisão sistêmica de Prasad et al.[74] descreve detalhadamente o estado atual dos conhecimentos sobre preditores de progressão em EB. A seguir, resume-se o estado atual dos fatores preditivos de ADE no EB.

Fatores de risco demográficos e ambientais

O sexo masculino continua sendo o fator preditivo demográfico mais sólido para o desenvolvimento de ADE. Os estudos populacionais, assim como as revisões sistemáticas, têm mostrado uma incidência muito mais alta de ADE em homens com EB do que em mulheres.[3,36,40] Este achado condiz com o grande predomínio masculino nos pacientes com ADE.

O papel da idade na progressão do EB é, no entanto, menos claro. Em um estudo de coorte observacional prospectivo,[75] os pacientes com um diagnóstico de EB durante 10 anos ou mais tinham o triplo de risco de desenvolver DAG ou ADE em comparação com os pacientes com menor duração do diagnóstico de EB. Supondo a existência de um período de incubação de três ou quatro décadas entre o aparecimento do EB e o desenvolvimento do ADE,[76] e que a prevalência do EB aumenta com a idade, o pequeno número de pacientes que adquire EB por volta da quarta década de vida é muito mais propenso a sobreviver tempo suficiente para desenvolver ADE em comparação com a grande maioria de pacientes que adquire EB na quinta ou sexta década. Consequentemente, a desconhecida idade de início do EB seria muito mais relevante para o prognóstico do que a própria idade em si.

A progressão maligna do EB também está associada a um aumento do IMC em jovens e um aumento da relação cintura/quadril; isso foi relacionado com um aumento da proliferação celular no EB e com um aumento percentual da fase celular S. Além disso, o aumento da relação cintura/quadril é um marcador da distribuição do tecido adiposo visceral, não do IMC, e foi demonstrado estar relacionado com o risco de aneuploidia e perda de heterozigosidade 17p (LOH) e 9p LOH, confirmando o tecido adiposo visceral como um preditor potencial de progressão neoplásica.[77] O hábito de fumar, em alguns estudos, foi sugerido como um fator adicional de risco para a progressão para o ADE,[78] enquanto que outros pesquisadores ainda não confirmaram isso.[75]

Fatores de risco endoscópicos

Vários estudos encontraram que a extensão do segmento do EB é um fator de risco para o desenvolvimento do ADE.[79] Um estudo de coorte prospectivo holandês de 713 pacientes com EB encontrou que cada centímetro de aumento na extensão do EB esteve associado com 11% de aumento no risco de desenvolver DAG ou ADE.[80] Em um estudo de coorte retrospectivo de 155 pacientes com EB de segmento curto e 93 com EB de segmento longo, um EB com extensão de mais de 3 cm esteve mais associado à displasia (OR 1,2, IC 95%: 1,07 a 1,34).[81]

A presença de displasia basal pode ser um fator de confusão importante na associação da extensão do EB e na incidência do ADE. Uma recente metanálise sobre o risco de câncer em pacientes com EB sem displasia relatou um risco geral de ADE de 0,33% (95% IC de 0,28% a 0,38%), mas somente 0,19% para os pacientes com EB de segmento curto sem displasia.[39] Resta ainda esclarecer se existe um comprimento específico no qual o risco de progressão neoplásica aumente significativamente.

A nodularidade visível tem sido associada a um maior risco de ADE, embora a associação pareça indicar a prevalência de DAG concorrente com ADE em lugar de um risco de progressão futura. Uma análise das esofagectomias realizadas para DAG detectadas por biópsias endoscópicas encontrou ADE em 7 de 9 pacientes (78%) com uma lesão visível, enquanto que o ADE foi encontrado em 7 de 22 dos pacientes (32%, p = 0,02) sem lesão endoscopicamente visível.[82] Geralmente, depois da ressecção endoscópica da mucosa das lesões com DAG, o diagnóstico final de câncer foi feito em mais de um terço dos pacientes.

A presença e o tamanho de uma hérnia de hiato foram associados a um maior risco ADE, embora eles sejam, provavelmente, marcadores da gravidade do RGE.[83] Foi relatado que a esofagite prevê um risco 3,5 vezes maior de desenvolver DAG/ADE em pacientes com EB em comparação com os que não apresentam a patologia. Acredita-se que a inflamação subjacente da esofagite aumenta o risco de mutações que levam à DAG e ao ADE.[80]

A displasia e o papel dos biomarcadores

Atualmente, o grau de displasia é o marcador mais amplamente utilizado e aceito para a estratificação do risco no EB, mas seu valor pode ser afetado pelo desacordo entre observadores e o erro de amostragem.[84] Buscou-se uma correlação entre o grau da displasia e o risco de progressão para ADE. A DAG foi descrita como preditora do risco de progressão de ADE (incidência de 14% de ADE aos 3 anos em pacientes com DAG focal *versus* 56% na DAG difusa). Além disso, também foi encontrada uma associação com o grau de gravidade da displasia (medida pelo número total e pela fração de criptas displásicas) e o risco de progressão para ADE.[9]

Tem havido uma série de tentativas para identificar biomarcadores adicionais de apoio ou inclusive para a substituição da displasia como um estratificador de risco. Eles foram revisados extensamente em dois excelentes estudos, incluindo marcadores da instabilidade genômica, anomalias *in loci* supressoras do tumor, mudanças epigenéticas, marcadores de proliferação, marcadores preditores do ciclo celular e de imunoistoquímica.[85,86] De todos os possíveis biomarcadores, a imunoistoquímica para p53 nuclear tem atualmente as melhores perspectivas para a estratificação do risco na prática clínica, já que pode ser aplicada com facilidade, tem demonstrado sua capacidade para melhorar a reprodutibilidade de um diagnóstico da displasia, e, também, pode ser um preditor de progressão neoplásica.[87] Recentemente, em um estudo prospectivo, foi confirmado que a expressão aberrante da proteína p53 era um preditor mais potente de progressão neoplásica que o diagnóstico histológico de DBG. O valor preditivo positivo de progressão neoplásica aumentou de 15% com diagnóstico histológico de displasia de baixo grau para 33% com DBG e a concorrente expressão aberrante de p53.[87] Como resultado destes estudos e similares, o protocolo britânico atualizado para o tratamento de EB recomenda considerar a imunoistoquímica de p53 como um complemento de diagnóstico clínico de rotina.[9] No entanto, a AGA publicou recomendações contrárias ao uso de qualquer marcador molecular para confirmar diagnóstico da displasia ou como método de estratificação do risco.[6]

TRATAMENTO DE PACIENTES COM EB SEM DISPLASIA

A vigilância endoscópica dos pacientes com EB sem displasia continua sendo objeto de debate, principalmente depois da publicação de estudos populacionais que demonstram um baixo risco de ADE em pacientes com EB. Nestas novas estimativas têm importantes implicações para o tratamento clínico dos pacientes com EB. Em primeiro lugar, a diminuição do risco estimado de câncer em EB sem displasia oferece pouco suporte para a vigilância atual em intervalos de 3 a 5 anos. Uma metanálise dos estudos de custo-efetividade sobre vigilância endoscópica em pacientes com EB sem displasia, que se baseou em antigas estimativas de risco de câncer (provavelmente superestimado), concluiu que as atuais estratégias de vigilância são pouco rentáveis.[88]

Embora o valor da displasia como um marcador estratificador do risco tenha sido obstado pelo desacordo entre observadores e os erros de amostragem, todos os estudos recentes de coorte de base populacional mostram que a gravidade na biópsia inicial está associada com um risco maior de ADE, apesar do fato de que a maioria dos casos não tenha sido diagnosticada por patologistas especializados. Considera-se a questão de a vigilância a longo prazo ser omitida em alguns pacientes com EB quando a ausência de displasia tenha sido confirmada em repetidas ocasiões. Em razão do fato de que uma grande proporção do ADE parece ocorrer dentro de um ano a partir do diagnóstico do EB, continua sendo de suma importância fazer uma inspeção endoscópica adequada no diagnóstico inicial, em combinação com a obtenção de um número suficiente de amostras de biópsia confiáveis para avaliar a displasia.

Deve ser feito um seguimento endoscópico dentro de 1 ano depois do diagnóstico inicial, especialmente em EB de segmento longo, com o objetivo de ter mais certeza sobre a verdadeira ausência histológica de neoplasia ou displasia. Ainda que na epidemiologia atual os fatores de risco para a progressão do câncer não discriminem perfeitamente entre os pacientes de baixo e de alto risco, eles sugerem que, em particular, as mulheres brancas com EB de segmento curto sem displasia são pacientes menos propensas a ser beneficiadas com a vigilância.

Nos pacientes masculinos com EB sem displasia, uma regra de interrupção da vigilância poderia ser implementada depois de duas endoscopias sem displasia na biópsia. Em pacientes do sexo feminino com EB de segmento longo, pode ser prudente ampliar os intervalos de vigilância da proposta atual de 3-5 anos quando a ausência de displasia tenha sido confirmada, especialmente quando não existem fatores de risco adicionais, como o tabagismo e a obesidade. Em caso de um segmento de EB muito longo, devido à falta de adesão aos protocolos de biópsia de vigilância na prática clínica diária, o encaminhamento para um centro terciário experiente em técnicas de imagem pode ser considerado.

Uma segunda implicação importante é que as novas estimativas do risco de câncer advogam contra o uso crescente da terapia de ablação em pacientes EB sem displasia. A terapia endoscópica para o EB tem sido um dos acontecimentos mais importantes para a prática clínica e agora é o padrão para o cuidado dos pacientes com displasia de alto grau ou câncer precoce da mucosa, inclusive antes da cirurgia.[89] Para pacientes com EB sem displasia, no entanto, em razão do baixo índice de progressão para câncer, o benefício dessa intervenção, mesmo que a ablação seja completa, ainda não está claro. Uma análise de custos feita por Inadoni[90] sugere que a terapia de ablação em EB sem displasia poderia ser a estratégia preferida de tratamento se o procedimento eliminar a necessidade de vigilância endoscópica a longo prazo.

No entanto, um estudo de custo-efetividade com a ablação por radiofrequência para EB sobre a base das estimativas de risco de câncer mais recentes em EB encontrou que a terapia inicial com RFA não era rentável para os pacientes com EB sem displasia dentro da variedade de índices de progressão de EB para ADE, embora pudesse ser rentável para confirmar e estabilizar a DBG.[91]

Para os pacientes com DAG, inicialmente, a RFA foi mais eficaz e menos cara que a vigilância endoscópica. Além disso, ainda ficam muitas perguntas sem respostas sobre a durabilidade do procedimento de ablação e a necessidade de vigilância endoscópica depois da ablação. Sharma *et al.* relataram três casos de neoplasia subepitelial incluindo dois desenvolvimentos de ADE depois da radiofrequência, destacando a necessidade de continuar a meticulosa vigilância com biópsias do epitélio, mesmo depois da aparente erradicação da metaplasia intestinal.[92]

TRATAMENTO DO EB COM DISPLASIA

A esofagectomia tem sido recomendada tradicionalmente para os pacientes com displasia de alto grau (DAG) e/ou câncer de esôfago. Admite-se que não é um procedimento isento de grandes riscos de morbimortalidade, principalmente em pacientes idosos e/ou com comorbidades;[93] portanto, a terapia endoscópica é uma alternativa adequada para estes pacientes.[94] Dois destes métodos de tratamento endoscópico, de fácil acesso em nosso meio, são a ablação com plasma de argônio (APC) e a ressecção endoscópica mucosa (EMR) com bandas.[95] Essas terapias, nos casos de EB com DAG e do carcinoma intramucoso, são justificadas pela ausência de comprometimento ganglionar locorregional.

As terapias ablativas locais ou limitadas à displasia apresentam recidiva no seguimento em torno de 30%.[96-98] Por isso, o objetivo da terapia ablativa para o EB é a erradicação completa do epitélio metaplásico e a substituição dele por um epitélio neoescamoso sem o potencial de malignidade que a metaplasia intestinal especializada apresenta e com um índice reduzido de complicações.[99-102] Não existem evidências que sustentem a necessidade da erradicação do EB sem displasia. Recentemente, em nosso meio, foi descrita a técnica da terapia com APC e foi demonstrado, em um estudo com seguimento prospectivo, que a terapia com APC no EB displásico erradica 69% deste epitélio em um seguimento próximo a quatro anos em média.[103] Um fator limitador das terapias ablativas é a ausência de um espécime histológico, o que diferencia a valorização do sucesso ou do fracasso da terapia (Fig. 8.1).

Com a EMR isolada ou combinada com terapias ablativas obtém-se um material histológico particularmente importante no EB com nodulações; nos casos de carcinoma intramucoso, oferece informações com relação à diferenciação do mesmo, presença ou ausência de infiltração linfovascular, profundidade da invasão e se há comprometimento ou não das margens da ressecção.[104] Não consideramos uma boa prática a técnica endoscópica que descreve a ligadura sem ressecção da mucosa.[105]

Técnicas de EMR descritas incluem a ressecção com alça de polipectomia, injeção na submucosa para levantar e cortar, ressecções feitas por *cap*, e ressecções com ligaduras.[94] A ligadura com posterior ressecção é um método simples e fácil de ser implementado e é estendido a partir da experiência com a ligadura das varizes esofágicas.[106,107] A ressecção com bandas pode ser feita com ou sem a prévia injeção de qualquer solução, aspirando o tecido para um *cap* para depois liberar a banda; essa conduta cria um pseudopólipo, que depois é ressecado com a alça de polipectomia e recuperado para exame histológico. A ressecção assistida por *cap* tem sido comparada

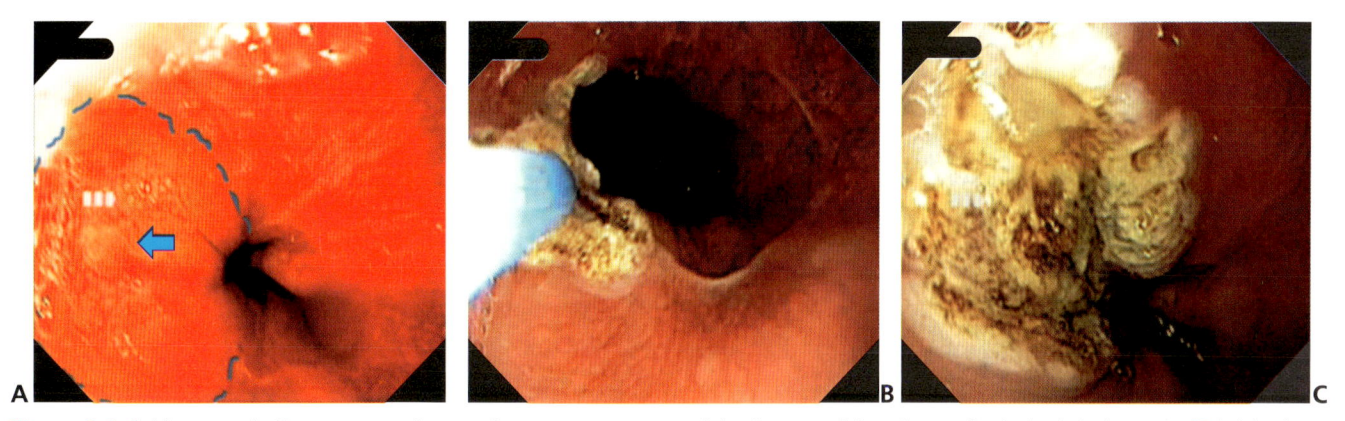

Diagnóstico e Tratamento Endoscópico do Esôfago de Barrett

Figura 8.1. A. Lingueta de Barrett curto destacada por traços com nodulação central *(seta)* com displasia de baixo grau. **B.** Início da terapia com Plasma de Argônio a 60 Watts com 1 lt/min de fluxo que vai de distal a proximal. **C.** Terapia com Plasma de Argônio finalizada onde se alcançou a ablação da lingueta de Barrett e seu nódulo central.

com a ressecção com bandas com a mesma segurança e eficiência (Fig. 8.2).[108]

Uma prática recente de implementação para o tratamento do EB com displasia é a ablação com radiofrequência (RFA). Na RFA, aplica-se corrente elétrica alternada, formando um campo eletromagnético carregado de íons, os quais rapidamente sofrem oscilações, colidindo um com o outro e criando uma fricção molecular que resulta na libera-

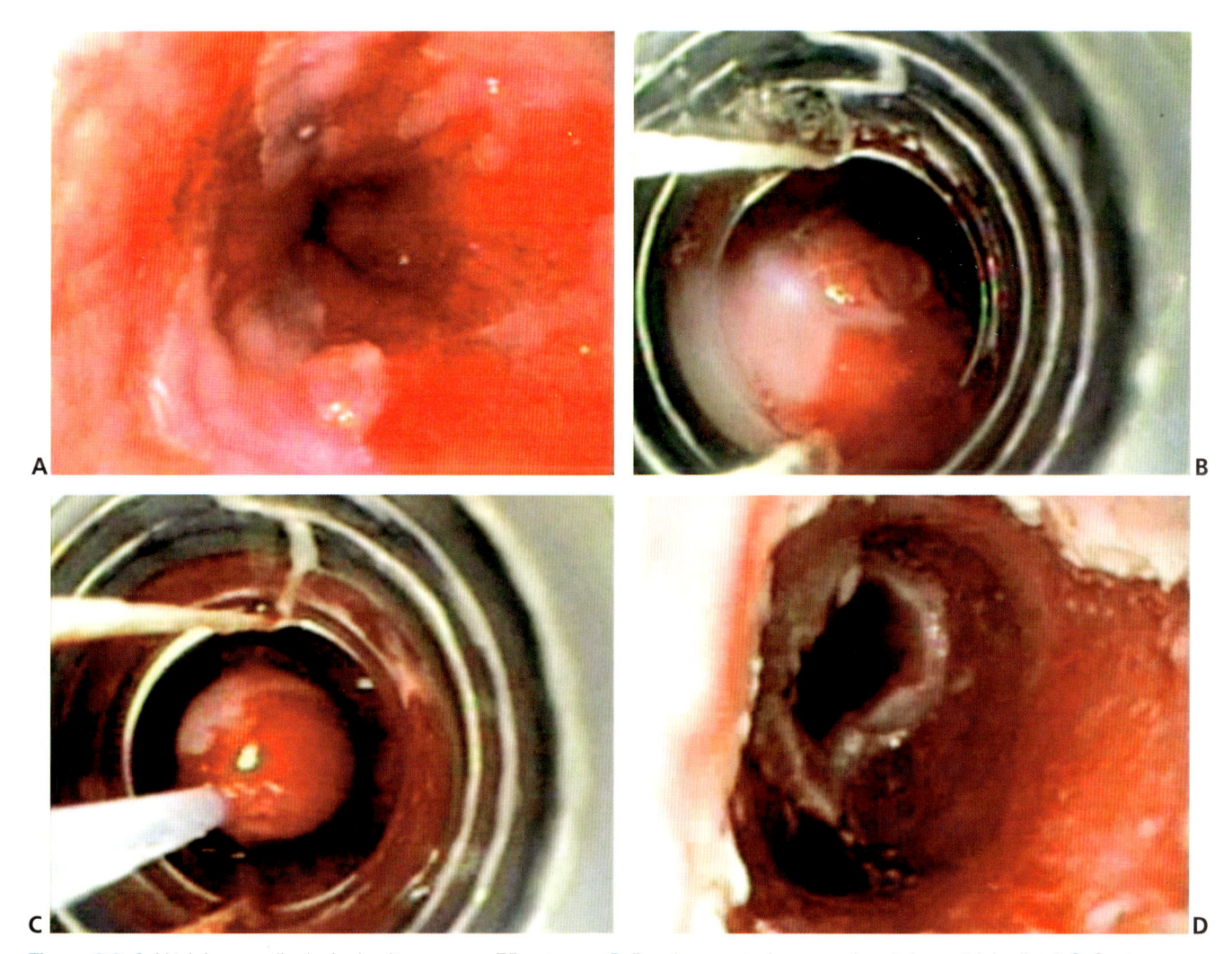

Figura 8.2. A. Nódulo com displasia de alto grau em EB extenso. **B.** Bandas montadas no endoscópio e nódulo distal. **C.** Captura com alça de mucosa ligada com banda. **D.** Aspecto do leito depois da ressecção com alça da mucosa.

ção de energia exotérmica, que, aplicada ao tecido esofágico, leva a uma lesão térmica controlada com vaporização de água, coagulação de proteínas e necrose celular para destruir o epitélio metaplásico ou displásico e, assim, estimular o processo de regeneração do epitélio.[109] Não devem existir alterações de contato entre o esôfago e a interface da ablação para que ocorra uma erradicação eficaz da mucosa. Sendo assim, a RFA, geralmente, não é aplicada ao tecido nodular com intenção curativa.

Em um primeiro estudo para a erradicação do EB com displasia, ensaio randomizado, controlado, simulado, multicêntrico, de RFA *versus* um grupo de controle, Shaheen mostrou 77 *versus* 2,3% de erradicação do EB, 81 *versus* 19% na erradicação da displasia de alto grau, 90 *versus* 23% na erradicação de qualquer displasia, 2,4 *versus* 19% no índice de progressão para o câncer com 6% de estenose em um seguimento de 12 meses.[110] Recentemente estes pesquisadores atualizaram suas cifras com um seguimento a longo prazo e demonstraram índices de erradicação da displasia e da metaplasia intestinal de 98 e 91%, respectivamente, para segmentos longos de EB (média de 5 cm) depois de 3 anos de seguimento.[111]

A evidência de diferentes estudos bem desenhados, como citado anteriormente, randomizados, controlados e cegos,[112] sugere que a RFA é muito efetiva para remover o EB por meio de endoscopia e histologia com uma margem de segurança favorável.[113] Embora o seguimento a longo prazo seja limitado, no seguimento em 5 anos a erradicação do EB mantém-se em mais de 90% dos pacientes.[114] Além disso, estudos das propriedades do epitélio neoescamoso que se regenera depois da RFA mostram ausência das anomalias oncogênicas preexistentes, sugerindo uma transição para um epitélio de baixo risco (Fig. 8.3).[115]

Até a presente data não existe uma indicação consistente e uniforme no tratamento do EB com displasia ou do carcinoma *in situ* do esôfago.[116] Apesar do crescente interesse no tratamento dessa condição, a maioria dos protocolos de tratamento recomenda apenas o seguimento para os pacientes com EB, a fim de determinar o aparecimento precoce do câncer. A frequência do seguimento endoscópico dependerá do tipo de lesões associadas ao EB segundo o que foi informado pelos achados histológicos.[117] Para a metaplasia isolada, a endoscopia com biópsias é recomendável a cada 2 a 3 anos; para a displasia de baixo grau, a cada ano e, para a displasia de alto grau, a cada 3 a 6 meses.[118] No entanto, diferentes autores propõem a remoção cirúrgica nos casos de displasia de baixo ou de alto grau, embora o aperfeiçoamento e o desenvolvimento das técnicas de terapia endoscópica tenham conseguido impactar favoravelmente o problema.[119-121]

A RFA é um dos métodos mais recentemente descritos para o tratamento do EB. Dados de dois grandes ensaios clínicos sugerem um índice de sucesso de 92% em 5 anos, inclusive em pacientes com apenas metaplasia sem displasia.[118,122] Para pacientes com baixo grau de displasia, mostrou-se eficiente em 81 e em 90% dos casos de displasia de alto grau.[123,124] A terapia com RFA é tão eficiente quanto a ressecção endoscópica da mucosa, mas com um índice menor de complicações.[110]

As complicações descritas e relacionadas com a RFA são náuseas, dor torácica, disfagia e odinofagia, ambas transitórias, estenose, mediastinite e até mesmo perfuração esofágica, que foi tratada com um *stent* autoexpansível.[125-127] A esteno-

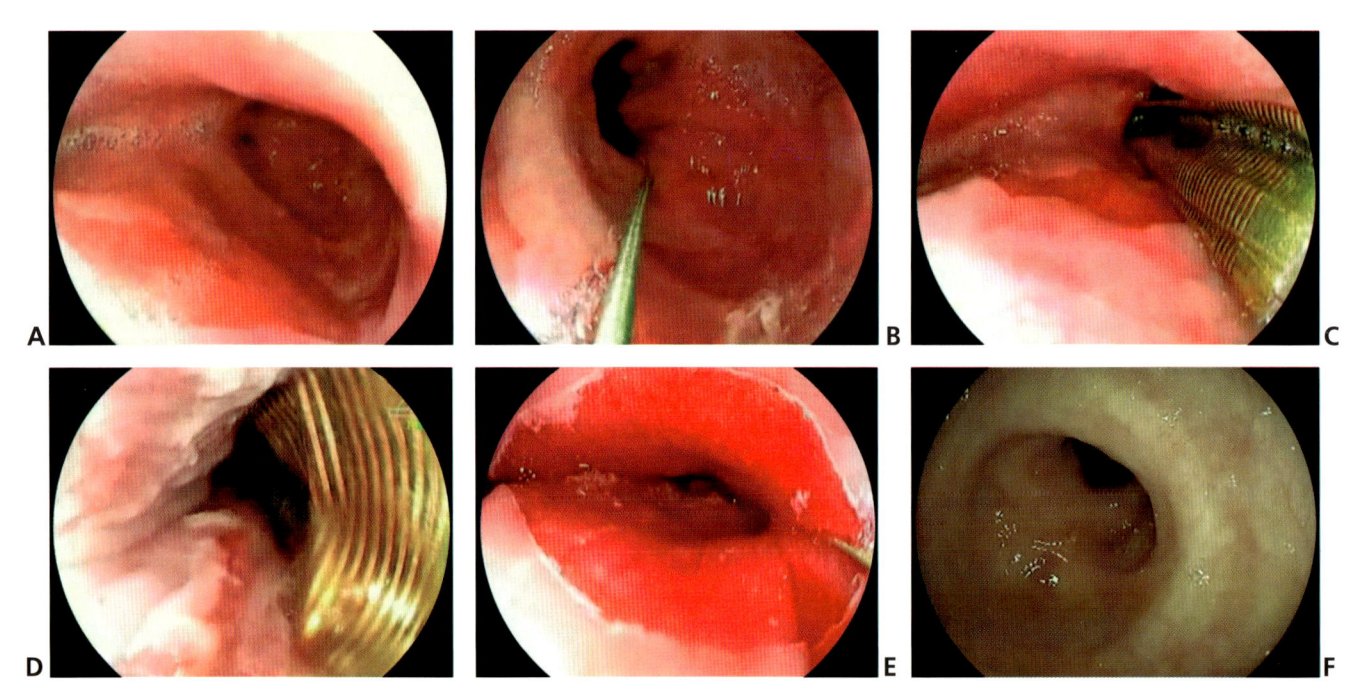

Figura 8.3. A. Esôfago de Barrett longo com displasia de alto grau. **B.** Passagem da guia para o cateter medidor e de radiofrequência. **C.** Balão de radiofrequência posicionado 1 cm acima do EB. **D.** Efeitos sobre o EB do cateter de radiofrequência HALO[360]. **E.** Aspecto do esôfago depois da RFA e do debridamento. **F.** Controle aos 3 meses com cicatrizes depois da terapia com RFA.

se foi a complicação mais consistente em nossos pacientes e estimada em 8% das terapias, o que é muito menor que 88% descritos depois da ressecção endoscópica mucosa.[128]

Não foram encontradas complicações significativas no grupo tratado. Em grande parte, isso ocorre devido ao rigoroso critério de adiar a terapia em pacientes com esofagites ulceradas; a realização da terapia nestes pacientes pode levar à perfuração ou a uma estenose significativa.[129] No entanto, recentemente foi descrito o uso concomitante da terapia de ressecção endoscópica da mucosa em 24 pacientes, seguida pela RFA, sem um índice maior de complicações.[130]

Quando se avalia o custo-efetividade da RFA em um estudo com o modelo Markov em uma coorte hipotética de pacientes com 50 anos e EB não displásico, são considerados três cenários:

1. História natural.
2. Apenas o seguimento.
3. RFA.

Considerando um índice de erradicação do EB não displásico por RFA de 50%, intencionalmente mais baixo que o relatado nos estudos, conclui-se que, de acordo com a idade do paciente, o custo da RFA e o índice de erradicação da RFA neste método é custo-efetivo para o EB sem displasia, mas somente dentro dessas condições.[131]

Um segundo modelo econômico foi desenhado para simular a história natural de uma coorte com EB com idades entre 50 e 80 anos ou até a morte. Comparou-se o custo-efetividade em três estratégias:

1. Seguimento.
2. Esofagectomia.
3. RFA.

A ablação endoscópica por RFA do EB com displasia de alto grau aumenta a expectativa de vida em três anos com um custo menor que $6.000 dólares comparado com a não intervenção. A RFA é a estratégia mais custo-efetiva em pacientes com displasia de baixo grau ou sem displasia, desde que a ablação erradique permanentemente a displasia de baixo grau em mais de 28% ou o EB sem displasia em mais de 40%. Para que a RFA seja custo-efetiva, o seguimento deve ser suspenso depois da terapia.[90]

Um terceiro modelo utilizou uma coorte de pacientes com 50 anos e EB com e sem displasia, acompanhados até os 80 anos ou à morte. Foi avaliado o custo-efetividade em três cenários:

1. Seguimento endoscópico com cirurgia se o câncer for detectado.
2. Seguimento endoscópico com RFA se for detectada displasia.
3. RFA inicial acampanhada de seguimento endoscópico.

O estudo encontrou que, entre os pacientes com displasia de alto grau, a RFA inicial acampanhada de seguimento endoscópico foi mais custo-efetiva que outras alternativas propostas.[91]

A RFA recebeu aprovação para o tratamento do EB pela FDA em 2005 para o HALO 360 e em 2006 para o HALO 90. A evidência científica foi considerada de qualidade suficiente para conclusão sobre seu benefício na saúde e na erradicação do epitélio com alto risco. Nesta tecnologia foi comparada com o seguimento endoscópico no caso de displasia de baixo grau demonstrando um melhor prognóstico e um maior custo-efetividade e no grupo tratado com RFA.[110] Além disso, o benefício exato em decorrência da erradicação completa do EB pode ser alcançado fora os estudos formais de pesquisa. Diante disso, a Associação Americana de Gastroenterologia (AGA) recomenda o procedimento e considera a RFA necessária no tratamento do EB displásico,[122] assim como nos protocolos britânicos para o tratamento do EB.[9]

Em um recente estudo retrospectivo com 417 pacientes, foi demonstrado que a maior experiência com o procedimento estava relacionada com os melhores resultados, e não está claro que número é este que garante uma experiência adequada no procedimento.[132]

Uma das principais preocupações com a terapia do EB com RFA é a durabilidade da mesma no decorrer do tempo, com a alta heterogeneidade; uma metanálise de 18 estudos com 3.802 pacientes, que avaliam a eficácia, e 6 estudos com 540 pacientes, que avaliam a durabilidade, demonstra que a erradicação completa do EB com displasia é de 91% e a progressão para câncer foi de apenas 0,7%, sendo que a estenose foi a complicação mais frequente em 5% dos casos.[114]

Ao comparar um tratamento proativo com RFA ao expectante em EB com displasia leve, Phoa,[133] em um estudo multicêntrico, randomizado 1:1 e controlado com 136 pacientes, encontrou que a ablação diminui a progressão para a DAG de 26,5 para 1,5% com uma redução absoluta de 25%, o que corresponde a um NNT de 4. Além disso, a RFA diminui o risco de progressão para câncer de 8,8 para 1,5%, com uma redução absoluta de 7,4%. No grupo tratado, foi alcançada a ablação total de 92,6% da displasia e de 88,2% da metaplasia intestinal comparando-se com 27,9 e 0% no grupo-controle. Os efeitos colaterais foram de 19,1% no grupo tratado; no entanto, eles foram leves. O efeito colateral mais comum foi a estenose, que foi resolvida com uma média de uma dilatação endoscópica.

RESUMO E PERSPECTIVAS FUTURAS

O EB é um distúrbio frequente nos países ocidentais e parece apresentar um aumento da incidência persistente na população em geral, com a obesidade como o fator mais importante para o aumento da incidência. A crescente incidência de EB anuncia um aumento na incidência de ADE nas próximas décadas e enfatiza a necessidade de estratégias eficazes de prevenção. Atualmente, no entanto, o mapeamento de detecção não pode ser recomendado, já que a população em risco também é grande, e as técnicas atuais de seleção são caras. Outras pesquisas menos invasivas e mais rentáveis estão previstas no desenvolvimento de modalidades de detecção do EB, assim como no desenvolvimento de marcadores não endoscópicos que possam prever a presença do EB.

study suggests the need for a minimum of eight biopsies. *Am J Gastroenterol* 2007;102:1154-61.
69. Curvers WL, Peters FP, Elzer B et al. Quality of Barrett's surveillance in the netherlands: a standardized review of endoscopy and pathology reports. *Eur J Gastroenterol Hepatol* 2008;20:601-7.
70. Abrams JA, Kapel RC, Lindberg GM et al. Adherence to biopsy guidelines for Barrett's esophagus surveillance in the community setting in the United States. *Clin Gastroenterol Hepatol* 2009;7:736-42; quiz 10.
71. Sharma P, Hawes RH, Bansal A et al. Standard endoscopy with random biopsies versus narrow band imaging targeted biopsies in Barrett's oesophagus: a prospective, international, randomised controlled trial. *Gut* 2013;62:15-21.
72. Kerkhof M, van Dekken H, Steyerberg EW et al. Grading of dysplasia in Barrett's oesophagus: substantial interobserver variation between general and gastrointestinal pathologists. *Histopathology* 2007;50:920-27.
73. Curvers WL, ten Kate FJ, Krishnadath KK et al. Low-grade dysplasia in Barrett's esophagus: overdiagnosed and underestimated. *Am J Gastroenterol* 2010;105:1523-30.
74. Prasad GA, Bansal A, Sharma P et al. Predictors of progression in Barrett's esophagus: current knowledge and future directions. Am J Gastroenterol 2010;105:1490-502.
75. Bani-Hani KE, Bani-Hani BK, Martin IG. Characteristics of patients with columnar-lined Barrett's esophagus and risk factors for progression to esophageal adenocarcinoma. *World J Gastroenterol* 2005;11:6807-14.
76. den Hoed CM, van Blankenstein M, Dees J et al. The minimal incubation period from the onset of Barrett's oesophagus to symptomatic adenocarcinoma. *Br J Cancer* 2011;105:200-5.
77. Vaughan TL, Kristal AR, Blount PL et al. Nonsteroidal anti-inflammatory drug use, body mass index, and anthropometry in relation to genetic and flow cytometric abnormalities in Barrett's esophagus. *Cancer Epidemiol Biomarkers Prev* 2002;11:745-52.
78. de Jonge PJ, Steyerberg EW, Kuipers EJ et al. Risk factors for the development of esophageal adenocarcinoma in Barrett's esophagus. *Am J Gastroenterol* 2006;101:1421-29.
79. Hage M, Siersema PD, van Dekken H et al. Oesophageal cancer incidence and mortality in patients with long-segment Barrett's oesophagus after a mean follow-up of 12.7 years. *Scand J Gastroenterol* 2004;39:1175-79.
80. Sikkema M, Looman CW, Steyerberg EW et al. Predictors for neoplastic progression in patients with Barrett's Esophagus: a prospective cohort study. *Am J Gastroenterol* 2011;106:1231-38.
81. Wong T, Tian J, Nagar AB. Barrett's surveillance identifies patients with early esophageal adenocarcinoma. *Am J Med* 2010;123:462-67.
82. Tharavej C, Hagen JA, Peters JH et al. Predictive factors of coexisting cancer in Barrett's high-grade dysplasia. *Surg Endosc* 2006;20:439-43.
83. Andrici J, Tio M, Cox MR et al. Hiatal hernia and the risk of Barrett's esophagus. J Gastroenterol Hepatol 2013;28:415-31.
84. Jagadesham VP, Kelty CJ. Low grade dysplasia in Barrett's esophagus: Should we worry? *World J Gastrointest Pathophysiol* 2014;5:91-99.
85. Timmer MR, Sun G, Gorospe EC et al. Predictive biomarkers for Barrett's esophagus: so near and yet so far. *Dis Esophag* 2013;26:574-81.
86. Ramzan Z, Nassri AB, Huerta S. The use of imaging and biomarkers in diagnosing Barrett's esophagus and predicting the risk of neoplastic progression. *Expert Rev Mol Diagn* 2014;14:575-91.
87. Kastelein F, Biermann K, Steyerberg EW et al. Aberrant p53 protein expression is associated with an increased risk of neoplastic progression in patients with Barrett's oesophagus. *Gut* 2013;62:1676-83.
88. Hirst NG, Gordon LG, Whiteman DC et al. Is endoscopic surveillance for non-dysplastic Barrett's esophagus cost-effective? Review of economic evaluations. *J Gastroenterol Hepatol* 2011;26:247-54.
89. Bennett C, Vakil N, Bergman J et al. Consensus statements for management of Barrett's dysplasia and early-stage esophageal adenocarcinoma, based on a Delphi process. *Gastroenterology* 2012;143:336-46.
90. Inadomi JM, Somsouk M, Madanick RD et al. A cost-utility analysis of ablative therapy for Barrett's esophagus. *Gastroenterology* 2009;136:2101-14 e1-6.
91. Hur C, Choi SE, Rubenstein JH et al. The cost effectiveness of radiofrequency ablation for Barrett's esophagus. *Gastroenterology* 2012;143:567-75.
92. Titi M, Overhiser A, Ulusarac O et al. Development of subsquamous high-grade dysplasia and adenocarcinoma after successful radiofrequency ablation of Barrett's esophagus. *Gastroenterology* 2012;143:564-6 e1.
93. Mulligan CR Jr. Multidisciplinary management of esophageal cancer. *Surg Oncol Clin N Am* 2013;22:217-46.
94. Leggett CL, Gorospe EC, Wang KK. Endoscopic therapy for Barrett's esophagus and early esophageal adenocarcinoma. *Gastroenterol Clin N Am* 2013;42:175-85.
95. Evans JA, Early DS, Fukami N et al. The role of endoscopy in Barrett's esophagus and other premalignant conditions of the esophagus. *Gastrointest Endosc* 2012;76:1087-94.
96. Ell C, May A, Pech O et al. Curative endoscopic resection of early esophageal adenocarcinomas (Barrett's cancer). *Gastrointest Endosc* 2007;65:3-10.
97. May A, Gossner L, Pech O et al. Local endoscopic therapy for intraepithelial high-grade neoplasia and early adenocarcinoma in Barrett's oesophagus: acute-phase and intermediate results of a new treatment approach. *Eur J Gastroenterol Hepatol* 2002;14:1085-91.
98. Peters FP, Kara MA, Rosmolen WD et al. Endoscopic treatment of high-grade dysplasia and early stage cancer in Barrett's esophagus. *Gastrointest Endosc* 2005;61:506-14.
99. Guarner-Argente C, Buoncristiano T, Furth EE et al. Long-term outcomes of patients with Barrett's esophagus and high-grade dysplasia or early cancer treated with endoluminal therapies with intention to complete eradication. *Gastrointest Endosc* 2013;77:190-99.
100. Badreddine RJ, Prasad GA, Wang KK et al. Prevalence and predictors of recurrent neoplasia after ablation of Barrett's esophagus. *Gastrointest Endosc* 2010;71:697-703.
101. Pech O, Behrens A, May A et al. Long-term results and risk factor analysis for recurrence after curative endoscopic therapy in 349 patients with high-grade intraepithelial neoplasia and mucosal adenocarcinoma in Barrett's oesophagus. *Gut* 2008;57:1200-6.
102. Pouw RE, Sharma VK, Bergman JJ et al. Radiofrequency ablation for total Barrett's eradication: a description of the endoscopic technique, its clinical results and future prospects. *Endoscopy* 2008;40:1033-40.
103. Castaño R, Rojas A. Evaluación de la eficacia de la terapia ablativa con argón plasma en el esófago de Barrett con displasia: seguimiento prospectivo no menor a un año. *Rev Col Gastroenterol* 2013; En prensa.
104. Bhat YM, Furth EE, Brensinger CM et al. Endoscopic resection with ligation using a multi-band mucosectomy system in

barrett's esophagus with high-grade dysplasia and intramucosal carcinoma. *Therap Adv Gastroenterol* 2009;2:323-30.
105. Diaz-Cervantes E, De-la-Torre-Bravo A, Spechler SJ *et al.* Banding without resection (endoscopic mucosal ligation) as a novel approach for the ablation of short-segment Barrett's epithelium: results of a pilot study. *Am J Gastroenterol* 2007;102:1640-45.
106. Fleischer DE, Wang GQ, Dawsey S *et al.* Tissue band ligation followed by snare resection (band and snare): a new technique for tissue acquisition in the esophagus. *Gastrointest Endosc* 1996;44:68-72.
107. Tomizawa Y, Iyer PG, Wong Kee Song LM, Buttar NS, Lutzke LS, Wang KK. Safety of endoscopic mucosal resection for Barrett's esophagus. *Am J Gastroenterol* 2013;108:1440-47; quiz 8.
108. May A, Gossner L, Behrens A *et al.* A prospective randomized trial of two different endoscopic resection techniques for early stage cancer of the esophagus. *Gastrointest Endosc* 2003;58:167-75.
109. Bulsiewicz WJ, Shaheen NJ. The role of radiofrequency ablation in the management of Barrett's esophagus. *Gastrointest Endosc Clin N Am* 2011;21:95-109.
110. Shaheen NJ, Sharma P, Overholt BF *et al.* Radiofrequency ablation in Barrett's esophagus with dysplasia. *N Engl J Med* 2009;360:2277-88.
111. Shaheen NJ, Overholt BF, Sampliner RE *et al.* Durability of radiofrequency ablation in Barrett's esophagus with dysplasia. *Gastroenterology* 2011;141:460-68.
112. Phoa KN, Pouw RE, van Vilsteren FG *et al.* Remission of Barrett's esophagus with early neoplasia 5 years after radiofrequency ablation with endoscopic resection: a Netherlands cohort study. *Gastroenterology* 2013;145:96-104.
113. Orman ES, Kim HP, Bulsiewicz WJ *et al.* Intestinal metaplasia recurs infrequently in patients successfully treated for Barrett's esophagus with radiofrequency ablation. *Am J Gastroenterol* 2013;108:187-95; quiz 96.
114. Orman ES, Li N, Shaheen NJ. Efficacy and durability of radiofrequency ablation for Barrett's Esophagus: systematic review and meta-analysis. *Clin Gastroenterol Hepatol* 2013;11:1245-55.
115. Pouw RE, Gondrie JJ, Rygiel AM *et al.* Properties of the neosquamous epithelium after radiofrequency ablation of Barrett's esophagus containing neoplasia. *Am J Gastroenterol* 2009;104:1366-73.
116. Chadwick G, Groene O, Markar SR *et al.* Systematic review comparing radiofrequency ablation and complete endoscopic resection in treating dysplastic Barrett's esophagus: a critical assessment of histologic outcomes and adverse events. *Gastrointest Endosc* 2014 May;79(5):718-731.e3.
117. Singh M, Gupta N, Gaddam S *et al.* Practice patterns among US gastroenterologists regarding endoscopic management of Barrett's esophagus. *Gastrointest Endosc* 2013;78:689-95.
118. Fleisher LA. Improving perioperative outcomes: my journey into risk, patient preferences, guidelines, and performance measures: Ninth Honorary FAER Research Lecture. *Anesthesiology* 2010;112:794-801.
119. Qumseya BJ, Wang H, Badie N *et al.* Advanced imaging technologies increase detection of dysplasia and neoplasia in patients with Barrett's esophagus: a meta-analysis and systematic review. *Clin Gastroenterol Hepatol* 2013;11:1562-70 e1-2.
120. Gaddam S, Wani S. Endoscopic therapy of Barrett esophagus. *Gastrointest Endosc Clin N Am* 2013;23:1-16.
121. Wu J, Pan YM, Wang TT *et al.* Endotherapy versus surgery for early neoplasia in Barrett's esophagus: a meta-analysis. *Gastrointest Endosc* 2014 Feb;79(2):233-241.e2..
122. Lyday WD, Corbett FS, Kuperman DA *et al.* Radiofrequency ablation of Barrett's esophagus: outcomes of 429 patients from a multicenter community practice registry. *Endoscopy* 2010;42:272-78.
123. Ganz RA, Overholt BF, Sharma VK *et al.* Circumferential ablation of Barrett's esophagus that contains high-grade dysplasia: a US Multicenter Registry. *Gastrointest Endosc* 2008;68:35-40.
124. Sharma VK, Wang KK, Overholt BF *et al.* Balloon-based, circumferential, endoscopic radiofrequency ablation of Barrett's esophagus: 1-year follow-up of 100 patients. *Gastrointest Endosc* 2007;65:185-95.
125. Fleischer DE, Overholt BF, Sharma VK *et al.* Endoscopic ablation of Barrett's esophagus: a multicenter study with 2.5-year follow-up. *Gastrointest Endosc* 2008;68:867-76.
126. Yoon SS, Rivera R, Antignano L *et al.* A case of mediastinitis after radiofrequency ablation for Barrett's esophagus. *Gastrointest Endosc* 2011;74:1407-8.
127. Vahabzadeh B, Rastogi A, Bansal A *et al.* Use of a plastic endoprosthesis to successfully treat esophageal perforation following radiofrequency ablation of Barrett's esophagus. *Endoscopy* 2011;43:67-69.
128. Chennat J, Konda VJ, Ross AS, *et al.* Complete Barrett's eradication endoscopic mucosal resection: an effective treatment modality for high-grade dysplasia and intramucosal carcinoma—an American single-center experience. *Am J Gastroenterol* 2009;104:2684-92.
129. Dabrowski WP, Szczepanik AB, Misiak A *et al.* Radiofrequency ablation in the management of Barrett's esophagus - preliminary own experience. *Wideochir Inne Tech Malo Inwazyjne* 2013;8:107-11.
130. van Vilsteren FG, Alvarez Herrero L, Pouw RE *et al.* Radiofrequency ablation and endoscopic resection in a single session for Barrett's esophagus containing early neoplasia: a feasibility study. *Endoscopy* 2012;44:1096-104.
131. Das A, Wells C, Kim HJ *et al.* An economic analysis of endoscopic ablative therapy for management of nondysplastic Barrett's esophagus. *Endoscopy* 2009;41:400-8.
132. Fudman DI, Lightdale CJ, Poneros JM *et al.* Positive correlation between endoscopist radiofrequency ablation volume and response rates in Barrett's esophagus. *Gastrointest Endosc* 2014 July;80(1):71-77.
133. Phoa KN, van Vilsteren FG, Weusten BL *et al.* Radiofrequency ablation vs endoscopic surveillance for patients with Barrett esophagus and low-grade dysplasia: a randomized clinical trial. *JAMA* 2014;311:1209-17.

Tratamento Endoscópico de Lesões Precursoras e de Neoplasia Precoce do Estômago

9

Fabián Emura ▪ Erwin Waxman ▪ Everson L. A. Artifon

INTRODUÇÃO

Em países ocidentais, a maioria dos cânceres gástricos é diagnosticada em estado avançado com uma sobrevida menor que 20% em 5 anos.[1,2] Por outro lado, no Japão, aproximadamente metade dos tumores gástricos é diagnosticada precocemente (estádio 0) e a sobrevida neste estádio é maior que 85% em 10 anos.[3] A experiência japonesa tem demonstrado que a massificação da endoscopia digestiva permitiu o aumento do diagnóstico precoce. Hosokawa *et al.*, em um estudo japonês com 11.763 participantes entre 40 e 75 anos, relatou diminuição global na mortalidade por câncer gástrico de 65% e redução de 80% em homens.[4] No Ocidente, Longo relatou que a detecção do câncer em estádio 0 aumentou significativamente com a adoção da endoscopia como primeira linha de diagnóstico.[5]

Estudos prospectivos a longo prazo têm demonstrado que existe uma evolução natural do câncer gástrico do tipo intestinal de neoplasia gástrica não invasiva (indefinido para displasia, displasia de baixo grau, displasia de alto grau) para neoplasia gástrica invasiva. Portanto, há um evidente benefício não só na identificação de lesões precursoras mas também no seguimento endoscópico e no tratamento.[6-10]

LESÕES INDEFINIDAS PARA NEOPLASIA NÃO INVASIVA

Não é raro que a histopatologia relate "indefinido para neoplasia não invasiva". Nestes casos, a imprecisão histopatológica deve-se, normalmente, à inflamação concomitante aguda ou crônica produzida pela infecção causada pelo *H.pylori*. Recomenda-se erradicar a bactéria com o objetivo de diminuir o componente inflamatório das alterações epiteliais. Uma endoscopia de seguimento com biópsia deve ser programada para recategorização da lesão mucosa em uma das várias diferentes opções: desaparecimento, persistência, displasia de baixo grau ou displasia de alto grau.[11,12] Nestes casos, também recomenda-se a suspensão temporária de fármacos como esteroides, analgésicos tipo aspirina ou outros anti-inflamatórios não esteroides.

LESÕES COM DISPLASIA DE BAIXO GRAU

A progressão das lesões gástricas com displasia de baixo grau foi avaliada prospectivamente por Rugge *et al.*[13] Este estudo demonstrou que em 48 dos 90 pacientes (53,3%) foi observada regressão (desaparecimento) da lesão. Foi encontrada persistência em 28 casos (31,1%) e a progressão para a displasia de alto grau foi observada em 6 pacientes (6,6%). Em 8 casos (8,8%), a displasia de baixo grau progrediu para câncer gástrico depois de uma média de 48 meses de seguimento. Do ponto de vista custo/benefício, este estudo recomenda seguimento endoscópico para todos os casos com displasia de baixo grau.

LESÕES COM DISPLASIA DE ALTO GRAU (CÂNCER EM ESTÁDIO 0)

Patologistas japoneses e ocidentais, utilizando a classificação de Viena, unificaram em uma mesma categoria (categoria 4) a displasia de alto grau (DAG) e o carcinoma não invasivo (carcinoma *in situ*).[14] No estudo de Rugge *et al.*, das 16 DAG nas quais foi feito seguimento endoscópico, 11 lesões (68,7%) evoluíram para neoplasia invasiva em um período médio de 48 meses de seguimento.[13] Diferentemente da displasia de baixo grau, a displasia de alto grau requer tratamento endoscópico idealmente em bloco e com intenção curativa.

TRATAMENTO ENDOSCÓPICO DO CÂNCER GÁSTRICO PRECOCE

O tratamento endoscópico revolucionou o tratamento minimamente invasivo do câncer gástrico precoce ao permitir a extração em bloco de tumores grandes e não ficar limitado ao tamanho da lesão, constituindo-se em uma excelente opção para substituir a cirurgia convencional no tratamento de determinados estádios do câncer gastrintestinal.[15] Existem dois tipos de técnicas endoscópicas para o tratamento do câncer gástrico precoce: a mucossectomia e a dissecção endoscópica da submucosa (DES).

MUCOSSECTOMIA ENDOSCÓPICA

A mucossectomia endoscópica para o CGT é praticada no Japão desde 1987 como uma alternativa para o tratamento cirúrgico e com bons resultados. Os relatos iniciais descrevem esta técnica como um procedimento relativamente simples do qual são derivados vários métodos: alça de polipectomia somente, alça-fórceps com endoscópio de duplo canal, *cap* de sucção e corte e *cap*-ligadura e corte.[16-18] No entanto, na publicação com um número maior (479 casos), Ono *et al.* relataram ressecção incompleta com bordas positivas em 13% (16/128) de lesões de 10-20 mm e em 50% (4/8) de lesões > 30 mm. Além disso, 17,5% (84/479) dos espécimes não foram avaliáveis histologicamente devido a lesão diatérmica, dano mecânico ou fragmentação múltipla.[19] Em razão destes resultados e das limitações intrínsecas da mucossectomia padrão (insuficiente para lesões > 15 mm e necessidade de endoscópio de duplo canal), foi desenvolvida uma técnica que remove mais tecido sadio ao redor (borda oncológica horizontal) e mais tecido submucoso (borda oncológica vertical) do que a mucossectomia padrão. A partir disso, surgiu a DES que é utilizada em centros japoneses de referência desde 1997 e agora de grande aceitação internacional.[20,21]

DISSECÇÃO ENDOSCÓPICA DA SUBMUCOSA

Em razão do baixo risco de recidiva local e da facilidade de fornecer uma análise histológica adequada, a DES com bisturi endoscópico tem sido proposta como o método ideal, pois oferece vantagens quando comparada com a cirurgia padrão entre as quais podemos citar: curta permanência no hospital, menor morbi-mortalidade, não requer antibióticos/analgésicos pós-ressecção, preserva a funcionalidade do órgão e não deixa marcas na pele.[2,22,23]

Justificativa da DES

O fundamento para a utilização da DES começou com um estudo japonês do *National Cancer Center*, que definiu as lesões tumorais apropriadas para ressecção endoscópica.[24] Entre 5.265 pacientes com câncer gástrico precoce (CGT) nos quais foi feita gastrectomia mais dissecção de gânglios linfáticos, nenhum dos 1.230 CGT bem diferenciados < 30 mm com úlcera ou sem ela foram associados com metástase (95%, IC, 0-0,3%) e nenhum dos 929 CGT sem úlcera foram associados ao comprometimento nodal (95%, IC, 0-0,4%). Em outro estudo, analisando apenas adenocarcinomas que invadiam até a camada submucosa (Sm), foi demonstrado que, nas lesões < 30 mm, bem diferenciadas, sem invasão linfovascular e com invasão somente até a porção superficial da submucosa (Sm1), o risco de invasão de gânglios linfáticos regionais foi de quase zero (95%, IC, 0-3,1%). Tais estudos concluíram que a linfadenectomia não é necessária para lesões precoces que invadam a mucosa ou a Sm1 e que cumpram com os requisitos anteriores.[25]

Dicas para o diagnóstico do câncer gástrico precoce

Um dos procedimentos que possibilitou aumentar a detecção do câncer gástrico precoce foi a codificação alfanumérica de todas as áreas avaliadas em uma endoscopia do trato digestório alto, incluindo a hipofaringe, o esôfago, o estômago e até a segunda porção do duodeno. A observação e o registro de imagens com esta técnica foram denominados endoscopia sistemática.[23] Na situação ideal, deve vir acompanhada pela cromoendoscopia convencional[26] e eletrônica tipo NBI.[27] A associação destes procedimentos é conhecida como cromoendoscopia sistemática ou CES.[23,28] Este tipo de endoscopia aumenta a probabilidade de encontrar uma lesão precoce. É utilizada, rotineiramente, como "pré-medicação" para remover o muco aderido ao epitélio e dissolver as bolhas de saliva.[29] Recomenda-se, no total, um registro mínimo de 35 imagens por paciente. Estima-se que um exame destas características dure uma média de 5 min, incluindo as biópsias (Fig. 9.1). Em um recente estudo feito na Colômbia, a CES demonstrou câncer gástrico precoce em cada 325 exames em adultos voluntários sadios entre 40 e 70 anos.[23]

Indicações atuais de DES

Recentemente, foi relatada a sobrevida dos pacientes operados com DES com base nas indicações iniciais *versus* as indicações estendidas. Não houve diferenças significativas na sobrevida entre os grupos. Portanto, concluiu-se que os pacientes operados com base nos critérios ampliados têm sobrevida igual àqueles tratados conforme as indicações estendidas.[30] As indicações estendidas para DES em CGT são descritas a seguir: displasia de alto grau, adenocarcinoma bem ou moderadamente diferenciado, qualquer tamanho sem ulceração, diâmetro < 30 mm com ulceração, invasão Sm1 < 30 mm, ausência de sinais endoscópicos de invasão em Sm2.[21]

Técnica de DES

A técnica de DES está bem estabelecida e foi descrita previamente (Fig. 9.2).[15,21]

Atualmente o bisturi endoscópico IT Knife2 (modificação do IT Knife original com 3 hastes curtas na face posterior da esfera de cerâmica) é de uso generalizado no Japão e em outros países.[31-33]

O IT Knife2 facilita a incisão circunferencial e permite uma dissecção submucosa mais rápida (Fig. 9.3).[31]

Utilizando o bisturi IT Knife2 em DES gástrica, existem conceitos espaciais e sequenciais que são o princípio básico para se fazer uma dissecção adequada. Estes conceitos são os chamados fundamentos espaciais para a DES.

Fundamentos espaciais

São a essência da técnica do procedimento. O entendimento e a aplicação adequada dos fundamentos espaciais permitem uma técnica depurada, uma adequada dissecção, o uso correto dos instrumentos de endoterapia e, como resultado, poderia aumentar o número de dissecções em bloco com resultado de cura.[34]

- *Horizonte:* é o posicionamento adequado da câmara com relação ao eixo horizontal da lesão. O horizonte adequado

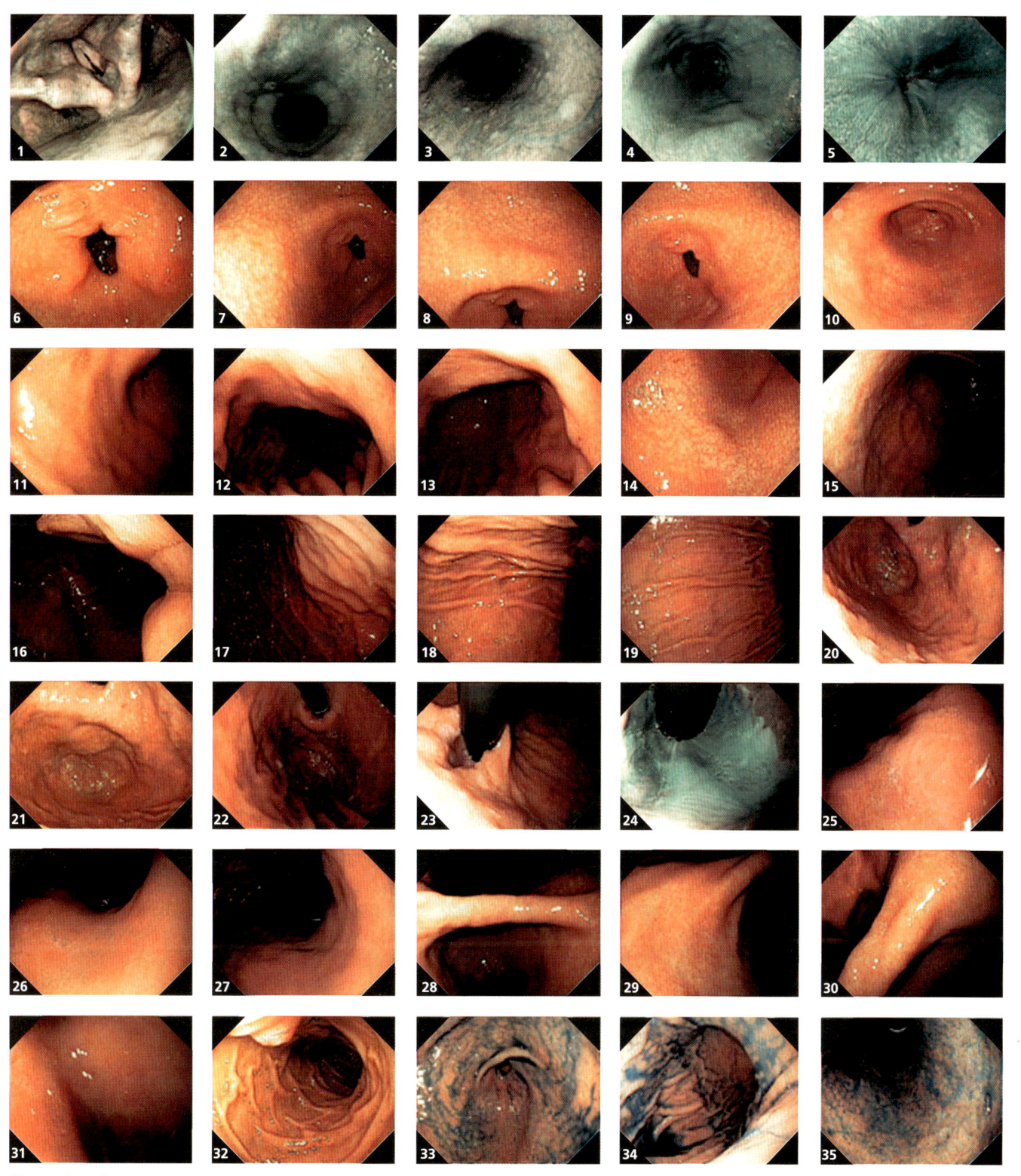

Figura 9.1. Cromoendoscopia sistemática. 1. Hipofaringe NBI. 2. Terço superior Esôfago NBI. 3. Terço médio Esôfago NBI. 4. Terço inferior Esôfago NBI. 5. Hiato esofágico visão direta. 6. Anel pilórico. 7. Antro, face anterior. 8. Antro, curvatura menor. 9. Antro, face posterior. 10. Antro, curvatura maior. 11. Junção antro-terço médio face anterior. 12. Junção antro-terço médio pequena curvatura. 13. Junção antro-terço médio face posterior. 14. Junção antro-terço médio grande curvatura. 15. Terço médio face anterior. 16. Terço médio pequena curvatura. 17. Terço médio face posterior. 18. Terço médio grande curvatura. 19. Terço superior grande curvatura. 20. Terço superior face posterior. 21. Fórnix. 22. Terço superior face anterior. 23. Cárdias. 24. Hiato esofágico em retrovisão. 25. Pequena curvatura terço superior. 26. Pequena curvatura terço médio. 27. Pequena curvatura terço inferior. 28. Ângulo. 29. Ângulo face anterior. 30. Ângulo face posterior. 31. Bulbo duodenal. 32. Segunda porção duodenal. 33. Terço inferior, índigo carmim. 34. Terço médio, índigo carmim. 35. Terço superior, índigo carmim.

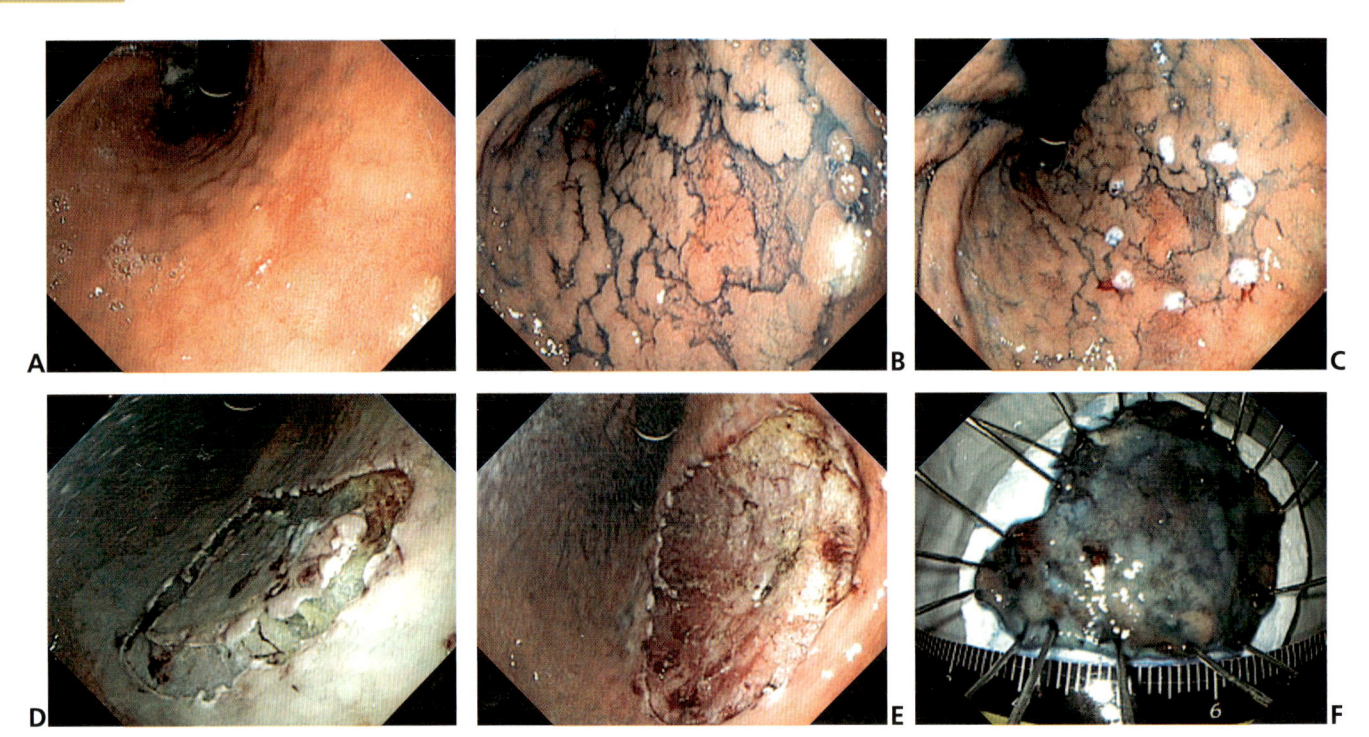

Figura 9.2. Dissecção endoscópica da submucosa (DES) no estômago. **A.** Lesão tipo IIC de 15 mm localizada no terço médio pequena curvatura área 26,0,T1,m. **B.** Observa-se nitidamente a borda da lesão com índigo carmim a 0,25%. **C.** Marcação perilesional a 5 mm da lesão com bisturi convencional. **D.** Incisão circunferencial com IT Knife2 separando o tumor do tecido sadio subjacente. **E.** Dissecção da submucosa de 40 mm de diâmetro deixando exposta a camada muscular própria. **F.** Lesão ressecada, fixada antes de imersão no formaldeído. A análise histopatológica demonstrou displasia de alto grau (carcinoma precoce) sem invasão linfovascular e com bordas de dissecção negativas para tumor.

localiza a lesão na parte superior e a submucosa na parte inferior e deve se manter durante todo o procedimento.
- *Distância:* é o espaço físico entre a lente da câmara e a lesão. Geralmente, deve estar entre 10 e 20 mm. A inserção do bisturi nesta distância melhora o controle adequado do sentido do corte. Distâncias maiores são necessárias em lesões do ângulo e da curvatura menor. Usando um bisturi convencional com capa protetora e fazendo um corte frontal, a distância é reduzida para poucos milímetros.

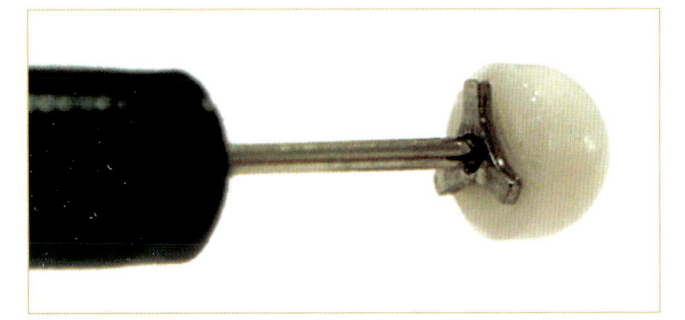

Figura 9.3. Bisturi endoscópico tipo IT Knife2 desenvolvido por Ono *et al*.[31] Consiste em uma esfera de cerâmica branca de 2,2 mm que minimiza o risco de perfuração, uma lâmina de corte com comprimento de 4 mm e três lâminas menores de 0,7 mm localizadas por trás da esfera, facilitando a rapidez na dissecção, o corte circunferencial e a hemostasia (KD-611L; Olympus, Japão).

- *Tensão:* é a força exercida pelo bisturi sobre o tecido submucoso. Ela é aplicada com a correta manipulação tanto dos controles do endoscópio (mão esquerda) como do torque do tubo (mão direita). A tensão deve ser suficiente para fazer um corte de 2,3 mm e pode ser aplicada em qualquer direção.
- *Direção:* é o sentido espacial até onde o bisturi é direcionado. A direção deve ser decidida pelo examinador depois de aplicar a tensão e antes do corte. Habitualmente, em um relógio imaginário, a direção do corte vai das 3 às 6 horas, mas pode ser em sentido diferente, mantendo sempre o sentido paralelo à parede gástrica.
- *Corte:* deve seguir a sequência 1, 2, 3. Um corte ou uma pisada sobre o pedal do eletrocoagulador durante 2 segundos por 3 vezes consecutivas. Esta ordem ou disciplina tática otimiza uma ressecção adequada e minimiza a probabilidade de perfuração da parede.

Resultados de DES no Japão

Em um estudo japonês grande foram relatados 1.033 procedimentos em 945 pacientes.[21] A frequência de ressecção em bloco foi de 98% (1.008/1.033). A frequência total de lesões com margens negativas foi de 93% (957/1.033). Na análise de subgrupos observou-se que esta frequência diminuiu para 86% (271/314) em lesões grandes (≥ 21 mm) e, em lesões ulceradas, 89% (216/243). Recentemente um estudo da Universidade de Tóquio de 276 pacientes com CGT do tipo intestinal relatou sobrevida total em seguimento de 5 anos e sobrevida específica para a doença em 96,2 e 100%, respectivamente, o que a torna comparável com a sobrevida relatada com a gastrectomia,[3] além das consideráveis vantagens da DES sobre a gastrectomia como a preservação do órgão.[35]

Experiência de DES para CGT no Ocidente

Embora limitada, a experiência de DES no estômago é crescente e, cada vez mais, os resultados tendem a ser mais parecidos com os relatos japoneses. Foram relatados estudos de casos na Alemanha,[36] Brasil,[37] Itália,[38] em Portugal[39] e na Colômbia,[32] assim como relatos de casos na Costa Rica[40] e nos EUA.[33]

Complicações

Em geral, comparada com a mucossectomia padrão, a DES poderia ter maior incidência de complicações (perfuração e sangramento), embora nas mãos de especialistas os resultados sejam excelentes e quase a totalidade das complicações podem ser tratadas durante o ato cirúrgico com bons resultados. Sangramento imediato, sangramento tardio e perfuração são as complicações mais frequentes.[41] No estudo de Oda, foi evidenciado sangramento imediato em 7% dos casos, sangramento tardio, em 6% e perfuração em 4% dos casos. Em todos estes casos exceto em um foi feito tratamento endoscópico com sucesso.[21] Em outro estudo, todos os sangramentos foram controlados endoscopicamente com eletrocoagulação, clipagem e solução de trombina sobre a superfície da lesão.[41] Na experiência inicial, na Colômbia, onde foram relatados nove casos, não houve perfuração nem sangramento em nenhum procedimento.[32] Atualmente o tratamento não cirúrgico com clipes e antibióticos é uma opção muito efetiva para o tratamento das perfurações durante a DES.[42,43]

Perspectivas futuras

Olhando para o futuro, pode-se ver a iminente necessidade da formação e/ou consolidação de centros de treinamento em DES que sejam reconhecidos por sua experiência e respaldados pela academia. O que foi dito anteriormente obedece a várias razões: aumento gradual da frequência no diagnóstico do CGT e necessidade de fazer um tratamento com alto padrão de qualidade, atual disponibilidade comercial de elementos de endoterapia, massificação da alta tecnologia em imagens e interesse do médico especialista em se capacitar.[20] Esta formação acadêmica será um dos fundamentos para aumentar não só a frequência como também o índice de cura do câncer gastrintestinal precoce na Colômbia, na América Latina e no mundo.

REFERÊNCIAS BIBLIOGRÁFICAS

1. Neugut AI, Hayek M, Howe G. Epidemiology of gastric cancer. *Semin Oncol* 1996;23:281-91.
2. Pagnini C, Rugge M. Advanced gastric cancer and prognosis. *Virchows Arch A Pathol Anat Histopathol* 1985;406:213-11.
3. Nishi M, Ishihara S, Nakajima T *et al*. Chronological changes of characteristics of early gastric cancer and therapy: experience in the Cancer Institute Hospital of Tokyo, 1950-1994. *J Cancer Res Clin Oncol* 1995;121:535-41.
4. Hosokawa O, Miyanaga T, Kaizaki Y *et al*. Decreased death from gastric cancer by endoscopic screening: association with a population-based cancer registry. *Scand J Gastroenterol* 2008;43:1112-15.
5. Longo WE, Zucker KA, Zdon MJ *et al*. Detection of early gastric cancer in an aggressive endoscopic unit. *Am Surg* 1989;55:100-4.
6. Weinstein WM, Goldstein NS. Gastric dysplasia and its management. *Gastroenterology* 1994;107:1543-45.
7. Rugge M, Cassaro M, Leo G *et al*. Helicobacter pylori and gastric cancer: both primary and secondary preventive measures are required. *Arch Intern Med* 1999;159:2483-84.
8. Lauwers GY, Riddell RH. Gastric epithelial dysplasia. *Gut* 1999;45:784-90.
9. Parsonnet J, Axon AT. Principles of screening and surveillance. *Am J Gastroenterol* 1996;91:847-49.
10. Plummer M, Buiatti E, López G *et al*. Histological diagnosis of precancerous lesions of the stomach: a reliability study. *Int J Epidemiol* 1997;26:716-20.
11. Rugge M, Correa P, Dixon MF *et al*. Gastric dysplasia: the Padova international classification. *Am J Surg Pathol* 2000;24:167-76.
12. Riddell RH, Goldman H, Ransohoff DF *et al*. Dysplasia in inflammatory bowel disease: standardized classification with provisional clinical applications. Hum Pathol 1983;14:931-68.
13. Rugge M, Cassaro M, Di Mario F *et al*. Interdisciplinary Group on Gastric Epithelial Dysplasia (IGGED). The long term outcome of gastric non.invasive neoplasia. *Gut* 2003;52(8):1111-16.
14. Schlemper RJ, Riddell RH, Kato Y *et al*. The Vienna classification of gastrointestinal epithelial neoplasia. *Gut* 2000;47:251-55.
15. Emura F, Oda I, Ono H. Disección Endoscópica de la Submucosa (DES). Un procedimiento superior a la mucosectomia para el tratamiento del cáncer gástrico temprano. *Rev Col Gastroenterol* 2007;22:209-16.
16. Tada M, Mukrakami A, Karita M *et al*. Endoscopic resection of early gastric cancer. *Endoscopy* 1993;25:445-51.
17. Sano T, Okuyama Y, Kobori O *et al*. Early gastric cancer; endoscopic diagnosis of depth of invasion. *Dig Dis Sci* 1990;35:1340-44.
18. Emura F, Ono H. *Resección endoscópica en lesiones gástricas. Técnicas en endoscopia digestiva*. Sociedade Colombiana de Endoscopia Digestiva 2007. p. 251-58, cap. 5.
19. Ono H, Kondo H, Gotoda T *et al*. Endoscopic mucosal resection for treatment of early gastric cancer. *Gut* 2001;48:225-29.
20. Emura F, Oda I. Cáncer gástrico temprano. ¿Qué hacer para que aumente más? *Rev Col Gastroenterol* 2009;24:333-35. (Editorial).
21. Oda I, Gotoda T, Hamanaka H *et al*. Endoscopic submucosal resection for early gastric cancer: Technical feasibility, operation time and complications from a large consecutive series. *Digest Endosc* 2005;17:54-57.
22. Eguchi T, Gotoda T, Hamanaka H *et al*. Is endoscopic one-piece mucosal resection essential for early gastric cancer? *Digest Endosc* 2003;15:113-67.
23. Emura F, Mejía J, Mejía M *et al*. Effectiveness of systematic chromoendoscopy for diagnosis of early cancer and gastric premalignant lesions. Results of two consecutive screening campaigns in Colombia (2006-2007). *Rev Col Gastroenterol* 2010;25:19-30.

24. Gotoda T, Yanagisawa A, Sasako M *et al.* Incidence of lymph node metastasis from early gastric cancer: estimation with large number of cases at two large centers. *Gastric Cancer* 2000;3:219-25.
25. Gotoda T, Sasako M, Ono H *et al.* Evaluation of the necessity for gastrectomy with lymph node dissection for patients with submucosal invasive gastric cancer. *Br J Surg* 2001;88:444-49.
26. Kida M, Kobayashi K, Saigenji K. Routine chromoendoscopy for gastrointestinal diseases: indications revised. *Endoscopy* 2003;35:590-96.
27. Ishihara R, Inoue T, Uedo N *et al.* Significance of each narrow-band imaging finding in diagnosing squamous mucosal high-grade neoplasia of the esophagus. *J Gastroenterol Hepatol* 2010;25:1410-15.
28. Emura F, Sakai P, Quintero I *et al.* Cromoendoscopia sistemática (CES). Calidad en Endoscopia. Editor: Saenz R. 2010. p. 82-84.
29. Fujii T, Iishi H, Tatsuta M *et al.* Effectiveness of premedication with pronase for improving visibility during gastroendoscopy: a randomized controlled trial. *Gastrointest Endosc* 1998;47:382-87.
30. Gotoda T, Iwasaki M, Kusano C *et al.* Endoscopic resection of early gastric cancer treated by guideline and expanded National Cancer Centre criteria. *Br J Surg* 2010;97:868-71.
31. Ono H, Hasuike N, Inui T *et al.* Usefulness of a novel electrosurgical knife, the insulation.tipped diathermic knife.2, for endoscopic submucosal dissection of early gastric cancer. *Gastric Cancer* 2008;11:47-52.
32. Emura F, Ricaurte O, Mejía J *et al.* ESD for early gastric cancer in Colombia. A western validation of the Japanese experience. *Gastrointes Endosc* 2009;69:AB178
33. Wang AY, Emura F, Oda I *et al.* Endoscopic submucosal dissection with electrosurgical knives in a patient on aspirin therapy (with video). *Gastrointest Endosc* 2010;72:1066-71.
34. Emura F, Wang AY. Diseccion endoscópica de la submucosa en cancer gastrointestinal temprano. Endoscopia y patología biliodigestiva. Editor: Landazábal G. 2011: cap. 32; 427-36.
35. Goto O, Fujishiro M, Kodashima S *et al.* Outcomes of endoscopic submucosal dissection for early gastric cancer with special reference to validation for curability criteria. *Endoscopy* 2009;41:118-22.
36. Rosch T, Sarbia M, Schumacher B *et al.* Attempted endoscopic en bloc resection of mucosal and submucosal tumors using insulated.tip knives: a pilot series. *Endoscopy* 2004;36:788-801.
37. Cardoso DM, Campoli PM, Yokoi C *et al.* Initial experience in Brazil with endoscopic submucosal dissection for early gastric cancer using insulation. tipped knife: a safety and feasibility study. Gastric *Cancer* 2008;11:226-32.
38. Catalano F, Trecca A, Rodella L *et al.* The modern treatment of early gastric cancer: our experience in an Italian cohort. *Surg Endosc* 2009;23:1581.6.
39. Dinis-Ribeiro M, Pimentel-Nunes P, Afonso M *et al.* A European case series of endoscopic submucosal dissection for gastric superficial lesions. *Gastrointest Endosc* 2009;69:350-55.
40. Con SA, Con.Chin GR, Kishimoto G *et al.* Endoscopic submucosal dissection (esd) for the curative treatment of early gastric cancer: initial experience in Costa Rica. *Rev Gastroenterol Peru* 2009;29:276-80.
41. Ono H, Kondo H, Gotoda T *et al.* Endoscopic mucosal resection for treatment of early gastric cancer. *Gut* 2001;48:225-29.
42. Minami S, Gotoda T, Ono H *et al.* Complete endoscopic closure of gastric perforation induced by endoscopic resection of early gastric cancer using endoclips can prevent surgery (with video). *Gastrointest Endosc* 2006;63:596-601.
43. Fujishiro M, Yahagi N, Kakushima N *et al.* Successful nonsurgical management of perforation complicating endoscopic submucosal dissection of gastrointestinal epithelial neoplasms. *Endoscopy* 2006;38:1001-6.

Tratamento Endoscópico de Lesões Precursoras e de Neoplasias Precoces no Cólon

10

José Ignacio Restrepo ▪ Jorge Iván Sierra Jaramillo
Jaime Escobar Cardona ▪ Everson L. A. Artifon

INTRODUÇÃO

A tecnologia endoscópica sofreu mudanças notáveis desde o primeiro sistema de condução de luz criado pelo urologista alemão Philip Bozzini, em 1806, para visualizar a bexiga, o reto e o esôfago de seus pacientes, passando por Mikulicz, Waye e outros até os dias atuais, onde se obteve uma tecnologia capaz de visualizar e analisar, por meio de biópsias, todo o trato gastrintestinal. Ao mesmo tempo, avança-se tecnologicamente na fabricação de inúmeros dispositivos como fórceps, bisturis, agulhas de injeção, cestas, balões de dilatação e ferramentas, todos com o propósito de facilitar o tratamento de lesões normalmente complexas e suscetíveis de terapia endoscópica.[1]

Deve-se ter em mente que, embora o rastreamento de rotina feito por colonoscopia seja o método mais efetivo para reduzir a mortalidade por câncer colorretal (CCR), com base na identificação precoce e na ressecção de lesões polipoides, a porcentagem de pólipos não visualizados continua sendo alta, entre 6-29% com variações que dependem, principalmente, do tamanho da lesão.[2,3] Assim, temos 2,1% para pólipos maiores que 1 cm, 13% para aqueles entre 5-10 mm e 26% para pólipos de 1-5 mm.[4] Estas porcentagens podem aumentar, dependendo de outros fatores como preparo colônico deficiente,[5] tempo de retirada do colonoscópio, que deve ser igual ou maior que 6 min,[6,7] experiência do endoscopista, presença de pregas grandes, sedação,[8] morfologia do pólipo, localização[9,10] e até mesmo o momento do dia no qual o exame é feito (colonoscopias de tarde *versus* de manhã em razão do cansaço médico).[11,12]

PÓLIPOS EPITELIAIS NÃO NEOPLÁSICOS

As lesões colorretais não neoplásicas podem ser classificadas em lesões epiteliais e lesões mesenquimais. As lesões epiteliais polipoides são resultantes de inflamação, maturação anômala ou devido a uma arquitetura anormal. As lesões mesenquimais são originadas nas células do tecido conjuntivo e estão localizadas na submucosa ou na parede e algumas são polipoides.[13]

Pólipos hiperplásicos

A incidência destes pólipos benignos aumenta com a idade; são assintomáticos e a maioria deles é menor que 5 mm.[13,14] Na endoscopia convencional, normalmente são pequenos, sésseis, regulares na periferia, da cor da mucosa normal ou ligeiramente rosados.

Com os equipamentos de magnificação, somados à cromoendoscopia, podem ser observadas as fovéolas estreladas características, com capilares bem demarcados ao redor delas.[15,16] Confirmada sua natureza histológica, podem ser ressecados endoscopicamente.

Os pólipos hiperplásicos são os pólipos mais comuns não neoplásicos no cólon. São pequenos nódulos ou lesões elevadas que podem ser indistinguíveis macroscopicamente dos pólipos adenomatosos.

- *Histologia:* os pólipos hiperplásicos são formados por um componente celular normal, não apresentam displasia e têm um padrão serrilhado característico quando são visualizados ao seccionar a cripta no seu longo eixo. A proliferação hiperplásica ocorre, principalmente, na parte basal da cripta, característica que pode ser avaliada nas colorações com hematoxilina-eosina, que são utilizadas pelos patologistas para diferenciar os pólipos hiperplásicos dos adenomas.[17]
- *Localização:* normalmente são encontrados no retosigmoide e são menores que 5 mm de diâmetro.[18]
- *Risco de câncer:* os pólipos hiperplásicos pequenos distais raras vezes dão origem ao câncer colorretal.
- *Seguimento:* uma diretriz de 2006, aprovada pela *American Gsstroenterological Association* (AGA), *American Society for Gastrointestinal Endoscopy*, *American College of Radiology* e *America Cancer Society*, sugere que quando forem encontrados pólipos hiperplásicos pequenos retais seja feita uma colonoscopia normal.[19]

Vários estudos avaliaram o risco de neoplasias proximais em pacientes que têm pólipos hiperplásicos distais.[20,21] O consenso geral é que pólipos hiperplásicos pequenos de cólon esquerdo não são um marcador significativo do risco de câncer de cólon e encontrá-los em uma sigmoidoscopia não é indicação rotineira para colonoscopia. No entanto, os estudos sugerem que lesões serrilhadas que são maiores ou proximais podem estar associadas a um risco maior de neoplasia.

Síndrome de polipose hiperplásica. A síndrome de polipose hiperplásica refere-se a uma rara condição caracterizada por múltiplos pólipos hiperplásicos grandes ou pólipos hiperplásicos proximais e, ocasionalmente, poucos adenomas serrilhados (ver pólipos serrilhados sésseis e adenomas serrilhados a seguir) ou pólipos mistos hiperplásicos e adenomatosos.[22,23] Os critérios da Organização Mundial da Saúde para a síndrome de polipose hiperplásica requerem a presença de uma ou mais das seguintes condições:

- Pelo menos cinco pólipos hiperplásicos proximais no cólon sigmoide, dos quais dois devem ser maiores que 1 cm.
- Qualquer número de pólipos hiperplásicos proximais no cólon sigmoide em uma pessoa que tenha um familiar em primeiro grau com polipose hiperplásica.
- Mais de 30 pólipos hiperplásicos distribuídos ao longo do cólon.

Diferentemente dos pacientes com pólipos hiperplásicos esporádicos pequenos distais, os pacientes com a síndrome de polipose hiperplásica parecem ter maior risco de desenvolver câncer colorretal.

Lesões mesenquimais

Pólipos hamartomatosos

São lesões benignas compostas por uma mistura de tecido epitelial e mesenquimal. Os pólipos juvenis são hamartomatosos; a maioria é arredondada, rosada, pediculada e menor que 2 cm. A camada muscular da mucosa não participa na formação dos pólipos juvenis, que ocorrem mais em crianças. Pode haver sintomas de sangramento retal, descargas de muco, diarreia e dor abdominal devido à intussuscepção.[24] Estas lesões hamartomatosas, quando pequenas, aparecem na endoscopia como manchas vermelhas características. Os pólipos juvenis maiores podem perder esta individualidade e tornam-se indistinguíveis dos outros tipos de pólipo. A cromoendoscopia demonstra o padrão normal das fovéolas na mucosa; a ressecção, então, é fundamental para o diagnóstico histopatológico.[25] Histologicamente são glândulas císticas dilatadas com secreção mucosa do epitélio, lâmina própria inflamada e congestiva; estes achados são tipicamente encontrados nos pólipos juvenis ou nas lesões do tipo retenção (hamartomas). A presença de mais de cinco pólipos juvenis é considerada uma polipose juvenil e está associada ao aumento no risco de desenvolvimento de carcinoma de pâncreas, mama, pulmão, ovário e útero; quando a polipose juvenil está associada ao adenocarcinoma gastrintestinal significa que, concomitantemente, existem adenomas que se desenvolvem principalmente no cólon e no reto.[12]

- *Polipose juvenil:* define-se, frequentemente, como o aparecimento de 10 ou mais pólipos juvenis. Aproximadamente 1/3 dos casos de polipose juvenil tem história de lesões semelhantes em pelo menos um parente de primeiro grau e chama-se polipose juvenil familiar. Esta se associa com um risco maior de desenvolver câncer colorretal e, em algumas famílias, câncer gástrico, principalmente onde existem pólipos gastrintestinais no intestino proximal e distal.[26]
- *Pólipos de Peutz-Jeghers:* lesão hamartomatosa do epitélio glandular suportado por células de músculo liso contíguo à camada muscular da mucosa. Quase sempre está associada com a síndrome de Peutz-Jeghers. Geralmente, os pólipos são benignos, mas podem crescer progressivamente e produzir sintomas ou malignar. Os pacientes com a síndrome de Peutz-Jeghers correm maior risco de desenvolver cânceres gastrintestinais (estômago, intestino delgado, cólon, pâncreas) e cânceres não digestivos, principalmente, o câncer de mama e o câncer de testículo, tendo risco acumulado global de câncer em torno de 50% quando chegam aos 60 anos.[27]
- *Síndrome de Cronkhite-Canada:* é uma doença rara, não familiar, de etiologia desconhecida, associada à alopecia, hiperpigmentação cutânea, polipose gastrintestinal, onicodistrofia, diarreia, perda de peso e dor abdominal. Os pólipos são hamartomas e não parecem ser neoplásicos histologicamente. Suas características incluem expansão mixoide da lâmina própria e aumento de eosinófilos nos pólipos. Taxas de mortalidade de 5 anos tão altas como 55% são devidos as mortes por hemorragia gastrintestinal, sepse e insuficiência cardíaca congestiva. O tratamento consiste em suporte nutricional, glicocorticoides, bloqueadores de secreção ácida e antibióticos, mas nenhum tratamento específico demonstrou ser suficientemente eficaz.[28]

Pólipos inflamatórios

Este tipo de pólipo pode ocorrer de forma isolada, como parte da doença inflamatória intestinal ou durante a cicatrização de uma colite isquêmica.[29,30] O pólipo inflamatório ou pseudopólipo representa uma regeneração da mucosa inflamada circundada por um tecido ulcerado.[31] Com os equipamentos de magnificação acompanhados de cromoendoscopia pode-se observar as fovéolas tipo I da classificação de Kudo (ver adiante) características da mucosa normal. A biópsia endoscópica confirma o diagnóstico.

Pólipos linfoides

São lesões benignas focais ou difusas que ocorrem na presença de folículos linfoides. Estes pólipos são compostos por tecido linfoide bem diferenciado e geralmente são encontrados no reto. A biópsia endoscópica esclarece o diagnóstico para diferenciá-lo de um linfoma ou de uma hiperplasia linfoide do cólon.[13,29]

Lipomas

Tumor benigno oriundo do tecido adiposo da parede do cólon. É uma lesão rara encontrada entre 0,11 e 0,15% nas colonoscopias[13] e geralmente está presente em pacientes com mais de 60 anos; 70% dos lipomas estão localizados no cólon direito, 90%, na submucosa e o restante, nas camadas subserosa ou muscular própria. Sintomas de dor abdominal e sangramento digestivo inferior são os mais frequentes; outros sintomas que podem ocorrer são anemia, náuseas, vômitos, meteorismo e obstrução.[29] O aspecto endoscópico típico do lipoma subepitelial é um pólipo arredondado, liso, amarelado, séssil, embora alguns lipomas também possam ser pediculados.[32] O ápice do pólipo pode parecer avermelhado com uma mudança gradual para amarelo na base, ou como manchas avermelhadas na superfície amarela.[33] A palpação de um lipoma com uma pinça para biópsia fechada demonstra uma lesão mole e que sangra facilmente. Com a retirada da pinça, a área sangrante rapidamente se desloca para trás a fim de reorganizar sua forma original, como um travesseiro de espuma. A ecoendoscopia, tipicamente, demonstra uma lesão hiperecoica originária da terceira camada ou submucosa da parede do cólon, e, como é de se esperar, a cromoendoscopia mostra o padrão normal das fovéolas.[34] Os pólipos pediculados podem ser removidos de forma segura pela endoscopia, mas os sésseis podem ter alto risco de perfuração, razão pela qual o mais seguro é a realização a técnica por fragmentação.

Leiomiomas

São lesões raras no cólon e correspondem a 3% das que ocorrem em todo o trato digestório. O critério mais importante de potencial maligno é o índice de mitoses; outros marcadores adicionais são o tamanho e a presença de ulceração. Quando são sintomáticos podem se manifestar com dor, massa palpável, retorragia e, raramente, um quadro de obstrução ou intussuscepção. A maioria dos leiomiomas de cólon aparece como lesões solitárias; são lisas, avermelhadas, recobertas por mucosa normal. Seu aspecto endoscópico também pode ser de um pólipo pediculado ou de um pólipo que imita um adenomatoso. As lesões são firmes quando tocadas com uma pinça de biópsia. As biópsias superficiais são raramente diagnósticas porque a mucosa que as recobre é normal. A endoscopia pode ser útil na avaliação do leiomioma informando o tamanho, a posição dentro da parede do intestino e o grau da extensão da doença; os leiomiomas benignos aparecem tipicamente como homogêneos, massas hipoecoicas dentro da quarta camada da parede intestinal. A remoção endoscópica de leiomiomas sésseis da submucosa é polêmica; devido ao alto risco de perfuração é melhor fazer a remoção cirúrgica. A colonoscopia é segura na remoção de leiomiomas pediculados.[33]

PÓLIPOS NEOPLÁSICOS

Pólipos serrilhados

Os pólipos serrilhados são um grupo heterogêneo de pólipos com potencial maligno variável. Incluem-se neste grupo pólipos hiperplásicos, adenomas serrilhados tradicionais e pólipos serrilhados sésseis.

Pólipos serrilhados sésseis e adenomas serrilhados. Os pólipos serrilhados sésseis são mais frequentes no cólon proximal e não apresentam displasia clássica, mas podem ter uma ligeira atipia celular, enquanto que os adenomas serrilhados são mais frequentes no retosigmoide e têm displasia citológica. A interpretação histológica destes tipos de pólipos serrilhados difere entre os patologistas. A maioria dos estudos sugere que os adenomas serrilhados e os pólipos serrilhados sésseis apresentam grande potencial maligno e estão associados ao desenvolvimento de pólipos metacrônicos. Alguns estudos sugerem que os pólipos serrilhados sésseis têm um potencial maior para desenvolver câncer de cólon, enquanto que outros estudos indicam potencial menor. Isto continua sendo discutível e não existem provas suficientes para recomendar um esquema de tratamento diferente.[35]

Os pólipos serrilhados grandes estão associados à presença de câncer colorretal sincrônico.[36] Também podem conter áreas de câncer focal e displasia clássica. Em um estudo, 37% destes adenomas serrilhados continham áreas de displasia "significativa" e 11% tinham focos de carcinoma intramucoso (displasia de alto grau), destacando seu potencial maligno e a necessidade de um exame histológico.[37]

Os adenomas serrilhados e os pólipos serrilhados sésseis são tratados clinicamente como pólipos adenomatosos. A atuação dos mesmos, principalmente nas lesões do lado direito do cólon que parecem ser endoscopicamente pólipos hiperplásicos, está se tornando mais importante devido ao potencial maligno da polipose hiperplásica.[38]

Pólipos adenomatosos

Os pólipos adenomatosos são pólipos neoplásicos. Dois terços de todos os pólipos de cólon são adenomas, que têm displasia por definição e, por isso, apresentam potencial maligno. Quase todos os cânceres colorretais surgem de adenomas, mas somente uma pequena minoria de adenomas evoluirá para câncer (5% ou menos). Os estudos sugerem que o tempo para o desenvolvimento de um câncer de cólon a partir de um adenoma é de, aproximadamente, 7 a 10 anos. O risco de evolução para câncer é maior em adenomas avançados.[39]

Definições

- Um adenoma avançado é um adenoma com displasia de alto grau, com um tamanho maior que 10 mm, ou um adenoma com um componente viloso.
- Um adenoma sincrônico é um adenoma que é diagnosticado ao mesmo tempo em que é encontrado um alerta indicativo de neoplasia colorretal. De 30 a 50% dos pacientes com adenoma terão, pelo menos, outro adenoma sincrônico.[40]
- Um adenoma metacrônico é diagnosticado pelo menos 6 meses depois do diagnóstico de um adenoma anterior.

Epidemiologia

A prevalência dos pólipos adenomatosos é variável e foram identificados fatores de risco. A idade avançada é um fator de risco importante para o desenvolvimento de adenomas de cólon. Exames com colonoscopia em pessoas assintomáticas sugerem que a prevalência de adenomas é de, aproximadamente, 25 a 30% aos 50 anos de idade.[39] Exames com autópsia encontraram taxas tão altas como 50% aos 70 anos de idade, em comparação com apenas 1 a 4% na 3ª década de vida.[41] O aumento da idade também é um fator de risco para desenvolver pólipos no lado direito. A obesidade abdominal é um fator de risco para o desenvolvimento de pólipos adenomatosos e um melhor preditor que o índice de massa corporal.[42] A falta de atividade física também é um fator de risco.[43]

Classificação morfológica e endoscópica

Os pólipos também são classificados como sésseis, pediculados, planos ou deprimidos.

- *Sésseis:* os pólipos sésseis são aqueles cuja base de implantação é ampla.
- *Pediculados:* os pólipos pediculados são os pólipos que apresentam um pedículo mucoso que fica interposto entre o pólipo e a parede do cólon. Os pólipos pequenos (menores que 5 mm, também conhecidos como "pólipos diminutos") raramente são pediculados.
- *Planos:* os pólipos planos são os que têm altura inferior à metade do diâmetro da lesão. É importante destacar que enquanto os adenomas encontram-se mais frequentemente elevados, de 27 a 36% são relativamente planos.[44] Alguns estudos relataram que os adenomas planos tendem a ser relativamente avançados histologicamente em relação ao seu tamanho em comparação com as lesões polipoides.[45] No entanto, sua evolução natural não está bem entendida. O *National Polyp Study* sugeriu que pacientes com um ou vários adenomas planos em uma colonoscopia inicial não tinham risco aumentado de desenvolver adenomas avançados em comparação com aqueles com apenas um adenoma polipoide.[46]
- *Deprimidos:* as lesões deprimidas parecem particularmente predisponentes a apresentar displasia de alto grau ou ser malignas, embora sejam pequenas. Até 1% dos adenomas são deprimidos.[46] Embora inicialmente se acreditasse que os adenomas planos e deprimidos eram, em grande parte, um fenômeno principalmente na Ásia, foi demonstrado recentemente que ocorrem com mais frequência do que o previamente reconhecido nas populações ocidentais.[45,47]

Classificação histológica

Todos os adenomas apresentam displasia, que pode ser de dois tipos: alto grau e baixo grau. Os termos 'carcinoma *in situ*' ou 'adenocarcinoma intramucoso' devem ser descritos como displasias de alto grau.[48]

Os pólipos com displasia de alto grau não apresentam neoplasia invasiva, que é definida como uma infiltração da camada muscular da mucosa por células neoplásicas. Como não existem vasos linfáticos na lâmina própria, não estão associados com metástase. A displasia de alto grau representa um passo intermediário na evolução de um pólipo adenomatoso para o câncer e, em alguns estudos, é um fator de risco importante para o desenvolvimento posterior (metacrônico) de câncer colorretal depois da sua remoção.[49]

A arquitetura glandular dos adenomas caracteriza-se por ser tubular, vilosa ou uma mistura das duas. Também existe um tipo de pólipo, conhecido como adenoma serrilhado, que apresenta uma histologia particular (ver anteriormente pólipos serrilhados sésseis e adenomas serrilhados).

- *Adenoma tubular:* os adenomas tubulares representam mais de 80% dos adenomas de cólon. Caracterizam-se por ter algumas ramificações do epitélio adenomatoso. Para ser classificado como tal, o adenoma deve ter, pelo menos, 75% de componente tubular.
- *Adenoma viloso:* os adenomas vilosos representam de 5 a 15% dos adenomas. Caracterizam-se por ter glândulas longas que se estendem para baixo desde a superfície até o centro do pólipo. Para ser classificado como viloso o adenoma deve apresentar, no mínimo, 75% de componente viloso.
- *Adenoma tubuloviloso:* os adenomas tubulovilosos representam de 5 a 15% dos adenomas. Devem ter de 26 a 75% de componente viloso.

Apresentação clínica e evolução natural

Geralmente os adenomas são assintomáticos e detectados, mais frequentemente, durante exames de rastreamento de câncer de cólon. Os adenomas pequenos não costumam sangrar, sendo o exame de sangue oculto nas fezes (SOH) um método de detecção pouco sensível. Os adenomas avançados (ver mais adiante) apresentam maior probabilidade de sangrar e, consequentemente, de encontrar-se sangue oculto nas fezes, principalmente quando são detectados com exames imunológicos.[50]

Fatores de risco de displasia de alto grau e câncer

A histologia vilosa, o aumento no tamanho do pólipo, a displasia de alto grau e a quantidade maior de pólipos são fatores de risco para câncer localizado dentro de um adenoma. O número de pólipos e o tamanho são fatores de risco mais consistentes com adenomas metacrônicos, incluindo adenomas avançados e câncer.

- *Tamanho do pólipo:* pólipos adenomatosos maiores que 1 cm de diâmetro são fator de risco para o desenvolvimento de câncer colorretal e câncer metacrônico.[51] A maioria dos adenomas (60 a 75%) é menor que 1 cm durante a endoscopia. Estes resultados são compatíveis com estudos que não encontraram nenhum aumento do risco de câncer entre os pacientes com pólipos pequenos tratados com fulguração sem vigilância posterior, em contraste com o aumento quádruplo no risco de câncer durante o seguimento dos pacientes com pólipos maiores que 1 cm. Um relatório descreveu que os pacientes com apenas um ou dois adenomas tubulares inferiores a 1 cm possuem baixo risco de neoplasia do cólon após 5 anos de seguimento. Além disso, um entre oito estudos prospectivos dos dados agrupados informou que o risco absoluto de adenomas avançados metacrônicos se aproximou de 20% nos pacientes cujo adenoma principal de referência foi superior a 20 mm.[52]

- *Histologia vilosa:* a proporção de adenomas com características histológicas avançadas (displasia de alto grau ou maior que 25% de histologia vilosa) aumenta aproximadamente 1 a 2% em adenomas pequenos (menores que 5 mm), de 7 a 12% em adenomas de tamanho médio (de 5 a10 mm) e de 20 a 30% em adenomas grandes (maiores que 1 cm).[53]

  Uma histologia vilosa maior que 25% em um pólipo adenomatoso é um fator de risco para o desenvolvimento câncer colorretal metacrônico. Em alguns estudos, o componente viloso presume o aparecimento de adenomas metacrônicos avançados, embora tal fato não esteja frequente e rigorosamente relacionado com o tamanho e nem constitua fator preditivo independente em todos os estudos.

- *Displasia de alto grau:* adenomas com displasia de alto grau frequentemente coexistem com áreas de câncer invasivo no pólipo. A idade avançada também está associada a displasia de alto grau dentro de um adenoma, independente do tamanho e da histologia.

  Os pólipos adenomatosos com displasia de alto grau e os pólipos adenomatosos com câncer invasivo são fatores de risco para o desenvolvimento de câncer colorretal metacrônico.[54] No entanto, como o tamanho e os níveis de displasia estão estreitamente vinculados, as análises multivariadas são incapazes de separar a displasia de alto grau do tamanho na predição de risco metacrônico.

- *Número de pólipos:* o número de adenomas em uma colonoscopia e o número de pólipos acumulados durante toda a vida são os fatores de risco mais consistentes para o desenvolvimento de câncer colorretal metacrônico. A presença de um ou vários adenomas avançados prevê o índice maior de adenomas metacrônicos. O risco de câncer de cólon metacrônico (p. ex., diagnosticado 6 meses depois da eliminação de um indicador de câncer ou de pólipos) aumenta com o número de adenomas avançados presentes.[54]

- O número de adenomas, principalmente se forem três ou mais, foi o único fator de risco para o desenvolvimento de adenomas metacrônicos com características avançadas histológicas.

DETECÇÃO DE PÓLIPOS

Não há dúvidas de que a colonoscopia é um exame muito sensível e específico para a detecção de pólipos. Contudo, diferenciar CCR precoce de pólipos por meios endoscópicos é difícil. Fatores associados com malignidade nos pólipos incluem arquitetura vilosa, tamanho > 1 cm, presença múltipla no cólon e lesões sésseis.[55] Em 1994, Kudo[56] (Fig. 10.1) relatou os diferentes padrões de pontos encontrados na superfície mucosa das lesões que direcionavam para a natureza benigna ou maligna da lesão em questão. O autor, inicialmente, descreveu sete diferentes padrões capilares (pontos) que posteriormente foram agrupados em cinco da seguinte forma: I. pontos redondos normais, II. asteroides (estrelas) pequenos e grandes, III. túbulos arredondados pequenos (SIII) e túbulos longos, ovais (LIII), IV. pontos com forma de sulcos (cerebroide) e V. padrão amorfo.

De acordo com este sistema, os tipos I e II são não neoplásicos. Os tipos III, IV e V são neoplásicos com exatidão próxima a 90%.[57]

A cromoendoscopia de magnificação, muito utilizada no Japão, o que já não acontece nos EUA, combina a magnificação com o uso de corantes vitais, principalmente índigo-carmim a 2% (Fig. 10.2).

Diferentemente da cromoendoscopia, a imagem de banda estreita (NBI) está disponível em alguns dos novos equipamentos de endoscopia, e os dados sobre precisão diagnóstica são muito contraditórios; em alguns relatórios somente os pólipos hiperplásicos são frequentemente encontrados. Por outro lado, outros autores encontram porcentagens de precisão maiores que as da colonoscopia convencional e equivalentes à cromoendoscopia na diferenciação de lesões neoplásicas *versus* não neoplásicas.

Com o ultrassom endoscópico (USE) pode-se fazer a avaliação das lesões que têm características que direcionam para a suspeita de malignidade, como: tamanho maior que 3-4 cm, porcentagem de crescimento rápido em USE de seguimento, presença de linfoadenopatias e margens irregulares. Este método diagnóstico também poderia ser útil na complementação do tratamento com a ressecção endoscópica mucosa (EMR).[58,59]

O QUE FAZER COM OS PÓLIPOS?

As recomendações dadas pelos membros do Colégio Americano de Gastroenterologia (ACG) e da Sociedade Americana de Endoscopia Gastrintestinal (ASGE) são usar o fórceps frio ou quente apenas para pólipos menores que 5 mm. A principal desvantagem do fórceps é a possibilidade de deixar pólipo residual subjacente.[60] A forma e o tamanho do pólipo são uma consideração importante para decidir entre polipectomia com alça fria ou quente. A alça fria tem demonstrado ser segura e eficaz em pólipos de até 7 mm. A polipectomia com alça quente está indicada para pólipos de até 1 cm. Pólipos planos de 7 a 10 mm podem ser tratados, esporadicamente, com a técnica de vários fragmentos *(piecemeal)*.

Em pólipos sésseis grandes, a remoção depende do tamanho e da localização no cólon. Aqueles localizados no cólon sigmoide e no ceco são difíceis de resseca, principalmente se ocuparem várias pregas ou tiverem de 4 a 5 cm, enquanto que a ressecção é possível naqueles situados no reto, no cólon transverso ou ascendente, inclusive com 50 a 60% da circunferência comprometida.

Os lipomas não devem ser removidos endoscopicamente, a menos que sejam sintomáticos, devido ao risco de perfuração.

Ressecção endoscópica mucosa (EMR)

A EMR foi inicialmente descrita no Japão, por Inoue, em 1990,[61] para a remoção de tumores superficiais do TGI até a

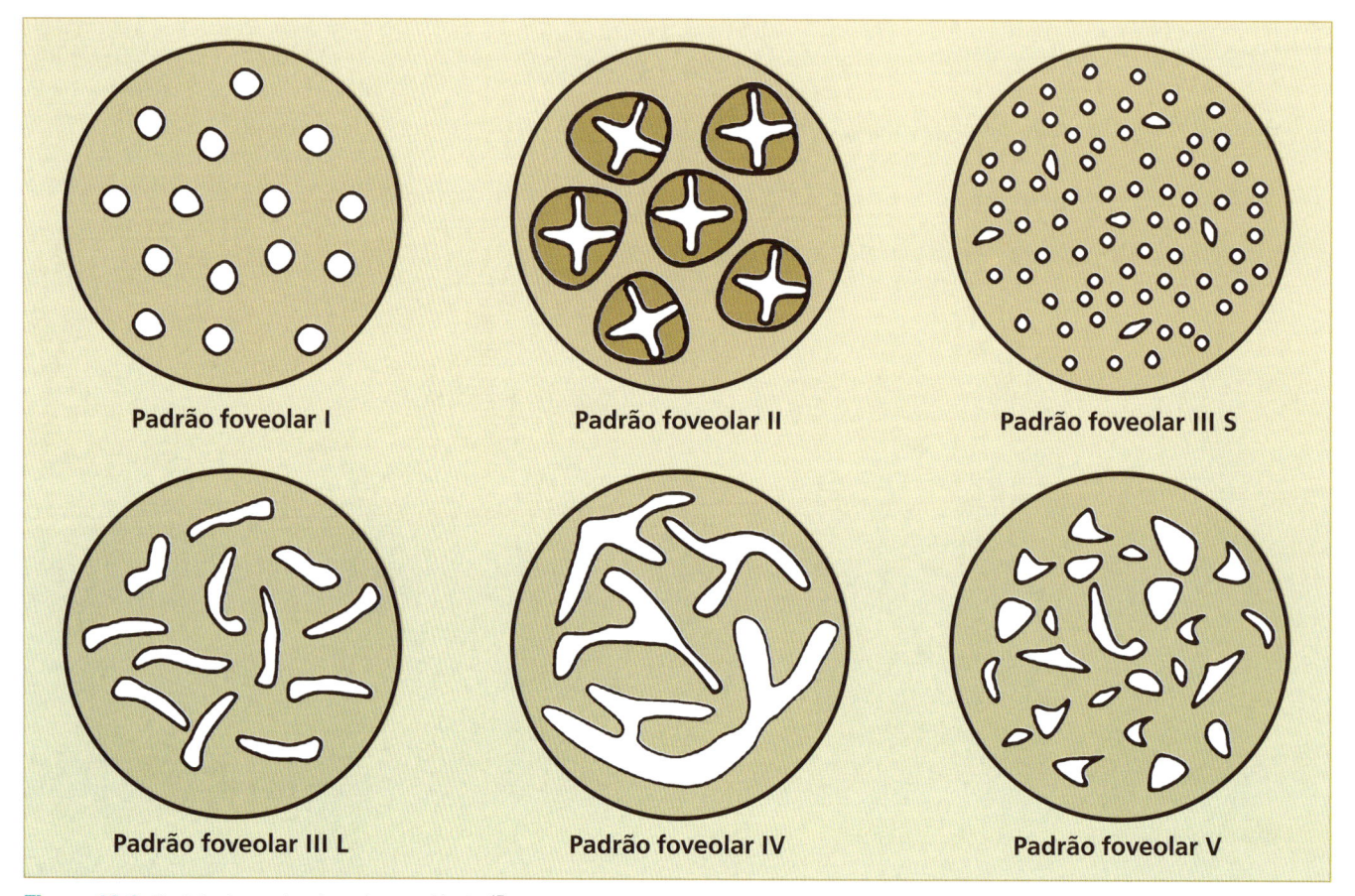

Figura 10.1. Padrão foveolar descrito por Kudo.⁴⁷

submucosa (lesões mucosas e CCR precoce T1). No Ocidente, a recomendação é a cirurgia, a ressecção laparoscópica ou a mucossectomia endoscópica transanal. Em pouquíssimas regiões do hemisfério ocidental e principalmente no Japão, a EMR está indicada para CCR estádio precoce superficial em razão da mínima invasão e dos excelentes resultados clínicos.⁶²,⁶³

Ao contrário da polipectomia, que remove o tumor na base da mucosa, na EMR o plano de ressecção compromete a camada submucosa média ou profunda. O ideal na EMR é a ressecção em um só bloco, que permite estadiamento apropriado, diagnóstico histológico e avaliação definitiva das margens. O que foi dito anteriormente é considerado como uma desvantagem da técnica EMR por fragmentação.⁶⁴,⁶⁵

Suas principais indicações incluem a ressecção de adenomas ou carcinomas pequenos bem diferenciados confinados à mucosa ou que tenham invadido minimamente a submucosa (menor que 1.000 μm), pólipos planos ou deprimidos, que não comprometem mais de 1/3 do diâmetro luminal.⁶⁶ A Sociedade Japonesa de Câncer Colorretal considera como critério de ressecção curativa endoscópica: invasão submucosa menor que 1.000 μm, características histológicas de moderada a bem diferenciada, ausência de invasão vascular,⁶⁷ ausência de invasão linfática, margens verticais e laterais livres de tumor.⁶⁸

Resultados da EMR

Em geral são bons, dependendo da seleção dos pacientes. Até 60% dos pólipos são ressecados em apenas um bloco, mas esta porcentagem pode diminuir para 30%, quando os pólipos são maiores que 2-3 cm, até 40% em pólipos sésseis que são ressecados pela técnica de múltiplos fragmentos, e 3% referem-se à ressecção cirúrgica.⁶⁵,⁶⁹ A recidiva local é calculada entre 6,9 e 13,4% e pode aumentar para até 39% nas lesões com aparência granular, localizadas no reto distal, maiores que 2 cm, e nas que foram ressecadas pela técnica por fragmentação.⁷⁰ A maioria das recidivas ocorre nos primeiros 6 meses, sendo importante fazer o seguimento endoscópico aos 3,6 e 12 meses.⁷¹ Nestes casos, o índigo-carmim é previamente instilado sobre o local da ressecção, que é visualizada com alta magnificação.⁷²,⁷³ As complicações são relatadas em até 13% durante o procedimento. Apresentam-se tardias como sangramento em 1%, síndrome pós-polipectomia em 2-3% e perfuração em 2% dos casos.⁷⁴

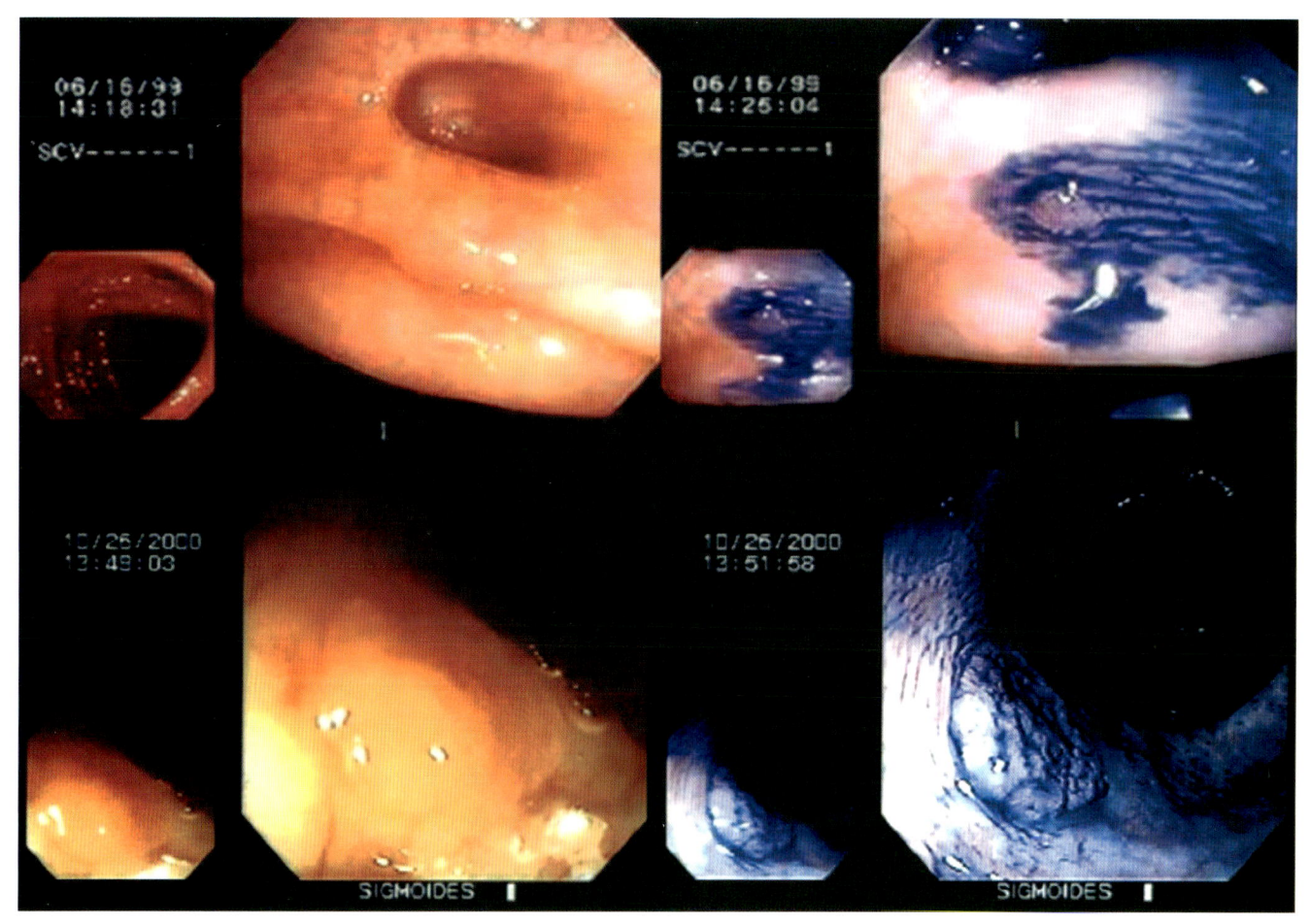

Figura 10.2. Tintura com índigo-carmim para ressaltar pólipos adenomatosos. (Do arquivo do Dr. R. Castaño.)[47]

Dissecção endoscópica submucosa (ESD)

A ESD tem como objetivo ajudar na ressecção de tumores malignos grandes e benignos superficiais do trato gastrintestinal, aumentando as porcentagens de ressecção em bloco e obtendo margens de ressecção R0.[75]

Indicações de ESD

1. Padrões não invasivos baseados na colonoscopia de magnificação.
2. Tumores de extensão lateral tipo não granular (LST-NG) > 20 mm ou tumores de extensão lateral tipo granular (LST-G) > 30 mm.

Outros autores propuseram a técnica para todos os pólipos grandes, câncer colorretal precoce e lesões que não podem ter acesso transanal, além de pacientes que não querem uma ressecção maior.

Os padrões invasivos caracterizam-se por cristas epiteliais irregulares e distorcidas observadas em áreas demarcadas e sugerem que a invasão submucosa é maior que 1.000 μm, enquanto que os padrões não invasivos sugerem neoplasia intramucosa ou invasão submucosa menor que 1.000 μm.[76-78]

Contraindicações para o tratamento endoscópico:

- Tumores recorrentes com cicatriz ulcerada.
- Tumores intramucosos que mostram sinais de não elevação mucosa.

Técnica cirúrgica endoscópica

O procedimento requer um bisturi bipolar (B-knife),[79] a insuflação no cólon é feita com CO2 em vez de ar para diminuir os incômodos para o paciente,[80] excelente preparo colônico, um endoscópio com canais de trabalho e um gerador de alta frequência. Depois de identificar uma lesão, uma mistura de solução de ácido hialurônico a 1% e de solução de glicerina a 10% é injetada em torno da lesão com margem de 1 cm para elevar a submucosa. A borda do tumor é marcada com a orientação da tintura de índigo-carmim, e a dissecção é feita até a submucosa profunda. Este procedimento segue até completar a ressecção da mucosa, de preferência, em um só bloco.

Resultados da ESD

Resultados bem-sucedidos para a ressecção em monobloco são obtidos em 85-89% dos casos, enquanto que 10-15% dos procedimentos são finalizados com sucesso com técnicas de múltiplos fragmentos.[68,81,82] A porcentagem de ressecção completa com margens profundas e laterais negativas foi relatada entre 79 e 86%.[62,83] A porcentagem de procedimentos incompletos, quase sempre secundários à distensão e dor, situa-se entre 12 e 32% e faz-se necessário o uso de anestesia geral ou sedação. A doença residual está calculada entre 2 a 3% e a porcentagem de recidiva é de 2%.[84]

As perfurações precoces ocorrem entre 1,4 e 10,4%,[82] sendo maiores do que as para a EMR, principalmente em casos com dissecções mais profundas e naquelas acompanhadas por maior quantidade de fibrose.[85] Nestes casos é necessário usar corretamente clipes endoscópicos, tratamento laparoscópico ou cirurgia aberta.[86] As perfurações tardias são escassas (< 1%) e acredita-se que ocorram por lesão térmica.[87] A porcentagem de sangramento é estimada em 0-12%, tendo a maioria resolução autolimitada.[88]

PACIENTES QUE RECEBEM MEDICAÇÃO ANTICOAGULANTE E ANTIPLAQUETÁRIA

Aspirina

A ASGE recomenda que a aspirina e os anti-inflamatórios não esteroides não sejam suspensos durante a polipectomia,[89] apesar de alguns endoscopistas recomendarem a suspensão destes medicamentos uma semana antes do procedimento.

Clopidrogel

Para o clipidrogel, cujo uso principal está indicado em pacientes com stent coronário, recomenda-se a suspensão de 7 a 10 dias antes do procedimento.[82]

Varfarina

Existem procedimentos endoscópicos com alto risco de sangramento, como a polipectomia e a ablação com *laser*, que têm de 1 a 6% de risco, e procedimentos com baixo risco de sangramento, como as biópsias com fórceps. Os pacientes com condições de baixo risco de tromboembolismo que usam varfarina (fibrilação ventricular paroxística, válvula mecânica aórtica, trombose venosa profunda) podem suspender o medicamento anticoagulante 3 a 5 dias antes da polipectomia. Se o estado basal para uso de varfarina for considerado de alto risco para tromboembolismo (fibrilação ventricular mais doença da válvula mitral, válvulas mecânicas mitrais, doença valvar com história de tromboembolismo), as opções disponíveis para o endoscopista são as seguintes:

- Fazer somente colonoscopia diagnóstica sem suspender a varfarina.
- Fazer polipectomia com fórceps ou alça fria em pólipos menores que 5 mm.
- Em pólipos maiores que 1 cm, suspender a varfarina até alcançar INR no limite inferior do nível terapêutico e iniciar heparina IV ou de baixo peso molecular (HBPM) como "terapia de ponte" e reiniciar varfarina de acordo com o cardiologista, geralmente 48 depois do procedimento.[90]
- Para os pacientes que recebem heparina IV a recomendação é a suspensão desta de 4 a 6 horas antes da colonoscopia e, nos pacientes que recebem HBPM, suspender a medicação 12 horas antes do procedimento.[91]

TRATAMENTO DAS COMPLICAÇÕES DERIVADAS DA POLIPECTOMIA

Podem ocorrer três tipos de complicações:

1. **Perfuração**: a mais temida de todas, sua incidência está calculada entre 1 em 100 polipectomias ou mais.[92,93] Secundária à lesão térmica pelo eletrocautério na parede do cólon, principalmente no cólon proximal. Os sinais e sintomas incluem dor abdominal, febre, leucocitose e irritação peritoneal. O diagnóstico é estabelecido demonstrando, por métodos radiológicos, ar livre na cavidade abdominal. Geralmente, o tratamento é a reparação cirúrgica, com limitadas exceções.

2. **Síndrome pós-polipectomia**: ocorre em 0,5 a 1% das polipectomias, também por lesão térmica causada pelo eletrocautério, mas não há perfuração. Os sintomas são semelhantes à perfuração, mas não aparece ar livre na cavidade abdominal nos exames de imagem realizados. O tratamento inclui uso de antibióticos, suspensão da alimentação via oral e vigilância rigorosa feita pelo cirurgião.[94]

3. **Hemorragia**: é a complicação mais comum nas polipectomias endoscópicas. Pode ocorrer imediatamente depois do procedimento ou depois de horas, inclusive após dias. Quando ocorre logo depois de biópsias com fórceps, sua evolução é autolimitada, na maioria das vezes, e ocorre um sangramento capilar. Em sangramentos mais intensos, a injeção com epinefrina seguida pelo uso de eletrocautério multipolar ou o uso de clipes geralmente resolve a situação.[95-97]

CONCLUSÃO

Fizemos uma revisão dos diferentes tipos de lesões precoces do cólon e seu respectivo tratamento endoscópico. Enfatizamos as lesões polipoides, que são as que encontramos com mais frequência. Com os avanços tecnológicos disponíveis, é cada vez mais viável determinar quais são as lesões precoces que têm potencial maligno, segundo a morfologia das criptas na mucosa, a fim de se tomar a decisão de ressecá-las ou não. Também foram descritas as técnicas para a ressecção completa endoscópica dos cânceres que chegam até a submucosa.

O futuro do tratamento endoscópico das lesões precoces de cólon será ainda mais eficiente com as novas tecnologias, como a microscopia confocal com varredura a laser (LCM) e a endocitoscopia. Por último, devem ser consolidados os programas de vigilância e rastreamento de câncer de cólon a fim de reduzir a mortalidade causada por esta doença.

REFERÊNCIAS BIBLIOGRÁFICAS

1. Morgenthal CB, Richards WO, Dunkin BJ et al. The role of the surgeon in the evolution of flexible endoscopy. *Surg Endosc* 2007;21:838-53.
2. Rex DK, Cutler CS, Lemmel GT et al. Colonoscopic miss rates of adenomas determined by back-to-back colonoscopies. *Gastroenterology* 1997;112:24-28.
3. Imperiale TF, Wagner DR, Lin CY et al. Risk of advanced proximal neoplasms in asymptomatic adults according to the distal colorectal findings. *N Engl J Med* 2000;343:169-74.
4. Van Rijn JC, Reitsma JB, Stoker J et al. Polyp miss rate determined by tandem colonoscopy: a systematic review. *Am J Gastroenterol* 2006;101:343-50.
5. Lebwohl B, Kastrinos F, Glick M et al. The impact of suboptimal bowel preparation on adenoma miss rates and the factors associated with early repeat colonoscopy. *Gastrointest Endosc* 2011;73:1207-14.
6. Overholt BF, Brooks-Belli L, Grace M et al. Withdrawal times and associated factors in colonoscopy: a quality assurance multicenter assessment. *J Clin Gastroenterol* 2010;44:e80-86.
7. Sánchez W, Harewood GC, Petersen BT. Evaluation of polyp detection in relation to procedure time of screening or surveillance colonoscopy. *Am J Gastroenterol* 2004;99:1941-45.
8. Wang A, Hoda KM, Holub JL et al. Does level of sedation impact detection of advanced neoplasia? *Dig Dis Sci* 2010;55:2337-43.
9. Heresbach D, Barrioz T, Lapalus MG et al. Miss rate for colorectal neoplastic polyps: a prospective multicenter study of back-to-back video colonoscopies. *Endoscopy* 2008;40:284-90.
10. Warneke J, Petrelli N, Herrera L et al. Accuracy of colonoscopy for the detection of colorectal polyps. *Dis Colon Rectum* 1992;35:981-85.
11. Lin OS, Kozarek RA, Arai A et al. The effect of periodic monitoring and feedback on screening colonoscopy withdrawal times, polyp detection rates, and patient satisfaction scores. *Gastrointest Endosc* 2010;71:1253-59.
12. Lee A, Iskander JM, Gupta N et al. Queue position in the endoscopic schedule impacts effectiveness of colonoscopy. *Am J Gastroenterol* 2011;106:1457-65.
13. Schiedeck T. Benign Tumours. In: Herold A, Lehur PA, Matzel KE et al. (Eds.). *European manual of medicine: coloproctology*. Berlin: Springer, 2008. p. 183-91.
14. Hellinger MD. Polyp histology and management. *Clin Colon Rectal Surg* 2002;15:139-44.
15. Averbach M, Zanoni EC, Correa PA et al. High resolution chromoendoscopy in the differential diagnosis of neoplastic and non-neoplastic polyps. *Arq Gastroenterol* 2003;40:99-103.
16. Kudo S, Lambert R, Allen JI et al. Nonpolypoid neoplastic lesions of the colorectal mucosa. *Gastrointest Endosc* 2008;68:S3-47.
17. Higuchi T, Sugihara K, Jass JR. Demographic and pathological characteristics of serrated polyps of colorectum. *Histopathology* 2005;47:32-40.
18. Aust DE, Baretton GB. Serrated polyps of the colon and rectum (hyperplastic polyps, sessile serrated adenomas, traditional serrated adenomas, and mixed polyps)-proposal for diagnostic criteria. *Virchows Arch* 2010;457:291-97.
19. Winawer SJ, Zauber AG, Fletcher RH et al. Guidelines for colonoscopy surveillance after polypectomy: a consensus update by the US multi-society task force on colorectal cancer and the American cancer society. *Gastroenterology* 2006;130:1872-85.
20. Dave S, Hui S, Kroenke K et al. Is the distal hyperplastic polyp a marker for proximal neoplasia? *J Gen Intern Med* 2003;18:128-37.
21. Lin OS, Schembre DB, McCormick SE et al. Risk of proximal colorectal neoplasia among asymptomatic patients with distal hyperplastic polyps. *Am J Med* 2005;118:1113-19.
22. Orlowska J. Hyperplastic polyposis syndrome and the risk of colorectal cancer. *Gut* Mar.;61(3):470-71
23. Lynch PM. Hyperplastic polyposis: semantics, biology, and endoscopy. *Gut* 2010;59:1019-21.
24. Burnstein MJ, Hicks TC. Polyps. In: Beck DE, Wexner SD, Roberts PL et al. (Eds.). *The ASCRS manual of colon and rectal surgery*. New York: Springer, 2009. p. 509-11.
25. Schiller KFR, Cockel R, Hunt RH et al. Benign and malignant tumours. *Atlas of gastrointestinal endoscopy and related pathology*. 2nd ed. Malden (MA): Blackwell, 2002.
26. Whittle DO, Lee MG, Hanchard B. Juvenile polyposis syndrome. *West Indian Med J* 2010;59:306-8.
27. Latchford AR, Phillips RK. Gastrointestinal polyps and cancer in Peutz-Jeghers syndrome: clinical aspects. *Fam Cancer* 2011;10:455-61.
28. Sweetser S, Ahlquist DA, Osborn NK et al. Clinicopathologic features and treatment outcomes in cronkhite Canada syndrome: support for autoimmunity. *Dig Dis Sci* 2012 Feb.;57(2):496-502.
29. Ward EM, Wolfsen HC. Review article: the non-inherited gastrointestinal polyposis syndromes. *Aliment Pharmacol Ther* 2002;16:333-42.
30. Fenoglio-Preiser CM. Colonic polyp histology. *Semin Colon Rectal Surg* 1991;2:234-45.
31. Nivatvongs S. Benign neoplasms of the colon and rectum. In: Gordon PH, Nivatvongs S. (Eds.). *Neoplasms of the colon, rectum, and anus*. 2nd ed. New York: Informa Healthcare 2007. p. 15.
32. Pfeil SA, Weaver MG, Abdul-Karim FW et al. Colonic lipomas: outcome of endoscopic removal. *Gastrointest Endosc* 1990;36:435-38.
33. Milkes DE, Soetikno RM. Other benign and malignant colonic tumors. In: Wexner SD, Stollman N. (Eds.). *Diseases of the colon*. New York: Informa Healthcare, 2007. p. 517-42.
34. Tamura S, Yokoyama Y, Morita T et al. "Giant" colon lipoma: what kind of findings are necessary for the indication of endoscopic resection? *Am J Gastroenterol* 2001;96:1944-46.
35. Anderson JC, Rangasamy P, Rustagi T et al. Risk factors for sessile serrated adenomas. *J Clin Gastroenterol* 2011;45:694-99.
36. Sweetser S, Smyrk TC, Sugumar A. Serrated polyps: critical precursors to colorectal cancer. *Expert Rev Gastroenterol Hepatol* 2011;5:627-35.
37. Vu HT, López R, Bennett A et al. Individuals with sessile serrated polyps express an aggressive colorectal phenotype. *Dis Colon Rectum* 2011;54:1216-23.
38. Huang CS, Farraye FA, Yang S et al. The clinical significance of serrated polyps. *Am J Gastroenterol* 2011;106:229-40; quiz 41.
39. Heitman SJ, Ronksley PE, Hilsden RJ et al. Prevalence of adenomas and colorectal cancer in average risk individuals: a systematic review and meta-analysis. *Clin Gastroenterol Hepatol* 2009;7:1272-78.
40. Levin B, Lieberman DA, McFarland B et al. Screening and surveillance for the early detection of colorectal cancer and adenomatous polyps, 2008: a joint guideline from the American cancer society, the US multi-society task force on colorectal cancer, and the American college of radiology. *Gastroenterology* 2008;134:1570-95.

41. Pendergrass CJ, Edelstein DL, Hylind LM *et al.* Occurrence of colorectal adenomas in younger adults: an epidemiologic necropsy study. *Clin Gastroenterol Hepatol* 2008;6:1011-15.

42. Nam SY, Kim BC, Han KS *et al.* Abdominal visceral adipose tissue predicts risk of colorectal adenoma in both sexes. *Clin Gastroenterol Hepatol* 2010;8:443-50 e 1-2.

43. Wolin KY, Yan Y, Colditz GA. Physical activity and risk of colon adenoma: a meta-analysis. *Br J Cancer* 2011;104:882-85.

44. Anderson JC. Risk factors and diagnosis of flat adenomas of the colon. *Expert Rev Gastroenterol Hepatol* 2011;5:25-32.

45. Soetikno RM, Kaltenbach T, Rouse RV *et al.* Prevalence of nonpolypoid (flat and depressed) colorectal neoplasms in asymptomatic and symptomatic adults. *JAMA* 2008;299:1027-35.

46. O'Brien MJ, Winawer SJ, Zauber AG *et al.* Flat adenomas in the National Polyp Study: is there increased risk for high-grade dysplasia initially or during surveillance? *Clin Gastroenterol Hepatol* 2004;2:905-11.

47. Castaño R, Puerta JD, Roldán LF *et al.* Adenomas planos colorrectales: correlación endoscópica e histológica. *Rev Col de Gastroenterología* 2000;15:64-72.

48. Rubio CA, Nesi G, Messerini L *et al.* The Vienna classification applied to colorectal adenomas. *J Gastroenterol Hepatol* 2006;21:1697-703.

49. Kalady MF, McGannon E, Vogel JD *et al.* Risk of colorectal adenoma and carcinoma after colectomy for colorectal cancer in patients meeting Amsterdam criteria. *Ann Surg* 2010;252:507-11; discussion 11-3.

50. Khalid-de Bakker CA, Jonkers DM, Sanduleanu S *et al.* Test performance of immunological fecal occult blood testing and sigmoidoscopy compared with primary colonoscopy screening for colorectal advanced adenomas. *Cancer Prev Res* (Phila) 2011 Oct.;4(10):1563-71.

51. Bretagne JF, Manfredi S, Piette C *et al.* Yield of high-grade dysplasia based on polyp size detected at colonoscopy: a series of 2295 examinations following a positive fecal occult blood test in a population-based study. *Dis Colon Rectum* 2010;53:339-45.

52. Martínez ME, Barón JA, Lieberman DA *et al.* A pooled analysis of advanced colorectal neoplasia diagnoses after colonoscopic polypectomy. *Gastroenterology* 2009;136:832-41.

53. Lieberman D, Moravec M, Holub J *et al.* Polyp size and advanced histology in patients undergoing colonoscopy screening: implications for CT colonography. *Gastroenterology* 2008;135:1100-5.

54. Winawer SJ, Zauber AG, O'Brien MJ *et al.* Randomized comparison of surveillance intervals after colonoscopic removal of newly diagnosed adenomatous polyps. The National Polyp Study Workgroup. *N Engl J Med* 1993;328:901-6.

55. Cappell MS, Friedel D. The role of sigmoidoscopy and colonoscopy in the diagnosis and management of lower gastrointestinal disorders: endoscopic findings, therapy, and complications. *Med Clin North Am* 2002;86:1253-88.

56. Kudo S, Hirota S, Nakajima T *et al.* Colorectal tumours and pit pattern. *J Clin Pathol* 1994;47:880-85.

57. Su MY, Ho YP, Chen PC *et al.* Magnifying endoscopy with indigo carmine contrast for differential diagnosis of neoplastic and nonneoplastic colonic polyps. *Dig Dis Sci* 2004;49:1123-27.

58. Hurlstone DP, Cross SS, Sanders DS. 20-MHz high-frequency endoscopic ultrasound-assisted endoscopic mucosal resection for colorectal submucosal lesions: a prospective analysis. *J Clin Gastroenterol* 2005;39:596-99.

59. Shen EF, Arnott ID, Plevris J *et al.* Endoscopic ultrasonography in the diagnosis and management of suspected upper gastrointestinal submucosal tumours. *Br J Surg* 2002;89:231-35.

60. Hewett DG, Rex DK. Colonoscopy and diminutive polyps: hot or cold biopsy or snare? Do I send to pathology? *Clin Gastroenterol Hepatol* 2011;9:102-5.

61. Inoue H, Endo M. Endoscopic esophageal mucosal resection using a transparent tube. *Surg Endosc* 1990;4:198-201.

62. Kim MN, Kang JM, Yang JI *et al.* Clinical features and prognosis of early colorectal cancer treated by endoscopic mucosal resection. *J Gastroenterol Hepatol* 2011 Nov.;26(11):1619-25.

63. Mlkvy P, Majek J, Jurgos L *et al.* Endoscopic treatment of praecancerous colorectal lesions and early colorectal cancer. *Bratisl Lek Listy* 2010;111:50-53.

64. Moss A, Bourke MJ, Williams SJ *et al.* Endoscopic mucosal resection outcomes and prediction of submucosal cancer from advanced colonic mucosal neoplasia. *Gastroenterology* 2011;140:1909-18.

65. Saito Y, Fukuzawa M, Matsuda T *et al.* Clinical outcome of endoscopic submucosal dissection versus endoscopic mucosal resection of large colorectal tumors as determined by curative resection. *Surg Endosc* 2010;24:343-52.

66. Repici A, Pellicano R, Strangio G *et al.* Endoscopic mucosal resection for early colorectal neoplasia: pathologic basis, procedures, and outcomes. *Dis Colon Rectum* 2009;52:1502-15.

67. Kitajima K, Fujimori T, Fujii S *et al.* Correlations between lymph node metastasis and depth of submucosal invasion in submucosal invasive colorectal carcinoma: a Japanese collaborative study. *J Gastroenterol* 2004;39:534-43.

68. Saito Y, Uraoka T, Matsuda T *et al.* Endoscopic treatment of large superficial colorectal tumors: a case series of 200 endoscopic submucosal dissections (with video). *Gastrointest Endosc* 2007;66:966-73.

69. Ferrara F, Luigiano C, Ghersi S *et al.* Efficacy, safety and outcomes of 'inject and cut' endoscopic mucosal resection for large sessile and flat colorectal polyps. *Digestion* 2010;82:213-20.

70. Brooker JC, Saunders BP, Shah SG *et al.* Treatment with argon plasma coagulation reduces recurrence after piecemeal resection of large sessile colonic polyps: a randomized trial and recommendations. *Gastrointest Endosc* 2002;55:371-75.

71. Ransohoff DF, Yankaskas B, Gizlice Z *et al.* Recommendations for Post-polypectomy surveillance in community practice. *Dig Dis Sci* 2011 Sept.;56(9):2623-30.

72. Dos Santos CE, Lima JC, Lopes CV *et al.* Computerized virtual chromoendoscopy versus indigo carmine chromoendoscopy combined with magnification for diagnosis of small colorectal lesions: a randomized and prospective study. *Eur J Gastroenterol Hepatol* 2010;22:1364-71.

73. Hurlstone DP, George R, Brown S. Novel clinical in vivo roles for indigo carmine: high-magnification chromoscopic colonoscopy. *Biotech Histochem* 2007;82:57-71.

74. Luigiano C, Consolo P, Scaffidi MG *et al.* Endoscopic mucosal resection for large and giant sessile and flat colorectal polyps: a single-center experience with long-term follow-up. *Endoscopy* 2009;41:829-35.

75. Deprez PH, Bergman JJ, Meisner S *et al.* Current practice with endoscopic submucosal dissection in Europe: position statement from a panel of experts. *Endoscopy* 2010;42:853-58.

76. Matsuda T, Fujii T, Saito Y *et al.* Efficacy of the invasive/non-invasive pattern by magnifying chromoendoscopy

to estimate the depth of invasion of early colorectal neoplasms. *Am J Gastroenterol* 2008;103:2700-6.
77. Higashi R, Uraoka T, Kato J et al. Diagnostic accuracy of narrow-band imaging and pit pattern analysis significantly improved for less-experienced endoscopists after an expanded training program. *Gastrointest Endosc* 2010;72:127-35.
78. Tischendorf JJ, Schirin-Sokhan R, Streetz K et al. Value of magnifying endoscopy in classifying colorectal polyps based on vascular pattern. *Endoscopy* 2010;42:22-27.
79. Sano Y, Fu KI, Saito Y et al. A newly developed bipolar-current needle-knife for endoscopic submucosal dissection of large colorectal tumors. *Endoscopy* 2006;38(Suppl 2):E95.
80. Saito Y, Uraoka T, Matsuda T et al. A pilot study to assess the safety and efficacy of carbon dioxide insufflation during colorectal endoscopic submucosal dissection with the patient under conscious sedation. *Gastrointest Endosc* 2007;65:537-42.
81. Tanaka S, Oka S, Kaneko I et al. Endoscopic submucosal dissection for colorectal neoplasia: possibility of standardization. *Gastrointest Endosc* 2007;66:100-7.
82. Yoshida N, Naito Y, Sakai K et al. Outcome of endoscopic submucosal dissection for colorectal tumors in elderly people. *Int J Colorectal Dis* 2010;25:455-61.
83. Nishiyama H, Isomoto H, Yamaguchi N et al. Endoscopic submucosal dissection for laterally spreading tumours of the colorectum in 200 consecutive cases. *Surg Endosc* 2010;24:2881-87.
84. Oka S, Tanaka S, Kanao H et al. Current status in the occurrence of postoperative bleeding, perforation and residual/local recurrence during colonoscopic treatment in Japan. *Dig Endosc* 2010;22:376-80.
85. Matsumoto A, Tanaka S, Oba S et al. Outcome of endoscopic submucosal dissection for colorectal tumors accompanied by fibrosis. *Scand J Gastroenterol* 2010;45:1329-37.
86. Uraoka T, Kawahara Y, Kato J et al. Endoscopic submucosal dissection in the colorectum: present status and future prospects. *Dig Endosc* 2009;21(Suppl 1):S13-16.
87. Isomoto H, Nishiyama H, Yamaguchi N et al. Clinicopathological factors associated with clinical outcomes of endoscopic submucosal dissection for colorectal epithelial neoplasms. *Endoscopy* 2009;41:679-83.
88. Yoshida N, Yagi N, Naito Y et al. Safe procedure in endoscopic submucosal dissection for colorectal tumors focused on preventing complications. *World J Gastroenterol* 2010;16:1688-95.
89. Zuckerman MJ, Hirota WK, Adler DG et al. ASGE guideline: the management of low-molecular-weight heparin and nonaspirin antiplatelet agents for endoscopic procedures. *Gastrointest Endosc* 2005;61:189-94.
90. Eisen GM, Barón TH, Dominitz JA et al. Guideline on the management of anticoagulation and antiplatelet therapy for endoscopic procedures. *Gastrointest Endosc* 2002;55:775-79.
91. Tolliver KA, Rex DK. Colonoscopic polypectomy. *Gastroenterol Clin North Am* 2008;37:229-51, ix.
92. Fátima H, Rex DK. Minimizing endoscopic complications: colonoscopic polypectomy. *Gastrointest Endosc Clin N Am* 2007;17:145-56, viii.
93. Levin TR, Zhao W, Conell C et al. Complications of colonoscopy in an integrated health care delivery system. *Ann Intern Med* 2006;145:880-86.
94. Conio M, Repici A, Demarquay JF et al. EMR of large sessile colorectal polyps. *Gastrointest Endosc* 2004;60:234-41.
95. Witt DM, Delate T, McCool KH et al. Incidence and predictors of bleeding or thrombosis after polypectomy in patients receiving and not receiving anticoagulation therapy. *J Thromb Haemost* 2009;7:1982-89.
96. Kedia P, Waye JD. Routine and Advanced Polypectomy Techniques. *Curr Gastroenterol Rep* 2011 Oct.;13(5):506-11.
97. Fyock CJ, Draganov PV. Colonoscopic polypectomy and associated techniques. *World J Gastroenterol* 2010;16:3630-37.

Tabela 11.1. Dilatadores de estenoses gastrintestinais

Diâmetro fixo	Dilatadores Metálicos ou plásticos	Dilatadores de Hegar Dilatadores de Thorlokson
	Sondas com Mercúrio ou Tungstênio	Ponta fina (Hurst) Ponta romba (Maloney)
	Orientados por fios-guia	Ogivas de metal (Jackson-Plummer, Eder-Puestow) Polivinil com centro oco (Savary-Gillard, American) Sondas de Tucker Sondas de Soehendra
Expansíveis	Balões de Polietileno	Orientados por endoscópio Orientados por fios-guia
	Balões de Látex	Brown-McCardy Mosher

trário dos dilatadores American impregnados por bário, os Savary-Gillard são mais longos e têm uma ponta que fica mais aguçada gradualmente. Por isso, ao dilatar o esôfago, é preciso fazer uma alça completa no estômago com o fio-guia para prevenir a impactação do dilatador na ponta do fio. Além disso, os dilatadores Savary-Gillard são menos radiopacos e mais difíceis de ser observados fluoroscopicamente (Fig. 11.2).

As sondas de Soehendra são usadas, especificamente, na colangiopancreatografia. Com diferentes calibres (6 a 11,5 Fr), foram desenvolvidas para uso nas vias biliares e pancreáticas. São utilizadas com fios de calibre específico (0,035 cm) e introduzidas pelo canal do endoscópio (*throught the scope*–TTS). Existem modelos similares a este, como os cateteres dilatadores de Cotton, Siegel-Cohen e Van Andel, que apresentam calibres entre 4,5 e 7 Fr. Todos possuem marcadores radiopacos indicando o local de maior dilatação. Equipamentos desenhados, inicialmente, para a remoção de prótese, como o cateter rotatório de Soehendra, muitas vezes são utilizados como dilatadores para uso sobre fio-guia e através do canal acessório do endoscópio.

Existe uma série de sistemas menos divulgados para o tratamento das estenoses entre os quais estão endoscópios de ponta cônica (aguda), dilatadores mecânicos com a possibilidade de monitorar a largura e a força da dilatação e diferentes pontas plásticas para serem montadas sobre o endoscópio convencional para adultos ou pediátrico.[4] As sondas de Tucker são longas, em forma de fuso, com fios de seda nas extremidades e de diferentes calibres que exigem pontos de comunicação proximal e distal na área da estenose para ser utilizadas. São indicadas para as estenoses alcalinas químicas nas quais os pacientes são submetidos previamente à gastrostomia. A força é exercida por tração e não por impulsão.

Um dos avanços mais notáveis foi, além da introdução dos fios-guia, a chegada dos balões de polietileno para uso no TGI (Fig. 11.3).[8]

Estes balões permitiram a dilatação de estenoses previamente inacessíveis. Os balões de diâmetro fixo ou variável oscilam entre 4 e 40 mm de diâmetro, sendo que os menores são para uso no trato biliopancreático e os maiores e fixos para o tratamento da acalasia.

Os balões podem ser passados sobre um fio-guia colocado por endoscopia ou fluoroscopia. Os balões biliares variam

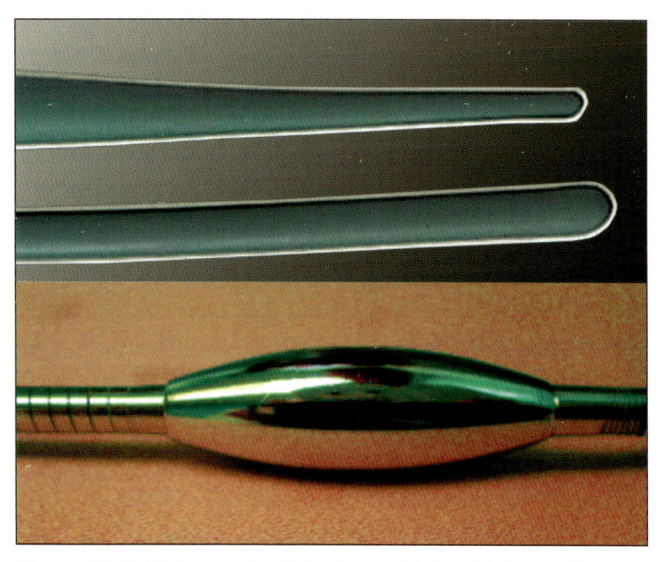

Figura 11.1. Sistemas de dilatação esofágica: Maloney, Hurst e Eder-Puestow.

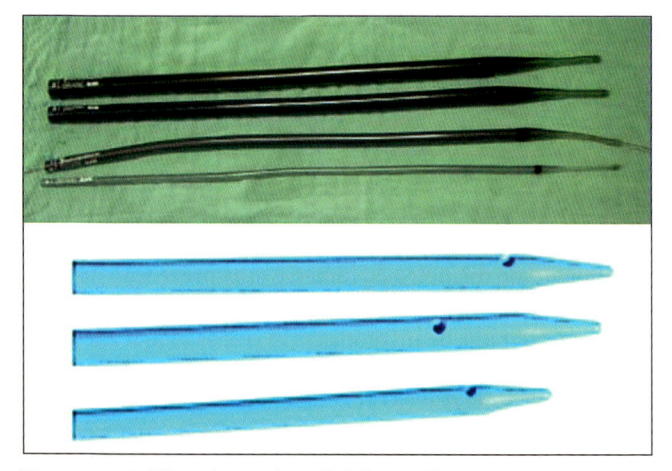

Figura 11.2. Dilatadores de polivinil com fio-guia de arame. Os de Savary-Guillard (acima) são maiores, mais agudos na ponta e menos radiopacos que os dilatadores American (abaixo).

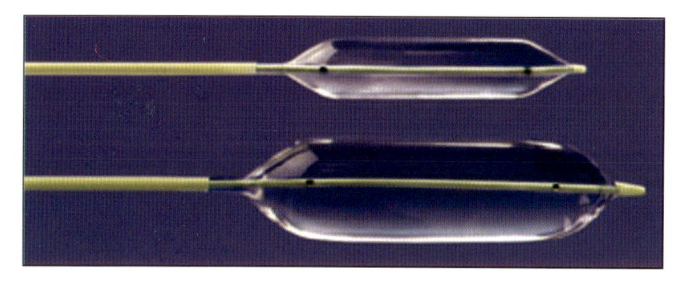

Figura 11.3. Balões de polietileno. Os balões são passados pela estenose sobre um fio-guia colocado por endoscopia ou por fluoroscopia.

entre 4 e 10 mm de diâmetro e podem ser usados sobre fios-guia ou através do endoscópio (Fig. 11.4).

Os balões ou dilatadores de expansão radial apresentam desenho, tamanho e calibres diferentes. São de baixa ou alta complacência, sem látex, feitos de um material que permite uma expansão uniforme e controlada. Nesta expansão deve ser feita de forma progressiva e orientada por manômetros específicos (PSI ou ATM), com água e contraste radiológico (hidrostática) ou ar (pneumática). Podem ou não ser passados pelo canal acessório do endoscópio. Os balões mais calibrosos (na acalasia), normalmente, são utilizados sobre o fio-guia e paralelamente ao endoscópio.

Os diâmetros dos balões têm uma capacidade de dilatação variável de 6 a 120 Fr, com um calibre progressivo, de 1 em 1 mm. Os tamanhos de extensão do balão variam entre 2,4 a 10 cm. Os cateteres possuem um comprimento total de 180 e 240 cm. Atualmente existem modelos com três calibres progressivos de dilatação no mesmo balão.[9]

Um equipamento de dilatação completo deve incluir balões de diferentes diâmetros, seringas de 5 a 30 mL, fios-guia e um manômetro para determinar a pressão durante a inflação; de maneira opcional, tem-se uma pistola para dilatar e manter a pressão e uma válvula para garantir uma pressão constante durante a insuflação.

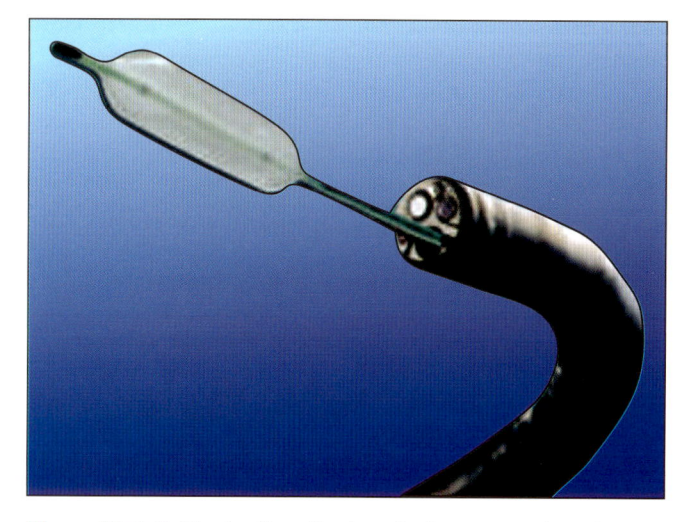

Figura 11.4. Balão de dilatação de polietileno passado pelo canal do endoscópio.

INDICAÇÕES

As indicações para a dilatação estão relacionadas com a área anatômica comprometida. No esôfago, os sintomas mais frequentes são disfagia e impactação de alimentos, embora a dor torácica atípica, a broncoaspiração e a odinofagia também possam ser observadas. As indicações para a dilatação pilórica incluem náuseas e vômitos frequentes, perda de peso, dor abdominal e refluxo grave. A maioria das estenoses biliares evolui com icterícia e episódios recorrentes de colangite. As estenoses do intestino delgado e do cólon distal requerem dilatação em razão da constipação, diminuição progressiva do tamanho das fezes, dor e obstrução intestinal recidivante. Diferentes formas de obstrução do TGI, suscetíveis de dilatação, são apresentadas na Tabela 11.2.

CONSIDERAÇÕES TÉCNICAS

Estes pacientes devem fazer um jejum rigoroso pois, frequentemente, ficam restos alimentares em razão da estenose, o que pode facilitar a broncoaspiração. A anestesia faríngea tópica é recomendável. Para alcançar um diâmetro adequado do lúmen são necessárias, normalmente, várias sessões.

Tabela 11.2. Indicações para a dilatação do TGI

Esôfago	• Anéis
	• Membranas
	• Estenoses congênitas
	• Estenose por refluxo
	• Estenose por escleroterapia ou bandas no esôfago
	• Estenose depois de mucossectomia
	• Estenose de anastomose
	• Esofagite eosinofílica
	• Neoplasias
	• Ingestão de cáusticos (ácidos ou álcalis)
	• Distúrbios da mobilidade (acalasia)
Estômago	• Neoplasias proximais
	• Estenose pilórica
	• Estenose de anastomose
	• Estenose de suturas mecânicas
	• Combinadas: ingestão de ácidos ou álcalis
Intestino delgado	• Duodeno: Membranas, estenoses pépticas
	• Íleo: Doença de Crohn, estenose por AINES
Via biliar	• Estenose de anastomose ou suturas parciais
	• Estenoses inflamatórias: colangite esclerosante ou por cálculos
	• Disfunção ou espasmo do esfíncter de Oddi
Cólon	• Estenose das anastomoses
	• Estenoses Inflamatórias: doença inflamatória intestinal, divertículos, por radiação
Várias	• Estenoses isoladas do ducto pancreático
	• Estenose de estomas: gastrostomias, enterostomias ou colostomias

Os pacientes que fazem uso de anticoagulantes e antiagregantes plaquetários (não para AINEs) devem interromper o uso entre 5 a 7 dias antes do procedimento. Em pacientes com alto risco de tromboembolismo, nos quais a medicação anticoagulante não pode ser interrompida, sugere-se sua substituição por heparina de baixo peso molecular e interrupção da mesma 8 horas antes do procedimento.[10]

É antiga a recomendação de que, uma vez encontrada resistência moderada no dilatador, não sejam passados mais de dois dilatadores sucessivamente, ou seja, não ultrapassar 3 mm de diâmetro para evitar complicações mais sérias.[11] A sensação de resistência é mais difícil de ser determinada no caso da dilatação **com balões**, razão pela qual é necessário fazer uma rigorosa avaliação do procedimento durante a fluoroscopia. Portanto, é indicado fazer uma mistura de contraste 1:3 em água ou solução salina para uma melhor apreciação do balão na fluoroscopia.

Em geral, a dilatação com sondas, usando fluoroscopia, endoscopia ou ambas, tem demonstrado ser mais segura e eficaz do que a dilatação às cegas.[12] Isso fica bem evidente nas estenoses anguladas e muito estreitas (lúmen menor que 7 mm), na estenose do esôfago proximal e deve ser a regra nas estenoses distais, como as de estômago, via biliar e cólon. Estes princípios gerais devem ser equilibrados com a disponibilidade de fluoroscopia, a adição de custos econômicos pelo controle da dilatação com a endoscopia ou a fluoroscopia, assim como a experiência do operador com a modalidade de dilatação. A endoscopia facilita a localização exata do fio-guia e a subsequente dilatação, sem ser estritamente necessário o controle fluoroscópico se for deixada uma quantidade suficiente de fio-guia no estômago e tomar-se os devidos cuidados para não deslocá-lo no momento de retirar o endoscópio.[13,14]

De grande importância técnica é o grau de aumento no diâmetro do lúmen, que pode ser obtido de forma segura em uma simples sessão de dilatação. Existe um critério no uso das sondas: não se deve fazer uma dilatação maior que 3 mm (9 Fr) em uma sessão de dilatação.[11] No entanto, isso está baseado mais em um senso comum ponderado e em uma tentativa de evitar, sempre que possível, complicações como perfuração e/ou sangramento. Entretanto, essa sentença não é necessariamente certa para grande parte dos anéis, das membranas e para algumas estenoses distensíveis causadas por um RGE. O grau de dilatação luminal deve levar em consideração o tipo de estenose propriamente dito (membranosa ou fibrótica), além do grau de ulceração e inflamação local, assim como os riscos e benefícios de outras alternativas de tratamento. A decisão final sobre o calibre a ser dilatado não pode ser feita com base em uma revisão da escassa literatura existente, mas sim fundamentada no senso comum, na prática (cursos) e na habilidade por parte do operador.

Os riscos e benefícios inerentes à dilatação devem ser contrabalançados com as diferentes alternativas de tratamento. Estas outras modalidades incluem a cirurgia antirrefluxo ou uma ressecção esofágica em decorrência de um estreitamento por RGE ou uma vagotomia e uma piloroplastia em razão de um estreitamento pilórico. Outras possibilidades são as dilatações não endoscópicas, como as percutâneas no caso de estreitamentos biliares. Também devem ser consideradas outras opções endoscópicas como fotoablação com *laser*, eletrocauterização e colocação de prótese.

Por fim, as implicações farmacológicas da dilatação de determinados estreitamentos, como as estenoses esofágicas associadas ao RGE ou as pilóricas, que requerem um tempo prolongado de bloqueadores de bomba de prótons ou de receptores H_2, o possível uso de procinéticos e a erradicação do *Helicobacter pylori* no caso de ulcerações gastroduodenais.

As próteses metálicas ou plásticas autoexpansíveis recobertas por silicone foram utilizadas nas estenoses benignas refratárias com resultados variáveis. Uma revisão sistemática recente de dez estudos, englobando 130 pacientes, mostrou que a prótese foi tecnicamente bem-sucedida em 128 dos 130 pacientes (98%). No entanto, somente 54% dos pacientes permaneceram assintomáticos e não precisaram de outras formas de tratamento. Após um seguimento médio de 13 meses, evidenciou-se uma migração de 3% dos pacientes nas 4 primeiras semanas. Além disso, também foram observadas: compressão traqueal, dor torácica e impossibilidade de remover as próteses.[15]

Estenoses esofágicas

As dilatações podem ser feitas mesmo sem um estudo esofagogastroduodenal, mas é importante contar com uma endoscopia com biópsia e/ou um exame histopatológico da área que será dilatada. Uma vez feita a dilatação, deve-se fazer a biópsia, desde que a mesma não tenha sido realizada previamente, para garantir uma avaliação completa da estenose.[16]

Tomando as estenoses esofágicas como exemplo, existem três sistemas básicos de dilatação: as sondas de mercúrio, os sistemas orientados por fios-guia e os balões de polietileno. Na presença de anéis, membranas e estenoses leves por RGE, a dilatação com sondas de mercúrio, após as 6 horas de jejum, pode ser feita com uma sonda de 16 a 18 mm (48-54 Fr). Nestas dilatações podem ser feitas com o paciente sentado ou em decúbito lateral. Embora possam ser feitas com controle fluoroscópico para evitar a angulação ou a retroflexão da sonda, muitas dessas dilatações podem ser feitas, de forma segura, sem a fluoroscopia.[14] As estenoses longas, excêntricas ou anguladas, assim como as graves ou críticas (menores que 7 mm), devem ser feitas com um dilatador com fio-guia. O paciente, inicialmente, precisa fazer uma endoscopia para determinar a causa da estenose e suas características, que incluem comprimento, diâmetro, elasticidade ou rigidez local, excentricidade, grau de inflamação e/ou ulceração local e presença de pseudodivertículo. Visto que foi observado um pequeno incremento no sangramento e na perfuração quando as biópsias foram feitas antes da dilatação e somente depois da dilatação é que podem ser feitas biópsias completas da extensão do estreitamento, muitos hospitais adiam a coleta de material para biópsia para depois da dilatação.

O uso dos dilatadores de polivinil sempre requer a localização de um fio-guia.[11] Isso é feito no momento da endoscopia inicial, na qual se avança com o fio-guia através da estenose, de forma generosa, até o estômago, o que pode ou não ser comprovado com a fluoroscopia. Alternativamente, o fio-guia pode ficar posicionado distalmente à estenose por fluoroscopia sem o auxílio da endoscopia. Depois da endoscopia inicial e da caracterização da estenose, um dilatador do tamanho da estenose é passado, certificando-se de que o fio-guia está fixo e a cabeça flexionada no momento de passar o dilatador. Isso é acompanhado por mais um ou dois dilatadores com um incremento máximo de até 3 ou 4 mm por sessão (10-12 Fr). Deve-se repetir a endoscopia para descartar complicações e, nesse momento, então, está indicado fazer a biópsia. Em razão da sua característica ponta afilada, os dilatadores de polivinil podem atravessar facilmente grande parte da estenose. A resistência sentida com esse sistema pode estar mais relacionada com a fricção com o fio-guia do que com o estreitamento propriamente dito.

As estenoses moderadas (7 a 13 mm) podem ser dilatadas com sondas de mercúrio com guia fluoroscópico ou dilatadores de polivinil. Estes últimos não precisam de monitorização fluoroscópica na maioria dos casos, mas é necessário certo grau de experiência por parte do operador que garanta a presença do fio-guia no estômago e que este não seja removido, inadvertidamente, no momento de remover o endoscópio. Isto é alcançado avançando-se o fio-guia quando se retira o endoscópio ou a sonda, com o auxiliar segurando o guia na boca.

Os estudos que comparam a eficácia da dilatação com sondas e os balões de localização endoscópica mostraram resultados contraditórios.[17-19] Ainda é um tema polêmico determinar se as dilatações com sondas dotadas de peso na ponta devem ser feitas com visão fluoroscópica ou não. A fluoroscopia aumenta a eficácia da dilatação com essas sondas.[20,21] As sondas com menos de 30 Fr tendem a ser muito flexíveis para dilatar a maioria das estenoses graves. Os dilatadores sobre fios-guia estão indicados para dilatar estenoses longas, estreitas e/ou tortuosas, ou associadas com a deformidade da anatomia por cirurgias prévias, divertículos esofágicos ou grandes hérnias de hiato. A fluoroscopia é muito útil nestes casos, mas pode ser desnecessária quando a anatomia é correta, o estreitamento é curto e pode ser atravessado pelo endoscópio.[22]

A aplicação de esteroides intralesionais tem mostrado ser útil em estudos não controlados, com um pequeno número de pacientes e curtos seguimentos. É uma alternativa terapêutica em casos de estenose de origem não neoplásica, como nas estenoses pépticas e pós-cirúrgicas e resposta desfavorável nas estenoses causadas pela ingestão de cáusticos e pós-radioterapia, apresentando uma melhor resposta à aplicação do acetato de triamcinolona 40 mg diluído em 4 mL de solução salina estéril.[2,23]

Nas crianças com estenose cáustica, o tratamento baseado na dilatação é bem-sucedido em torno de 80% dos casos e deve ser feito durante 2 anos antes de se decidir por outros procedimentos de maior porte e risco.[24] Além disso, estudos recentes em crianças relatam o uso de mitomicina C nas estenoses esofágicas, agente quimioterápico e antiproliferativo (antifibroblastos) aplicado no tratamento de estenoses traqueais e laríngeas, como uma alternativa ao tratamento cirúrgico ou à colocação de prótese. Em um estudo multicêntrico com 16 pacientes, observou-se uma melhora clínica e endoscópica em 81% dos pacientes, com um aumento notável do intervalo entre as dilatações.[25]

A esofagite eosinofílica pode ser causa de disfagia e a dilatação está indicada em casos sintomáticos. Observou-se um aumento da incidência desta patologia, de modo que não é mais considerada uma causa rara de estenose. Nestes casos, o uso de sondas com um calibre entre 13 e 14 mm é suficiente para melhorar a disfagia. Lacerações mucosas ocorrem com frequência, atingindo até a camada muscular; entretanto, uma revisão sistemática recente mostrou que o risco de perfuração é semelhante aos resultados nas dilatações em outros tipos de estenose.[26-28] Jacobs relatou uma perfuração em 671 (0,1%) procedimentos,[29] e aparentemente essas perfurações podem estar mais relacionadas com a dilatação com sondas de Savary.[30]

Na acalasia, o tratamento envolve a redução da ação do esfíncter inferior do esôfago (EEI), obtida com o uso de medicamentos ou pela ruptura endoscópica ou cirurgica das fibras musculares. Não existem parâmetros clínicos e/ou manométricos que podem fundamentar a melhor terapêutica, principalmente quando são comparados os métodos de dilatação e cirúrgicos.

Disfagia, regurgitações e perda de peso são sintomas que exigem procedimentos mais agressivos, como a dilatação endoscópica. As formas mais graves (graus 3 e 4) têm uma indicação preferivelmente cirúrgica. Apesar da dilatação endoscópica apresentar riscos, principalmente de perfuração (3 a 4%), pode ser realizada previamente à cirurgia para promover uma melhora das condições gerais do paciente. São utilizados balões de alta complacência (Rider-Moeller e Brown-MaHardy) e de baixa complacência (Gruntzig Rigflex e Witzel). O balão mais usado é o de baixa complacência (Rigiflex) de 30, 35 e 40 mm em virtude do menor risco de perfuração. A idade não é um fator preditivo de sucesso. No entanto, pacientes com até 40 anos são beneficiados com a cirurgia devido ao maior índice de recidiva dos sintomas com o tratamento dilatador.

O calibre do balão indicado para o primeiro procedimento dilatador deve ser de 30 mm. Nos pacientes já dilatados previamente e com recidiva dos sintomas, jovens ou pós-cirúrgicos, utiliza-se o balão de 35 mm.

O posicionamento do balão é documentado e confirmado por via radiológica e endoscópica. Na radiografia, a posição supina facilita a localização. A avaliação do posicionamento correto do balão é importante visto que ele pode se curvar dentro do órgão, o que aumenta o risco de perfuração.

Uma manobra, como a flexão do pescoço, pode facilitar a passagem das sondas de dilatação de diâmetro fixo.

O balão é insuflado gradualmente, com pressões de 5, 7, 10 e 15 psi, e depois, desinsuflado completamente entre uma e outra insuflação com aumento da pressão. A insuflação é mantida por um tempo mínimo (15 a 60 s). O controle radio-

endpoint of therapy: relief of dysphagia and achievement of luminal patency. *Gastrointest Endosc* 1996;43:93-97.
21. Hernandez LV, Jacobson JW, Harris MS. Comparison among the perforation rates of Maloney, balloon, and savary dilation of esophageal strictures. *Gastrointest Endosc* 2000;51:460-62.
22. de Wijkerslooth LR, Vleggaar FP, Siersema PD. Endoscopic management of difficult or recurrent esophageal strictures. *Am J Gastroenterol* 2011;106:2080-91; quiz 92.
23. Andicoechea Agorria A, Quintela Baizan I, Del Casar Lizcano JM et al. Combined endoscopic ballon dilation and intralesional corticosteroid treatment of colorectal anastomotic stenosis refractary to dilatation alone. *Cirugia Espanola* 2012;90:332-34.
24. Temiz A, Oguzkurt P, Ezer SS et al. Predictability of outcome of caustic ingestion by esophagogastroduodenoscopy in children. World J Gastroenterol 2012;18:1098-103.
25. Rosseneu S, Afzal N, Yerushalmi B et al. Topical application of mitomycin-C in oesophageal strictures. *J Pediatr Gastroenterol Nutr* 2007;44:336-41.
26. Saligram S, McGrath K. The safety of a strict wire-guided dilation protocol for eosinophilic esophagitis. *Eur J Gastroenterol Hepatol* 2014;26:699-703.
27. Lipka S, Keshishian J, Boyce HW et al. The natural history of steroid-naive eosinophilic esophagitis in adults treated with endoscopic dilation and proton pump inhibitor therapy over a mean duration of nearly 14 years. *Gastrointest Endosc* 2014 Apr. 2. pii: S0016-5107(14)00152-57.
28. Schoepfer A. Treatment of eosinophilic esophagitis by dilation. *Dig Dis* 2014;32:130-33.
29. Jacobs Jr JW, Spechler SJ. A systematic review of the risk of perforation during esophageal dilation for patients with eosinophilic esophagitis. *Dig Dis Sci* 2010;55:1512-15.
30. Jung KW, Gundersen N, Kopacova J et al. Occurrence of and risk factors for complications after endoscopic dilation in eosinophilic esophagitis. *Gastrointest Endosc* 2011;73:15-21.
31. Hewitt PM, Krige JE, Funnell IC et al. Endoscopic balloon dilatation of peptic pyloroduodenal strictures. *J Clin Gastroenterol* 1999;28:33-35.
32. Wallner O, Wallner B. Balloon dilation of benign esophageal rings or strictures: a randomized clinical trial comparing two different inflation times. *Dis Esophagus* 2014;27:109-11.
33. Hirai F, Beppu T, Takatsu N et al. Long-term outcome of endoscopic balloon dilation for small bowel strictures in patients with Crohn's disease. *Dig Endosc* 2014 July;26(4):545-51.
34. Hagel AF, Hahn A, Dauth W et al. Outcome and complications of endoscopic balloon dilatations in various types of ileocaecal and colonic stenosis in patients with Crohn's disease. *Surg Endosc* 2014 May 2.
35. Bhalme M, Sarkar S, Lal S, Bodger K et al. Endoscopic balloon dilatation of Crohn's disease strictures: results from a large United kingdom series. *Inflamm Bowel Dis* 2014;20:265-70.
36. Atreja A, Aggarwal A, Dwivedi S et al. Safety and efficacy of endoscopic dilation for primary and anastomotic Crohn's disease strictures. *J Crohn's Colitis* 2014;8:392-400.
37. Clouse RE. Complications of endoscopic gastrointestinal dilation techniques. *Gastrointest Endosc Clin N Am* 1996;6:323-41.
38. Committee ASoP, Ben-Menachem T, Decker GA et al. Adverse events of upper GI endoscopy. *Gastrointest Endosc* 2012;76:707-18.
39. Kozarek RA. Hydrostatic balloon dilation of gastrointestinal stenoses: a national survey. *Gastrointest Endosc* 1986;32:15-19.
40. Asge Standards Of Practice C, Banerjee S, Shen B et al. Antibiotic prophylaxis for GI endoscopy. *Gastrointest Endosc* 2008;67:791-98.
41. Wilson W, Taubert KA, Gewitz M et al. Prevention of infective endocarditis: guidelines from the American Heart Association: a guideline from the American Heart Association Rheumatic Fever, Endocarditis and Kawasaki Disease Committee, Council on Cardiovascular Disease in the Young, and the Council on Clinical Cardiology, Council on Cardiovascular Surgery and Anesthesia, and the Quality of Care and Outcomes Research Interdisciplinary Working Group. *J Am Dental Association* 2008;139(Suppl):3S-24S.
42. Allison MC, Sandoe JA, Tighe R et al. Antibiotic prophylaxis in gastrointestinal endoscopy. *Gut* 2009;58:869-80.
43. Bratzler DW, Dellinger EP, Olsen KM et al. Clinical practice guidelines for antimicrobial prophylaxis in surgery. *Am J Health Syst Pharm* 2013;70:195-283.
44. Said A, Brust DJ, Gaumnitz EA et al. Predictors of early recurrence of benign esophageal strictures. *Am J Gastroenterol* 2003;98:1252-56.
45. Tiryaki T, Livanelioglu Z, Atayurt H. Early bougienage for relief of stricture formation following caustic esophageal burns. *Pediatr Surg Int* 2005;21:78-80.
46. Guda NM, Vakil N. Proton pump inhibitors and the time trends for esophageal dilation. *Am J Gastroenterol* 2004;99:797-800.
47. Bravi I, Nicita MT, Duca P et al. A pneumatic dilation strategy in achalasia: prospective outcome and effects on oesophageal motor function in the long term. *Aliment Pharmacol Ther* 2010;31:658-65.
48. Jeon HH, Youn YH, Rhee K et al. For patients with primary achalasia the clinical success of pneumatic balloon dilatation can be predicted from the residual fraction of radionuclide during esophageal transit scintigraphy. *Dig Dis Sci* 2014;59:375-82.
49. Borges AA, Lemme EM, Abrahao Jr LJ et al. Pneumatic dilation versus laparoscopic Heller myotomy for the treatment of achalasia: variables related to a good response. *Dis Esophagus* 2014;27:18-23.
50. Benjamin SB, Cattau EL, Glass RL. Balloon dilation of the pylorus: therapy for gastric outlet obstruction. *Gastrointest Endosc* 1982;28:253-54.
51. Swanson EW, Swanson SJ, Swanson RS. Endoscopic pyloric balloon dilatation obviates the need for pyloroplasty at esophagectomy. *Surg Endosc* 2012;26:2023-28.
52. Lanuti M, DeDelva P, Morse CR et al. Management of delayed gastric emptying after esophagectomy with endoscopic balloon dilatation of the pylorus. *Ann Thor Surg* 2011;91:1019-24.
53. Lam YH, Lau JY, Fung TM et al. Endoscopic balloon dilation for benign gastric outlet obstruction with or without Helicobacter pylori infection. *Gastrointest Endosc* 2004;60:229-33.
54. Ko OB, Ye BD, Yang SK et al. The outcome of fluoroscopically guided balloon dilation of pyloric stricture in Crohn disease. *J Vasc Interv Radiol* 2011;22:1153-58.
55. Di Placido R, Pietroletti R, Leardi S et al. Primary gastroduodenal tuberculous infection presenting as pyloric outlet obstruction. *Am J Gastroenterol* 1996;91:807-8.
56. Kochhar R, Kochhar S. Endoscopic balloon dilation for benign gastric outlet obstruction in adults. *World J Gastrointest Endosc* 2010;2:29-35.
57. Mori H, Kobara H, Fujihara S et al. Recanalization of severe gastric antral stricture after large endoscopic submucosal dissection: mucosal incision and local steroid injection. *J Gastrointest Liver Dis* 2012;21:435-37.
58. Cherian PT, Cherian S, Singh P. Long-term follow-up of patients with gastric outlet obstruction related to peptic ulcer disease treated with endoscopic balloon dilatation and drug therapy. *Gastrointest Endosc* 2007;66:491-97.

59. Espinel J, De-la-Cruz JL, Pinedo E et al. Stenosis in laparoscopic gastric bypass: management by endoscopic dilation without fluoroscopic guidance. *Rev Esp Enferm Dig* 2011;103:508-10.
60. Da Costa M, Mata A, Espinos J et al. Endoscopic dilation of gastrojejunal anastomotic strictures after laparoscopic gastric bypass. Predictors of initial failure. *Obesity Surg* 2011;21:36-41.
61. Espinel J, Pinedo E. Stenosis in gastric bypass: endoscopic management. *World J Gastrointest Endosc* 2012;4:290-95.
62. Fernandez-Esparrach G, Bordas JM, Llach J et al. Endoscopic dilation with Savary-Gilliard bougies of stomal strictures after laparosocopic gastric bypass in morbidly obese patients. *Obesity Surg* 2008;18:155-61.
63. Garcia-Cano J. Endoscopic biliary sphincterotomy dilation. *Rev Esp Enferm Dig* 2012;104:339-42.
64. Familiari P, Boskoski I, Bove V et al. ERCP for biliary strictures associated with chronic pancreatitis. *Gastrointest Endosc Clin N Am* 2013;23:833-45.
65. Dumonceau JM. Endoscopic therapy for chronic pancreatitis. *Gastrointest Endosc Clin North Am* 2013;23:821-32.
66. Gotthardt D, Stiehl A. Endoscopic retrograde cholangiopancreatography in diagnosis and treatment of primary sclerosing cholangitis. *Clin Liver Dis* 2010;14:349-58.
67. Chapman MH, Webster GJ, Bannoo S et al. Cholangiocarcinoma and dominant strictures in patients with primary sclerosing cholangitis: a 25-year single-centre experience. *Eur J Gastroenterol Hepatol* 2012;24:1051-58.
68. Stewart L. Iatrogenic biliary injuries: identification, classification, and management. *Surg Clin North Am* 2014;94:297-310.
69. Kim KH, Kim TN. Endoscopic management of bile leakage after cholecystectomy: a single-center experience for 12 years. *Clin Endosc* 2014;47:248-53.
70. Hii MW, Gyorki DE, Sakata K et al. Endoscopic management of post-cholecystectomy biliary fistula. *HPB* (Oxford) 2011;13:699-705.
71. Bergman JJ, van den Brink GR, Rauws EA et al. Treatment of bile duct lesions after laparoscopic cholecystectomy. *Gut* 1996;38:141-47.
72. Baillie J. Endoscopic approach to the patient with bile duct injury. *Gastrointest Endosc Clin North Am* 2013;23:461-72.
73. Baron TH Sr, Davee T. Endoscopic management of benign bile duct strictures. *Gastrointest Endosc Clin N Am* 2013;23:295-311.
74. Costamagna G, Pandolfi M, Mutignani M et al. Long-term results of endoscopic management of postoperative bile duct strictures with increasing numbers of stents. *Gastrointest Endosc* 2001;54:162-68.
75. Bergman JJ, Burgemeister L, Bruno MJ et al. Long-term follow-up after biliary stent placement for postoperative bile duct stenosis. Gastrointest Endosc 2001;54:154-61.
76. Berkelhammer C, Kortan P, Haber GB. Endoscopic biliary prostheses as treatment for benign postoperative bile duct strictures. *Gastrointest Endosc* 1989;35:95-101.
77. Muñoz OG, Insuasty MR, Marín JI et al. Complicaciones de la vía biliar después de trasplante ortotópico de hígado: experiencia en el Hospital Pablo Tobón Uribe-Medellín. *Rev Col Gastroenterol* 2011;26:9-14.
78. Castaño R. *Endoscopia en el trasplante hepático. Técnicas en endoscopia digestiva.* Bogotá: Asociación Colombiana de Endoscopia, 2007. p. 511-28.
79. Castaño R, Ruiz MH, Restrepo JC et al. Manejo endoscópico de las complicaciones biliares después del trasplante ortotópico de hígado. *Rev Col Gastroenterol* 2012;27:173-84.
80. Shah JN, Ahmad NA, Shetty K et al. Endoscopic management of biliary complications after adult living donor liver transplantation. *Am J Gastroenterol* 2004;99:1291-95.
81. Catalano MF, Linder JD, George S et al. Treatment of symptomatic distal common bile duct stenosis secondary to chronic pancreatitis: comparison of single vs. multiple simultaneous stents. *Gastrointest Endosc* 2004;60:945-52.
82. Webb K, Saunders M. Endoscopic management of malignant bile duct strictures. *Gastrointest Endosc Clin N Am* 2013;23:313-31.
83. Bergman JJ, Rauws EA, Fockens P et al. Randomised trial of endoscopic balloon dilation versus endoscopic sphincterotomy for removal of bileduct stones. *Lancet* 1997;349:1124-29.
84. Baron TH, Harewood GC. Endoscopic balloon dilation of the biliary sphincter compared to endoscopic biliary sphincterotomy for removal of common bile duct stones during ERCP: a metaanalysis of randomized, controlled trials. *Am J Gastroenterol* 2004;99:1455-60.
85. Jin PP, Cheng JF, Liu D et al. Endoscopic papillary large balloon dilation vs endoscopic sphincterotomy for retrieval of common bile duct stones: a meta-analysis. *World J Gastroenterol* 2014;20:5548-56.
86. Madhoun MF, Wani S, Hong S et al. Endoscopic papillary large balloon dilation reduces the need for mechanical lithotripsy in patients with large bile duct stones: a systematic review and meta-analysis. Diagn Ther Endosc 2014;2014:309618.
87. Brower RA, Freeman LD. Balloon catheter dilation of a rectal stricture. *Gastrointest Endosc* 1984;30:95-97.
88. Lemberg B, Vargo JJ. Balloon dilation of colonic strictures. *Am J Gastroenterol* 2007;102:2123-25.
89. Nanda K, Courtney W, Keegan D et al. Prolonged avoidance of repeat surgery with endoscopic balloon dilatation of anastomotic strictures in Crohn's disease. *J Crohn's Colitis* 2013;7:474-80.
90. Forshaw MJ, Maphosa G, Sankararajah D et al. Endoscopic alternatives in managing anastomotic strictures of the colon and rectum. *Techn Coloproctol* 2006;10:21-27.

Stents Metálicos na Patologia Esofágica Maligna

12

Jorge E. Lopera* ▪ Lubia Bonini ▪ José Pinhata Otoch ▪ Everson L. A. Artifon

CÂNCER DE ESÔFAGO

O carcinoma esofágico é a sexta malignidade mais comum no mundo todo. O tipo escamocelular é o mais frequente; no entanto, a incidência do adenocarcinoma procedente de metaplasia de Barrett aumentou significativamente no mundo ocidental.[1]

Lamentavelmente, a maioria dos pacientes procura por ajuda em um estádio avançado da doença e a sobrevida em 5 anos é de apenas 10 a 20%, com sobrevivência média de apenas 6 meses.[2-4] As neoplasias primárias ou metastáticas do mediastino e do pulmão também podem produzir compressão secundária do esôfago, causando disfagia, com prognóstico desfavorável.

MÉTODOS DE TRATAMENTO

Equipes multidisciplinares com a participação de oncologistas, terapeutas de radiação, cirurgiões, gastroenterologistas e radiologistas são muito importantes para definir o melhor tratamento possível para cada paciente.

A ressecção cirúrgica está indicada para o carcinoma em estádio precoce, com sobrevida de 5 anos em torno de 40%.[3] Muitos pacientes não têm tumores operáveis e o tratamento paliativo é necessário para aliviar a disfagia, melhorar o estado nutricional deficiente, evitar a aspiração repetida e melhorar a qualidade de vida. No passado, a paliação cirúrgica foi o método-padrão de tratamento, mas apresenta índice de mortalidade de 13-22%, e índice de complicações maiores que 36-71%.[5,6]

Os métodos não cirúrgicos de paliação incluem radioterapia, braquiterapia, quimiorradioterapia, terapia endoluminal e colocação de *stents* metálicos autoexpansíveis. Os resultados dos diferentes métodos de paliação são comparados usando uma escala de disfagia que é amplamente utilizada:

0 = Dieta normal.
1 = Deglutição de semissólidos e líquidos.
2 = Deglutição de líquidos somente.
3 = Dificuldade para engolir saliva e líquidos.
4 = Disfagia completa.

A terapia endoluminal pode ser feita com o uso de *laser*, terapia fotodinâmica e feixe de argônio ou terapia de eletrocoagulação bipolar, com índices de paliação em 80-90% dos pacientes. Entretanto, são necessárias várias sessões de tratamento a cada 4 a 8 semanas. Também, 20% dos pacientes precisam de dilatação esofágica para permitir a passagem do endoscópio e isto pode estar associado com a perfuração.[7] A hemorragia é relatada em até 9% dos pacientes. Estudos randomizados feitos por Adam *et al.* encontraram que o *stent* metálico produz, significativamente, melhor alívio da disfagia do que o tratamento com *laser*.[8] Outra técnica ablativa, como a injeção de álcool absoluto no tumor, apresenta grande índice de recidivas. No entanto, é útil no tratamento do crescimento excessivo do tumor depois da colocação do *stent* metálico.

A radioterapia externa também tem sido muito utilizada no tratamento paliativo do câncer esofágico, com melhor resposta em pacientes com cânceres de células escamosas do que em pacientes com adenocarcinomas. Depois da radioterapia é comum a piora temporária da disfagia durante várias semanas após o tratamento em razão do edema e da necrose, e muitos pacientes precisam de terapias nutricionais alternativas durante esse período com o uso de tubos de gastrostomia. A braquiterapia intracavitária é uma técnica promissora que pode aliviar a disfagia em 75-95% dos pacientes.[9] As desvantagens da braquiterapia incluem alta incidência de formação de esofagite e estenose. A braquiterapia de alta taxa de dose foi associada com um prolongamento do índice médio de sobrevida de até 35% em 12 meses, em alguns estudos.[9] Estudos recentes relatam que a braquiterapia oferece melhor paliação do que os *stents* metálicos, exceto em pacientes com doenças muito avançadas e de sobrevida curta ou com múltiplas comorbidades.[10]

STENTS METÁLICOS

Os *stents* metálicos estão indicados para o tratamento paliativo do câncer de esôfago inoperável e de outros tumores, como de pulmão, cânceres mediastinais e metástases que causam obstrução secundária do esôfago. Outras indicações dos *stents* incluem tratamento de fístulas esofagorespiratórias (FER), tratamento

---

*****Declaração de conflito de interesse:** Jorge E. Lopera é sócio fundador da Tecnostent S. A.

paliativo de estenoses malignas recorrentes das anastomoses cirúrgicas e tratamento das perfurações iatrogênicas do esôfago durante exames diagnósticos e terapêuticos.[11,12] A paliação minimamente invasiva da disfagia maligna evoluiu, consideravelmente, desde a colocação de tubos plásticos rígidos até os *stents* autoexpansíveis. Os tubos de plástico, como os tubos Celestine e Atkinson, foram utilizados para efeitos paliativos durante muitos anos (Fig. 12.1).[13,14]

Estes tubos rígidos têm várias desvantagens: devido ao grande tamanho, é necessário anestesia geral para inseri-los, e o índice de complicações é em torno de 36%. A mortalidade é de 5-16%, as perfurações ocorrem em 5-10% e a migração do tubo ocorre em 10-20%. Apesar do grande tamanho externo destes tubos, o diâmetro interno é relativamente pequeno e apenas a minoria dos pacientes pode tolerar alimentos sólidos.[14] Os *stents* metálicos foram desenvolvidos para a paliação minimamente invasiva das estenoses esofágicas. O uso de um introdutor, relativamente pequeno, aumenta a comodidade e a segurança do procedimento, enquanto que o grande diâmetro interior, visto que expande o *stent*, oferece melhor paliação do que os tubos de plástico.[15,16] Os *stents* metálicos também apresentam menos complicações do que a cirurgia paliativa.[17,18] O desenho dos *stents* metálicos continua evoluindo. Existem novos *stents* no mercado com sistemas menores de inserção, válvulas antirrefluxo, revestimento com membranas para prevenir o crescimento do tumor, desenhos antimigração e sistemas removíveis para colocação temporária ou remoção do *stent* no caso de complicações. A principal desvantagem dos *stents* metálicos é o custo elevado. Todavia, a diminuição no número de reintervenções e o fato de tratar-se de um procedimento ambulatorial resultam na diminuição no custo total do cuidado paliativo dos pacientes em comparação com outros métodos. Existe no mercado uma grande variedade de *stents* disponíveis (Tabela 12.1 e Fig. 12.2).

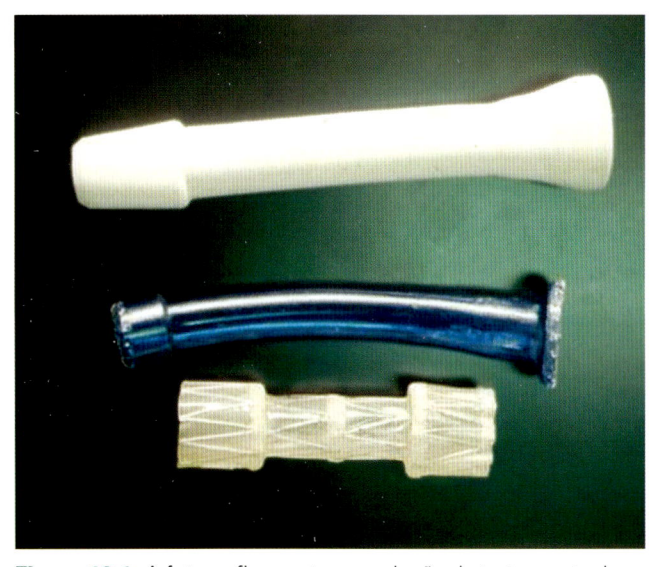

Figura 12.1. A fotografia mostra a evolução do tratamento das estenoses malignas do esôfago. De cima para baixo: tubo de Celestine, desenho caseiro de tubo de plástico e *stent* metálico revestido Z de Song.

Os *stents* metálicos são do tipo autoexpansíveis e feitos de diferentes metais. As primeiras gerações eram fabricadas em aço inoxidável, enquanto que a maioria dos *stents* disponíveis atualmente é feita com nitinol, uma liga de níquel e titânio, que é muito mais maleável e flexível que o aço. O tipo de *stent* utilizado depende do custo, da disponibilidade em cada país e da experiência e preferência do operador. Embora tenham sido demonstradas diferenças significativas entre as complicações e a necessidade de reintervenção entre os diferentes tipos de *stents*, a sobrevida é semelhante entre os diferentes tipos e, até o presente momento, não foi demonstrado que algum tipo de *stent* ofereça maior benefício na sobrevida dos pacientes.[19-23]

Os *stents* não revestidos têm a vantagem de utilizar introdutores de menor calibre e apresentar incidência muito menor de migração. Eles sofrem epitelização em 3-6 semanas, sem risco futuro de migração, e são úteis, principalmente, em lesões na cárdia e em lesões pequenas em anastomoses esofagointestinais (Fig. 12.3). Atualmente, são utilizados com uma frequência menor em virtude da maior incidência de crescimento tumoral (20-30%) e reintervenções.[23]

O desenvolvimento dos *stents* revestidos e parcialmente revestidos foi um avanço significativo no tratamento não cirúrgico das estenoses malignas e benignas do trato gastrintestinal.[24,25] Os *stents* podem ser revestidos com poliuretano, silicone, politetrafluoretileno (PTFE) ou polietileno. O poliuretano parece ser menos estável que os outros materiais de revestimento, principalmente quando exposto ao suco gástrico.[26] A estabilidade da membrana é muito mais importante quando se pensa em remover o *stent*. A dissolução da membrana pode resultar na separação de um *stent* que não seja de um corpo único de metal. Também pode resultar na reabertura da FER e tornar muito difícil ou até mesmo impossível a futura remoção de *stents* em estenoses benignas.

Os *stents* esofágicos parcialmente revestidos são desenvolvidos para evitar o crescimento tumoral na sua porção média, enquanto que as pontas descobertas evitam a migração dos *stents*. A principal desvantagem é que essas pontas descobertas favorecem o crescimento de tecido de granulação e isto pode ser problemático caso se pense em remover o *stent* futuramente. Para evitar este problema foram criados, posteriormente, os *stents* totalmente revestidos que podem ser retirados com sucesso, embora apresentem uma incidência de migração maior do que os parcialmente revestidos.

Muitos dos *stents* atuais têm um sistema de remoção que consiste em alças de *nylon* ou metal nas pontas proximais e distais. A alça pode ser capturada seja sob visão endoscópica usando pinças ou sob visão fluoroscópica usando um gancho especial. Ao puxar a alça a extremidade proximal do *stent* sofre um colapso e pode ser removida de modo relativamente atraumático, evitando potenciais complicações da remoção convencional (Fig. 12.4).[27] Este mecanismo de remoção de *stents* foi projetado, originalmente, por Ho-Young Song, da Coreia do Sul, e é usado largamente em vários tipos de *stents*.[28]

Existem muitas variações interessantes nos desenhos dos *stents* esofágicos a fim de evitar a migração. Muitos *stents* têm

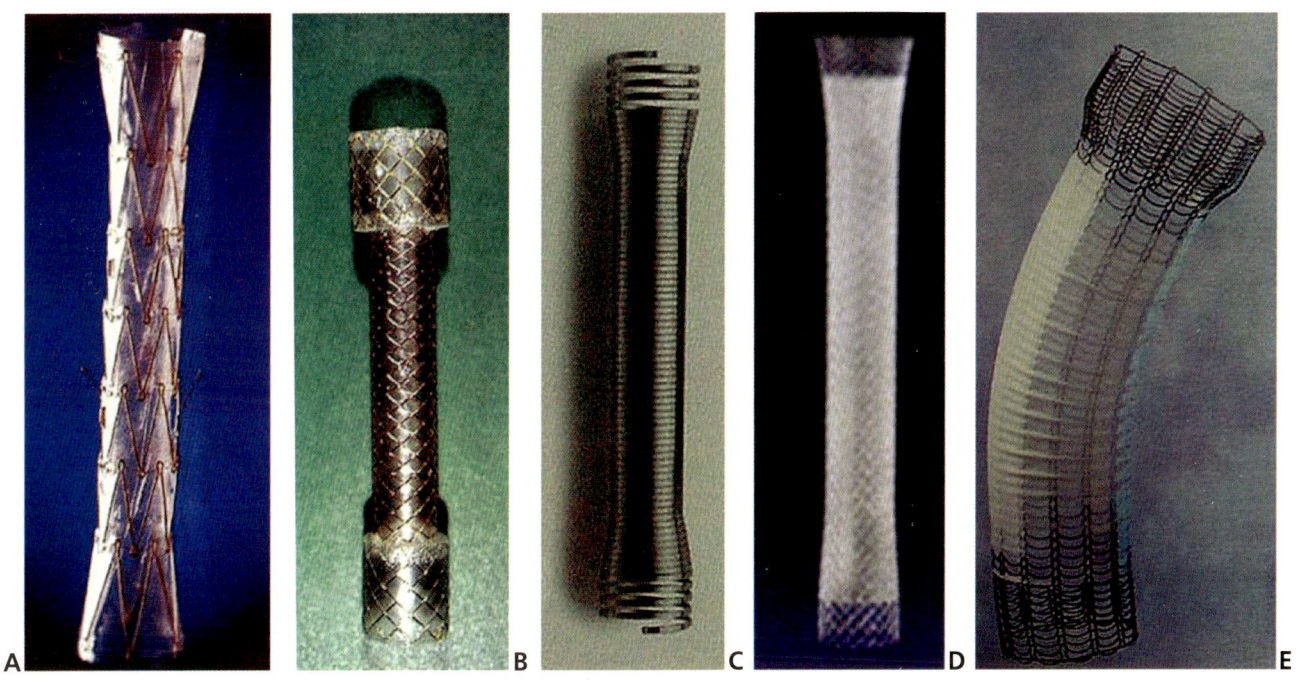

Figura 12.2. Fotografias de alguns dos vários *stents* esofágicos disponíveis no mercado. **A.** *Stent* Z. **B.** *Stent* de Song de nitinol. **C.** Esophagocoil. **D.** Wallstent coberto. **E.** Ultraflex.

pontas proximais e distais de maior diâmetro, em forma de osso de cachorro, com um corpo de menor calibre que fica centralizado na estenose. O *stent* Flamingo, não mais encontrado no mercado, apresenta a parte coberta dentro da malha para aumentar a fricção com a parede do esôfago. O *stent* Z tem ganchos fora do corpo para ancorá-lo contra a parede. O Ultraflex tem pontas cônicas proximais e distais descobertas. O *stent* esofágico Niti-S (Tae Woong, Coreia) é duplo, combinando as propriedades dos revestidos e não revestidos; a parte externa do *stent* é descoberta para diminuir a migração, enquanto que um segundo *stent* coberto na parte interna impede o crescimento do tumor. O *stent* SX-ELLA tem um anel complementar de nitinol na extremidade proximal a fim de evitar a migração distal a qual, teoricamente, pode ser invertida com o peristaltismo. Novos desenhos de *stent*, como o EGIS (S & G Biotech, Coreia), apresentam grande confor-

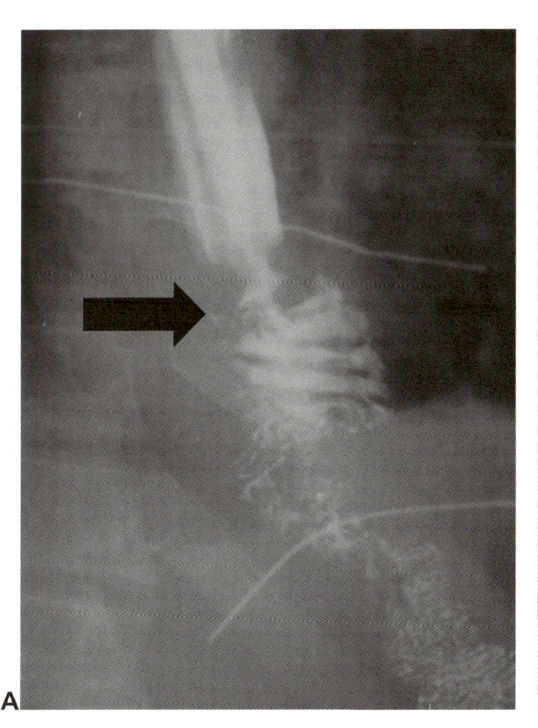

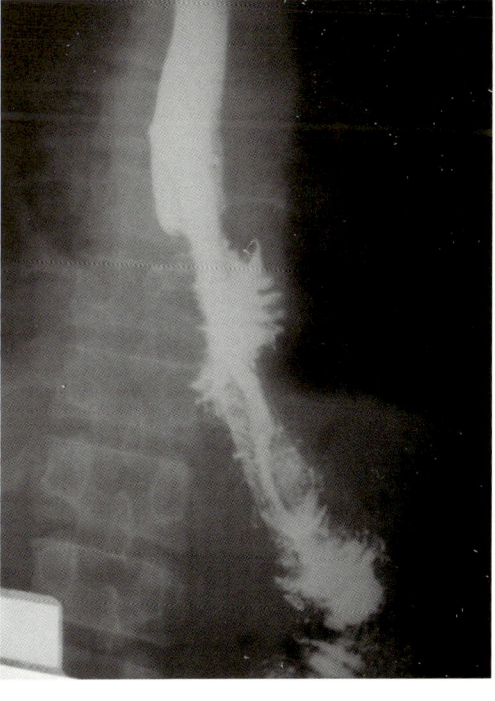

Figura 12.3.
A. Esofagograma mostrando estenose de anastomose do esôfago-jejuno *(seta)* por recidiva tumoral.
B. Esofagograma depois da colocação de um Wallstent não revestido usado para evitar a migração do *stent*.

Tabela 12.1. Diferentes tipos de stents esofágicos e suas características

	Z Stent Wilson-Cook EUA	Evolution Wilson-Cook EUA	Ultraflex Boston Scientific EUA	Poliflex Boston Scientific EUA	Wallflex Boston Scientific EUA	Choo Stent MI Tech Coreia	Bonastent Sci-Tech Coreia	Niti-S Taewoong Coreia	Flexella Plus Ella CS Rep. Tcheca	Alimax Merit EUA	Stent de Song TecnoStent Colômbia
Material	Aço em Z	Nitinol	Nitinol	Malha Poliéster	Nitinol	Nitinol	Nitinol	Nitinol	Nitinol	Nitinol	Nitinol
Revestimento[a]	Polietileno (PC)	Silicone (PC)	Poliuretano (PC)	Silicone (TC)	Permalume (TC) (PC)	Silicone (TC)	Silicone	Poliuretano (TC)	Silicone (TC) (PC)	Poliuretano Silicone	Silicone (TC)
Diâmetros mm[b]	25/18	23/18 28/23	23/18	20/16 25/21	23/18 28/23			16/18	25/20	23/18 27/22	22/18
Comprimentos cm	8-14	8-12	10-15	9-15	10-15	6-16	6-16	6-12	8,5-15	7-12	8-16
Introdutor Fr	31	24	18	36	18,5	18	15	20	28	22	24
Válvulas	Válvula dual antirrefluxo					Válvula em S	Válvula em S		Válvula em dedo de luva		
Comentários	Encolhimento mínimo Pouco flexível	Com pistola liberadora	Libera ao puxar esfera que o recobre	Para estenoses benignas	Com laço de poliéster para ser retirado	Laços proximais e distais	Laços proximais e distais	Laço proximal	Anel de nitinol evita migração	Nitinol cortado com laser, ganchos antimigração	Laços proximais e distais Corpo único

[a](PC) = parcialmente coberto; (TC) = totalmente coberto; [b]diâmetro nas pontas proximal e distal/diâmetro do corpo.

Stents Metálicos na Patologia Esofágica Maligna

	Stent Esofágico – Z Wilson-Cook EUA	Evolution Wilson-Cook EUA	Ultraflex Boston Scientific EUA	Polyflex Boston	Wallflex Boston	Choo Stent MI Tech, Coreia	Bonastent Standard Sci-Tech, Coreia	NiTi-S Taewoong, Coreia	Flexella Plus Ella CS República Tcheca	Alimax Merit EUA	Stent de Song TecnoStent Colômbia
Material	Aço em Z	Nitinol	Nitinol	Malha Poliéster	Nitinol	Nitinol	Nitinol	Nitinol	Nitinol	Nitinol	Nitinol
Revestimento	Polietileno (PC)	Silicone (PC)	Poliuretano (PC)	Silicone (TC)	Permalume (silicone) (PC) (TC)	Silicone (PC)	Silicone	Poliuretano (TC)	Silicone (PC) (TC)	Poliuretano com Silicone	Silicone (TC)
Diâmetros Extremidades/corpo	25/18	23/18 28/23	23/18	20/16 25/21	23/18 28/23	18	18	16/18	25/20	23/18 27/22	22/18
Comprimentos	8-14 cm	8-12 cm	10-15 cm	9-15 cm	10-15 cm	6-16 cm	6-16 cm	6-12 cm	8,5-15 cm	7-12 cm	8-16 cm
Introdutor Fr	31 Fr	24 Fr	18 Fr	36 Fr	18,5 Fr	18 Fr	15 Fr	20 Fr	28 Fr	22 Fr	24 Fr
Comentários	Mínimo encolhimento, posição precisa. Introdutor de longo calibre com múltiplos passos. Pouco flexível	Com pistola. Laços em ponta, pistola libera o stent, permite fechar o stent para reposicioná-lo	Liberação proximal ou distal. Liberação ao puxar esfera que o envolve	Stent carregado depois de avançar o introdutor. Stent desenhado para estenoses benignas	Laço de poliéster para retirá-lo. Pode ser recapturado até 75%	Laços proximais e distais	Laços proximais e distais	Laço proximal	Sistema para liberar ponta distal primeiro ou ponta proximal primeiro. Versão HV tem um anel de nitinol na parte externa do corpo para evitar migração	Nitinol cortado com *laser*, ganchos antimigração	Laços proximais e distais. Construção de um corpo único
Válvulas	Válvula dual antirrefluxo					Stent com válvula em S interna	Válvula fixa dentro do stent em S		Válvula em dedo de luva		

(PC) = parcialmente coberto; (TC) = totalmente coberto.

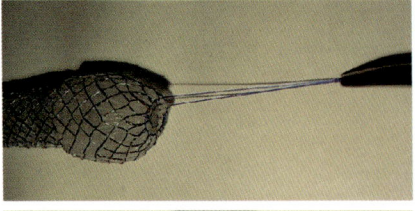

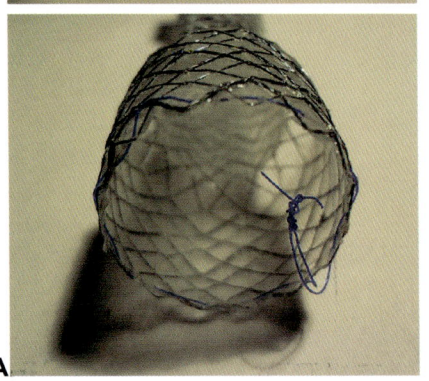

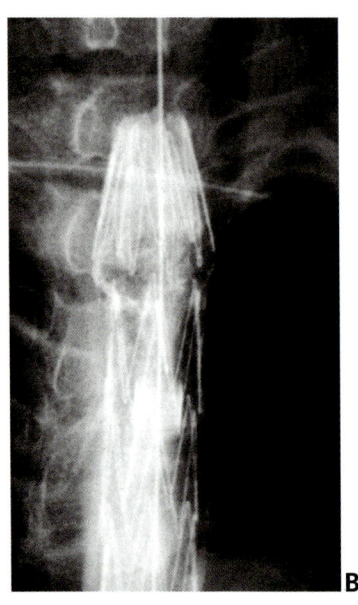

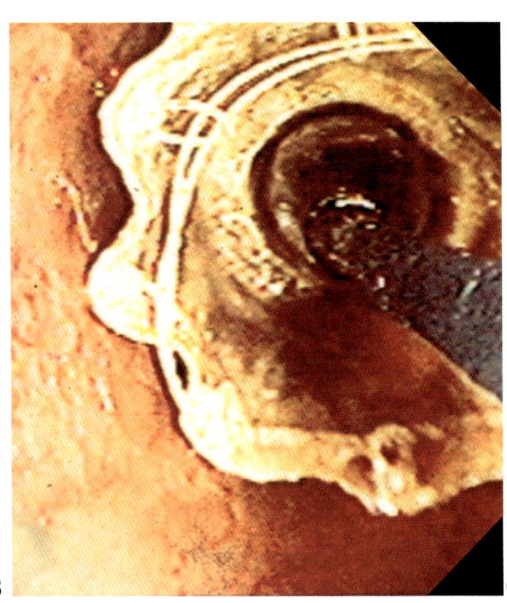

Figura 12.4. A. As fotografias mostram o sistema de remoção do *stent*. **B.** A radiografia mostra a porção superior do *stent* colapsada durante a remoção. **C.** Endoscopia alta que mostra a alça de remoção do *stent (seta curvada)*.

mação com a parede do esôfago e, em razão disso, menor incidência de complicações e migração. Uma solução extrema para o problema consiste no sistema Shin: uma pequena esfera que fica presa à extremidade distal do *stent* e é fixada, pela boca, na orelha do paciente.

Outras modificações dos *stents* foram impregnar a membrana com partículas emissoras de radiação beta, sementes de iodo-125, *stents* liberadores de drogas, como 5-fluorouracil ou plaquitaxel.[29-32] Também está sendo investigado o uso de *stents* feitos de monofilamento de polidioxanona que se dissolvem (BD ELLA, Ella CS, República Tcheca) e que desaparecem lentamente em 11-12 semanas. Contudo, a introdução no esôfago não foi fácil e os *stents* ficam pouco visíveis fluoroscopicamente, tendo mais aplicações em doenças benignas.[33]

CONTRAINDICAÇÕES

As contraindicações para a colocação de *stents* metálicos no esôfago incluem:

- Distúrbio grave da coagulação do sangue que não pode ser corrigido.
- Tumores necróticos que apresentam sangramento crônico.
- Estenoses muito estreitas e rígidas que não podem ser pré-dilatadas até, pelo menos, 10 mm, para permitir a passagem do sistema introdutor.
- Estenose a menos de 2 cm da cricofaringe.
- Compressão traqueal.
- Obstrução da saída gástrica ou do intestino delgado.
- Estenoses muito anguladas.
- Doença curável por terapia combinada.
- Sépsis.
- Doença terminal com esperança de vida menor que 4 semanas.

TÉCNICA

Em razão dos sistemas introdutores serem de calibre relativamente pequeno, o procedimento pode ser feito com segurança no ambulatório sob sedação consciente.

Antes de considerar a colocação de *stents* esofágicos como método de tratamento paliativo, deve-se conhecer o estadiamento adequado do tumor, o que geralmente é obtido com o uso da tomografia computadorizada com contraste. A endoscopia digestiva alta permite uma visualização adequada da extensão do tumor, biópsia do tecido e uma avaliação detalhada do comprometimento intraluminal.

Para o endoscopista, a colocação dos *stents* é feita sob visão fluoroscópica e endoscópica. A maioria dos introdutores dos *stents* esofágicos revestidos é muito grande para passar pelo canal de trabalho do endoscópio, razão pela qual a maioria utiliza a endoscopia para vencer a estenose com o guia. Alguns endoscopistas liberam o *stent* sob visão endoscópica passando o sistema introdutor ao lado do endoscópio. Para marcar a estenose, utiliza-se uma injeção submucosa de substância de contraste ou Lipiodol, ou colocam-se clipes metálicos. Quando se utiliza apenas a endoscopia, é muito importante comprovar se o guia avançou até o estômago e não foi criado um falso trajeto para o mediastino antes de liberar o *stent*. Quando se usa a técnica da colocação de *stents* sob orientação fluoroscópica, primeiro faz-se um esofagograma com contraste hidrossolúvel não iônico ou bário diluído a fim de delimitar o local e o comprimento da estenose. Deve-se evitar o uso de contraste iônico porque, em casos de aspiração, pode ocorrer edema pulmonar. A localização exata da estenose é marcada na pele do paciente com clipes metálicos (Fig. 12.5).

A faringe é anestesiada com aerossol de lidocaína. O procedimento pode ser feito em uma posição supina (decúbito dorsal) ou na posição lateral esquerda, sendo que se prefere

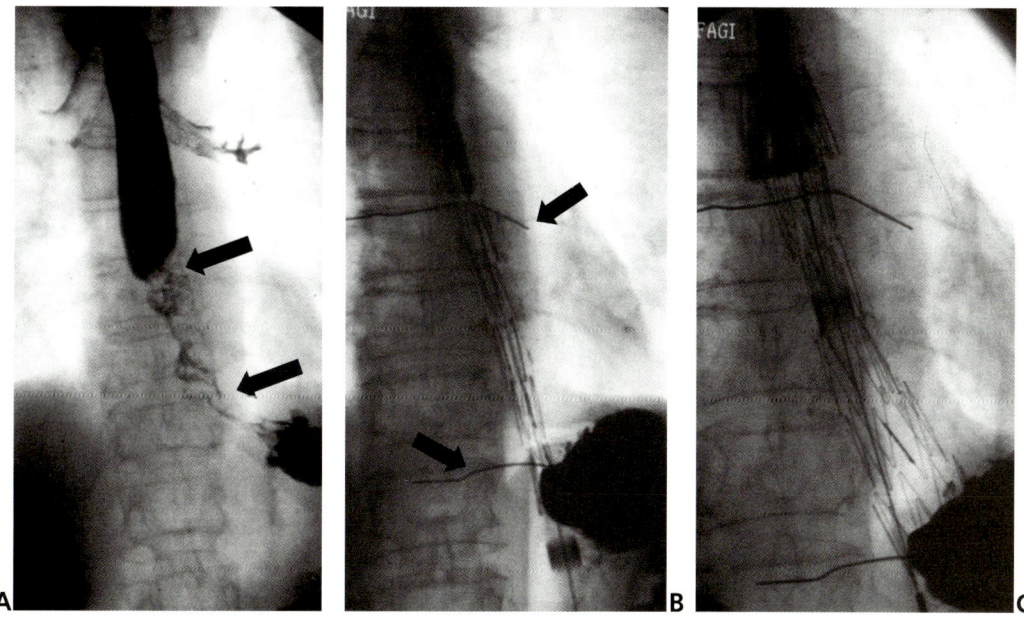

Figura 12.5. A. O esofagograma mostra estenose irregular do esôfago distal *(setas)*. Nota-se aspiração acidental do contraste. **B.** A radiografia mostra *stent* centralizado na área da estenose usando marcas radiopacas na pele do paciente *(setas)*. **C.** A radiografia mostra o *stent* liberado.

esta última a fim de evitar aspiração. São passados pela boca, em direção ao esôfago, sob orientação fluoroscópica, um cateter angiográfico angulado e um fio-guia. Em estenoses muito tortuosas ou estreitas, o uso de guias hidrofílicos (Glidewire, Terumo, Japão) é muito útil para vencer as estenoses. O cateter avança dentro do estômago. Recomenda-se sempre que uma quantidade limitada de contraste hidrossolúvel seja injetada a fim de verificar a posição intraluminal, principalmente se uma manipulação considerável tiver sido feita para atravessar a estenose. É possível obter um excelente delineamento da extensão tumoral ao avançar uma bainha vascular longa através da lesão e injetar o contraste enquanto a bainha é removida lentamente. Um cateter especial (Song-Lim, Coreia) permite injetar o contraste e medir a extensão da lesão simultaneamente com o uso de marcadores radiopacos. Um guia mais rígido, como o guia Amplatz super rígido (Boston Scientific) ou o guia Lunderquist ou Savay (Cook), será utilizado para a colocação do *stent*. Caso esteja a disposição um equipamento angiográfico com braço em C, deve-se girar o tubo de raios X a fim de obter-se uma projeção oblíqua anterior direita para observar melhor a junção esofagogástrica e permitir a colocação exata do *stent* na região da cárdia. Em estenoses muito estreitas recomenda-se dilatar previamente a lesão com um balão de 10-12 mm de diâmetro ou com um dilatador tipo Savary-Gillard (Wilson Cook). O *stent* é colocado para cobrir a lesão 2 cm acima e abaixo da estenose. Esta técnica de *overstenting* é importante para prevenir a proliferação do tumor e a reoclusão devido ao super crescimento tumoral. Depois da colocação dos *stents*, a maioria deles não requer dilatação complementar e, em quase todos os casos, serão dilatados lentamente até alcançarem o diâmetro previsto, exceto os *stents* Ultraflex, que tendem a não dilatar sozinhos devido à fraca expansão radial. Depois de liberar o *stent*, não se recomenda a passagem do endoscópio pelo lúmen a fim de evitar a migração acidental.

Na parte superior do esôfago, a ponta proximal do dispositivo não deve englobar o esfíncter esofágico superior, que se encontra no nível de C5-C6, porque esta posição alta do *stent* pode ocasionar graves moléstias e aspiração pelos pulmões. O *stent* Ultraflex, com menor expansão radial e inserção muito precisa proximal, pode ser preferível em uma lesão alta.[34] Um *stent* desenhado por Shin, com uma ponta proximal menor, também parece ter melhores resultados.[35] A sensação de corpo estranho dos *stents* colocados no esôfago alto tende a desaparecer espontaneamente na maioria dos pacientes (Fig. 12.6).[36]

Depois da colocação do *stent*, injeta-se um contraste para confirmar a localização correta e excluir complicações como a perfuração. Os pacientes podem iniciar a alimentação oral, poucas horas depois do procedimento, e são instruídos para começar, primeiramente, com alimentação líquida, e depois passar para uma dieta com redução de resíduos. Pouco a pouco a dieta é ajustada para alimentos sólidos. É essencial orientar claramente o paciente sobre mastigar bem os alimentos antes de engolir, já que a retenção de alimentos com carne e verduras é uma complicação relativamente frequente. Também se aconselha a ingestão de bastante líquido. As bebidas carbonatadas ajudam a prevenir a retenção de alimentos. O seguimento é feito com raios X simples de tórax no dia seguinte para excluir a migração e confirmar a expansão contínua do *stent*. Em casos de disfagia recorrente, realiza-se endoscopias e esofagogramas.

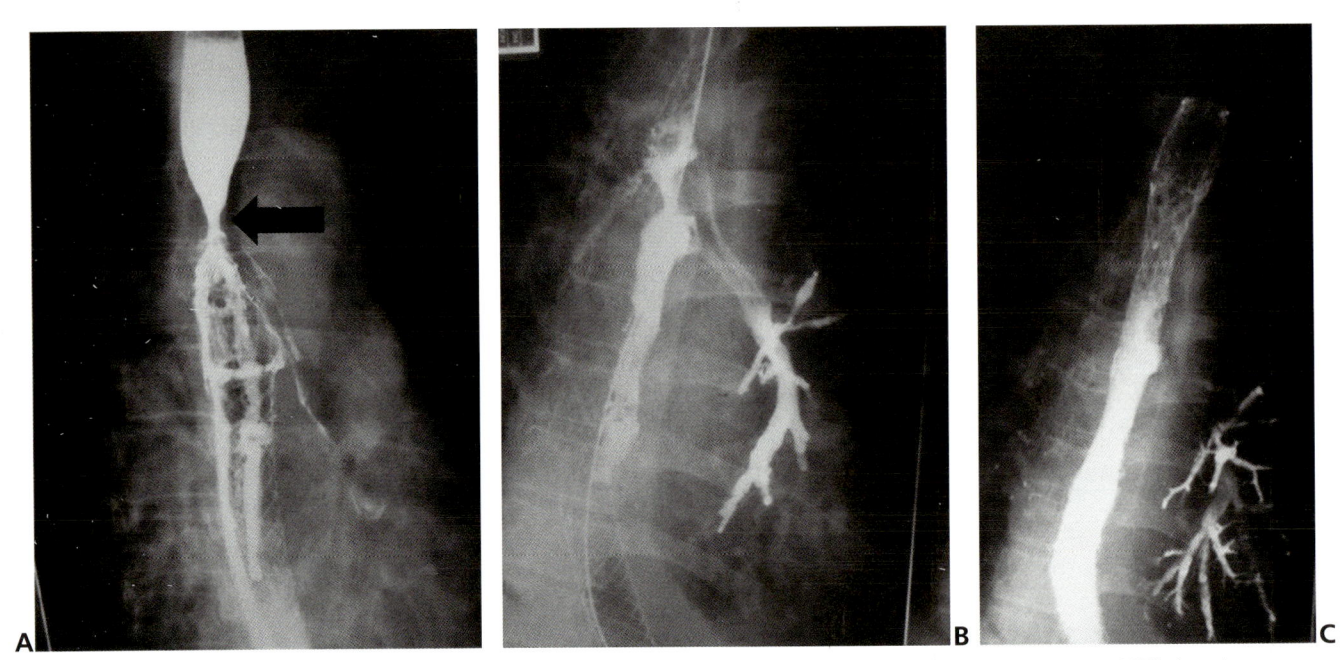

Figura 12.15. A. Esofagograma que mostra super crescimento tumoral por cima do *stent* causando estenose e FER *(seta)*.
B. Esofagograma posterior mostrando opacificação do plexo brônquico. **C.** Controle depois da, colocação de um *stent* mais proximal mostrando fechamento adequado da fístula.

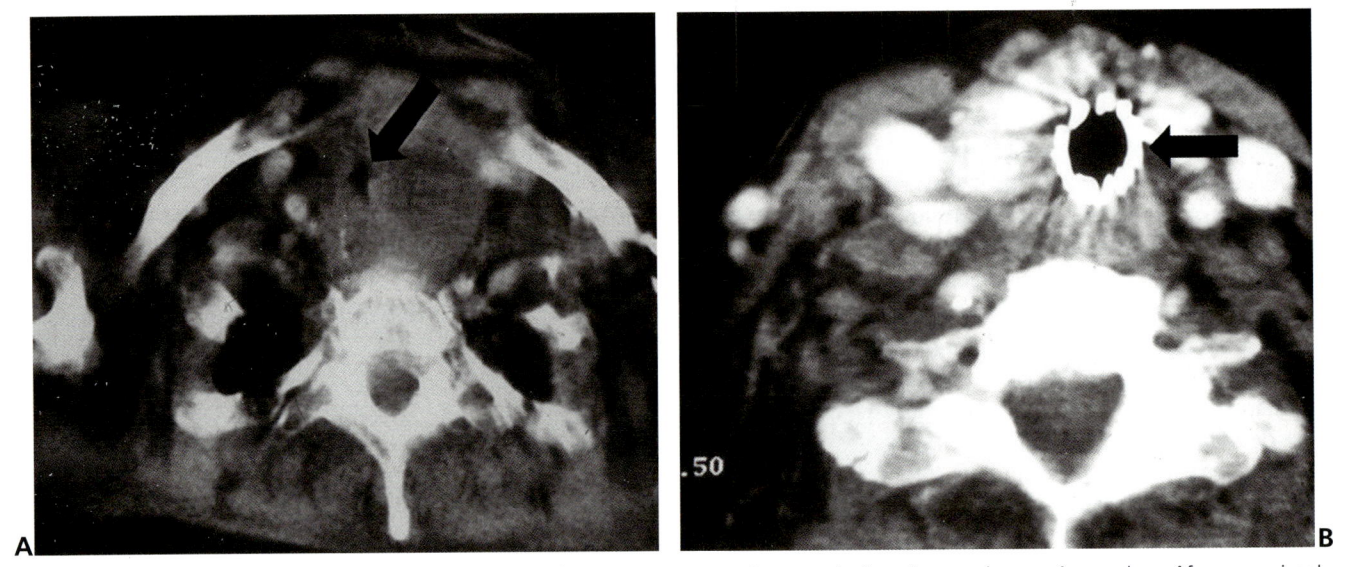

Figura 12.16. A. Tomografia computadorizada mostrando estenose grave da traqueia *(seta)* causada por câncer de esôfago proximal.
B. Tomografia computadorizada mostrando *stent* na traqueia *(seta)*; depois foi colocado outro no esôfago.

REFERÊNCIAS BIBLIOGRÁFICAS

1. Pera M, Cameron AJ, Trastek VF *et al.* Increasing incidence of adenocarcinoma of the esophagus and esophagogastric junction. *Gastroenterology* 1993;104:510-13.
2. Mason R. Palliation of oesophageal cancer. *Surg Oncol* 2001;10:123-26.
3. Enzinger PC, Mayer RJ. Esophageal cancer. *N Engl J Med* 2003;349:2241-52.
4. Lee S H. The role of oesophageal stenting in the nonsurgical management of oesophageal strictures. *Br J Radiol* 2001;74:891-900.
5. Earlam R, Cunha-Melo JR. Oesophageal squamous cell carcinoma: a critical review of surgery. *Br J Surg* 1980;67:381-90.
6. Muller JM, Erasmi H, Stelzner M *et al.* Surgical therapy of oesophageal carcinoma. *Br J Surg* 1990;77:845-57.
7. Mellow MH, Pinkas H. Endoscopic laser therapy for malignances affecting the esophagus and gastroesophageal junction. Analysis of technical and functional efficacy. *Arch Intern Med* 1985;145:1443-46.
8. Adam A, Ellul J, Watkinson AF *et al.* Palliation of inoperable esophageal carcinoma: a prospective randomized trial of laser therapy and stent placement. *Radiology* 1997; 202:344-8.

9. Sur RK, Donde B, Levin VC, Monnell A. Fractionated high dose rate intraluminal brachytherapy in palliation of advanced esophageal cancer. *Int J Radiat Oncol Biol Phys* 1998;40:447-53.
10. Homs M, Steyeberg EW, Eijkenboom W et al. Single dose brachytherapy versus metal stent placement for the palliation of obstructive oesophageal cancer: a randomized trial. *Lancet* 2004;364:1497-504.
11. Katsano K, Sabharwal T, Adam A. Stenting of the upper gastrointestinal tract: current status. *Cardiovasc Intervent Radiol* 2010;33:690-705.
12. White RE, Mungatana C, Topazian M. Expandable stents for iatrogenic perforation of esophageal malignancies. *J Gastrointest Surg* 2003;7:715-19.
13. Celestin LR. Permanent intubation in inoperative cancer of the oesophagus and cardia. *Ann R Coll Surg Eng* 1959;25:165-70.
14. Atkinson M, Ferguson R. Fibre-optic endoscopic palliative intubation of inoperable oesophogastric neoplasms. *Br M J* 1997;1:266-67.
15. Morgan R, Adam A. Use of metallic stents and balloons in the esophagus and gastrointestinal tract. *J Vasc Interv Radiol* 2001;12:283-97.
16. Barón TH. Expandable metal stents for the treatment of cancerous obstruction of the gastrointestinal tract. *N Engl J Med* 2001;344:1681-87.
17. Knyrim K, Wagner HJ, Bethge N et al. A controlled trial of an expansile metal stent for palliation of esophageal obstruction due to inoperable cancer. *N Engl J Med* 1993;329:1302-7.
18. Aoki T, Osaka Y, Takagi Y et al. Comparative study of self-expandable metallic stent and bypass surgery for inoperable esophageal cancer. *Dis Esophagus* 2001;14:208-11.
19. Lopera JE, Álvarez LG, Álvarez Ó. Comparative study of performance of two types of esophageal stents for the treatment of malignant dysphagia. *Intervencionismo* 2002;2(1).
20. Sabharwal T, Hamady MS, Chui S et al. A randomized prospective comparison of the Flamingo Walls-tent and Ultraflex stent for palliation of dysphagia associated with lower third oesophageal carcinoma. *Gut* 2003;52:922-26.
21. Siersema PD, Hop WC, Van Blankenstein M et al. A comparison of 3 types of covered metal stents for the palliation of patients with dysphagia caused by esophagogastric carcinoma: a prospective, randomized study. *Gastrointest Endosc* 2001;54:145-53.
22. Conio M, Recipi A, Battaglia G et al. A randomized prospective comparison of self-expandable plastic stents and partially covered self-expandable metal stents in the palliation of malignant esophageal dysphagia. *Am J Gastroenterol* 2007;102:2667-77.
23. Baerlocher MO, Asch MR, Dixon P et al. Interdisciplinary Canadian guidelines on the use of metal stents in the gastrointestinal tract for oncological indications. *Can Assoc Radiol J* 2008;59:107-22.
24. Song HY, Do YS, Han YM et al. Covered, expandable esophageal metallic stent tubes: experience in 119 patients. *Radiology* 1994;193:689-95.
25. Verschuur EML, Repici A, Kuipers EJ et al. New design esophageal stents for the palliation of dysphagia from esophageal or gastric cardia cancer: a randomized trial. *Am J Gastroenterol* 2008;103:304-12.
26. Kim JH, Song HY, Shin JH et al. Membrane degradation of covered stents in the upper gastrointestinal tract: frequency and clinical significance. *J Vasc Interv Radiol* 2008;19:220-24.
27. Low DE, Kozarek RA. Removal of esophageal expandable metal stents: description of technique and review of potential applications. *Surg Endosc* 2003;17:990-96.
28. Song HY, Lee DH, Seo TS et al. Retrievable covered nitinol stents: experiences in 108 patients with malignant esophageal strictures. *J Vasc Intervent Radiol* 2002;13:285-93.
29. McLoughlin MT, Byrne MF. Endoscopic stenting: where are we now and where can we go? *World J Gastroenterol* 2008;14:3798-803.
30. Won JH, Lee JD, Wang HJ et al. Self-expandable covered metallic esophageal stent impregnated with beta-emitting radionuclide: an experimental study in canine esophagus. *Int J Radiat Oncol Biol Phys* 2002;53:1005-13.
31. Zhongmin W, Xunbo H, Jun C et al. Intraluminal radioactive stent compared with covered stent alone for the treatment of malignant esophageal stricture. *Cardiovasc Intervent Radiol* 2012 Apr.;35(2):351-58.
32. Guo Q, Guo S, Wang Z. A type of esophageal stent coating composed of one 5-fluorouracil-containing EVA layer and one drug-free protective layer: in vitro release, permeation and mechanical properties. *J Control Release* 2007;118:318-24.
33. Stivaros SM, Williams LR, Senger C et al. Woven polydioxanone biodegradable stents: a new treatment option for benign and malignant oesophageal strictures. *Eur Radiol* 2010;20:1069-72.
34. Bethge N, Sommer A, Vakil N. A prospective trial of self-expanding metal stents in the palliation of malignant esophageal strictures near the upper esophageal sphincter. *Gastrointest Endosc* 1997;45:300-3.
35. Shim CS, Jung IS, Bhandari S et al. Management of malignant strictures of the cervical esophagus with a newly designed self-expanding metal stent. *Endoscopy* 2004;36:554-57.
36. MacDonald S, Edwards RD, Moss JG. Patient tolerance of cervical esophageal metallic stents. *J Vasc Interv Radiol* 2000;11:891-98.
37. Cwikiel W, Tranberg KG, Cwikiel M et al. Malignant dysphagia: palliation with esophageal stents- long term results in 100 patients. *Radiology* 1998;207:513-18.
38. Gregorio MA, Gimeno MJ, Medrano J et al. Tratamiento paliativo de la disfagia en el carcinoma de esófago mediante *stents* metálicos autoexpandibles cubiertos y no cubiertos. *Intervencionismo* 2002 Out.;2.
39. Sabharwal T, Hamady MS, Chui S et al. A randomised prospective comparison of the Flamingo Wallstent and Ultraflex stent for palliation of dysphagia associated with lower third oesophageal carcinoma. *Gut* 2003;52:922-26.
40. Vakil N, Morris AI, Marcon N et al. A prospective, randomized, controlled trial of covered expandable metal stents in the palliation of malignant esophageal obstruction at the gastroesophageal junction. *Am J Gastroenterol* 2001;96:1791-96.
41. Siersema PD, Hop WCJ, Van Blankenstein M et al. A new design metal stent (Flamingo stent) for palliation of malignant dysphagia: a prospective study. *Gastrointest Endosc* 2000;51:139-45.
42. Acunas B, Rozanes I, Akpinar S et al. Palliation of malignant esophageal strictures with self-expanding nitinol stents: drawbacks and complications. *Radiology* 1996;199:648-52.
43. Uitdehaag MJ, Siersema PD, Spaander MCW et al. A new fully covered stent with antimigration properties for the palliation of malignant dysphagia: a prospective cohort study. *Gastrointest Endosc* 2010;71:600-5.
44. Kennedy C, Steger A. Fatal hemorrhage in stented esophageal carcinoma: tumor necrosis of the aorta. *Cardiovasc Intervent Radiol* 2001;24:443-44.
45. Dirks K, Schulz T, Schellmann B et al. Fatal hemorrhage following perforation of the aorta by a barb of the

Gianturco-Rosch esophageal stent. *Zeitschrift fur Gastroenterol* 2002;40:81-84.
46. Grundy A, Glees JP. Aorto-oesophageal fistula: a complication of oesophageal stenting. *Br J Radiol* 1997;70:846-49.
47. Ahn M, Shin BS, Park MH. Aortoesophageal fistula secondary to placement of an esophageal stent: emergent treatment with cyanoacrylate and endovascular stent graft. *Ann Vas Surg* 2010;24(4):555.
48. Osugi H, Lee S, Higashino M *et al*. Usefulness of self-expandable metallic stent with an antireflux mechanism as a palliation for malignant strictures at the gastroesophageal junction. *Surg Endosc* 2002;16:1478-82.
49. Do YS, Choo SW, Suh SW *et al*. Malignant Esophagogastric Junction Obstruction: Palliative Treatment with an Antireflux Valve Stent. *J Vasc Interv Radiol* 2001;12:647-51.
50. Laasch HU, Marriott A, Wilbraham L *et al*. Effectiveness of open versus antireflux stents for palliation of distal esophageal carcinoma and prevention of symptomatic gastroesophageal Reflux. *Radiology* 2002;225:359-65.
51. Sabharwal T, Gulati MS, Fotiadis N *et al*. Randomised comparison of the FerX Ella antireflux stent and the ultraflex stent: proton pump inhibitor combination for prevention of poststent reflux in patients with esophageal carcinoma involving the esophago-gastric junction. *J Gastroenterol Hepatol* 2008;23:723-28.
52. Laasch HU. Documentation of stent complications through national registries: ROST leads the way. *Cardiovasc Intervent Radiol* 2006;29:1165.
53. Wang MQ, Sze DY, Wang ZP *et al*. Delayed complications after esophageal stent placement for treatment of malignant esophageal obstructions and esophagorespiratory fistulas. *J Vasc Interv Radiol* 2001;12:465-74.
54. Lee SH. The role of oesophageal stenting in the nonsurgical management of oesophageal strictures. *Br J Radiol* 2001;74:891-900.
55. Bethge N, Somer A, Grosss U *et al*. Human tissue responses to metal stents implanted in vivo for the palliation of malignant stenoses. *Gastrointest Endosc* 1996;43:596-602.
56. Homann N, Noftz MR, Klingenberg-Noftz RD *et al*. Delayed complications after placement of self-expanding stents in malignant esophageal obstruction: treatment strategies and survival rate. *Dig Dis Sci* 2008;53:334-40.
57. Ogilvie AL, Dronfield MW, Percuson R *et al*. Palliative intubation of oesophagogastric neoplasms at fiberoptic endoscopy. *Gut* 1982;23:1060-67.
58. Yakami M, Mitsumori M, Sai H *et al*. Development of severe complications caused by stent placement followed by definitive radiation therapy for T4 esophageal cancer. *Int J Clin Oncol* 2003;8:395-98.
59. Lecleire S, Di Fiore F, Ben-Soussan E *et al*. Prior chemoradiotherapy is associated with a higher life-threatening complication rate after palliative insertion of metal stents in patients with oesophageal cancer. *Aliment Pharmacol Ther* 2006;23(12):1693-702.
60. Li XA, Chibani O, Greenwald B *et al*. Radiotherapy dose perturbation of metallic esophageal stents. *Int J Radiat Oncol Biol Phys* 2002;(15)54:1276-85.
61. Chen YK, Schefter TE, Newman F. Esophageal cancer patients undergoing external beam radiation after placement of self-expandable metal stents: is there a risk of radiation dose enhancement? *Gastrointest Endosc* 2011;73(6):1109-14.
62. Ludwig D, Dehne A, Burmester E *et al*. Treatment of unresectable carcinoma of the esophagus or the gastroesophageal junction by mesh stents with or without radiochemotherapy. *Int J Oncol* 1998;13:583-88.
63. Zhong J, Wu Y, Xu Z *et al*. Treatment of medium and late stage esophageal carcinoma with combined endoscopic metal stenting and radiotherapy. *Chin Med J* 2003;116:24-28.
64. Homs MY, Hansen BE, Van Blankenstein M *et al*. Prior radiation and/or chemotherapy has no effect on the outcome of metal stent placement for oesophagogastric carcinoma. *Eur J Gastroenterol Hepatol* 2004;16:163-70.
65. Javed A, Pal S, Dash NR *et al*. Palliative Stenting With or Without Radiotherapy for Inoperable Esophageal Carcinoma: a randomized trial. *J Gastrointest Cancer* 2012 Mar.;43(1):63-69.
66. Sabharwal T, Morales JP, Irani FG *et al*. Quality improvement guidelines for placement of esophageal stents. *Cardiovasc Intervent Radiol* 2005;28:284-88.
67. Ko GY, Song HY, Hong HJ *et al*. Malignant esophagogastric junction obstruction: efficacy of balloon dilation combined with chemotherapy and/or radiation therapy. *Cardiovasc Intervent Radiol* 2003;26:141-45.
68. Kim JH, Song HY, Shin JH *et al*. Palliative treatment of unresectable esophagogastric junction tumors: balloon dilation combined with chemotherapy and/or radiation therapy and metallic stent placement. *J Vasc Interv Radiol* 2008;19(6):912-17.
69. Shin JH, Song HY, Kim JH *et al*. Comparison of temporary and permanent stent placement with concurrent radiation therapy in patients with esophageal carcinoma. *J Vasc Interv Radiol* 2005;16:67-74.
70. Han YM, Song HY, Lee JM *et al*. Esophagorespiratory fistulae due to esophageal carcinoma: palliation with a covered gianturco stent. *Radiology* 1996;199:65-70.
71. Kim KR, Shin JH, Song HY *et al*. Palliative treatment of malignant esophagopulmonary fistulas with covered expandable metallic stents. *AJR Am J Roentgenol* 2009;193:W278-82.
72. Shin JH, Song HY, Ko GY *et al*. Esophagorespiratory fistula: long-term results of palliative treatment with covered expandable metallic stents in 61 patients. *Radiology* 2004;232:252-59.
73. Morgan RA, Ellul JP, Denton ER *et al*. Malignant esophageal fistulas and perforations: management with plastic-covered metallic endoprostheses. *Radiology* 1997;204:527-32.
74. Balazs A, Kupcsulik PK, Galambos Z. Esophagorespiratory fistulas of tumorous origin. Non-operative management of 264 cases in a 20-year period. *Eur J Cardiothorac Surg* 2008;34:1103-7.
75. Low DE, Kozarek RA. Comparison of conventional and wire mesh expandable prostheses and surgical bypass in patients with malignant esophagorespiratory fistulas. *Ann Thorac Surg* 1998;65:919-23.
76. Roy-Choudhury SH, Nicholson AA, Wedgwood KR *et al*. Symptomatic malignant gastroesophageal anastomatic leak: management with covered metallic esophageal stents. *Am J Roent* 2001;176:161-65.
77. Shin JH, Kim JH, Song HY. Interventional Management of Esophagorespiratory Fistula. *Korean J Radiol* 2010;11:133-40.
78. Freitag L, Tekolf E, Steveling H *et al*. Management of malignant esophagotracheal fistulas with airway stenting and double stenting. *Chest* 1996;110:1155-60.
79. Binkert CA, Petersen BD. Two fatal complications after parallel tracheal-esophageal stenting. *Cardiovasc Intervent Radiol* 2002;25:144-47.

Lesões Subepiteliais Gastrintestinais

13

Gustavo Landazábal B

INTRODUÇÃO

No exercício diário da endoscopia frequentemente nos deparamos com lesões que se apresentam como massas ou nódulos na parede gastrintestinal recobertas por mucosa com aspecto normal, o que gera um desafio diagnóstico que permite definir a conduta que deve ser seguida, quer seja a exérese ou a observação da evolução (Fig. 13.1).

Calcula-se uma incidência de 0,36 a 0,5% nas endoscopias digestivas altas,[1-3] ou seja, pode-se encontrar uma lesão subepitelial em 1 a cada 200-300 endoscopias. Inicialmente foram denominadas de lesões submucosas, mas com avanço tecnológico e consequente estudo das mesmas, estabeleceu-se o termo lesões subepiteliais, que é aceito atualmente para a sua denominação, já que, além da submucosa, podem ser originárias de qualquer camada da parede gastrintestinal ou fora dela.[4,5] Este termo abrange lesões neoplásicas e não neoplásicas. Estabeleceu-se que até 50% dos pacientes morrem em1 ano de seguimento e calcula-se que 13% (0-27%) das lesões subepiteliais podem ser malignas, principalmente no estômago. Por isto é importante obter uma aproximação diagnóstica nestas lesões.[6,7]

Para estabelecer o diagnóstico deste tipo de lesão deve-se contar com a apresentação clínica, a análise dos aspectos endoscópicos e os achados na ecoendoscopia. A ecografia transabdominal permite visualizar lesões subepiteliais diretamente proporcionais ao tamanho das mesmas (lesões > 30 mm 69-97%) e acerta no tipo de lesão em apenas 60% dos casos; lesões < 30 mm são observadas apenas em 61% dos casos e as < 10 mm são observadas em apenas 50% dos casos.[1,3] A tomografia axial computadorizada (TAC) ou a ressonância nuclear magnética (RNM) são consideradas inadequadas para o exame de lesões intramurais. Porém, são úteis para estabelecer a presença de metástase ou a origem das massas extramurais (Figs. 13.2 e 13.3).[3,4] A biópsia para estudos histopatológicos e imunoistoquímicos é o procedimento que, definitivamente, levará a um diagnóstico, visto que nenhum exame de imagem pode substituir o diagnóstico patológico.

MANIFESTAÇÕES CLÍNICAS

As manifestações clínicas das lesões subepiteliais dependem, basicamente, da localização no tubo digestivo e do tamanho.

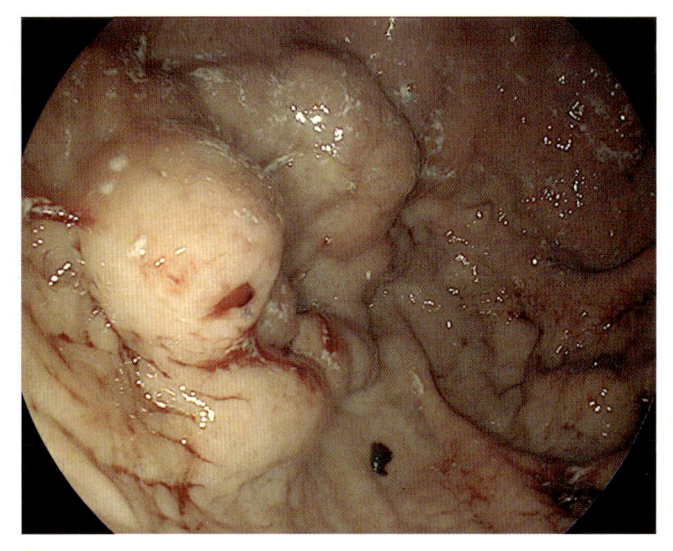

Figura 13.1. Lesão subepitelial (varizes fúndicas).

Lesões menores que 2 cm costumam evoluir assintomáticas e, à medida que progridem em extensão, podem causar manifestações, dependendo do órgão afetado. Uma lesão de 5 cm de diâ-

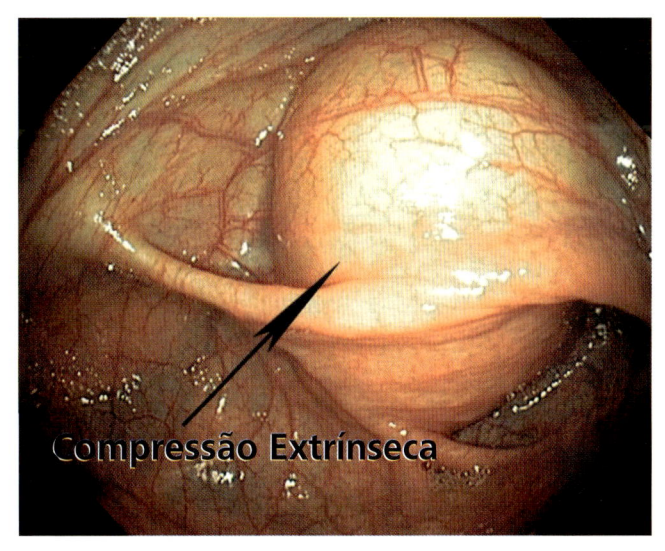

Figura 13.2. Compressão extrínseca no cego.

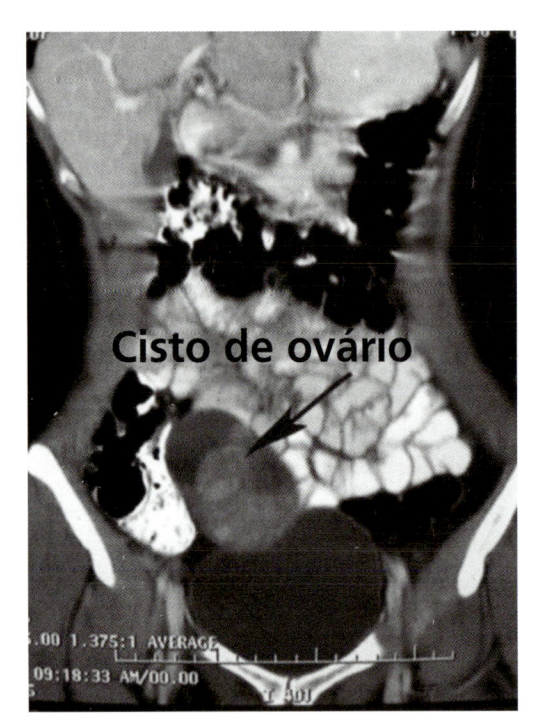

Figura 13.3. TAC correspondente.

metro no estômago, que pode permanecer assintomática, não é o mesmo que uma lesão desse mesmo tamanho no esôfago, onde seguramente evoluirá com algum grau de disfagia, ou no reto, onde certamente causará alterações intestinais. De qualquer modo, deve-se levar em consideração que lesões menores que 2 cm podem ser malignas e manifestarem-se pela presença de metástase como, por exemplo, tumores carcinoides tipo III ou tumores do estroma. A principal manifestação que leva ao diagnóstico costuma ser a hemorragia digestiva devido ao comprometimento da mucosa que recobre a lesão. Além disso, outros sintomas que podem estar associados são dispepsia e dor. Algumas lesões produzem hormônios com manifestações subsequentes, como no caso da síndrome carcinoide ou da síndrome de Zollinger Ellison.[8,9] Em um estudo sobre 478 lesões subepiteliais do tubo digestivo, 59% delas se localizam no estômago, 29% no esôfago e 12% no duodeno.[7] A localização pode sugerir uma possibilidade diagnóstica; por exemplo, os tumores de células granulares e os leiomiomas são mais comuns no estômago; os tumores estromais ou GIST são mais frequentes no estômago; os restos pancreáticos ou pâncreas aberrante são mais frequentes no antro gástrico; já os cistos de duplicação costumam ocorrer no esôfago distal, na junção esofagogástrica ou no duodeno.[1]

EXAMES DIAGNÓSTICOS

Endoscopia

O primeiro passo ao visualizar uma lesão subpepitelial é estabelecer se é uma lesão intra ou extramural que causa compressão. A endoscopia, para esta diferenciação, tem sensibilidade de 89 a 98% e especificidade de 29 a 64%.[3] Para a avaliação endoscópica das lesões subepiteliais, deve-se considerar o tamanho, a forma, a cor, a consistência, a presença de pulsação, a mobilidade ou o deslocamento da lesão, o aspecto da mucosa que a recobre, o deslocamento da lesão com as mudanças de posição do paciente, a diferenciação com os movimentos respiratórios e o peristaltismo próprio do órgão onde a lesão está localizada, a variação com a insuflação da câmara ao órgão e, por último, a biópsia de células ou tecidos para exame histopatológico por citologia, histologia e imunoistoquímica.[10]

- *Tamanho:* costuma-se tomar como parâmetro de referência a pinça de biópsia aberta que, geralmente, tem 8 mm, o que possibilita uma aproximação com o tamanho das lesões intramurais para avaliação e seguimento. Para as lesões extramurais este método não é adequado.
- *Forma:* lesões como os carcinoides e o pâncreas aberrante ou ectópico apresentam umbilicação na superfície que costuma ser um sinal característico das mesmas (Fig. 13.4).
- *Consistência:* a palpação da lesão com uma pinça de biópsia permite, em determinadas situações, estabelecer a consistência da lesão entre sólida e cística ou renitente. Nas lesões císticas ou renitentes, deve-se suspeitar de lesões vasculares como varizes ou lesões propriamente císticas, como as duplicações. Também possibilita estabelecer o "sinal do travesseiro", característico dos lipomas (Figs. 13.5 e 13.6), onde se observa elasticidade posterior à compressão da lesão e a forma lenta com a qual esta recupera seus contornos prévios.
- *Cor:* cor azulada em lesões vasculares venosas, como as varizes; cor amarelada nos lipomas e uma coloração menos intensa são observadas, em algumas ocasiões, nos tumores das células granulares (Fig. 13.7).
- *Pulsação:* a presença de pulsação na lesão é sugestiva de lesões vasculares arteriais, como os aneurismas.

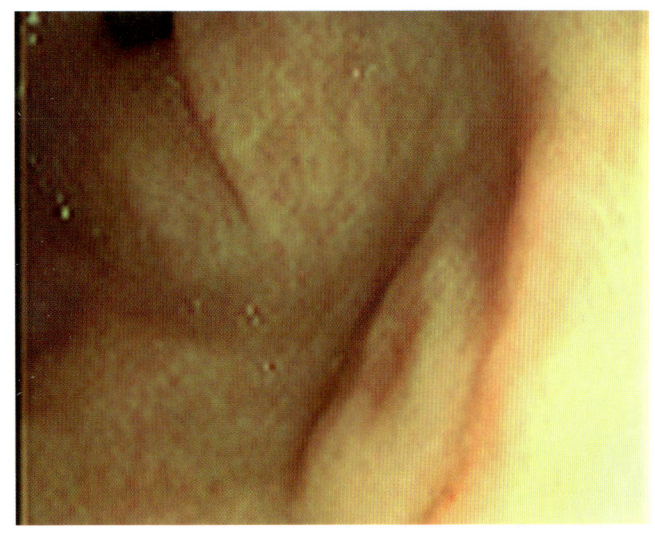

Figura 13.4. Pâncreas ectópico.

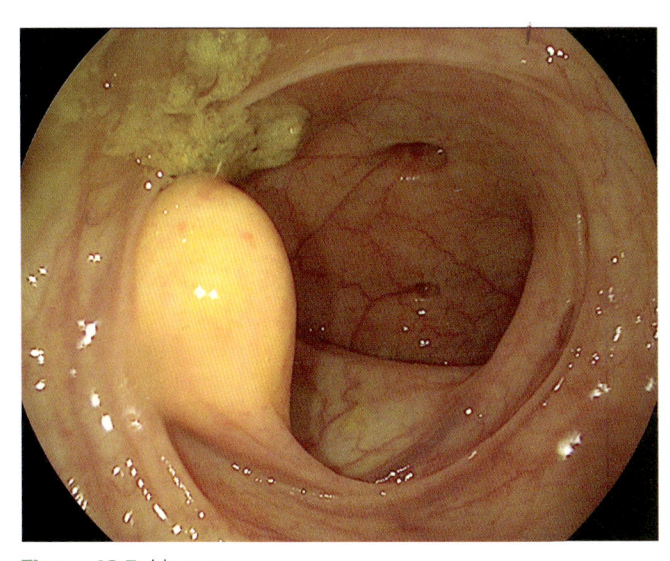

Figura 13.5. Lipoma.

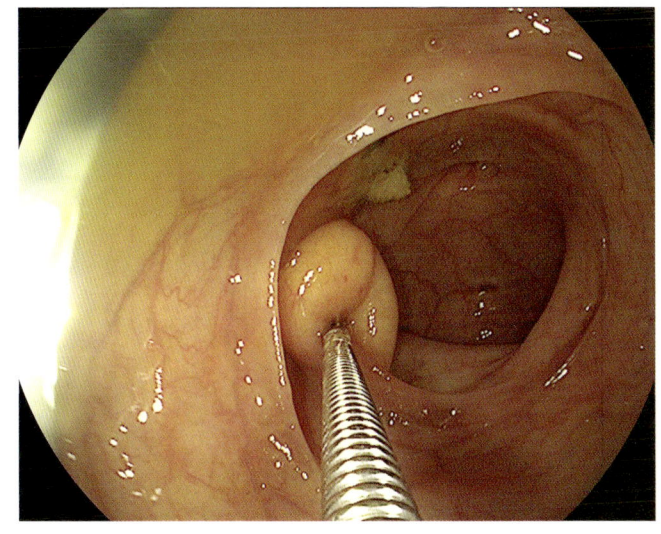

Figura 13.6. Sinal do travesseiro.

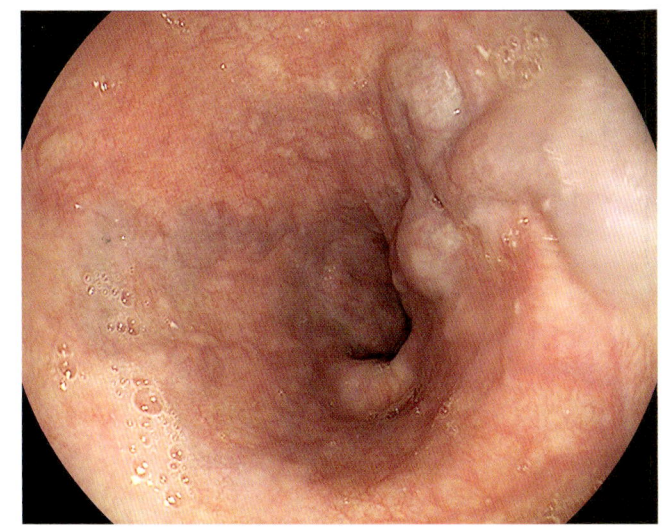

Figura 13.7. Varizes no esôfago.

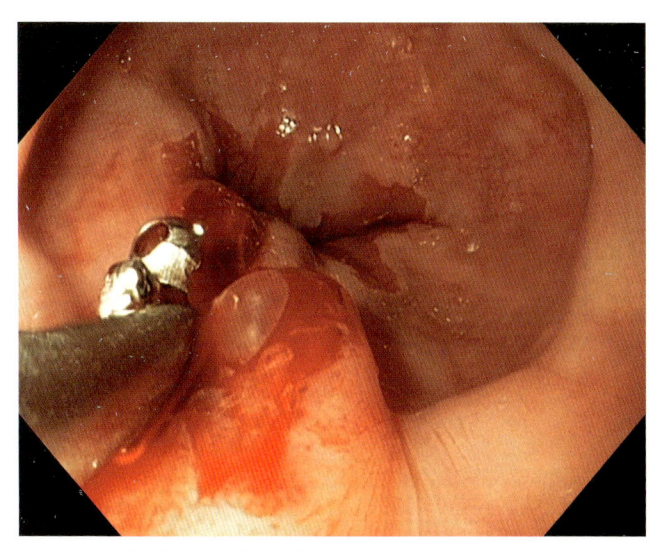

Figura 13.8. Cisto esôfago distal.

- *Mobilidade:* a mobilidade da lesão ou o deslocamento desta à compressão com a pinça são observados, principalmente, em lesões como os leiomiomas.
- *Aspecto da mucosa:* a mucosa que recobre a lesão pode ter aspecto translúcido; no caso de cistos ou duplicações, pode ser vista ou palpada, infiltrada pela lesão subjacente (Fig. 13.8).

A variação com os movimentos respiratórios e com o peristaltismo do órgão, o deslocamento com as mudanças de posição e a variação à insuflação são sugestivos de lesão extramural.

Ultrassom endoscópico

O ultrassom endoscópico permite reconhecer as camadas ou interfaces da parede gastrintestinal. Com uma frequência de varredura de 5-12 MHz, pode-se distinguir, aproximadamente, 5 camadas da parede (Fig. 13.9):[1,3,5]

1. Mucosa superficial.
2. Muscular mucosa.
3. Submucosa.
4. Muscular própria.
5. Serosa.

Toma-se a submucosa como referência de refringência para as lesões hiperecoicas e a muscular própria como referência para as lesões hipoecoicas.[1]

O ultrassom endoscópico é o melhor procedimento de imagem para caracterizar as lesões subepiteliais. Permite avaliar se uma lesão é intramural ou extramural com sensibilidade de 92% e especificidade de 100%.[7] É o exame mais preciso para estabelecer o tamanho das lesões intramurais. No entanto, não é tão exato para estabelecer o tamanho das extramurais. Permite estabelecer a camada da parede gastrintestinal que origina a lesão intramural, sugerindo algumas possibilidades diagnósticas de acordo com a camada

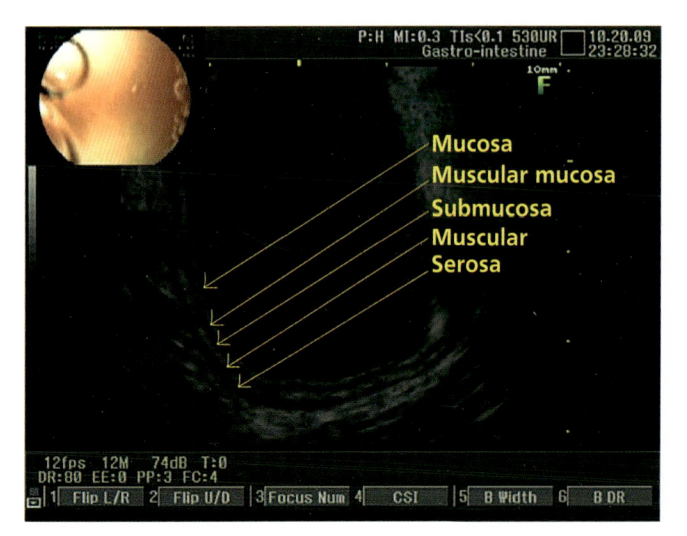

Figura 13.9. Camadas ecoendoscópicas. *Fonte:* cortesia Elías Forero.

Exames histológicos

Para fazer as biópsias teciduais utilizam-se diferentes técnicas: biópsia simples, biópsia sobre biópsia, biópsia com pinça fórceps gigante, biópsia com pinça quente, aspiração com agulha transendoscópica, agulha trucut ecoendoscópica, dissecção submucosa endoscópica e ressecção cirúrgica.[1]

- *Citologia:* habitualmente utiliza-se a aspiração com agulha fina nº 22 nos exames de ultrassom endoscópico com acuidade diagnóstica de apenas 38-43,3% para as lesões subepiteliais,[1,6] o que melhorou com o uso da imunoistoquímica; entretanto, é difícil em lesões como os linfomas ou tumores do estroma. As complicações deste procedimento incluem hemorragia, perfuração e infecção, incluindo bacteremia. A infecção foi descrita em até 15% dos casos de aspiração em lesões císticas, razão pela qual se indica profilaxia antibiótica nestes casos.[1] O diagnóstico é feito em 1 de cada 5 casos.[10]
- *Biópsia com pinça:* em virtude das lesões subepiteliais terem um revestimento mucoso normal, geralmente a biópsia com pinça permite o diagnóstico em apenas 17-40% dos casos.[3] A técnica de biópsia sobre biópsia utilizando cinco amostras duplas em lesões da terceira camada ecoendoscópica permite a possibilidade diagnóstica de 42% e apenas um episódio de sangramento em 36 procedimentos similares feitos, ou seja, 2,8%.[1]
- *Biópsia com agulha trucut endoscópica:* são utilizadas agulhas calibre 19. É o procedimento de escolha nas lesões subepiteliais, obtendo o diagnóstico histológico em 4 de cada 5 casos com sensibilidade de 95% e especificidade de 98%.[1,5,10]
- *Ressecção mucosa endoscópica:* seu uso está reservado para as lesões mucosas ou submucosas propriamente ditas; nestes casos alcança-se o diagnóstico em 89% dos casos com incidência de complicações como perfuração de 2-3% e hemorragia de 4-9%.[3,10]
- *Dissecção submucosa endoscópica:* como o próprio nome diz é utilizada para ressecar lesões até a terceira camada ecoendoscópica (submucosa), que cumpra com os requisitos para uma ressecção endoscópica. Tem incidência de sangramento de 4-9% e de perfuração diretamente relacionada com o operador de até 10%.[10,12,13]
- *Imunoistoquímica:* permite o diagnóstico preciso nos casos em que a histologia convencional não o faz. Utiliza marcadores como CD 117 ou c-Kit, CD 34, actina de músculo liso, vimentina, enolase neuroespecífica, glicoproteína S-100, desmina, etc. Além disso, usa-se o Ki-67 que é um anticorpo monoclonal que permite estabelecer o índice proliferativo ou índice de atividade mitótica.

CLASSIFICAÇÃO

As lesões subepiteliais são intramurais e extramurais ou por compressão extrínseca. A causa da compressão extrínseca depende do órgão examinado; por exemplo, as lesões extragástricas podem estar relacionadas com patologias do baço, vasos esplênicos, lobo esquerdo do fígado, vesícula biliar, cólon, pân-

afetada. Também permite a análise do conteúdo da massa avaliando o padrão ecogênico que pode ser: anecoico, hipoecoico, isoecoico ou hiperecoico, tendo como exemplos de lesões anecoicas os cistos e de lesões hiperecoicas os lipomas. Pode-se usar também o padrão Doppler, principalmente nas lesões anecoicas ou hipoecoicas, para estabelecer o componente vascular da lesão.[10] Ao avaliar o aspecto do conteúdo da lesão (homogêneo, heterogêneo), as características do contorno ou dos bordos permitem estabelecer, com aproximação, se a lesão é benigna ou maligna, além de aumentar a suspeita sobre o diagnóstico.[1,4]

São achados sugestivos de malignidade no ultrassom endoscópico: tamanho do tumor maior que 3-4 cm, bordos irregulares, focos ecogênicos, espaços císticos, textura heterogênea, ulceração mucosa, nódulos linfáticos com padrão maligno, crescimento exofítico.[11]

Por meio de estudos foi estabelecida sensibilidade de 64% e especificidade de 80% para malignidade quando uma lesão apresenta dois dos seguintes achados ecoendoscópicos: tamanho > 3 cm, padrão não homogêneo, bordos irregulares ou nódulos linfáticos > 10 mm.[7]

Também podem ser utilizadas as chamadas minissondas de ultrassom com níveis entre 12 e 30 MHz, que permitem fazer o exame através do canal de biópsia do equipamento endoscópico; essas minissondas são utilizadas para avaliar lesões menores que 2 cm, com menor frequência da sonda e maior penetração no tecido. As minissondas de 12 MHz têm penetração de até 2,9 cm e as sondas de 20 MHz, de 1,8 cm, com o inconveniente de examinar pequenas porções de tecido, e não permitindo biópsias.

Foram estabelecidos alguns critérios endoscópicos para as indicações de ressecção endoscópica de lesões subepiteliais: diâmetro menor que 2-3 cm, mucosa sem ulceração, sem extensão para a muscular própria e ausência de sinais de malignidade no ultrassom endoscópico.[11]

creas, rins, com lesões como tumores, abscessos, pseudocistos, cistos, aneurismas, nódulos linfáticos, etc.[3]

As lesões intramurais podem ser benignas, potencialmente malignas ou malignas.

Lesões benignas

- *Lipoma:* corresponde a 1% das lesões gástricas intramurais. Estas, na endoscopia convencional, são moles, têm uma coloração amarelada e costumam apresentar o "sinal do travesseiro", com sensibilidade de 40% e especificidade de 98% para o diagnóstico do lipoma. O aspecto visto no ultrassom endoscópico é característico: são homogêneas, hiperecogênicas, bem circunscritas, ovoides, geralmente dependentes da terceira camada. São lesões que não precisam de seguimento em razão do seu comportamento benigno (Fig. 13.10).
- *Pâncreas aberrante ou ectópico:* é encontrado em 1-2% das autópsias. É a segunda causa de lesões subepiteliais no estômago, geralmente localizadas no antro gástrico. 90% das lesões encontram-se no estômago, no duodeno ou no jejuno proximal. Normalmente são assintomáticas, mas podem cursar com dor epigástrica por pancreatite, náuseas, perda de peso, hematêmese ou obstrução gástrica. Endoscopicamente apresenta umbilicação da superfície, observada como uma pequena lesão hipoecoica ou com padrão misto. Pode afetar a segunda, terceira e quarta camada gastrintestinal. A observação de estruturas ductais é um achado diferencial, mas observado em uma minoria dos casos. A ressecção mucosa endoscópica nos casos superficiais permite o diagnóstico.[1,3,7]
- *Tumor de células granulares:* são lesões benignas, sendo que 95% são menores que 1 cm (Fig. 13.9). Tipicamente, localizam-se nos terços distal do esôfago (65%), médio (20%) e proximal (15%), e 10% localizam-se no estômago. Endoscopicamente são ligeiramente elevadas, firmes, com uma coloração branco-amarelada, superfície nodular lisa, geralmente menores que 10 mm. Pode apresentar disfagia quando a lesão for maior que 10 mm e sangramento quando ulcerar.[14]

  À ecoendoscopia, são lesões pequenas, hipoecoicas, originadas na segunda e terceira camada, com heterogeneidade média e margens lisas. As biópsias podem ser positivas. De 2 a 4% podem ser malignas, principalmente se tiverem mais de 4 cm, crescimento rápido ou recidiva precoce posterior à ressecção. Recomenda-se controle anual para lesões menores que 10 mm, exérese para lesões maiores que 20 mm e ressecção endoscópica para lesões menores que 20 mm que são vistas separadas da muscular própria (Fig. 13.11).[1,3,7]
- *Varizes:* deve-se suspeitar das mesmas em doença hepática terminal, síndrome de Budd Chiari, trombose venosa portal, trombose venosa esplênica, em casos com antecedente de pancreatite. São acompanhadas por gastropatia hipertensiva. Na endoscopia convencional, apresentam consistência mole na palpação com pinça e coloração azulada. No ultrassom endoscópico, são estruturas anecoicas ou hipoecoicas lineares ou serpentiformes, desenvolvidas na terceira camada; o fluxo das varizes pode ser documentado por Doppler.
- *Cistos e duplicação cística:* originam-se de um erro do desenvolvimento embrionário do intestino anterior e são resultantes da invaginação e fusão de pregas longitudinais durante o desenvolvimento embrionário e, por isto, são mais frequentes em crianças, cujo diagnóstico é de 80% antes dos 12 anos. As duplicações nos adultos costumam ser achados acidentais, geralmente assintomáticos. Existem dois tipos de cistos: tubulares, que se comunicam com a luz do órgão afetado, e císticos, que estão isolados da luz. Podem ser encontrados dentro ou adjacentes à

Figura 13.10. Lipoma na ecoendoscopia. *Fonte:* cortesia Elías Forero.

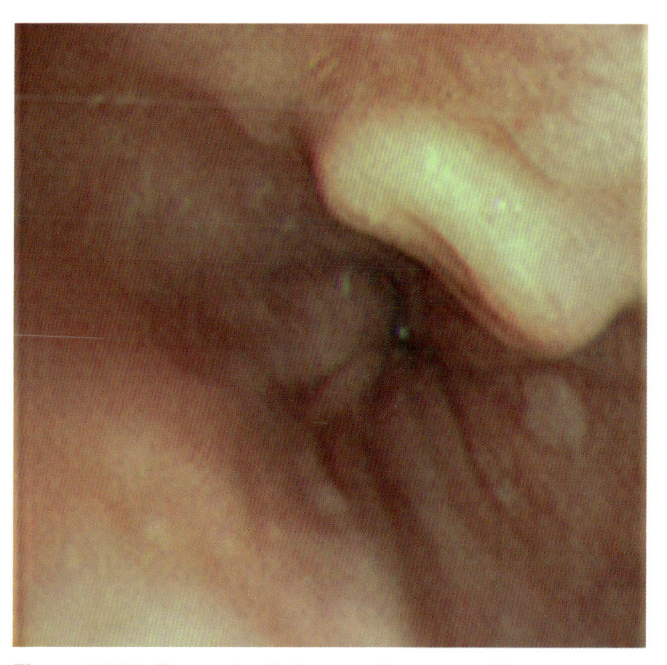

Figura 13.11. Tumor de células granulares no esôfago.

parede gastrintestinal. Em razão das duplicações normalmente não se comunicarem com a luz gastrintestinal, podem apresentar crescimento, com massa móvel, ruptura ou sangramento. No ultrassom, aparecem, classicamente, como lesões arredondadas ou tubulares, compressíveis, lisas, anecoicas, localizadas entre a terceira e a quinta camada. No caso das duplicações intestinais, são observadas recobertas por diferentes epitélios e de parede bem definida. A aspiração com agulha fina permite diagnóstico definitivo em lesões císticas atípicas. Recomenda-se neste procedimento o uso de antibióticos profiláticos já que se descreve infecção em 15% dos casos. Está indicada ressecção cirúrgica principalmente nos casos sintomáticos.[1,3,7]

- *Leiomioma:* são tumores benignos derivados da muscular mucosa ou da muscular própria. São menos frequentes que os GIST no estômago ou no duodeno. O diagnóstico diferencial com os GIST é feito por imunoistoquímica com CD 117 e CD 34 para os GIST e desmina e actina de músculo liso para o leiomioma (Fig. 13.10). No ultrassom, são vistos como lesões homogêneas bem circunscritas, hipoecoicas, desenvolvidas na segunda ou quarta camadas. No esôfago, 62% dos leiomiomas originam-se, mais comumente, na muscular mucosa. No estômago, 94% são originados da muscular própria. São bem circunscritos e podem apresentar calcificações no seu interior. Uma lesão hipoecoica, sólida, arredondada ou ovoide, desenvolvida na quarta camada do esôfago, muito provavelmente é um leiomioma em 98% dos casos. Isto também é válido para a cárdia.[3,5,7] Os tumores menores que 10 mm, sem adenopatias, podem ser controlados por ecoendoscopia a cada 1-2 anos. Pode-se fazer ressecção endoscópica para as lesões menores que 2 cm, originadas na segunda ou terceira camadas, e as lesões sintomáticas, com crescimento ou ulceradas, devem ser ressecadas (Fig. 13.12).[1]

- *Pólipo fibroide inflamatório:* histologicamente, é formado por tecido fibroso não encapsulado. Geralmente, apresenta muitos vasos pequenos e infiltrado inflamatório eosinofílico. No ultrassom endoscópico, localiza-se no plano mucoso profundo ou na submucosa, não afeta a muscular própria, é hipoecoico com textura homogênea e margens não definidas. Ocasionalmente pode se apresentar hiperecogênico, devido a múltiplos vasos que entram no estroma fibroso da lesão. É uma lesão benigna e habitualmente pode ser ressecada por via endoscópica sem complicações.[3,5]

- *Schwanoma:* são tumores de origem neural localizados na porção proximal do estômago. Estes tumores demonstram na imunoistoquímica positividade para a proteína S-100. Não apresentam c-Kit nem CD 34. O aspecto ao ultrassom é semelhante aos GIST ou aos leiomiomas, podendo crescer a partir da terceira ou quarta camada. Costumam ser únicos e manifestam-se de acordo com a localização em razão de dor, massa, sangramento, anemia ou obstrução; o tratamento é cirúrgico. No caso de lesões da segunda camada, pode-se realizar ressecção endoscópica.[5,7]

- *Endometriose:* no reto, em 30% das pacientes, encontra-se endometriose profunda (estádio IV). O aspecto costuma ser de uma massa hipoecoica heterogênea desenvolvida na muscular própria no lado anterior do 1/3 médio do reto, entre o reto e o útero ou entre o reto e a vagina. Em 40% dos casos, a submucosa do reto é afetada; o diâmetro da afecção retal costuma ser entre 10 e 25 mm e a altura no reto de 15 a 30 mm. O tratamento é comum na endometriose.[7]

- *Abscessos:* ocorrem em 5 a 15% dos casos de gastrite supurativa; também são descritos como secundários a corpos estranhos ou à necrose espontânea de lesões subepiteliais. À ecoendoscopia, são descritos como uma lesão hipoecoica, heterogênea, originada na camada submucosa, com aumento periférico da vascularização, que pode ser docu-

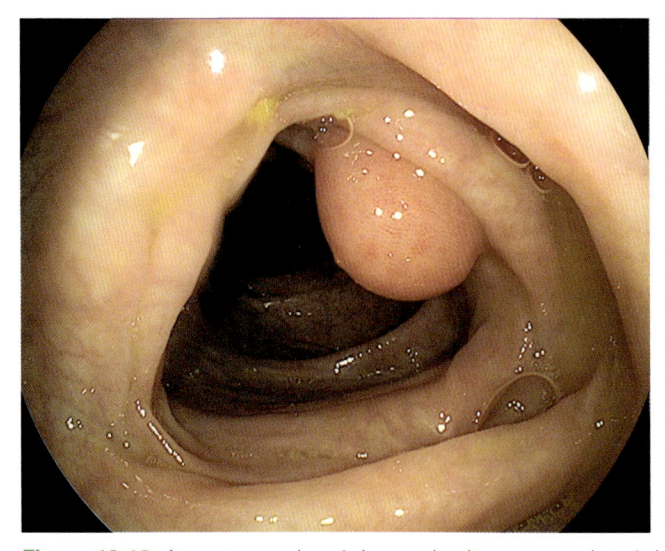

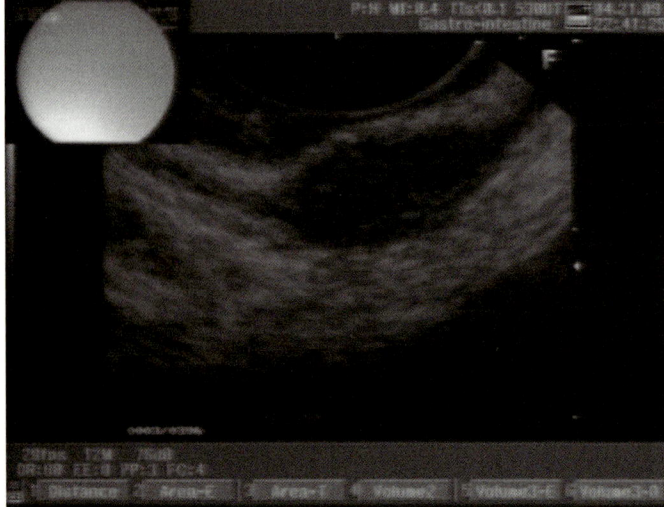

Figura 13.12. Aspectos endoscópicos e de ultrassom endoscópico de leiomioma do cólon. *Fonte:* cortesia Elías Forero.

mentada com Doppler. Também podem ser encontrados líquido, gás, detritos ou corpos estranhos dentro da lesão. O tratamento é a ressecção cirúrgica ou a drenagem, que pode ser endoscópica, observando-se a posterior evolução[5] (Fig. 13.13).

Lesões malignas ou potencialmente malignas

- *Linfoma:* não é uma lesão tipicamente subepitelial, já que pode comprometer a mucosa. No nível gástrico, costumam ser linfomas B de células grandes ou linfomas associados às células B de baixo grau. Endoscopicamente se apresentam como massas polipoides, ulceradas, pregas gástricas edemaciadas e massas subepiteliais; como característica, observa-se comprometimento da mucosa profunda. No ultrassom, é visto como uma lesão homogênea hipoecoica que se desenvolve na segunda ou terceira camada, mas pode afetar todas as camadas da parede gastrintestinal. Pode vir acompanhado de nódulos linfáticos, e a biópsia, geralmente, permite fazer o diagnóstico (Fig. 13.14).[3,7]
- *Carcinoide:* é o tipo de tumor mais frequente do intestino delgado, onde se localizam 25% dos mesmos. São tumores neuroendócrinos que se originam das células enterocromafins. No estômago, localizam-se 9% dos carcinoides, que podem ser únicos ou múltiplos; costumam estar associados à hipergastrinemia por gastrite atrófica autoimune (tipo I, 75% dos casos) ou por gastrinoma (tipo II, 5-10% dos casos). Os gastrinomas solitários (tipo III, 15-25% dos casos) exibem potencial maligno e metástase para nódulos linfáticos ou para o fígado. Endoscopicamente aparecem como lesões polipoides, com mucosa que de aspecto normal. No ultrassom endoscópico, são lesões hipoecoicas, originadas no plano mucoso, mas podem afetar os planos profundos da parede gastrintestinal. Além disso, pode-se observar metástase para nódulos linfáticos. Indica-se a ressecção endoscópica nas lesões associadas à hipergastrinemia (tipos I e II) menores que 1 cm e menos de 3-5 lesões; nas lesões maiores, indica-se a enterectomia para diminuir o estímulo da gastrina ou até mesmo a gastrectomia total. No tipo III relacionado com a quarta camada ou maiores que 3 cm, indica-se sempre a ressecção cirúrgica em razão do maior risco de malignidade (Fig. 13.15).[1,3,5,7]
- *Tumor glômico:* originado nas células de músculo liso modificadas do corpo glômico, um tipo de receptor neuromioarterial que desempenha um papel importante na regulação do fluxo sanguíneo arterial. Geralmente são lesões benignas que podem ulcerar e sangrar e costumam ser assintomáticas, embora de vez em quando possam

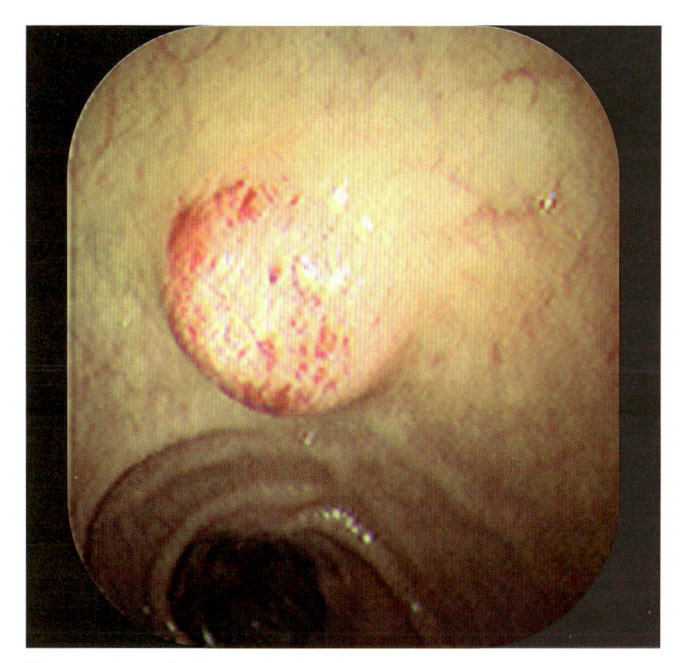

Figura 13.14. Linfoma duodenal.

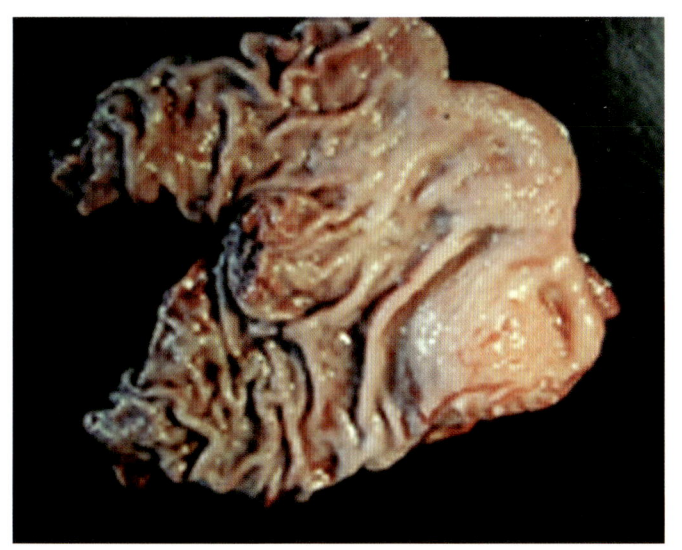

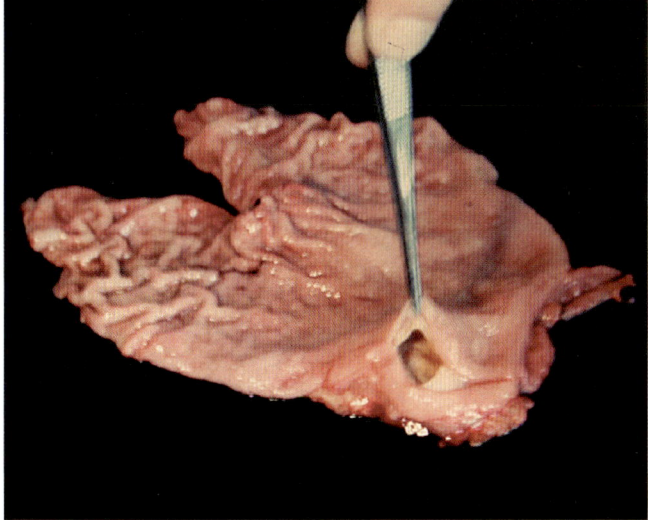

Figura 13.13. Abscesso na parede gástrica justificando gastrectomia.

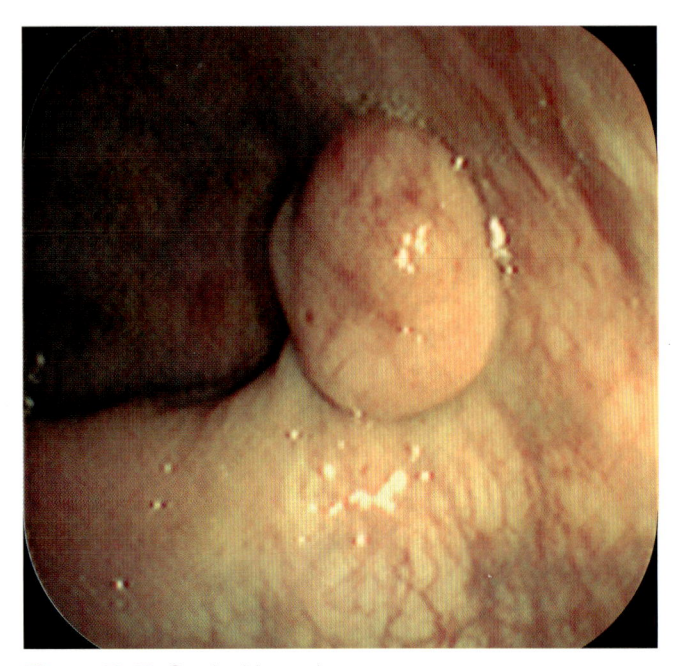

Figura 13.15. Carcinoide retal.

causar dor epigástrica ou outros sintomas inespecíficos. No ultrassom, são hipoecoicas, bem delimitadas, localizadas na terceira ou quarta camadas. O diagnóstico pode ser feito por citologia e imunoistoquímica com positividade para actina de músculo liso, vimentina e calponina, e negativo para CD 117, CD 34, proteína S-100 e cromogranina. O tratamento é cirúrgico se o tumor for sintomático ou apresentar sinais de malignização.[3,5]

- *GIST:* são os tumores mesenquimais mais comuns do trato gastrintestinal, mais frequentes no estômago (65% – Fig. 13.16), intestino delgado (25%), raramente no reto ou no cólon, e excepcionalmente no esôfago (1%). São as lesões intramurais mais frequentes do estômago, 10 a 30% são malignas, aparecem com mais frequência entre 50 e 60 anos, e podem ulcerar e sangrar. No ultrassom, são ligeiramente hipoecoicos, bem delimitados, homogêneos e podem depender da segunda, terceira ou quarta camada da parede. Quando maiores que 3 cm, com bordos irregulares, espaços císticos, focos ecogênicos e nódulos linfáticos adjacentes, sugerem malignidade. Na imunoistoquímica, 95% dos casos são positivos para CD 117 ou c-Kit, até 5% são negativos para c-Kit, e a maioria deles revela mutações do PDGFRA (receptor alfa do fator de crescimento derivado das plaquetas)[15,16], 60 a 70% são positivos para CD 34 e negativos para desmina, actina de músculo liso e proteína S-100. O tratamento dependerá do tamanho e do índice mitótico, que são fatores prognósticos deste tipo de lesão. Lesões menores que 1 cm costumam ser controladas periodicamente. Nas lesões entre 10 e 20 mm, indica-se ecoendoscopia e, de acordo com os achados, caso se suspeite de malignidade, indica-se a exérese. Se a lesão depende da segunda ou terceira camada, poderia-se indicar a ressecção endoscópica; em lesões maiores que 20 mm, recomenda-se sempre a exérese de espessura total da parede gastrintestinal com bordo livre de 1-2 cm, sem necessidade de esvaziamento linfático.[1,3,5,7]

- *Metástase:* entre outros tumores, podem ser secundárias a: melanoma maligno, carcinoma de mama, pulmão, rins e ovário. Geralmente são lesões hipoecoicas, que podem se originar de qualquer camada da parede gastrintestinal; a aspiração com agulha fina na ecoendoscopia pode estabelecer o diagnóstico.[3,7]

RESUMO DO TRATAMENTO DAS LESÕES SUBEPITELIAIS

Estabelecer se se trata de uma lesão intramural ou extramural. Quando existem dúvidas na endoscopia convencional, consegue-se esta diferenciação com a ecoendoscopia.

Tentar estabelecer o diagnóstico histológico lembrando que a biópsia com pinça acerta a histologia entre 17 e 42%,[3,17] enquanto que a ressecção mucosa com pinça de biópsia, alça de polipectomia ou com a técnica de *cap* permite o diagnóstico em até 87% dos casos.[17]

Nas lesões nas quais não se obtém diagnóstico histológico por estes meios, deve-se fazê-lo segundo o tamanho da lesão:

- Lesões menores que 10 mm são observadas com controle endoscópico anual.
- Em lesões entre 10 e 20 mm, deve-se fazer ultrassom endoscópico a fim de estabelecer as características ecoendoscópicas, estabelecer a camada de origem da lesão e se é possível fazer citologia com agulha fina ou biópsia com agulha trucut. Se a lesão é suspeita de ser maligna, deve-se ressecar por via endoscópica caso seja dependente da primeira, segunda ou terceira camada ecoendoscópica ou por via laparoscópica, ou aberta, se for da quarta ou quinta camada ecoendoscópica.
- Lesões maiores que 20 mm devem sempre ser ressecadas com espessura total da parede por via laparoscópica ou aberta.[18]

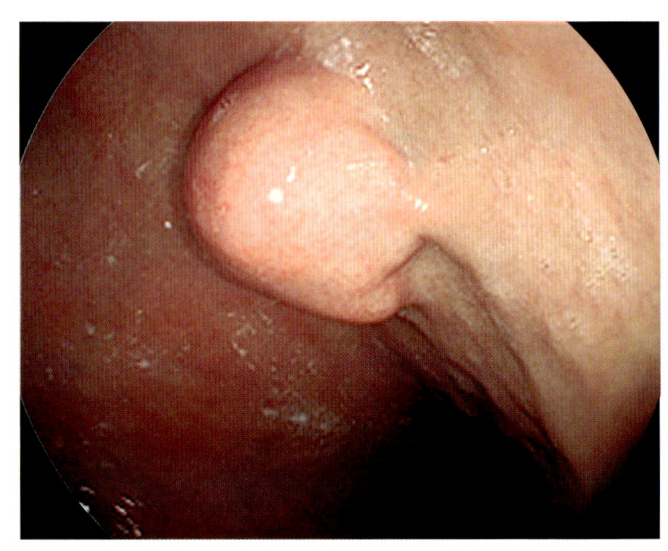

Figura 13.16. GIST gástrico corporal.

REFERÊNCIAS BIBLIOGRÁFICAS

1. Humphris JL, Jones DB. Subepithelial mass lesions in the upper gastrointestinal tract. *J Gastroenterol Hepatol* 2008;23:556-66.
2. Nesje LB, Laerum OD, Svanes K, Odegaard S. Subepithelial masses of the gastrointestinal tract evaluated by endoscopic ultrasonography. *Eur J Ultrasound* 2002;15:45-54.
3. Hwang JH, Rulyak SD, Kimmey MB. American Gastroenterological Association Institute technical review on the management of gastric subepithelial masses. *Gastroenterology* 2006;130:2217-28.
4. Hwang JH, Saunders MD, Rulyak SJ *et al.* A prospective study comparing endoscopy and EUS in the evaluation of GI subepithelial masses. *Gastrointest Endosc* 2005;62:202-8.
5. Forero EA, Maluf-Filho F. Ultrasonido endoscópico en lesiones subepiteliales gastrointestinales. In: Forero EA, Maluf-Filho F. (Eds.). *Tratado de ultrasonido endoscópico*. São Paulo: Atheneu 2008. p. 87-110.
6. Mekky MA, Yamao K, Sawaki A *et al.* Diagnostic utility of EUS-guided FNA in patients with gastric submucosal tumors. *Gastrointest Endosc* 2010;71:913-19.
7. Landi B, Palazzo L. The role of endosonography in submucosal tumours. *Best Pract Res Clin Gastroenterol* 2009;23:679-701.
8. Gaztambide S, Lecumberri E. Tumores neuroendocrinos intestinales y síndrome carcinoide. In: Salazar R, Díaz JA, Halperin I *et al.* (Eds.). *Diagnóstico y tratamiento de los tumores neuroendocrinos de origen digestivo*. Barcelona: TACTICS 2007. p. 135-45.
9. Taxonera C, Sanabria C, Pérez-Ferre N. Diagnóstico y clínica del gastrinoma. In: Salazar R, Díaz JA, Halperin I, Sevilla I, eds. Diagnóstico y tratamiento de los tumores neuroendocrinos de origen digestivo: TACTICS 2007;147-60.
10. Hwang JH, Kimmey MB. The incidental upper gastrointestinal subepithelial mass. *Gastroenterology* 2004;126:301-7.
11. Polkowski M, Butruk E. Submucosal lesions. *Gastrointest Endosc Clin N Am* 2005;15:33-54, viii.
12. Kakushima N, Fujishiro M. Endoscopic submucosal dissection for gastrointestinal neoplasms. *World J Gastroenterol* 2008;14:2962-67.
13. Fujishiro M. Perspective on the practical indications of endoscopic submucosal dissection of gastrointestinal neoplasms. *World J Gastroenterol* 2008;14:4289-95.
14. Castaño R, Gaitán MH, Juliao F *et al.* Tumor de células granulares en el tracto gastrointestinal. *Rev Col Gastroenterol* 2005;20:79-85.
15. Machairas A, Karamitopoulou E, Tsapralis D *et al.* Gastrointestinal stromal tumors (GISTs): an updated experience. *Dig Dis Sci* 2010;55:3315-27.
16. Demetri GD, Von Mehren M, Antonescu CR *et al.* NCCN task force report: update on the management of patients with gastrointestinal stromal tumors. *J Natl Compr Canc Netw* 2010;8(Suppl 2):S1-41; quiz S2-4.
17. Cantor MJ, Dávila RE, Faigel DO. Yield of tissue sampling for subepithelial lesions evaluated by EUS: a comparison between forceps biopsies and endoscopic submucosal resection. *Gastrointest Endosc* 2006;64:29-34.
18. Fernández JA, Sánchez-Canovas ME, Parrilla P. Controversies in the surgical treatment of primary gastrointestinal stromal tumours (GIST). *Cir Esp* 2010;88:69-80.

Estenoses Biliares Malignas

14

Mario H. Ruiz Vélez ▪ Luis Miguel Ruiz Velásquez
Lubia Bonini ▪ José Pinhata Otoch ▪ Everson L. A. Artifon

INTRODUÇÃO

A estenose da via biliar é um achado frequente durante a realização de uma colangiopancreatografia retrógrada endoscópica (CPRE) em um paciente com icterícia obstrutiva.[1] Aproximadamente 64% dos pacientes que procuram um hospital com esse quadro têm câncer.[2] A obstrução maligna da via biliar não é rara nas fases avançadas da doença e pode resultar em diminuição da qualidade de vida do paciente, principalmente se este apresentar prurido.[3]

Os índices de incidência do colangiocarcinoma variam nitidamente no mundo, provavelmente em virtude de diferenças genéticas e fatores de risco. A maior incidência é vista no noroeste da Tailândia (96 por 100.000) e é em torno de 100 vezes maior que nos países ocidentais. A incidência está aumentando no mundo.[4]

QUADRO CLÍNICO

A apresentação mais comum dos tumores da via biliar é a obstrução biliar. A maioria dos pacientes chega com sintomas leves que evoluem, predominando dor abdominal, perda de peso e icterícia. Com uma frequência menor, os pacientes consultam em razão de colangite aguda, febre, dor e sinais de sépsis. Outras vezes são assintomáticos e apresentam alterações apenas nas enzimas hepáticas observadas no perfil hepático.[5]

A obstrução biliar pode ocorrer em qualquer local do trato biliar. Os locais mais comuns são no colédoco distal ou na altura do hilo hepático.[6] As últimas, chamadas proximais, do terço superior ou do hilo, localizam-se no ducto hepático comum ou nos ductos hepáticos direito e esquerdo, incluindo a confluência, e representam um desafio em virtude das dificuldades para a paliação endoscópica, principalmente em lesões avançadas (ver adiante classificação de Bismuth).

Os tumores do terço médio ocorrem na região limitada pelo bordo superior do duodeno e estendem-se até o colédoco; já os do terço inferior, entre a cápsula e o bordo superior do duodeno (Fig. 14.1).[7]

ETIOLOGIA

As causas de obstrução biliar maligna ao nível do hilo podem ser classificadas em três categorias:

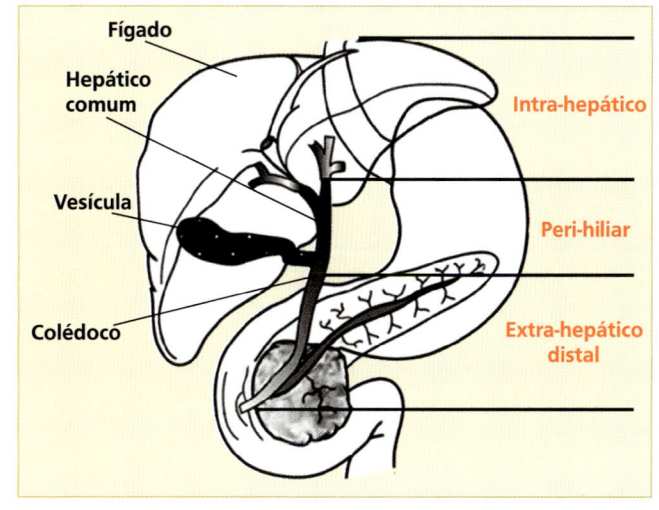

Figura 14.1. Classificação anatômica dos tumores do trato biliar.

1. Tumores primários (colangiocarcinoma).
2. Invasão por continuidade (câncer de vesícula, hepatocarcinoma, câncer pancreático).
3. Metástase para gânglios linfáticos do hilo (câncer de mama, cólon, estômago, ovário, linfoma, melanoma).

A causa mais comum de obstrução maligna do hilo é o colangiocarcinoma, que é o segundo tumor hepatobiliar primário mais comum depois do hepatocarcinoma, representando 3% de todos os cânceres gastrintestinais no mundo, sendo 95% dos colangiocarcinomas adenocarcinomas. É um tumor mais prevalente nos idosos, com pico de incidência na 7ª década de vida, afetando mais as mulheres do que os homens. Mais de 90% dos pacientes apresentam icterícia indolor. Os fatores de risco relacionados são a colangite esclerosante primária, o cisto do colédoco, a polipose familiar, a hepatolitíase, a fibrose hepática congênita, a infestação por tremátodos *(Clonorchis, Opistorchis)* e a história de exposição ao *thorotrast*. A causa mais comum de colangiocarcinoma da 3ª à 5ª década de vida é a colangite esclerosante primária, que se localiza no hilo em 8-40% dos casos. Diferenciar uma estenose benigna causada por colangite esclerosante e um colangiocarcinoma do hilo é extremamente difícil.

O colangiocarcinoma, em 60% dos casos, localiza-se na confluência dos hepáticos, no colédoco distal em 20-30% e intra-hepático em 5-10%. Ele é classificado em intra-hepático (periférico), peri-hilar e extra-hepático. Alguns fatores de risco estão associados com determinadas localizações; por exemplo, a hepatolitíase é mais comumente associada ao colangiocarcinoma periférico.

A variação infiltrante é mais comum na região peri-hilar e é chamada de tumor de Klatskin.[8]

Conforme sua apresentação, o colangiocarcinoma é habitualmente dividido em quatro tipos: exofíticos ou formadores de massa, infiltrativos ou periductais, polipoides ou intraductais e as formas mistas ou combinadas. As formas polipoides também são conhecidas como papilomatose biliar ou neoplasia mucinosa papilar intraductal dos ductos biliares e tem melhor prognóstico que os outros dois tipos. Histologicamente se assemelha a uma neoplasia papilar intraductal do pâncreas (Fig. 14.2).[9]

CLASSIFICAÇÃO

As estenoses malignas que afetam o hilo são classificadas pelo sistema Bismuth-Corlette, baseado na extensão da estenose nos ductos intra-hepáticos. As estenoses Bismuth I comprometem o ducto hepático comum proximal e respeitam a confluência entre o sistema de ductos esquerdo e direito. As do tipo II afetam a confluência e respeitam os ductos hepáticos segmentares. As do tipo IIIa e IIIb afetam os ductos hepáticos segmentares direito (Fig. 14.3A) e esquerdo (Fig. 14.3B). A estenose tipo IV afeta a confluência e ambos os ductos hepáticos segmentares direito e esquerdo. Esta classificação está limitada à descrição do comprometimento ductal e não caracteriza outras estruturas como a artéria hepática comum, a veia porta ou a atrofia hepática associada e, sendo assim, não prevê a ressecção cirúrgica. É útil para planejar a terapia endoscópica (Fig. 14.3).[10]

A causa mais comum de estenoses biliares malignas distais é o câncer pancreático, e 70-90% dos pacientes durante o curso da doença desenvolvem icterícia. Quando aparece já está quase sempre em estádio avançado e a ressecção curativa é possível em menos de 15% dos pacientes.[11]

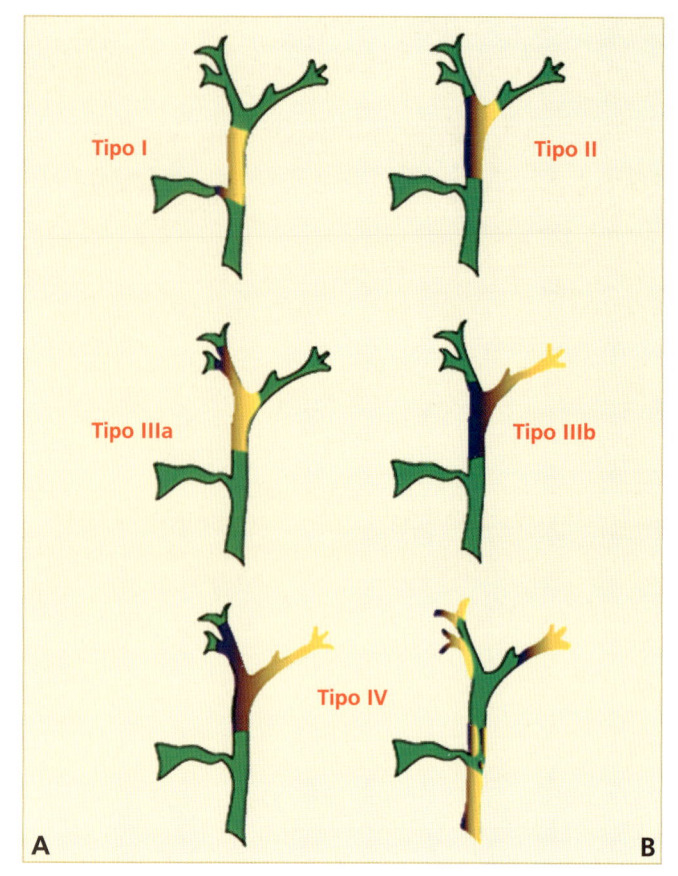

Figura 14.3. Classificação de Bismuth-Corlette dos colangiocarcinomas peri-hilares. As áreas amarelas ou púrpuras representam o tumor, as verdes são o ducto normal.
Tipo I: tumor abaixo da confluência. Tipo II: patologia na confluência. Tipo IIIa e IIIb: patologia da confluência e do ducto biliar direito (**A**) ou esquerdo (**B**). Tipo IV: tumor em ambos os hepáticos ou multicêntricos.

Os cânceres da papila, do ducto biliar e do pâncreas representam mais de 75% de todos os pacientes que aparecem com obstrução da via biliar extra-hepática (Fig. 14.4).[12]

EXAMES LABORATORIAIS

Os exames laboratoriais dos pacientes com estenoses biliares mostram bilirrubinas séricas, principalmente a direta, eleva-

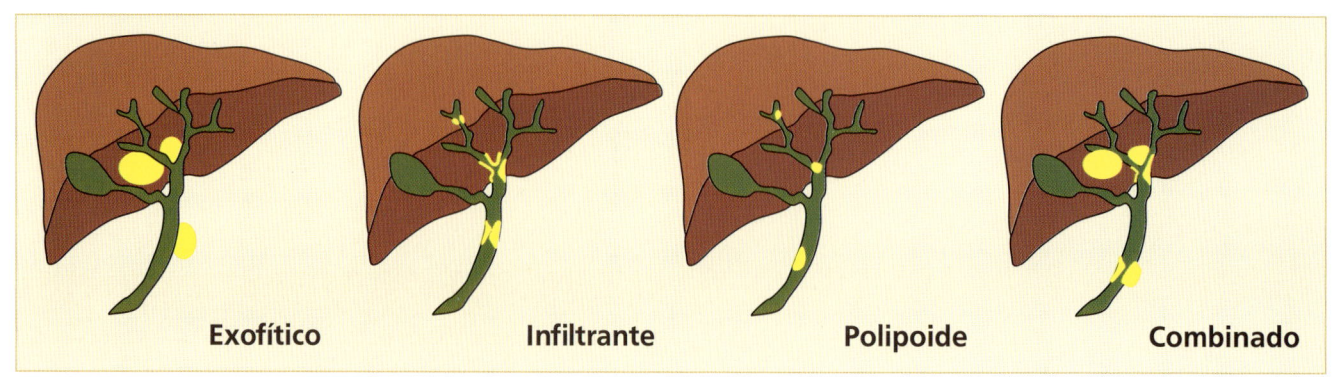

Figura 14.2. Padrões de crescimento do colangiocarcinoma.

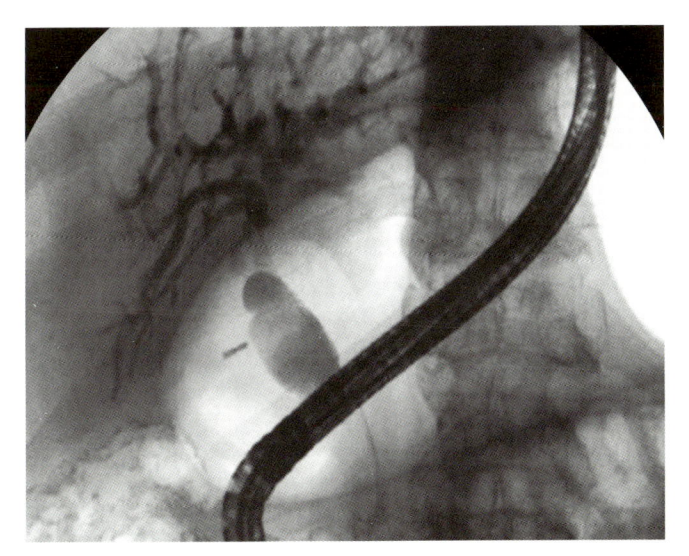

Figura 14.4. Estenose biliar distal por carcinoma de pâncreas.

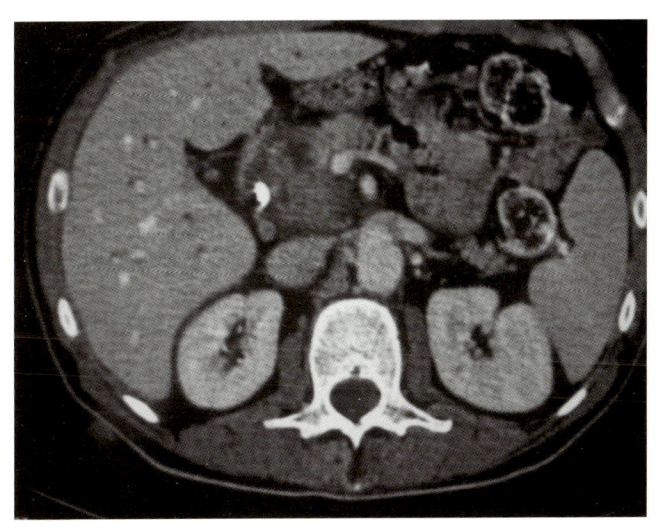

Figura 14.5. Tomografia axial multicortes em paciente com carcinoma da cabeça do pâncreas, com massa pouco demarcada adjacente à veia mesentérica superior.

das e acompanhadas por elevação da fosfatase alcalina e da gamaglutamiltranspeptidase. Os marcadores tumorais são, habitualmente, não específicos. O CA 19-9 tem sido o biomarcador mais frequentemente estudado no rastreamento do câncer pancreático e tem sensibilidade de 79% e especificidade de 82%. No entanto, está frequentemente elevado em outros cânceres gastrintestinais (colangiocarcinoma, câncer gástrico, câncer colorretal, câncer esofágico e carcinoma hepatocelular) e em doenças benignas (colangite aguda ou pancreatite). A obstrução biliar multifatorial pode elevar os níveis de CA 19-9, limitando a especificidade do exame.[1]

EXAMES DE IMAGEM

Inúmeras modalidades de exames de imagem têm sido usadas para diagnosticar e avaliar a extensão das estenoses biliares malignas.

O ultrassom transabdominal é o exame inicial preferido em razão de sua ampla disponibilidade, baixo custo e natureza não invasiva. A obstrução do trato biliar é indicada pela presença de dilatação da via biliar; no entanto, a presença da via biliar normal não exclui a obstrução, visto que esta pode ser tão recente que não se consegue dilatá-la. Há limitações para determinar o nível e a causa da obstrução. É mais sensível para o câncer de pâncreas e das vias biliares (67-81%) do que para o câncer capsular (5-15%).

A tomografia é muito precisa e permite determinar a presença e o nível da obstrução. É confiável para a detecção de colangiocarcinoma, mas é menos adequada no estadiamento em virtude de limitações para detectar pequenos gânglios e metástases hepáticas, e avaliar a extensão intraductal do tumor. É deficiente na detecção do câncer capsular. Expõe o paciente à radiação e utiliza meio de contraste (Fig. 14.5).[1]

A colangiorressonância é muito sensível para demonstrar o nível e a presença de obstrução biliar,[13] e chegou a ser uma alternativa para a colangiografia endoscópica em virtude de ser não invasiva. Quando o ultrassom mostra apenas dilatação da via biliar, a colangiorressonância é um método seguro para obter um colangiograma. Mostra sensibilidade de 90% no carcinoma da via biliar extra-hepática em pacientes sem icterícia (Fig. 14.6).

Com relação ao ultrassom endoscópico, sua aplicação para avaliar o comprometimento hilar é limitada; nas neoplasias distais permite determinar a extensão do tumor primário e conhecer o estado dos gânglios por aspiração com agulha fina, inclusive com melhor sensibilidade do que a varredura biliar, evitando a contaminação da via biliar observada com a CPRE.[13] Também é mais sensível que a TAC e a angiografia para avaliar o comprometimento vascular portal.[14]

A ultrassonografia intraductal utiliza uma sonda ultrassônica delgada de alta frequência que é capaz de fornecer imagens de alta qualidade do ducto biliar e é usada no diagnóstico diferencial das estenoses biliares. No entanto, devido à pro-

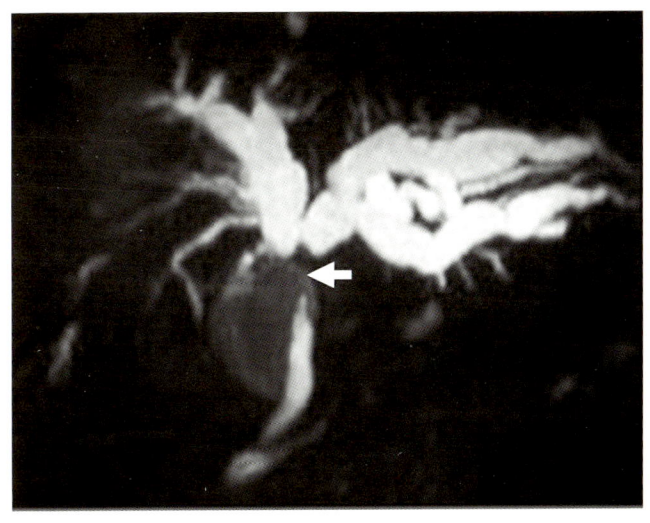

Figura 14.6. Reconstrução biliar por colangiorressonância onde se observa obstrução na altura da confluência dos hepáticos.

fundidade limitada da penetração ultrassônica, o ultrassom intraductal é inferior à endossonografia convencional com relação à detecção de metástases nos gânglios linfáticos.

Em países como Coreia, Japão e Taiwan, onde existe uma alta prevalência de cálculos intra-hepáticos e colangiocarcinoma, faz-se colangioscopia trans-hepática percutânea mesmo em pacientes sem dilatação da via biliar intra-hepática. Uma vez estabelecido o trajeto da drenagem biliar percutânea, a inserção do coledocoscópio torna-se relativamente fácil. A presença de vasos irregularmente dilatados e tortuosos, denominados vasos tumorais, estabelece o local da biópsia e são sensíveis em 95% para colangiocarcinoma, 67,2% para câncer de pâncreas e 76,2% para câncer de vesícula.[15]

DIAGNÓSTICO HISTOLÓGICO

A diferenciação definitiva de uma estenose biliar benigna ou maligna baseia-se no estudo histopatológico da mesma. Nas estenoses biliares isto nem sempre é possível e mesmo com a disponibilidade de tecidos, frequentemente, não se faz o diagnóstico.[16]

A confirmação histológica de malignidade hilar é, frequentemente, estabelecida por biópsias obtidas cirurgicamente, por espécimes obtidos durante a colangiopancreatografia endoscópica retrógrada por varredura ou pinça de biópsia, ou por amostras teciduais percutâneas.[17]

Diversos fatores afetam a positividade do exame enviado para o laboratório de patologia. Os espécimes de tecidos obtidos das estenoses biliares podem não ter celularidade adequada, originando falsos-negativos independentemente da técnica empregada.

As principais causas de uma amostra inadequada nas estenoses biliares podem ser anatômicas: estenoses muito estreitas que dificultam a passagem do instrumental, estenoses proximais e localização do tumor mais medial do que lateral, que é a posição mais acessível.

- *Características do tumor:* fibrose ou ulceração associada ao tumor, originando detritos celulares e sangue, que contaminam e ocultam as poucas células malignas presentes. Compressão da via biliar pelo tumor pancreático ou metastásico sem invasão direta do epitélio ductal, fazendo com que o esfregaço ou a biópsia sejam negativos. Tumores desmoplásicos de baixa celularidade e muito firmes tornam difícil a execução da biópsia.
- *Tipo de tumor:* o índice de detecção do câncer é influenciado pelo tipo de tumor responsável pela estenose. Na maioria dos exames, a citologia por esfregaço e a biópsia com pinça são mais sensíveis no colangiocarcinoma do que no câncer de pâncreas, mas a biópsia é mais sensível para os cânceres de papila.
- *Número de biópsias:* os espécimes de biópsia podem ser pequenos, superficiais e fragmentados. O número de biópsias aumenta o campo diagnóstico e foi sugerido que, pelo menos, três fragmentos devam ser removidos quando se biópsia uma estenose biliar, embora ainda não tenha sido definido o número ideal de esfregaços ou biópsias.
- *Processamento das amostras:* a preparação inadequada das placas pode levar a falsos-negativos. De preferência, devem ser preparadas por citotecnólogos. Habitualmente, são feitas nas salas de endoscopia. Alguns recomendam que um citopatologista esteja presente na sala, como se costuma fazer em algumas biópsias para citologia guiadas por ultrassom, a fim de avaliar a remoção adequada de amostras, evitando uma quantidade insuficiente. As diferentes formas de coleta de material são revisadas a seguir:
- *Aspiração biliar:* coleta bile do trato biliar evitando a contaminação e as alterações degenerativas que ocorrem quando a bile é coletada do duodeno. A sensibilidade oscila de 6 a 32%, em média 27%. Alguns sugerem que a positividade aumenta ao dilatar as estenoses antes de fazer a citologia; já outros não encontraram diferenças. Em geral, a citologia da bile aspirada, apesar de ser simples e barata, ajuda pouco ou praticamente nada os outros métodos e deve ser feita somente caso as outras técnicas não possam ser aplicadas.
- *Citologia de próteses biliares plásticas removidas:* a presença de células malignas no *stent* pode ser consequência do trauma contínuo no epitélio biliar devido à presença da prótese. As células malignas podem aderir-se ao *stent*. Os resultados são problemáticos. É um método pouco prático que atrasa o diagnóstico até a remoção da prótese, mas pode ser utilizado nos pacientes sem diagnóstico citológico que irão trocar o *stent*.
- *Aspiração com agulha fina:* a punção aspirativa de tumores sólidos é um método muito utilizado para fazer coleta de material. É utilizada com guia endoscópica, ultrassônica ou tomográfica. Tem sensibilidade semelhante às outras citologias feitas com orientação endoscópica (aproximadamente 33%). A sensibilidade é baixa e é tecnicamente difícil.[18]
- *Citologia de esfregaço:* é o método mais utilizado para a biópsia tecidual e pode ser feito em quase todas as estenoses encontradas na colangiografia endoscópica. É fácil, rápida e geralmente segura.[19] A sensibilidade é de 30%. Repetir o esfregaço aumenta o índice de detecção do carcinoma. Foram descritas poucas complicações associadas à técnica; uma delas é a perfuração pelo retroperitônio do ducto biliar em um esfregaço que perfurou a estenose.
- *Pinça de biópsia:* oferece tecido do ducto biliar mais profundo. Apresenta índice de detecção do câncer de 59%. Recomenda-se que sejam obtidos pelo menos três espécimes. A esfincterotomia facilita a biópsia em razão da rigidez e do tamanho da pinça usada. Algumas vezes, o ducto biliar distal à estenose chega a ficar angulado, dificultando o avanço com uma pinça semirrígida. As complicações são raras. Foram descritos sangramentos e perfurações da via biliar. É mais demorada e tecnicamente mais complexa.

Os trabalhos que combinam as técnicas mostram que o uso de duas ou mais delas como, por exemplo, esfregaço e biópsia, aumenta os índices diagnósticos.[20]

TRATAMENTO

O tratamento das estenoses biliares malignas depende da ressecabilidade do tumor e, às vezes, requer acesso multidisciplinar. As ressecções radicais com derivações bilioentéricas buscando curar a doença é o tratamento ideal, mas os índices de ressecabilidade desses tumores infelizmente estão em uma proporção de 15-20%.[21]

Apenas uma minoria de pacientes é candidata à ressecção cirúrgica no momento do diagnóstico: as principais causas da irressecabilidade são invasão local, invasão vascular e doença metastásica.[22]

Há fundamento para a drenagem pré-operatória rotineira de pacientes com obstrução biliar e de potenciais candidatos à cirurgia?

A drenagem pré-operatória de rotina em pacientes com tumores potencialmente ressecáveis não é apoiada pela literatura disponível e deve ficar reservada para pacientes com desnutrição grave, com colangite, ou naqueles onde a realização da cirurgia é demorada. Van der Gaag,[23] em um trabalho multicêntrico randomizado, comparou pacientes com drenagem biliar pré-operatória com cirurgia precoce e encontrou mais complicações relacionadas com o procedimento endoscópico no grupo drenado do que no grupo operado precocemente sem drenagem. Também encontrou mais complicações pós-operatórias no grupo drenado. Não houve diferenças significativas na mortalidade nem duração da hospitalização em ambos os grupos.[23] Chama atenção a taxa muito elevada de complicações relacionadas com a colocação do *stent*, muito mais alta que as de 5-10% relatadas em centros com grandes volumes de endoscopia intervencionista, refletindo a pouca experiência na execução deste procedimento, oclusões inesperadamente altas do *stent* com colangites que ocorreram entre a 4ª e a 6ª semana enquanto os pacientes aguardavam pela cirurgia e a exclusão de pacientes muito ictéricos (bilirrubina maior que 14,6 mg/dL), que é uma população que poderia ter sido beneficiada com a drenagem pré-operatória já que apresenta a função hepática muito mais alterada.[24] Alguns observam que o trabalho foi feito usando *stents* plásticos, que obstruem mais rapidamente e, portanto, estão mais associadas com colangites do que as próteses metálicas usadas atualmente. No entanto, concluem que o risco de complicações associadas com a descompressão biliar pré-operatória rotineira em pacientes com icterícia obstrutiva maligna e câncer da cabeça do pâncreas potencialmente curável ultrapassa os benefícios teóricos da resolução da icterícia.[25]

A descompressão biliar paliativa é benéfica para os pacientes com doença que não pode ser ressecada?

A descompressão biliar paliativa busca melhorar o prurido, aliviar a icterícia e prevenir a disfunção hepática progressiva que ocorre com a obstrução crônica. Presume-se que a drenagem biliar bem-sucedida tenha impacto na qualidade de vida; no entanto, poucos trabalhos quantificaram o efeito da derivação paliativa nos pacientes com estenoses biliares não ressecadas. Abraham *et al.*, em uma análise prospectiva, estudaram o efeito da drenagem biliar nos componentes físicos, psicológicos e sociais do índice de qualidade de vida feita antes da drenagem e um mês depois nos pacientes nos quais a drenagem foi considerada bem-sucedida. Encontraram que a drenagem endoscópica melhorou o índice de qualidade de vida, mas que esta melhoria foi menor nos pacientes com níveis de bilirrubina acima de 13 mg/dL. Argumentam que os pacientes com níveis superiores a 13 são um subgrupo que pode ter metástases hepáticas e ósseas ocultas ou algum grau de alteração renal, e os benefícios da descompressão são limitados em razão da natureza multifatorial, da hiperbilirrubinemia e não melhoram com a drenagem.[26]

Como deve ser feita a descompressão biliar? Cirúrgica, percutânea ou endoscópica?

A drenagem biliar endoscópica e percutânea do colangiocarcinoma hilar não ressecável é eficaz. Em um estudo retrospectivo de 85 pacientes com colangiocarcinomas hilares Bismuth III-IV, o índice de descompressão biliar bem-sucedido foi maior para o grupo de *stents* metálicos percutâneos *versus* endoscópicos. A média de sobrevida e a permeabilidade das próteses foram semelhantes.[27] A CPRE chegou a ser a técnica dominante para a colocação de *stents* biliares em pacientes com icterícia obstrutiva maligna. A colocação de próteses por técnicas percutâneas foi comparada com as endoscópicas, mostrando vantagens significativas para o acesso endoscópico. Hoje em dia aceita-se que o acesso endoscópico é menos invasivo que a via percutânea, esta é utilizada caso não se possa ter acesso pela via endoscópica. Outra técnica que compete com a colocação das próteses endoscópicas é o *bypass* cirúrgico. Pode-se prever que a colocação de *stents* endoscópicos apresenta menor índice de complicações imediatas e menor permanência no hospital; no entanto, existe maior incidência de icterícia recorrente e necessidade de repetir a endoscopia intervencionista com o passar do tempo. Não há vantagens de sobrevida em nenhuma das duas técnicas (Figs. 14.7 e 14.8).[28]

Atualmente, com o emprego de gencitabine, erlotinib e radioterapia em pacientes com câncer de pâncreas avançado, houve uma sobrevida média de 12,7 meses. Com sobrevidas maiores que 1 ano e drenagens com próteses aumenta-se para 5 vezes a probabilidade de ocorrer colangite. Este aumento na sobrevida ultrapassa a média de permeabilidade aproximada dos *stents* metálicos utilizados na descompressão biliar e nos faz pensar que, principalmente, nos pacientes com bom estado de saúde, a derivação biliar cirúrgica poderia ser uma opção.[29]

A drenagem bilateral é necessária para uma paliação efetiva?

Na prática, a colocação de um *stent* que drene 30% do fígado alivia a icterícia, mas não a colestase. A persistência de ductos

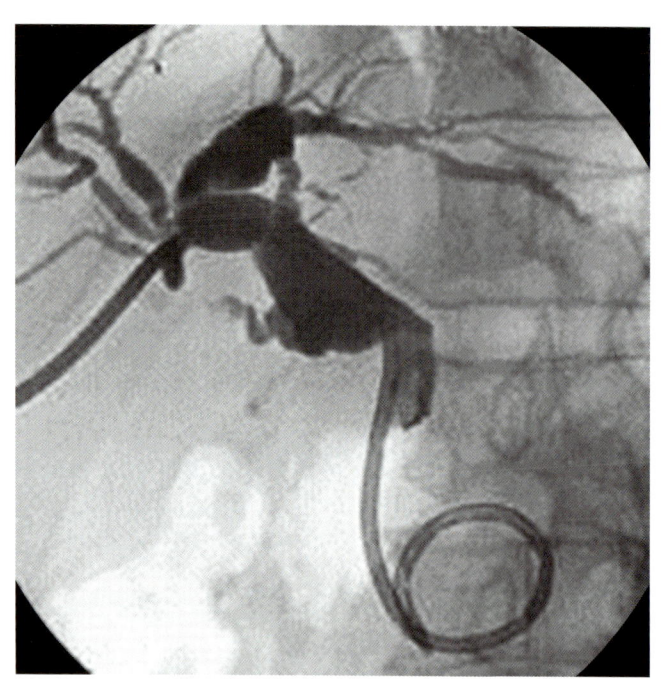

Figura 14.7. Drenagem biliar unilateral e percutânea em um paciente com carcinoma de pâncreas e gastrectomia com reconstrução em Y de Roux.

obstruídos é um risco para o desenvolvimento de colangites e abscessos hepáticos.[30]

Existe uma polêmica com relação aos argumentos a favor ou contra a drenagem bilateral. A mortalidade aos trinta dias, colangite e morte por sépsis diminuem em alguns pacientes que são submetidos à drenagem bilateral comparados com os submetidos à drenagem unilateral para estenoses hilares Bismuth II e III. A sobrevida aumentou em média de 119-176 dias naqueles tratados com *stents* bilaterais.[31]

A técnica endoscópica para a drenagem bilateral é, esporadicamente, difícil e a opacificação colangiográfica do sistema ductal hepático bilateral com drenagem hepática bilateral falha pode levar à colangite nos segmentos não drenados, agravando o prognóstico. Por outro lado, drenar 25% do volume do fígado foi considerado suficiente para a paliação e a drenagem endoscópica com apenas um *stent* relatou-se que a alivia efetivamente a maioria dos pacientes com estenoses biliares do hilo. Sendo assim, a extensão da drenagem deve ser ponderada sobre o risco de colangite relacionada com o procedimento. Antes do advento da colangiorressonância, a manipulação endoscópica das estenoses hilares ocasionalmente requeria preenchimento com contraste de vários segmentos sem drenagem, o que justificava o alto índice de colangite pós-procedimento.

A colangiorressonância é um método não invasivo com sensibilidades e especificidades comparáveis com a CPRE, tornando possível avaliar a comunicação e a dissociação dos segmentos ductais intra-hepáticos. Os segmentos ductais suscetíveis de drenagem podem ser identificados na colangiorressonância antes da manipulação endoscópica e pode-se direcionar o fio-guia apenas para estes segmentos a fim de fazer drenagem seletiva, evitando injetar contraste em segmentos que não serão drenados, reduzindo, assim, a taxa de colangite relacionada.[32]

Kozarek enfatiza a importância do estadiamento pré-operatório e do planejamento do procedimento, principalmente com a colangiorressonância, antes de qualquer tentativa endoscópica para uma lesão hilar. Reforça a máxima de que colocar uma ou mais próteses em um lobo hepático dominante é mais eficiente do que inseri-los em um segmento ou ducto hepático que drena um lobo hepático atrófico.[33]

Existem técnicas de paliação endoscópica unilateral na obstrução hilar maligna sem injeção de contraste, ajudadas por imagens prévias de colangiorressonância. Singh descreve resultados de 18 pacientes com estenose Bismuth II tratados sem injeção de contraste nos quais foram colocados *stents* metálicos. A drenagem foi possível em 100% dos pacientes e não houve colangite durante os primeiros 30 dias depois da drenagem em nenhum deles.[34] Além disso, outro aspecto anatômico na paliação com *stents* das estenoses biliares malignas é que, recentemente, um trabalho local mostrou que não existe diferença na aplicação do *stent* biliar ao se fazer um tratamento paliativo das obstruções malignas proximais *versus* as distais.[35]

Qual prótese é a melhor – plástica ou metálica? Revestida ou não revestida?[36,37]

A prótese biliar ideal deve ser fácil de ser colocada, não deve ocluir, deve aliviar efetivamente a obstrução biliar e não causar traumatismos no duodeno nem na via biliar. Os primeiros *stents* usados foram plásticos, feitos de polietileno, poliuretano ou *teflon* (politetrafluoretileno). Estudos *in vitro* mostraram uma relação direta entre o coeficiente de fricção e a quantidade de material que oclui a luz do *stent*. Embora o *teflon* tenha

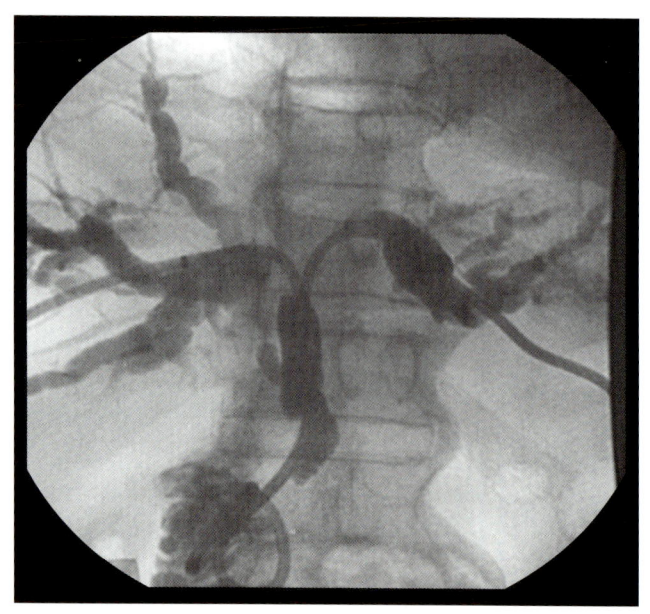

Figura 14.8. Drenagem biliar bilateral percutânea em um paciente com carcinoma não ressecável da confluência hilar (tumor de Klatskin).

apresentado o menor coeficiente de fricção, a prótese é mais rígida e aumenta o risco potencial de perfuração. O poliuretano fragmentava-se quando era retirado, o que tornava a remoção difícil ou impossível. Portanto, o *stent* de polietileno, que é menos rígido e que demonstrou permeabilidade igual ao *teflon*, apesar de apresentar maior coeficiente de fricção, é o material mais usado. A diferença entre a prótese plástica e metálica está no tempo que duram sem ocluir e relaciona-se mais com o diâmetro do que com outros fatores.[35] Os estudos comparativos encontraram menores índices de oclusão, menor necessidade de intervenções devido à oclusão do *stent* metálico sobre o plástico, com índices semelhantes de sucesso técnicos, mortalidade em 1 mês ou complicações.[38-40]

Os *stents* metálicos apresentam a vantagem de que podem ser expandidos para um diâmetro muito maior que o do canal de trabalho do endoscópio utilizado para inseri-los, o que garante maior permeabilidade com um custo maior.[41] São feitos de ligas como nitinol (níquel-titânio) ou elgiloy (cobalto, cromo, molibdênio, carbono).[42]

Prótese metálica: revestida ou não revestida?

As próteses revestidas foram desenvolvidas na tentativa de prolongar a permeabilidade dos *stents* metálicos autoexpansíveis não revestidos, os quais ficam obstruídos ao ser invadidos pelas células metálicas por tumor ou então por crescimento de tecido hiperplásico nas extremidades do dispositivo. Pensou-se que com o revestimento da malha metálica com membranas de diferentes materiais (poliuretano, policarbonato-poliuretano, politetrafluoretileno expandido) se aumentaria a duração permeável do *stent*. Os pesquisadores encontraram discrepâncias entre os estudos: alguns não encontraram diferenças,[43] outros encontraram mais duração dos *stents* revestidos.[44] No entanto, parece que as diferenças com relação a isto não são significativas, mas estão associadas com índices maiores de migração, visto que o revestimento previne o crescimento do tumor no interior da prótese, impedindo que este fique aderido ao tecido, explicando assim a tendência de se movimentar e facilitando sua remoção nos casos de necessidade de troca. O revestimento também proporciona uma superfície para que haja adesão de bactérias e forme-se uma película semelhante ao que acontece com os *stents* plásticos, mostrando por que podem ocluir. Os *stents* revestidos têm o potencial de produzir colecistite quando são colocados sobre o orifício do ducto cístico e, por um mecanismo semelhante, favoreçam, pelo menos teoricamente, o aparecimento de pancreatite.[45] A presença do revestimento facilita sua remoção, permitindo o uso em pacientes com doença ressecável (Figs. 14.9 e 14.10).[46,47]

Obstrução biliar e duodenal simultânea

Os pacientes com estenoses biliares malignas às vezes apresentam, simultaneamente ou durante o seguimento, obstruções gastroduodenais em razão do aumento nas taxas de sobrevida. Os *stents* metálicos endoscópicos demonstraram ser efetivos no tratamento paliativo de obstruções malignas irressecáveis biliares e gastroduodenais. Mutignani[48] classificou as estenoses bi-

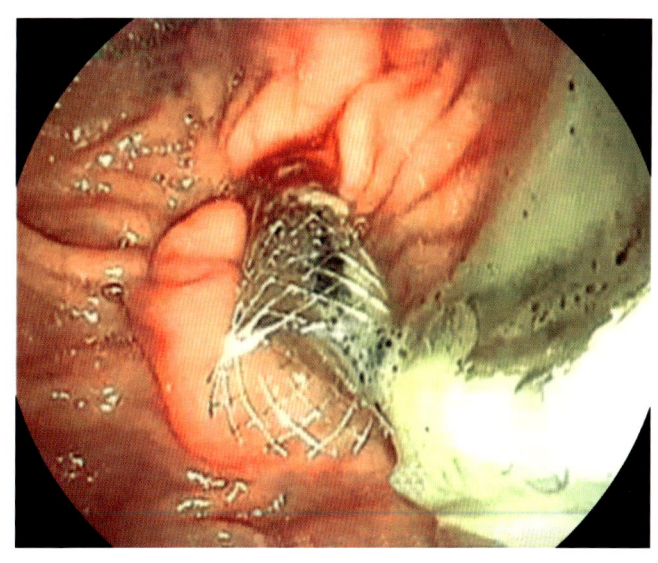

Figura 14.9. Aspecto endoscópico de *stent* biliar que atravessa a papila, com drenagem de material purulento, em paciente com câncer de vesícula invadindo o hilo hepático. (Do arquivo do Dr. R. Castaño.)

lioduodenais malignas de acordo com a localização anatômica da estenose duodenal em relação à papila: no tipo I, a estenose ocorre na primeira porção do duodeno, mas não compromete a papila; no tipo II, a estenose ocorre na segunda porção do duodeno e compromete a região papilar; no tipo III, a estenose duodenal ocorre na terceira porção do duodeno distal e, sem comprometer a região papilar. O *stent* metálico endoscópico, duodenal e biliar, apresenta maior dificuldade em ser colocado nos pacientes com estenose tipo II; a dilatação duodenal para colocar o *stent* biliar pode ser tentada no tipo I. As do tipo III são, tecnicamente, mais fáceis de tratar porque a papila se localiza proximalmente à estenose duodenal.

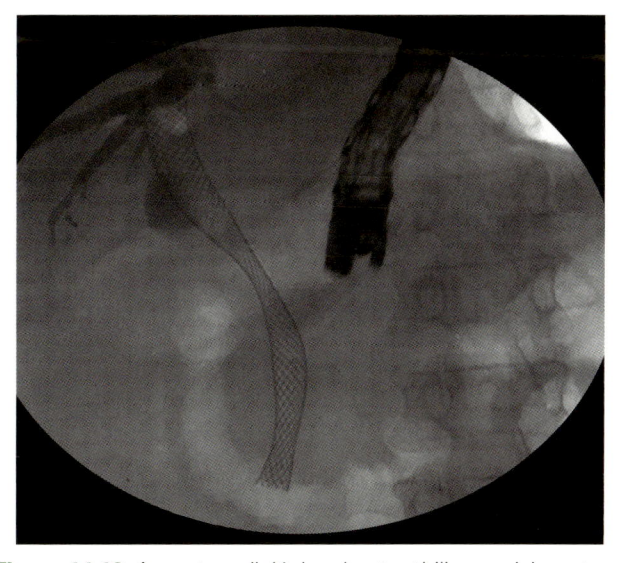

Figura 14.10. Aspecto radiológico de *stent* biliar parcialmente revestido, liberado por endoscopia e com cintura central devido à carcinoma de vesícula invadindo o hilo hepático.

A colocação endoscópica transpapilar de um *stent* metálico biliar através de um metálico duodenal é viável e eficiente como tratamento paliativo de pacientes com obstruções bilioduodenais malignas (Figs. 14.11 a 14.14).[49]

CONCLUSÕES

A terapia endoscópica é peça-chave no tratamento da maioria dos pacientes com obstrução biliar maligna. Para um número significativo de pacientes, será a única terapia específica a ser utilizada. Nenhuma técnica endoscópica é suficientemente sensível para o diagnóstico histológico de todas as estenoses biliares, mas uma combinação delas aumenta a eficácia das mesmas.

Apenas um grupo selecionado de pacientes é candidato à drenagem cirúrgica ou percutânea. Esta seleção deve ser feita

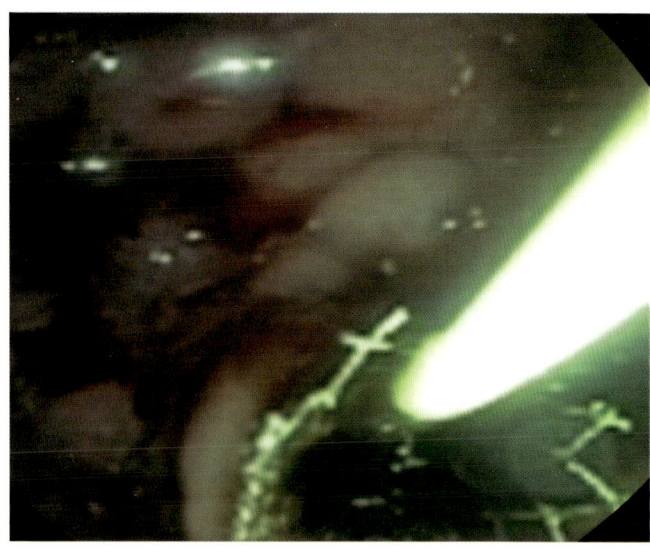

Figura 14.13. *Stent* biliar metálico liberado para a paliação de câncer de pâncreas irressecável. (Do arquivo do Dr. R. Castaño.)

com base na localização, no tipo de obstrução, nas preferências do paciente e na experiência do profissional. A drenagem biliar pré-operatória deve ser feita apenas se houver colangite ou caso se acredite que a cirurgia definitiva irá demorar.

A colangiorressonância permite planejar o procedimento e injetar contraste somente nos ductos que serão drenados.

Apenas um *stent* parece ser apropriado em grande parte dos casos. As próteses metálicas duram mais tempo e são preferíveis quando a sobrevida está estimada em mais de 3 meses. As próteses biliares metálicas revestidas apresentam o mesmo tempo de duração que as não revestidas, podem ser removidas, migram com mais frequência e devem ser usadas com precaução caso exista vesícula *in situ* ou obstruções do hilo.

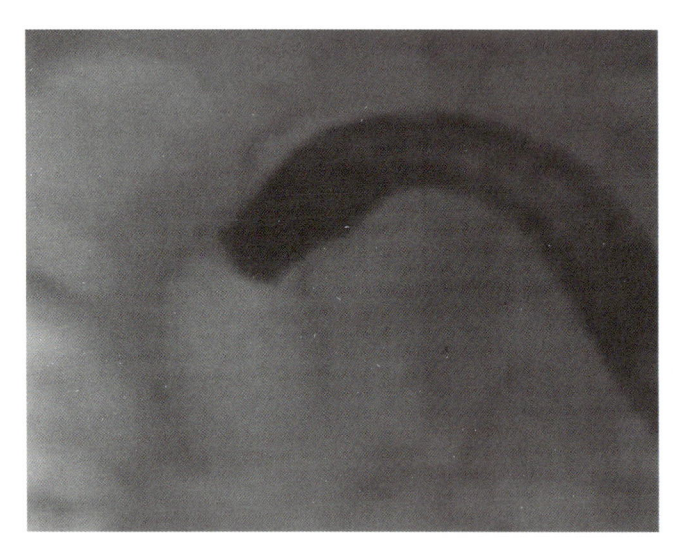

Figura 14.11. *Stent* duodenal metálico liberado na paliação de câncer de pâncreas com obstrução biliar. (Do arquivo do Dr. R. Castaño.)

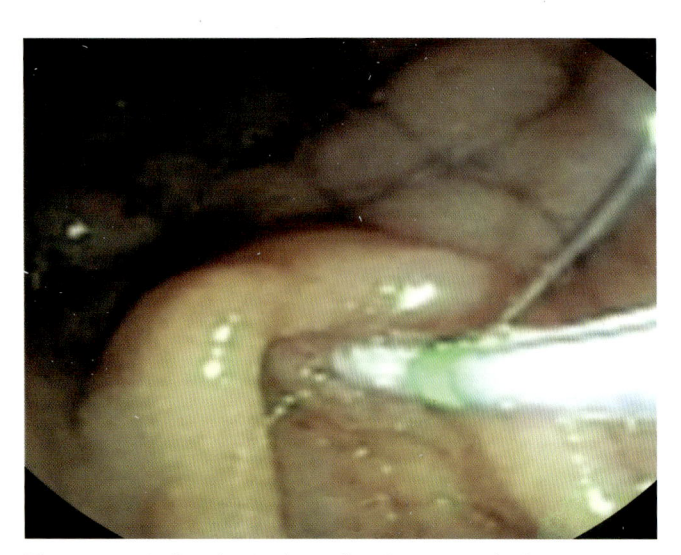

Figura 14.12. Canulação da papila; observe a tela do *stent* duodenal sobre a papila. (Do arquivo do Dr. R. Castaño.)

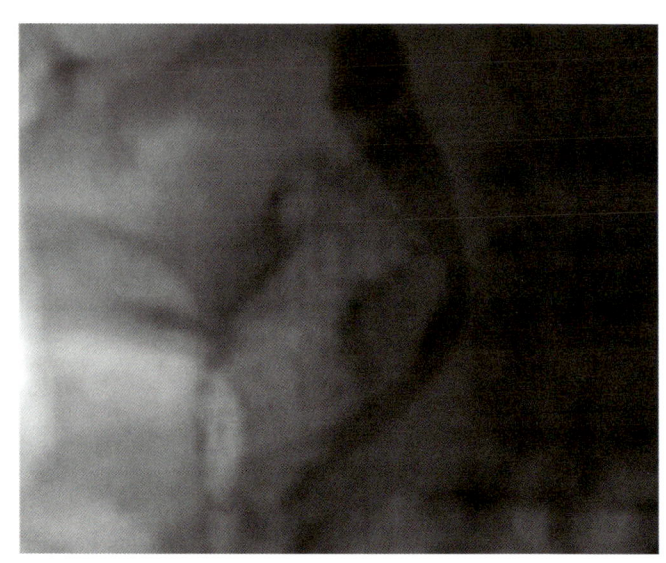

Figura 14.14. *Stents* metálicos biliar e duodenal liberados para tratamento paliativo de câncer de pâncreas irressecável. (Do arquivo do Dr. R. Castaño.)

REFERÊNCIAS BIBLIOGRÁFICAS

1. Chu D, Adler DG. Malignant biliary tract obstruction: evaluation and therapy. *J Natl Compr Canc Netw* 2010;8:1033-44.
2. Bjornsson E, Gustafsson J, Borkman J et al. Fate of patients with obstructive jaundice. *J Hosp Med* 2008;3:117-23.
3. Brown KT, Covey AM. Management of malignant biliary obstruction. *Tech Vasc Interv Radiol* 2008;11:43-50.
4. Khan SA, Toledano MB, Taylor-Robinson SD. Epidemiology, risk factors, and pathogenesis of cholangiocarcinoma. *HPB* (Oxford) 2008;10:77-82.
5. Brugge WR. Endoscopic techniques to diagnose and manage biliary tumors. *J Clin Oncol* 2005;23:4561-65.
6. Garcea G, Ong SL, Dennison AR et al. Palliation of malignant obstructive jaundice. *Dig Dis Sci* 2009;54:1184-98.
7. De Palma GD, Masone S, Rega M et al. Endoscopic approach to malignant strictures at the hepatic hilum. *World J Gastroenterol* 2007;13:4042-45.
8. Gerges C, Schumacher B, Terheggen G et al. Expandable metal stents for malignant hilar biliary obstruction. *Gastrointest Endosc Clin N Am* 2011;21:481-97, ix.
9. Van Beers BE. Diagnosis of cholangiocarcinoma. *HPB* (Oxford) 2008;10:87-93.
10. Larghi A, Tringali A, Lecca PG et al. Management of hilar biliary strictures. *Am J Gastroenterol* 2008;103:458-73.
11. Lee JH. Self-expandable metal stents for malignant distal biliary strictures. *Gastrointest Endosc Clin N Am* 2011;21:463-80, viii-ix.
12. Lin A, Jonnalagadda S, Edmundowicz S. Diagnosis of malignant biliary strictures. *Techniques in Gastrointestinal Endoscopy* 2002;4:102-12.
13. Coelho-Prabhu N, Baron TH. Endoscopic retrograde cholangiopancreatography in the diagnosis and management of cholangiocarcinoma. *Clin Liver Dis* 2010;14:333-48.
14. Sugiyama M, Hagi H, Atomi Y et al. Diagnosis of portal venous invasion by pancreatobiliary carcinoma: value of endoscopic ultrasonography. *Abdom Imaging* 1997;22:434-38.
15. Tamada K, Ushio J, Sugano K. Endoscopic diagnosis of extrahepatic bile duct carcinoma: Advances and current limitations. *World J Clin Oncol* 2011;2:203-16.
16. Temino López-Jurado R, Cacho Acosta G, Arguelles Pintos M et al. Diagnostic yield of brush cytology for biliary stenosis during ERCP. *Rev Esp Enferm Dig* 2009;101:385-94.
17. Kapsoritakis A, Potamianos S, Costamagna G. The role of endoscopic treatment in palliative care of hilar malignant strictures. *Ann Gastroenterol* 2005;18:28-34.
18. De Bellis M, Sherman S, Fogel EL et al. Tissue sampling at ERCP in suspected malignant biliary strictures (Part 1). *Gastrointest Endosc* 2002;56:552-61.
19. Ruiz MH, Castaño R, Álvarez Ó et al. Evaluación de la citología por cepillado en las estenosis biliares y pancreáticas durante la colangiografía endoscópica retrógrada. *Rev Col Gastroenterol* 2002;17:222-25.
20. de Bellis M, Sherman S, Fogel EL et al. Tissue sampling at ERCP in suspected malignant biliary strictures (Part 2). *Gastrointest Endosc* 2002;56:720-30.
21. Hall JG, Pappas TN. Current management of biliary strictures. *J Gastrointest Surg* 2004;8:1098-110.
22. Costamagna G, Pandolfi M. Endoscopic stenting for biliary and pancreatic malignancies. *J Clin Gastroenterol* 2004;38:59-67.
23. Van der Gaag NA, Rauws EA, Van Eijck CH et al. Preoperative biliary drainage for cancer of the head of the pancreas. *N Engl J Med* 2010;362:129-37.
24. Bonin EA, Baron TH. Preoperative biliary stents in pancreatic cancer. *J Hepatobiliary Pancreat Sci* 2011;18:621-29.
25. Baron TH, Kozarek RA. Preoperative biliary stents in pancreatic cancer-proceed with caution. *N Engl J Med* 2010;362:170-72.
26. Abraham NS, Barkun JS, Barkun AN. Palliation of malignant biliary obstruction: a prospective trial examining impact on quality of life. *Gastrointest Endosc* 2002;56:835-41.
27. Paik WH, Park YS, Hwang JH et al. Palliative treatment with self-expandable metallic stents in patients with advanced type III or IV hilar cholangiocarcinoma: a percutaneous versus endoscopic approach. *Gastrointest Endosc* 2009;69:55-62.
28. Hawes RH. Diagnostic and therapeutic uses of ERCP in pancreatic and biliary tract malignancies. *Gastrointest Endosc* 2002;56:S201-5.
29. Buxbaum JL, Biggins SW, Bagatelos KC et al. Inoperable pancreatic cancer patients who have prolonged survival exhibit an increased risk of cholangitis. *Jop* 2011;12:377-83.
30. Costamagna G, Tringali A, Petruzziello L et al. Hilar tumours. *Can J Gastroenterol* 2004;18:451-54.
31. Stern N, Sturgess R. Endoscopic therapy in the management of malignant biliary obstruction. *Eur J Surg Oncol* 2008;34:313-17.
32. Kubota Y. Endoscopic management of biliary strictures. *Digestive Endoscopy* 2004;16:S39-42.
33. Kozarek RA. Malignant hilar strictures: one stent or two? Plastic versus self-expanding metal stents? The role of liver atrophy and volume assessment as a predictor of survival in patients undergoing endoscopic stent placement. *Gastrointest Endosc* 2010;72:736-38.
34. Singh V, Singh G, Verma GR et al. Contrast-free unilateral endoscopic palliation in malignant hilar biliary obstruction: new method. *J Gastroenterol Hepatol* 2004;19:589-92.
35. Castaño R, Álvarez Ó, García A et al. Stent metálico versus plástico en la obstrucción biliar maligna distal. *Rev Col Gastroenterol* 2009;24:248-55.
36. Haluszka O, Tokar JL, Greenwald BD. Endoscopic oncology. *Curr Probl Cancer* 2005;29:37-112.
37. Castaño R. Tumor de la Confluencia Hiliar Hepática (Klatskin). *Revista Colombiana de Gastroenterología* 2011;26:121-30.
38. Huibregtse I, Fockens P. Plastic biliary stents for malignant biliary diseases. *Gastrointest Endosc Clin N Am* 2011;21:435-45, viii.
39. Raju RP, Jaganmohan SR, Ross WA et al. Optimum palliation of inoperable hilar cholangiocarcinoma: comparative assessment of the efficacy of plastic and self-expanding metal stents. *Dig Dis Sci* 2011;56:1557-64.
40. Aslanian HR, Jamidar PA. Ongoing challenges in the endoscopic management of hilar cholangiocarcinoma. *Dig Dis Sci* 2011;56:1255-56.

41. Dumonceau JM, Heresbach D, Deviere J *et al.* Biliary stents: models and methods for endoscopic stenting. *Endoscopy* 2011;43:617-26.

42. Somogyi L, Chuttani R, Croffie J *et al.* Biliary and pancreatic stents. *Gastrointest Endosc* 2006;63:910-19.

43. Kullman E, Frozanpor F, Soderlund C *et al.* Covered versus uncovered self-expandable nitinol stents in the palliative treatment of malignant distal biliary obstruction: results from a randomized, multicenter study. *Gastrointest Endosc* 2010;72:915-23.

44. Isayama H, Nakai Y, Kawakubo K *et al.* Covered metallic stenting for malignant distal biliary obstruction: clinical results according to stent type. *J Hepatobiliary Pancreat Sci* 2011;18:673-77.

45. Saleem A, Leggett CL, Murad MH *et al.* Metaanalysis of randomized trials comparing the patency of covered and uncovered self-expandable metal stents for palliation of distal malignant bile duct obstruction. *Gastrointest Endosc* 2011;74:321-7 e3.

46. Isayama H, Nakai Y, Togawa O *et al.* Covered metallic stents in the management of malignant and benign pancreatobiliary strictures. *J Hepatobiliary Pancreat Surg* 2009;16:624-27.

47. Bakhru MR, Foley PL, Gatesman J *et al.* Fully covered self-expanding metal stents placed temporarily in the bile duct: safety profile and histologic classification in a porcine model. *BMC Gastroenterol* 2011;11:76.

48. Mutignani M, Tringali A, Shah SG *et al.* Combined endoscopic stent insertion in malignant biliary and duodenal obstruction. *Endoscopy* 2007;39:440-47.

49. Moon JH, Choi HJ. Endoscopic double-metallic stenting for malignant biliary and duodenal obstructions. *J Hepatobiliary Pancreat Sci* 2011;18:658-63.

Neoplasias Ampulares e Papilectomia Endoscópica

15

Rodrigo Castaño ▪ Everson L. A. Artifon

INTRODUÇÃO

Os tumores originados da papila duodenal maior são raros e representam 5% das neoplasias do trato gastrintestinal (TGI), mas estão sendo identificados com mais frequência pelo aumento no uso da endoscopia digestiva alta e da colangiografia endoscópica ou ressonância magnética.[1] Na região periampular, ocorre uma série de lesões heterogêneas, incluindo as lesões do pâncreas, do colédoco distal, lesões duodenais e da ampola de Vater. Frequentemente, antes de uma intervenção cirúrgica, essa discriminação não é clara. A sobrevida dessas lesões é bem diferente, onde as lesões ampulares apresentam melhor prognóstico e os tumores pancreáticos, pior (Fig. 15.1).[2]

O tumor benigno mais comum da ampola de Vater é o adenoma. A sequência adenoma-carcinoma costuma ser semelhante à que ocorre no cólon e deve ser considerada para ressecção endoscópica.[3]

SINAIS E SINTOMAS

Felizmente, as lesões ampulares frequentemente desenvolvem sintomas relativamente precoces na evolução de uma doença.

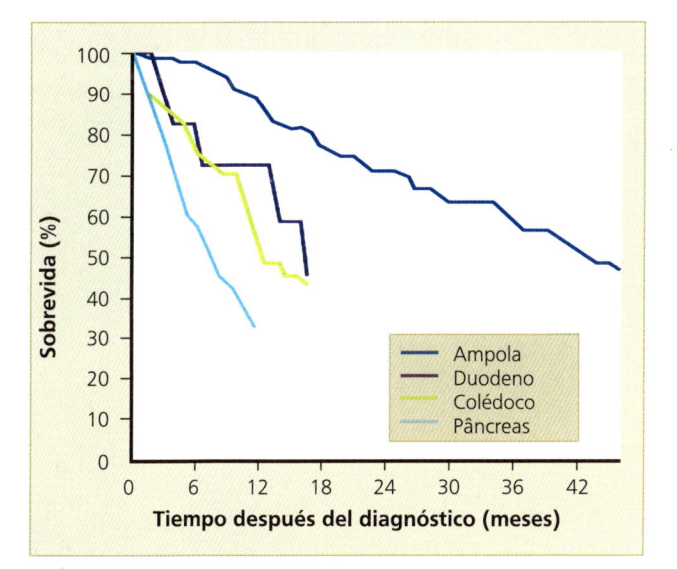

Figura 15.1. Curvas de sobrevida de 561 pacientes com tumores periampulares.

A icterícia é o sintoma predominante na maioria dos pacientes. Diferentemente dos pacientes com tumores pancreáticos, a icterícia inicialmente pode ser intermitente e estar associada a sinais e sintomas de colangite. Além disso, sintomas inespecíficos, como perda de peso, dor abdominal e vômito, podem aparecer. A icterícia obstrutiva, a anemia e a vesícula palpável são a tríade clássica do câncer ampular, embora isso seja observado em uma minoria de pacientes.

Lesões benignas apresentam-se sem icterícia, mostrando seu menor tamanho. Cálculos biliares por estase podem produzir sintomas obstrutivos. Cada vez mais os pacientes com adenomas ampulares benignos são diagnosticados assintomáticos e, geralmente, em um desses três cenários:

1. Seguimento de lesões duodenais ou ampulares em pacientes com PAF.
2. Achado acidental durante a endoscopia alta.
3. Investigação de uma dilatação biliar documentada por imagens feitas por outras indicações.

Em uma série de 55 adenomas da ampola, 45% eram assintomáticos, 16% apresentavam dor abdominal, 15% icterícia, 9% pancreatite e 15% outros sintomas combinados.[4]

A apresentação com sangramento gastrintestinal grave é rara, mas foi descrita em adenomas, carcinomas, metástases locais e tumores mesenquimais. Nestes casos, o sangramento é o resultado da necrose e da ulceração da mucosa.[5]

Não existem achados específicos laboratoriais associados aos tumores ampulares. A obstrução biliar evolui com aumento sérico das fosfatases alcalinas, transaminases, GGT e, eventualmente, da bilirrubina. Marcadores tumorais têm um papel limitado e sua aplicação é para fins de prognóstico. O CA 19-9 e o antígeno carcinoembrionário têm sensibilidade para o adenocarcinoma de papila de 78 e 33%. A especificidade de ambos os marcadores é baixa.[6]

DIAGNÓSTICO E AVALIAÇÃO

Endoscopia

Uma avaliação completa da papila deve ser feita com o duodenoscópio. Dois estudos recentes demonstram que o endoscópio de visão frontal pode deixar passar despercebidas até 50% de lesões aparentes.[7,8] A duodenoscopia permite determinar a presença do tumor e sua extensão lateral.

Endoscopicamente a ampola de Vater pode aparecer aumentada de tamanho em razão de tumores (benignos e malignos) assim como por outras etiologias como papilite, metaplasia gástrica foveolar ou hiperplasia acinar pancreática. Os tumores ampulares são classificados segundo sua camada de origem: epiteliais (adenomas, adenocarcinomas ou linfomas) e subepiteliais (tumores neuroendócrinos, lipomas, leiomiomas, GIST, linfangiomas, fibromas ou hamartomas). Macroscopicamente, as lesões ampulares têm quatro formas de apresentação:

1. **Aspecto normal**: geralmente por lesões intra-ampulares que se tornam aparentes depois da esfincterotomia. A extensão pode ser avaliada por ultrassom endoscópico. Suspeita-se da lesão por dilatação do colédoco ou do ducto de Wirsung.
2. **Protrusão intramural**: trata-se de uma papila proeminente coberta por mucosa normal, geralmente, no infundíbulo; o diagnóstico diferencial é um cisto de colédoco tipo III (coledococele) ou cálculos impactados na ampola.
3. **Protruída**: o tecido neoplásico estende-se por fora da papila.
4. **Ulcerada**: suspeita de neoplasia, principalmente somada à friabilidade e induração. Outro sinal é que não se levanta com a injeção submucosa (Fig. 15.2).

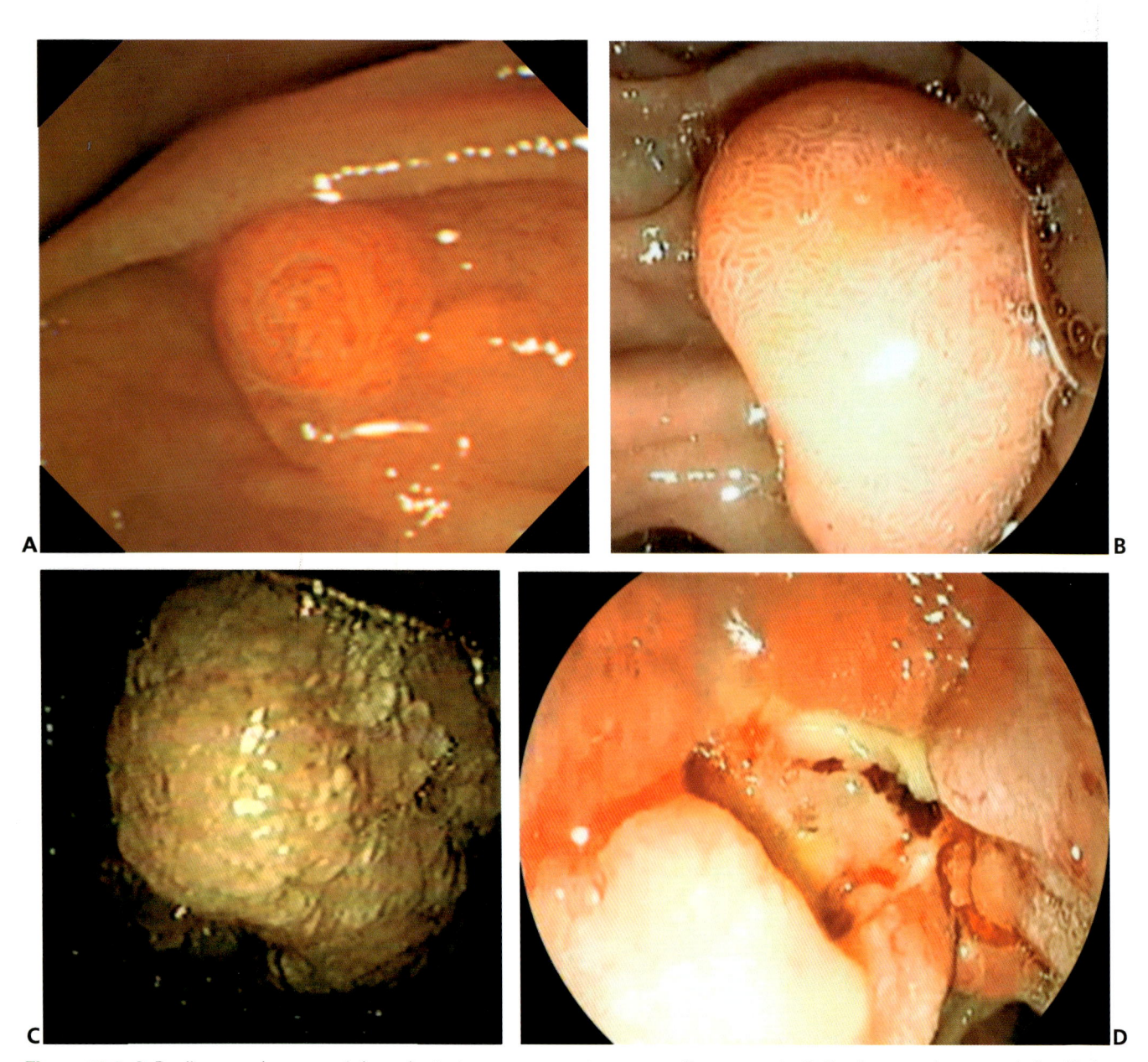

Figura 15.2. A. Papila normal macroscópica; a lesão torna-se aparente com a esfincterotomia. **B.** Papila proeminente no infundíbulo por componente ductal intraluminal. **C.** Tecido neoplásico que compromete o exterior da papila. **D.** Lesão ulcerosa altamente sugestiva de neoplasia.

Entre 40 e 100% dos pacientes com polipose adenomatosa familiar (PAF) e qualquer de suas variantes desenvolverão adenomas duodenais que, frequentemente, são numerosos e com potencial maligno.[3]

CPRE

Com o advento da ressonância magnética e do ultrassom endoscópico, a CPRE não tem indicação diagnóstica. Seu papel atual é facilitar a drenagem biliar acompanhada por biópsias locais. A esfincterotomia biliar permite realizar biópsias em profundidade, assim como biópsias do orifício pancreático. A esfincterotomia faz parte da técnica de papilectomia endoscópica para evitar a estenose da papila, e a colangiografia determina a extensão intraductal do tumor.

Biópsias

A biópsia da papila é o método usual de diagnóstico; no entanto, o índice de falsos-negativos é muito alto. Recomenda-se não menos que seis amostras nas biópsias de papila. As alterações de malignidade em um adenoma ampular podem ocorrer em 30% e até 50% nas séries mais antigas.[9,10] Apesar dessas limitações, as séries mais recentes encontraram, depois da ressecção endoscópica da ampola por lesões benignas, um índice de malignidade de 6 a 8%.[11] O maior rendimento das biópsias é obtido 10 dias depois da esfincterotomia, quando os efeitos da diatermia desapareceram.[12] A biópsia com agulha por ultrassom endoscópico mostra sensibilidade e especificidade de 82 e 100%.[13]

Ecografia de abdome, TAC e ressonância magnética

A icterícia é, inicialmente, estudada por ecografia transabdominal em razão da acessibilidade, dos custos e da segurança. Observa a dilatação do ducto, mas não avalia o tumor. Do mesmo modo que para a TAC, a sensibilidade é de 20 a 30%, mas pode ser maior em tumores grandes.[14] Se não houver massa visível a opção é o USE,[15] com ou sem CPRE, conforme a necessidade de aliviar a obstrução. A TAC é uma ferramenta útil ao avaliar o comprometimento local (comprometimento linfático ou vascular) ou a distância. A RMN não tem sido extensamente estudada nestas circunstâncias, mas é descrita como uma alternativa promissora.[16]

Ultrassom endoscópico

O USE tem diferentes propósitos nas neoplasias ampulares:

A) *Diagnóstico:* o USE mostrou-se superior à ecografia de abdome e a TAC na detecção de tumores ampulares (95 vs. 15% e 20 a 30%, respectivamente).[17] No entanto, a ampola é hipoecoica e as lesões pequenas (< 10 mm) podem não ser vistas pelo USE.
B) *Estadiamento do câncer ampular avançado:* o USE é a ferramenta mais segura no estadiamento do T (87%) comparado com a TAC (24%) e a RMN (46%). A principal limitação do USE é diferenciar as lesões T2 das T3. A pancreatite peritumoral pode levar a um superestadiamento das lesões T2. A presença de um *stent* pode causar mudanças inflamatórias que levam a falsas interpretações do USE, embora, do ponto de vista clínico, isso não seja relevante, já que o tratamento das lesões T2 e T3 é idêntico. O comprometimento regional linfático é avaliado com uma segurança de 65%. Também permite avaliar o comprometimento venoso portal e do plexo celíaco. A ressecabilidade cirúrgica depende, principalmente, do comprometimento vascular e das metástases a distância. O USE avalia com grande segurança o comprometimento vascular e permite avaliar o sistema porta desde o duodeno proximal e dos vasos do tronco celíaco no fundo gástrico.[18]
C) *Estadiamento de lesões precoces:* as ressecções endoscópicas devem ficar limitadas às lesões pré-malignas já que as neoplasias precoces apresentam risco de 10-45% de comprometimento linfático e devem ser tratadas com ressecções radicais (Cirurgia de Whipple).[19] Depois de um grande apogeu na segurança do USE para o estadiamento dessas neoplasias, os dados mais recentes mostram um valor moderado nessa tarefa.[15,20]
D) *Extensão do tecido para o ducto biliar ou pancreático*: é uma contraindicação relativa na ressecção endoscópica (Fig. 15.3).

Ultrassom intraductal

O ultrassom intraductal é uma ferramenta para estadiar as lesões ampulares e os tumores biliares. São utilizados cateteres de 7 Fr que passam por um fio-guia e que trabalham a uma alta frequência (10 ou 20 MHz) para produzir imagens de alta qualidade, mas com uma profundidade limitada. Um estudo prospectivo mostrou que o ultrassom intraductal é superior à TAC e ao USE, principalmente nas lesões menores.[21] Essa é a única modalidade de imagem que mostra o esfíncter de Oddi como uma estrutura diferenciada.[22]

Colonoscopia

Os adenomas ampulares podem ser a expressão de uma polipose familiar atenuada. Além disso, existem dados que sugerem uma maior incidência de câncer colorretal em pacientes com adenomas ampulares, mesmo na ausência de polipose familiar.[23] Ponchon descreve uma incidência de 50% de pólipos no cólon de pacientes com adenomas ampulares, incluindo um paciente com 8 adenomas no cólon e um paciente com câncer de sigmoide.[24] Para os pacientes com adenomas ampulares, recomenda-se uma colonoscopia antes da ampulectomia.

ASPECTOS TÉCNICOS ENDOSCÓPICOS

Definindo a extensão da ressecção endoscópica

Para adenomas da papila duodenal maior, a área de ressecabilidade endoscópica limita-se à mucosa e à submucosa das paredes duodenais, e à ressecção dessa área se dá o nome de papilectomia endoscópica (Fig. 15.4).

Parte do tecido ao redor dos orifícios da via biliar e pancreática localizado na papila duodenal maior quase sempre é

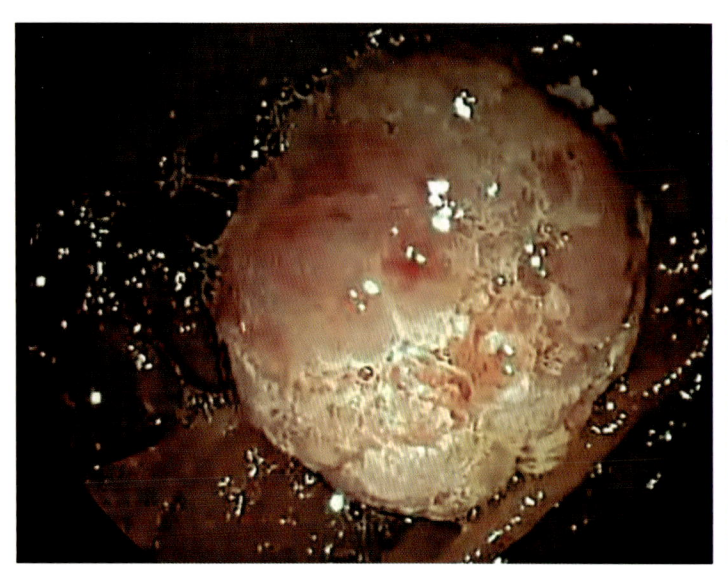

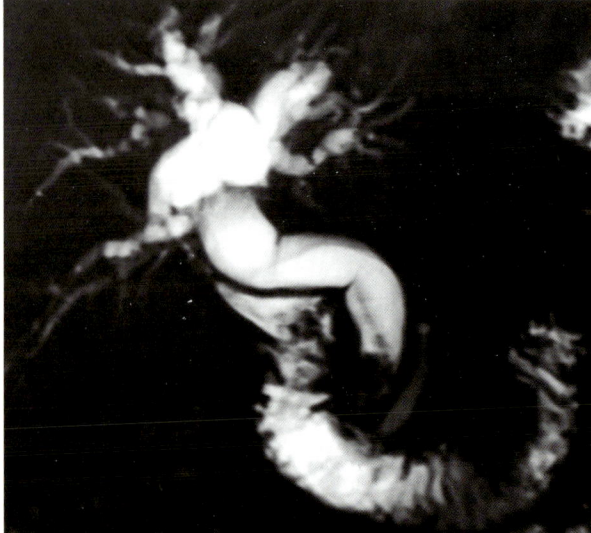

Figura 15.3. Aspecto endoscópico de um adenoma ampular com comprometimento intraductal biliar observado na RMN.

removida junto com o tumor.[25] Com a papilectomia endoscópica é muito difícil remover o tecido tumoral que invade o interior do ducto biliar comum ou do ducto pancreático principal, principalmente se esse comprometimento for maior que 1 cm. Na prática clínica, os termos "papilectomia endoscópica" e "ampulectomia endoscópica" são usados indistintamente. Especificamente, no entanto, a ampulectomia consiste na ressecção circunferencial da ampola de Vater, com total reinserção do ducto biliar comum separado do pancreático nas paredes duodenais (Fig. 15.4). Para a ampulectomia necessita-se de uma duodenotomia cirúrgica e da ressecção na altura da cabeça do pâncreas das paredes do duodeno próximas a ampola.[26] A "papilectomia endoscópica", consequentemente, é mais apropriada que o termo "ampulectomia endoscópica" em pacientes nos quais se faz ressecção endoscópica para adenomas papilares.

Indicações de remoção endoscópica

Embora uma seleção cuidadosa dos pacientes seja um pré-requisito para uma papilectomia endoscópica bem-sucedida, as indicações para fazê-la ainda não estão totalmente estabelecidas. Os critérios de seleção dos pacientes que se beneficiariam da papilectomia endoscópica variam de um estudo para outro.

De acordo com o estudo de Binmoeller,[27] os adenomas da papila duodenal maior que cumpriram com os seguintes critérios foram selecionados para papilectomia endoscópica:

A) Tamanho menor que 4 cm.
B) Sem evidência de malignidade, com base na aparência endoscópica (margens regulares, sem ulceração), e com consistência macia.
C) Achados histológicos benignos por biópsia com fórceps (mínimo seis biópsias).

Para adenomas de limites amplos (maiores que 4 cm), tumores volumosos maiores que 5 cm de diâmetro e com suspeita de infiltração local dentro das camadas submucosas mais profundas prefere-se fazer a cirurgia. Desilets[28] considerou que os seguintes critérios indicavam ressecabilidade por papilectomia endoscópica:

A) Tumores macios que não estivessem endurecidos nem ulcerados.
B) Possibilidade de elevar o tumor por injeção submucosa.
C) Ausência de extensão dentro do ducto pancreático ou biliar.
D) Tamanho não maior que metade da circunferência do duodeno, a qual é próxima de 4 cm no seu maior diâmetro.

Figura 15.4. Apresentação esquemática da anatomia da ampola de Vater. *Linha A* = indica o plano de ressecção na ampulectomia cirúrgica. *Linha B* = indica o plano de ressecção da papilectomia endoscópica, que está justamente antes do nível da muscular própria. C = colédoco; D = duodeno; CP = ducto pancreático principal.

Pacientes com extensão intrabiliar ou intrapancreática direta demonstrada na colangiopancreatografia retrógrada endoscópica (CPRE) e com achados histológicos que comprovaram carcinoma foram encaminhados para ressecção cirúrgica. Segundo estudo de Catalano,[29] pacientes com extensão direta pancreática ou biliar da lesão demonstrada por CPRE ou por ultrassom endoscópico (USE) foram encaminhados para excisão cirúrgica mesmo que a lesão ainda esteja confinada à mucosa. Em outro estudo,[30] no entanto, adenomas com menos de 1 cm de extensão intraductal foram ressecados com sucesso por papilectomia endoscópica. A simples extensão intraductal não parece ser uma contraindicação absoluta para a papilectomia endoscópica, visto que o tumor pode ser exposto no lado luminal com uma esfincterotomia e/ou uma varredura com balão e, assim, ser ressecado completamente. A infiltração direta ou a invasão do tumor dentro da mucosa intraductal pancreática ou biliar principal em um centímetro impossibilitam a papilectomia endoscópica (Fig. 15.5).

As indicações para a papilectomia endoscópica são o agrupamento de características que podem prever uma remoção completa dos adenomas, enquanto que a morbidade relacionada com o procedimento é minimizada. Com a experiência acumulada das papilectomias endoscópicas, o aperfeiçoamento da técnica endoscópica e as novas modalidades diagnósticas que aparecem, as indicações para papilectomia endoscópica deverão aumentar. A mudança mais notável na sua indicação é o aumento gradual no tamanho do tumor ressecado. A aplicação de ressecções fragmentadas, quando bem indicada, tem contribuído muito para isso. Por exemplo, tumores de até 7 cm de diâmetro têm sido ressecados com sucesso em vários fragmentos.[4,32] O aumento do emprego do USE e/ou do ultrassom intraductal tem contribuído para a maior exatidão no estadiamento precoce do câncer da ampola de Vater, localizado dentro do músculo de Oddi. Tentativas têm sido feitas para ampliar as indicações da papilectomia endoscópica que incluam o câncer precoce da ampola de Vater.[33,34]

Avaliação da extensão da lesão antes da ressecção

Depois do diagnóstico histopatológico do adenoma pela biópsia endoscópica, uma minuciosa avaliação endoscópica do adenoma é feita antes da papilectomia endoscópica. É necessário que se faça uma CPRE em todos os pacientes para obter um colangiograma e um pancreatograma antes da ressecção. Nesta conduta pode demonstrar a extensão intraductal do tumor.

Por outro lado, se o USE estiver disponível e for realizado por especialistas, pode ser feito junto com a CPRE e demonstrar, com nitidez, a anatomia da ampola de Vater, incluindo a camada muscular própria.[35] Este método pode dar informações complementares relacionadas com o tamanho real e a ecogenicidade, as estruturas em camadas da parede duodenal e a situação dos nódulos linfáticos regionais, mas a boa sensibilidade e especificidade descrita nos estudos iniciais não é tão alta quanto nos estudos mais recentes.[15]

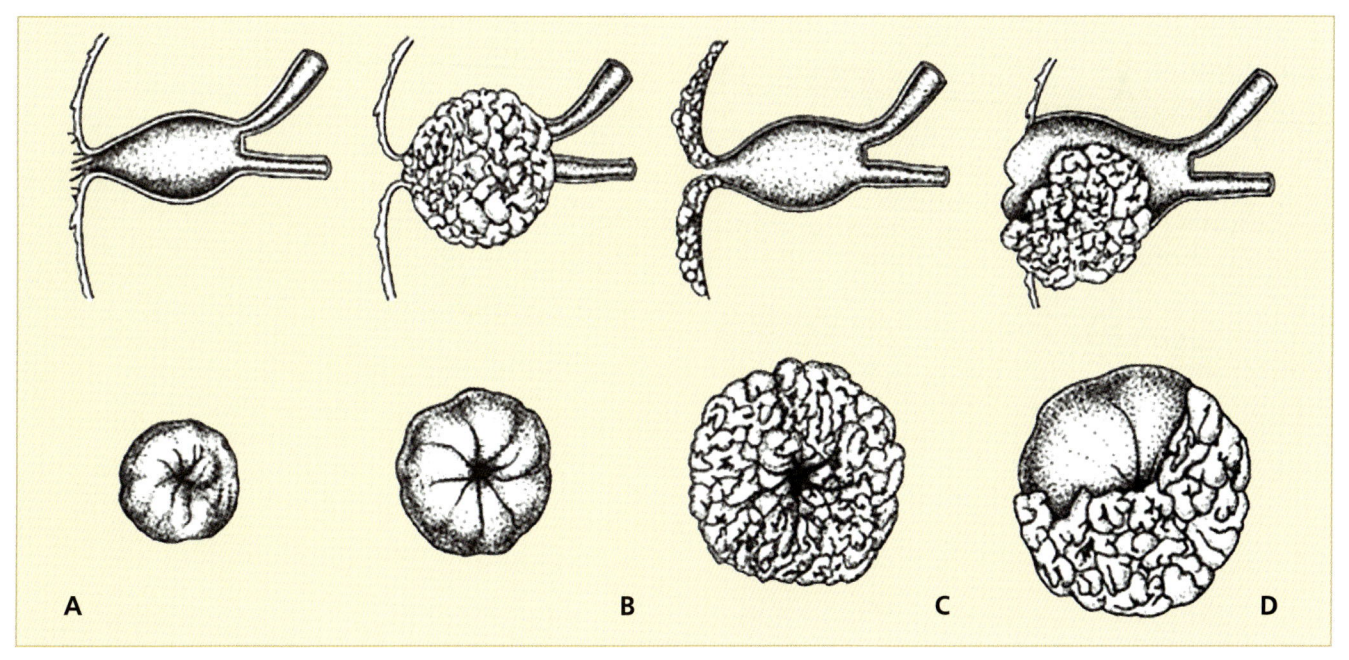

Figura 15.5. Classificação macroscópica da extensão dos adenomas-carcinomas da papila. **A.** Normal: sem tumor na papila. **B.** Intra-ampular: confinado à ampola e não compromete a mucosa duodenal. **C.** Periampular: comprometimento da mucosa duodenal da papila. **D.** Misto: exibe componentes de ambos os comprometimentos.[31]

Técnicas de papilectomia endoscópica

Injeção submucosa

Enquanto alguns autores aconselham o uso da injeção endoscópica de solução salina com ou sem adrenalina diluída, outros não o fazem. Também ainda não foi estabelecido se é a solução salina fisiológica ou a adrenalina diluída que devem ser usadas. A injeção submucosa, quer seja ela adrenalina diluída ou solução salina, é útil para evitar ressecções inapropriadas decorrentes da tentativa fracassada de elevar o tumor da camada muscular própria do duodeno, o que pode indicar uma invasão mais profunda,[18] que é o maior preditor de malignidade.[30]

O fracasso ao levantar adequadamente a lesão com a infiltração submucosa é considerado uma razão suficiente para abandonar a papilectomia endoscópica e mudar o foco do procedimento a fim de obter-se um tecido adequado para o diagnóstico. Além disso, a injeção de adrenalina pode reduzir o risco de sangramento. Usa-se uma agulha para escleroterapia e o número de injeções e o volume total da solução injetada dependem do tamanho da lesão.[36] O azul de metileno pode ser adicionado à solução salina a fim de melhorar a visualização endoscópica do tumor, particularmente de suas margens ou até mesmo a identificação dos ductos depois da papilectomia.[37]

A injeção de solução salina submucosa abaixo da lesão, com o propósito de elevá-la, e, assim, realizar uma ressecção segura, é uma prática muito comum em casos da ressecção endoscópica mucosa em outras partes do TGI. No entanto, alguns autores não recomendam a injeção submucosa por dois motivos. Primeiramente, não apenas a mucosa em torno da região da papila duodenal, mas também o tumor é levantado pela injeção submucosa, o que faz com que a captura da lesão com a alça de polipectomia possa ser difícil.[25] Segundo, a injeção da submucosa pode não delimitar as margens do tumor e não elevar o ducto biliar que corre através das paredes duodenais.[38] Vários exames têm sido feitos sem a injeção na submucosa e não foram relatados maiores dificuldades para completar a ressecção nem aumento nas complicações (Fig. 15.6).[27,39,40]

Ressecção com alça de polipectomia

Muitos estudos não mencionam o tamanho da alça e a direção da mesma – cefálica ou caudal à ampola.[27,28] Os endoscopistas usam a alça de polipectomia com vários diâmetros, de 10 a 30 mm, dependendo do tamanho do tumor.[4,22,29,30] O tumor, junto com a papila, é capturado e excisado. Em alguns casos, faz-se uma incisão circunferencial ao redor da lesão com um esfincterótomo com agulha para facilitar a captura pela alça.[4] Dois estudos aconselharam utilizar a alça no tumor do lado cefálico para o lado caudal (a ponta da alça foi colocada na margem superior da ampola) para que a captura de toda a papila ficasse mais fácil.[30]

Corrente eletrocirúrgica, corte ou coagulação

Ainda não se chegou a um consenso com relação ao tipo de energia e os tipos de corrente eletrocirúrgica usados na papilectomia endoscópica. Muitos estudos não mencionam nem o fluxo nem o modo da corrente eletrocirúrgica usados. Quando mencionados, todos usam corrente monopolar.[24,38,40] A saída de energia encontra-se entre as faixas de 30 a 50 Watts.[4,9,28,40] O modo de corrente também varia entre os estudos. Alguns usam correntes eletrocirúrgicas mista, enquanto outros usam corrente de corte pura.[24,29,40] Alguns autores aconselham o uso de corrente de corte pura para evitar o edema e uma lesão maior, causada pelo modo de coagulação.[11,24,27,38] É difícil comparar o poder da corrente elétrica e o modo usado porque não existem ensaios controlados randomizados que comparem esses grupos.

Ressecções em bloco ou por fragmentos

Como acontece com outras propostas relacionadas com a papilectomia endoscópica, ainda é discutível qual é o melhor método para alcançar sucesso na execução da mesma – se é a ressecção em monobloco ou em fragmentos. Também não está claro se os índices de recidiva diferem de acordo com o método de ressecção endoscópica. No entanto, a ressecção em bloco é fundamental para o tratamento de lesões neoplásicas, já que é capaz de completar a remoção da lesão com a vantagem de incluir um tecido amplo para uma maior precisão na avaliação histopatológica, além de oferecer um menor índice de recidiva.[38,41,42] As lesões que não podem ser ressecadas em bloco são removidas em fragmentos.

Em muitos centros especializados, utiliza-se uma combinação de ressecção em bloco e em fragmentos.[4,11,24,27,29,42] Para lesões maiores que 2 cm de diâmetro, a ressecção em fragmentos foi usada com mais frequência em um estudo.[29] Desilets[28] fez a ressecção em fragmentos em todos os casos e não relatou recidivas em 13 adenomas depois da papilectomia endoscópica. Alguns autores argumentam que a ressecção em fragmentos pode ser usada com sucesso para tratar adenomas da papila duodenal maior, sem recidiva e com redução nas complicações, como perfuração e sangramento. Embora a remoção completa desses tumores pareça possível pela ressecção em fragmentos, teoricamente pode aumentar a probabilidade de disseminar o tumor, aumentando o número de sessões de CPRE necessárias para a excisão, além de tornar a avaliação histopatológica das amostras praticamente impossível.[43] Adicionalmente, uma média de 2,7 sessões de CPRE foram necessárias para a ressecção em fragmentos, enquanto apenas uma sessão de tratamento foi necessária para a ressecção em bloco. Nesta ressecção deve ser tentada, primeiramente, em todos os casos, mas, não sendo isto possível, os adenomas residuais devem ser removidos por ressecção em fragmentos e/ou termoablação na mesma sessão.[44]

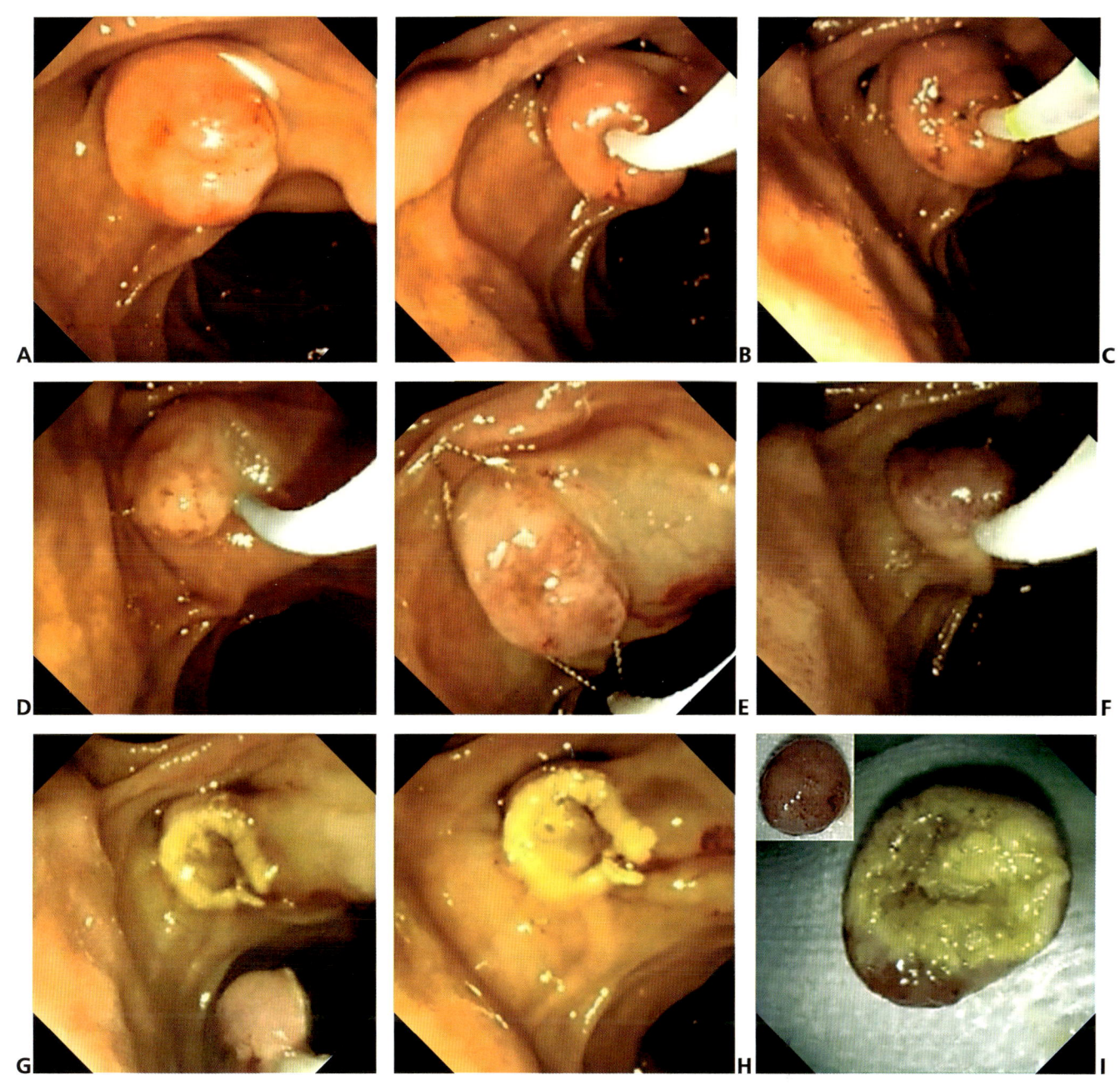

Neoplasias Ampulares e Papilectomia Endoscópica

Figura 15.6. Sequência de eventos endoscópicos na ressecção de um adenoma ampular. **A.** Aspecto endoscópico do adenoma da ampola de Vater. **B.** Canulação seletiva do ducto biliar para descartar comprometimento intraductal. **C.** Canulação seletiva do ducto de Wirsung para descartar comprometimento intraductal. **D.** Eleva-se a lesão com a infiltração submucosa de solução salina. **E.** Abertura e posterior fechamento da alça de polipectomia sobre a lesão. **F.** Fechamento da alça de polipectomia e aplicação de corrente elétrica. **G.** Captura do adenoma ressecado com a mesma alça de polipectomia. **H.** Aspecto do leito de ressecção com o orifício biliar e pancreático. **I.** Aparência da lesão ressecada com dois aspectos. (Do arquivo do Dr. R. Castaño.)

O uso de stents

Stent no ducto pancreático

Desde o primeiro estudo randomizado e controlado por Harewood,[45] diferentes estudos sugerem que a colocação de stents pancreáticos reduz o risco de pancreatite após papilectomia endoscópica. A colocação rotineira de um stent pancreático pode diminuir tanto a pancreatite pós-papilectomia como a estenose papilar.[4,11,28,29,46] Por outro lado, outros estudos aconselham a colocação de stent pancreático apenas se for notado um atraso na drenagem da via pancreática após a papilectomia.[27,30,40]

A colocação de stents pancreáticos é benéfica quando a CPRE é feita em pacientes com alto risco de pancreatite.[46,47] No entanto, ainda não foi firmado que os stents pancreáticos sejam verdadeiramente protetores em todos os pacientes que são submetidos à papilectomia endoscópica. A pancreatite pós-papilectomia foi mais comum em pacientes nos quais não foi colocado um stent pancreático (17% vs. 3,3%).[48] Em um estudo de Cheng,[4] a colocação profilática de um stent pancreático esteve associada a um menor índice de pancreatite pós-papilectomia (9,6% vs. 25% $p = 0,33$), mas sem significância estatística. Aqueles que foram selecionados para a colocação seletiva de stents pancreáticos somente em casos de atraso na drenagem da via pancreática depois da esfincterotomia ou de evidência visual de lesão remanescente próxima do epitélio ductal precisaram de intervenções adicionais.[27,30] Não obstante, não há necessidade de colocação de stent pancreático se o orifício do ducto pancreático for visto com nitidez e permanecer patente depois de vários minutos de observação durante a qual a recanulação é feita sem dificuldade.[40] Como em outros procedimentos relacionados com a CPRE, a função da papila duodenal menor pode afetar o desenvolvimento de pancreatite pós-papilectomia. Um ducto de Santorini patente em uma CPRE evita a necessidade da colocação do stent no ducto pancreático depois da papilectomia endoscópica. Mais recentemente, a realização da papilectomia com um fio-guia ou um stent no pâncreas tem sido incentivada a fim de evitar pancreatite. Os estudos são preliminares, com bons resultados.[49,50]

A colocação de stents de vários diâmetros, comprimentos e formas foi utilizada nos estudos.[4,11,29,30] Alguns fazem a remoção em um período de 2 dias a 3 meses depois de sua colocação.[27,29,51] Se o objetivo na colocação dos stents pancreáticos é a prevenção da pancreatite pós-papilectomia enquanto as mudanças induzidas pelo stent no ducto são minimizadas,[42] os endoscopistas preferem colocar um stent de pequeno calibre para uma duração mais curta possível.[12] Nesse contexto, pode ser usado um stent de 3 FR sem fixadores para promover a migração espontânea.[12] Alguns pesquisadores fazem tentativas para que os stents permaneçam no lugar até a segunda sessão de avaliação endoscópica, que é feita 4-6 semanas depois da papilectomia. A permanência do stent pancreático pode proteger o orifício do ducto pancreático durante as excisões endoscópicas e termoablações posteriores.

Stent biliar

Embora exista uma ampla discussão sobre a colocação de stents pancreáticos, discute-se pouco sobre a necessidade de stent biliares. Existem relatos ocasionais de colocação de stents biliares depois da papilectomia endoscópica.[4,27,28,52] O diâmetro dos stents usados varia de 7F a 10F.[4,27,28,30] Teoricamente, pode ocorrer uma colangite depois de uma papilectomia endoscópica pelo mesmo mecanismo patogênico que ocorre na pancreatite pós-papilectomia.[27,29,51] Embora exista pouca evidência para determinar uma melhor comparação, talvez a colangiografia de rotina depois da papilectomia endoscópica possa ser um guia para determinar a necessidade da colocação de stents biliares. Tanto a esfincterotomia como a colocação de stent podem ser consideradas caso o orifício do ducto biliar não seja observado com nitidez e se houver dificuldade na canulação depois da ressecção do tumor. Nesta aproximação seria comparável com a esfincterotomia e a colocação de stent para prevenir a pancreatite pós-papilectomia.[53]

Novas técnicas de ressecção endoscópica

Em alguns casos, não é fácil, tecnicamente, colocar um stent no ducto pancreático depois da papilectomia, porque o orifício pancreático pode estar escondido ou em uma posição alterada dentro de um coágulo na base do tumor. O edema causado pela corrente eletrocirúrgica no local da ressecção também pode tornar a canulação ainda mais difícil. Repetir a canulação pode exacerbar o edema em torno do orifício pancreático, resultando em uma pancreatite aguda. Foram propostas duas alternativas:

1. **Esfincterotomia pré-ressecção**: um grupo de pesquisadores relatou que a esfincterotomia pré-ressecção e a colocação do stent no ducto pancreático podem reduzir as complicações e permitir tratamentos mais agressivos nos tumores da papila duodenal maior.[28] Depois de uma esfincterotomia pancreática, um stent no ducto pancreático de 5F por 5 cm foi colocado para proteger o orifício do ducto. Na segunda sessão de avaliação endoscópica, que foi feita 1 mês depois da ressecção, foram feitas mais termoablações com o stent ainda no lugar. Quando o stent pancreático foi colocado depois da esfincterotomia pancreática e antes da papilectomia, foi muito mais fácil encontrar o orifício pancreático, porque ele não estava escondido dentro do denso coágulo.[46] Além disso, a colocação do stent pré-ressecção pode proteger o orifício do ducto pancreático durante as papilectomias endoscópicas adicionais e a termoablação da base.[28]

    Mesmo que a esfincterotomia pré-ressecção e a colocação do stent tenham suas vantagens, existem algumas preocupações com relação à segurança e à eficácia. Sabe-se que o adenoma papilar apresenta risco de sangramento depois da esfincterotomia endoscópica e a esfincterotomia pré-ressecção pode acrescentar um risco substancial de sangramento.[28] A manipulação do tumor pela esfincterotomia também pode ser complicada, com o risco de perfurar ou penetrar as paredes duodenais, ou de fazer uma semeadura do tumor caso haja um foco de câncer.[31] Contudo, não foram relatadas perfurações no estudo e nem apareceram relatórios na literatura de que, endoscopicamente, se tenha conseguido interferir na propagação do tumor depois da esfincterotomia.[28] Além disso, lesões mecânicas ou térmicas exercidas durante a esfincterotomia pré-ressecção podem alterar a anatomia da amostra ressecada e tornar a avaliação histopatológica do tumor mais difícil.[31] Embora a esfincterotomia pré-ressecção mova o orifício pancreático para longe do tumor, na teoria a colocação de um *stent* pancreático pré-ressecção pode dificultar a excisão completa do tumor, principalmente em torno do *stent*.

2. **Papilectomia com cateter**: outro grupo descreve uma nova "papilectomia com cateter" para garantir o trajeto na inserção do *stent* no ducto pancreático antes da papilectomia endoscópica.[54] Em seis pacientes, a ressecção em bloco foi alcançada sem pancreatite aguda. A papilectomia com cateter foi bem-sucedida na colocação do *stent* do ducto pancreático na primeira tentativa imediatamente depois da papilectomia, e, assim, o procedimento foi simplificado, além de ter aumentado a chance de completar a ressecção.[50]

Preparação do tecido ressecado

Em todos os casos de adenomas tratados por papilectomia endoscópica, é importante demonstrar a excisão completa para traçar um diagnóstico definitivo na avaliação histopatológica da amostra ressecada e prevenir a recidiva do tumor. As amostras ressecadas devem ser manipuladas e preparadas meticulosamente para fazer uma avaliação o mais detalhada possível. Em muitos estudos, não houve informação pertinente sobre a preparação do tecido depois da ressecção e da recuperação das amostras. Quando a informação estava disponível, foi semelhante a das ressecções endoscópicas mucosas de outras partes do trato GI.[55]

Imediatamente depois da papilectomia devem ser feitos esforços para recuperar todo o tecido ressecado a fim de fazer a avaliação histopatológica. As amostras, geralmente, são capturadas com uma cestinha ou com um dispositivo de sucção. As amostras ressecadas devem ser fixadas para ajudar na orientação e fazer a identificação das margens laterais e horizontais mais facilmente. Podem ser preparadas em solução neutralizante de formalina e avaliadas microscopicamente depois da coloração de hematoxilina-eosina. A amostra preparada deve ser seccionada em série em intervalos de 3 mm para avaliação histológica. O tamanho, a aparência, a histologia, a profundidade microscópica do tumor e o comprometimento das margens laterais e horizontais devem ser informados com detalhes.[55]

Terapias adicionais

Caso se suspeite de uma lesão remanescente logo após a excisão do tumor, deve-se tentar fazer uma ressecção complementar na mesma sessão desde que tecnicamente possível. No entanto, a remoção com pinça de biópsia ou uma ablação com terapia adjunta podem ser usadas, caso a ressecção com alça não for favorável.[4,51] Modalidades para a ablação térmica adjunta incluem coagulação com plasma de argônio, eletrocoagulação monopolar/multipolar, fotoablação com *laser* (Nd:YAG) e terapia fotodinâmica. A escolha depende da disponibilidade e da preferência individual dos endoscopistas e não existem ensaios controlados randomizados que comparem as modalidades individuais.[4,11,27-30,41,51] Entretanto a ablação com *laser* pode causar lesão profunda do tecido e, consequentemente, é considerada inferior às outras modalidades.[41] A evidência para os estudos de ablação é grau C.

Como complemento à destruição residual do tumor na área de ressecção e em torno das margens, a ablação térmica adjunta é útil para a hemostasia. Quando a termoablação for usada primariamente no tratamento dos adenomas ampulares, a avaliação histopatológica das amostras não pode ser feita, e, assim, o tumor pode ser subestimado e a presença do câncer passar desapercebida. A termoablação, por conseguinte, é usada principalmente como método complementar.[25] Houve apenas um estudo retrospectivo que avalia a eficácia da termoablação complementar depois da papilectomia endoscópica. O sucesso global e o índice de fracassos foram semelhantes entre os pacientes nos quais se fez ou não a termoablação (81 *vs.* 78% e 19 *vs.* 22%, retrospectivamente). A maior diferença entre os dois grupos foi o maior índice de recidiva (90%) nos pacientes não tratados com termoablação, embora a diferença não tenha sido estatisticamente significativa.[29]

Estratégias de acordo com os achados histológicos das amostras ressecadas

Depois de receber o relatório final sobre os achados histopatológicos do tumor ressecado, considera-se a necessidade de mais tratamentos. O adenoma e a displasia de alto grau/carcinoma frequentemente coexistem em 25 a 60% dos adenomas papilares.[34,36,44] Sugere-se um maior índice de recidivas nas ressecções ampulares em pacientes com polipose familiar adenomatosa, e descreve-se um aumento no risco de recidiva pós-operatória e no desenvolvimento de carcinoma invasivo depois do diagnóstico primário de um adenoma com alto grau de displasia, enquanto que não houve recidiva no grupo de displasia de baixo grau depois da ressecção local.[56] No entanto, um seguimento breve com endoscopia e biópsia pode ser suficiente em casos de displasia focal de alto grau ou carcinoma *in situ*, que foi removido completamente quando o paciente tinha alto risco para cirurgia ou recusava-se a fazê-la.[41] Para pacientes com ressecção positiva das margens, onde a avaliação histopatológica revelou displasia de baixo grau, devem ser consideradas ressecções endoscópicas ou termoablações.[27,29]

Resultado

Índice de sucesso e recidiva

Índices de sucesso relatados na papilectomia endoscópica encontram-se entre a faixa de 46 a 92%.[4,11,27,29,34,44,51] Os índices de recidiva dos adenomas ampulares depois da papilectomia endoscópica encontram-se entre a faixa de 0 a 33%.[4,11,24,27-29,51] Os fatores de risco para recidiva incluem tamanho grande e, provavelmente, ausência de termoablação complementar na papilectomia inicial.[48] Muitas recidivas podem ser removidas endoscopicamente,[4,11,51] mas algumas recidivas de adenomas exibem extensão intraductal e têm que ser tratadas cirurgicamente.[11,42] Na papilectomia endoscópica, os índices de recidiva de adenoma, onde foi preciso fazer cirurgia, encontram-se entre a faixa de 10 a 33%.[4,27,29,56] Como preditores de sucesso da papilectomia endoscópica em um grande estudo multicêntrico,[29] foram incluídos idade acima de 48 anos, tamanho da lesão de 24 mm ou menor e sexo masculino. Em outro estudo,[57] a idade, o sexo, o tamanho da lesão e a injeção submucosa não foram associados, significativamente, com o sucesso endoscópico.

O índice de sucesso das papilectomias endoscópicas varia muito, visto que não existe um consenso sobre a definição de "sucesso" depois da realização das mesmas, além de ser difícil comparar o resultado de um estudo com outro. Convencionalmente, "sucesso" pode ser definido como uma ressecção completa do adenoma com a papilectomia endoscópica. Quando uma termoablação adicional é feita por margens positivas, com base nos resultados do relatório da patologia final, a questão é saber se o "sucesso" pode ser definido como o número de sessões endoscópicas necessárias para fazer a ressecção completa. Quando o seguimento com biópsia feito 3 meses depois da papilectomia revela um adenoma e, posteriormente, se faz uma termoablação, também ainda não está claro se isso pode ser classificado como " recidiva" ou "tumor residual".

Complicações

As complicações da papilectomia endoscópica podem ser classificadas como precoces (pancreatite, sangramento, perfuração e colangite) e tardias (estenose papilar).[29] As complicações relacionadas com a papilectomia endoscópica estão resumidas na Tabela 15.1. O índice de morbidade global foi de 23,0% (faixa de 10-58%) e de mortalidade global foi de 0,4% (faixa de 0-7%).

As complicações mais comuns são o sangramento e a pancreatite pós-papilectomia. Muitos sangramentos podem ser controlados com tratamentos conservadores e hemostasia endoscópica. Muitas pancreatites pós-procedimento foram leves e resolvidas com um tratamento conservador. Apenas um paciente, no qual não foi feita a colocação de *stent* pancreático depois da papilectomia, morreu em decorrência de uma pancreatite grave.[30]

A perfuração duodenal foi relatada em quatro pacientes.[4,51] Todos melhoraram depois do tratamento conservador e nenhum precisou de reparação cirúrgica. A colangite raramente foi encontrada.[30] Essa complicação foi tratada com esfincterotomia biliar e colocação precoce de um *stent* ou um cateter de drenagem endoscópica nasobiliar.

A estenose papilar é uma complicação tardia que pode ocorrer em 7 dias ou até em 24 meses depois da papilectomia endoscópica.[24,51] Ela foi mais frequente sem a colocação de *stent* de curta duração no ducto pancreático (15,4 vs. 1,1%).[29] Essa complicação, habitualmente, foi tratada com esfincterotomia endoscópica seguida pela colocação de um *stent*, mas um paciente precisou de esfincteroplastia cirúrgica porque a canulação falhou.[4,29,51] Como a colangite, essa complicação tardia pode ser prevenida pela esfincterotomia endoscópica seletiva e pela colocação de um *stent* depois da excisão do tumor.

Vigilância pós-papilectomia

Ainda não se chegou a um consenso sobre o intervalo e o método de vigilância depois da excisão completa dos adenomas da papila duodenal maior. Como consequência, isso varia de um estudo para outro e depende da preferência individual do endoscopista.[3]

Tabela 15.1. Complicações na papilectomia endoscópica

Autor	n	Sangramento (%)	Pancreatite (%)	Perfuração (%)	Colangite (%)	Estenose papilar (%)	Mortalidade (%)
Binmoeller[27]	25	2 (8)	3 (12)	0	0	0	0
Martin[58]	14	1 (7)	1 (7)	0	0	0	1 (7)
Vogt[59]	18	2 (11)	2 (11)	0	0	0	0
Zadorova[60]	16	2 (13)	2 (13)	0	0	0	0
Desilets[28]	13	0	1 (8)	0	0	0	0
Norton[34]	26	0	4 (15)	1 (4)	0	2 (8)	0
Bohnacker[11]	87	18 (21)	11 (13)	0	0	0	0
Catalano[29]	103	2 (2)	5 (5)	0	0	3 (3)	0
Cheng[4]	55	4 (7)	5 (9)	1 (2)	0	2 (4)	0
Kahaleh[30]	56	2 (4)	4 (7)	0	1 (2)	0	1 (2)
Han[61]	33	6 (18)	0	1 (3)	1 (3)	3 (9)	0
Castaño[3]	15	1 (7)	2 (13)	0	2 (13)	0	0
Napoleon[34]	93	9 (10)	18 (20)	3 (3,6)	0	2 (1,8)	1 (0,9)
Shim[44]	39	4 (10)	7 (18)	2 (5)	0	0	0

Tabela 15.2. Índices de sucesso e recidiva depois da papilectomia endoscópica em diferentes estudos

Autor	n	Sucesso (%)	Ressecção incompleta	Recidiva (%)	Malignidade	Cirurgia
Binmoeller[27]	25	23 (92)	2	6 (26)	0	3
Martin[62]	12	6/12 (50)	6	SD	0	0
Vogt[59]	18	12/18 (67)	SD	6 (33)	1	SD
Zadorova[60]	16	13 (81)	SD	3 (19)	0	1
Desilets[28]	13	12 (92)	1	0 (0)	0	1
Norton[51]	26	12 (46)	14	2 (10)	1	1
Bohnacker[11]	87	74 (85)	13	15 (17)	SD	17
Catalano[29]	103	83 (81)	20	10 (10)	6	16
Cheng[4]	55	39 (71)	0	9 (33)	7	4
Han[61]	33	20 (61)	13	2 (6)	3	2
Castaño[3]	15	10 (67)	1	1 (10)	4	2
Kim[50]	79	60 (76)	19	SD	7	SD
Napoleon[34]	93	84 (90)	9	7 (7,7)	8	SD

SD = sem dados.

Uma ressecção completa de um adenoma ampular geralmente é definida como a ausência visível, endoscopicamente, e comprovada, histologicamente, de resíduos de adenoma durante um seguimento de 3 a 6 meses.[4,59] De acordo com os resultados de um grande estudo multicêntrico,[29] as recomendações de seguimento podem ser feitas em um roteiro de vigilância pós-papilectomia:

A) Se a remoção do adenoma da papila duodenal maior for incompleta, o tratamento endoscópico e a CPRE devem ser repetidos a cada 2 a 3 meses até que a ressecção completa tenha sido alcançada.

B) Se a excisão/ablação for completa, o seguimento endoscópico com CPRE e múltiplas biópsias devem ser feitos a cada 6 meses durante, no mínimo, 2 anos.

Depois disso, os pacientes com síndrome de polipose adenomatosa devem fazer uma endoscopia durante intervalos de 3 anos. Para aqueles com adenomas esporádicos, o seguimento endoscópico deve ser feito apenas se estiver clinicamente indicado.

Em outro estudo,[28] no qual todos os pacientes foram submetidos à ressecção em fragmentos dos tumores da papila duodenal maior, recomenda-se a vigilância endoscópica e a biópsia em intervalos mais curtos, como, por exemplo, em 1 a 3 meses ou depois disso. A ressecção de qualquer lesão e a termoablação da base da lesão foram feitas, quando necessário, um mês depois da papilectomia. Em toda vigilância endoscópica, tanto o colangiograma como o pancreatograma foram feitos para determinar a presença de recidiva intraductual.[28] Em outros estudos,[3,4,11,27,41,59,60] o seguimento endoscópico e a biópsia foram mais comumente estabelecidos em intervalos de 3 a 6 meses durante um ano depois da papilectomia endoscópica e em intervalos anuais depois da ausência de recidiva.

Os resultados dos estudos mais relevantes publicados sobre a papilectomia endoscópica estão resumidos na Tabela 15.2.

CONCLUSÕES

A papilectomia endoscópica é uma terapia relativamente segura e eficiente e deve ser estabelecida como uma terapia de primeira linha para adenomas da papila duodenal maior. Com o aperfeiçoamento da técnica e das ferramentas usadas, as indicações para a papilectomia endoscópica têm se expandido e continuarão a fazê-lo ainda mais. Em um futuro próximo, serão necessários consensos entre os especialistas nos seguintes tópicos: técnicas mais efetivas com mínimas complicações, definição de resultados após a papilectomia endoscópica e os métodos, além dos intervalos de vigilância.

REFERÊNCIAS BIBLIOGRÁFICAS

1. Pittayanon R, Imraporn B, Rerknimitr R et al. Advances in diagnostic endoscopy for duodenal, including ampullary, adenoma. *Dig Endosc* 2014;26(Suppl 2):10-15.
2. Bettschart V, Rahman MQ, Engelken FJ et al. Presentation, treatment and outcome in patients with ampullary tumours. *Br J Surg* 2004;91:1600-7.
3. Castaño R, Ruiz MH, Sanín E et al. Experiencia local con la papilectomía endoscópica. *Rev Col Gastroenterol* 2007;22:173-89.
4. Cheng CL, Sherman S, Fogel EL et al. Endoscopic snare papillectomy for tumors of the duodenal papillae. *Gastrointest Endosc* 2004;60:757-64.
5. Gheorghe C, Iacob R, Bancila I et al. Ampullary bleeding diagnosed using CCD high resolution and real time viewer capsule endoscope system. *J Gastrointest Liver Dis* 2007;16:187, 210.
6. Kau SY, Shyr YM, Su CH et al. Diagnostic and prognostic values of CA 19-9 and CEA in periampullary cancers. *J Am Coll Surg* 1999;188:415-20.

7. Bleau BL, Gostout CJ. Endoscopic treatment of ampullary adenomas in familial adenomatous polyposis. *J Clin Gastroenterol* 1996;22:237-41.
8. Church JM, McGannon E, Hull-Boiner S et al. Gastroduodenal polyps in patients with familial adenomatous polyposis. *Dis Colon Rectum* 1992;35:1170-73.
9. Will U, Muller AK, Fueldner F et al. Endoscopic papillectomy: data of a prospective observational study. *World J Gastroenterol* 2013;19:4316-24.
10. Kim HN, Kim KM, Shin JU et al. Prediction of carcinoma after resection in subjects with ampullary adenomas on endoscopic biopsy. *J Clin Gastroenterol* 2013;47:346-51.
11. Bohnacker S, Seitz U, Nguyen D et al. Endoscopic resection of benign tumors of the duodenal papilla without and with intraductal growth. *Gastrointest Endosc* 2005;62:551-60.
12. Bourgeois N, Dunham F, Verhest A et al. Endoscopic biopsies of the papilla of Vater at the time of endoscopic sphincterotomy: difficulties in interpretation. *Gastrointest Endosc* 1984;30:163-66.
13. Defrain C, Chang CY, Srikureja W et al. Cytologic features and diagnostic pitfalls of primary ampullary tumors by endoscopic ultrasound-guided fine-needle aspiration biopsy. *Cancer* 2005;105:289-97.
14. Zbar AP, Maor Y, Czerniak A. Imaging tumours of the ampulla of Vater. *Surg Oncol* 2012;21:293-98.
15. Trikudanathan G, Njei B, Attam R et al. Staging accuracy of ampullary tumors by endoscopic ultrasound: Meta-analysis and systematic review. *Dig Endosc* 2014 Feb 17.
16. Chung YE, Kim MJ, Kim HM et al. Differentiation of benign and malignant ampullary obstructions on MR imaging. *Eur J Radiol* 2011;80:198-203.
17. Skordilis P, Mouzas IA, Dimoulios PD et al. Is endosonography an effective method for detection and local staging of the ampullary carcinoma? A prospective study. *BMC Surg* 2002;2:1.
18. Tierney WM, Francis IR, Eckhauser F et al. The accuracy of EUS and helical CT in the assessment of vascular invasion by peripapillary malignancy. *Gastrointest Endosc* 2001;53:182-88.
19. Hornick JR, Johnston FM, Simon PO et al. A single-institution review of 157 patients presenting with benign and malignant tumors of the ampulla of Vater: management and outcomes. *Surgery* 2011;150:169-76.
20. Wee E, Lakhtakia S, Gupta R et al. The diagnostic accuracy and strength of agreement between endoscopic ultrasound and histopathology in the staging of ampullary tumors. *Indian J Gastroenterol* 2012;31:324-32.
21. Menzel J, Hoepffner N, Sulkowski U et al. Polypoid tumors of the major duodenal papilla: preoperative staging with intraductal US, EUS, and CT—a prospective, histopathologically controlled study. *Gastrointest Endosc* 1999;49:349-57.
22. Itoh A, Goto H, Naitoh Y et al. Intraductal ultrasonography in diagnosing tumor extension of cancer of the papilla of Vater. *Gastrointest Endosc* 1997;45:251-60.
23. Sharaiha RZ, Cohen MS, Reimers L et al. Sporadic duodenal adenoma and association with colorectal neoplasia: a case-control study. *Dig Dis Sci* 2014.
24. Saurin JC, Chavaillon A, Napoleon B et al. Long-term follow-up of patients with endoscopic treatment of sporadic adenomas of the papilla of vater. *Endoscopy* 2003;35:402-6.
25. Patel R, Varadarajulu S, Wilcox CM. Endoscopic ampullectomy: techniques and outcomes. *J Clin Gastroenterol* 2012;46:8-15.
26. Mathur A, Paul H, Ross S et al. Transduodenal ampullectomy for ampullary adenomas: a safe and effective procedure with long-term salutary outcomes. *Am Surg* 2014;80:185-90.
27. Binmoeller KF, Boaventura S, Ramsperger K et al. Endoscopic snare excision of benign adenomas of the papilla of Vater. *Gastrointest Endosc* 1993;39:127-31.
28. Desilets DJ, Dy RM, Ku PM et al. Endoscopic management of tumors of the major duodenal papilla: Refined techniques to improve outcome and avoid complications. *Gastrointest Endosc* 2001;54:202-8.
29. Catalano MF, Linder JD, Chak A et al. Endoscopic management of adenoma of the major duodenal papilla. *Gastrointest Endosc* 2004;59:225-32.
30. Kahaleh M, Shami VM, Brock A et al. Factors predictive of malignancy and endoscopic resectability in ampullary neoplasia. *Am J Gastroenterol* 2004;99:2335-39.
31. Lee SY, Jang KT, Lee KT et al. Can endoscopic resection be applied for early stage ampulla of Vater cancer? *Gastrointest Endosc* 2006;63:783-88.
32. Ghidirim G, Misin I, Istrate V et al. Endoscopic papillectomy into the treatment of neoplastic lesions of vater papilla. *Curr Health Sci J* 2009;35:92-97.
33. Salmi S, Ezzedine S, Vitton V et al. Can papillary carcinomas be treated by endoscopic ampullectomy? *Surg Endosc* 2012;26:920-25.
34. Napoleon B, Gincul R, Ponchon T et al. Endoscopic papillectomy for early ampullary tumors: long-term results from a large multicenter prospective study. *Endoscopy* 2014;46:127-34.
35. Roberts KJ, McCulloch N, Sutcliffe R et al. Endoscopic ultrasound assessment of lesions of the ampulla of Vater is of particular value in low-grade dysplasia. *HPB* (Oxford) 2013;15:18-23.
36. De Palma GD. Endoscopic papillectomy: indications, techniques, and results. *World J Gastroenterol* 2014;20:1537-43.
37. Carrara S, Arcidiacono PG, Diellou AM et al. EUS-guided methylene blue injection into the pancreatic duct as a guide for pancreatic stenting after ampullectomy. *Endoscopy* 2007;39(Suppl 1):E151-52.
38. Aiura K, Imaeda H, Kitajima M et al. Balloon-catheter-assisted endoscopic snare papillectomy for benign tumors of the major duodenal papilla. *Gastrointest Endosc* 2003;57:743-47.
39. Toda C, Okamoto Y, Ueda K et al. Unequivocal estrogen receptor-binding affinity of phthalate esters featured with ring hydroxylation and proper alkyl chain size. *Arch Biochem Biophys* 2004;431:16-21.
40. Norton ID, Gostout CJ, Baron TH et al. Safety and outcome of endoscopic snare excision of the major duodenal papilla. *Gastrointest Endosc* 2002;56:239-43.
41. Charton JP, Deinert K, Schumacher B et al. Endoscopic resection for neoplastic diseases of the papilla of Vater. *J Hepatobiliary Pancreat Surg* 2004;11:245-51.
42. Ridtitid W, Tan D, Schmidt SE et al. Endoscopic papillectomy: risk factors for incomplete resection and recurrence during long-term follow-up. *Gastrointest Endosc* 2014;79:289-96.
43. Bellizzi AM, Kahaleh M, Stelow EB. The assessment of specimens procured by endoscopic ampullectomy. *Am J Clin Pathol* 2009;132:506-13.
44. Shim CN, Chung MJ, Bang S et al. Clinicopathologic characteristics associated with complications and long-term outcomes of endoscopic papillectomy for adenoma. *Yonsei Med J* 2014;55:644-50.
45. Harewood GC, Pochron NL, Gostout CJ. Prospective, randomized, controlled trial of prophylactic pancreatic stent placement for endoscopic snare excision of the duodenal ampulla. *Gastrointest Endosc* 2005;62:367-70.
46. Chang WI, Min YW, Yun HS et al. Prophylactic pancreatic stent placement for endoscopic duodenal ampullectomy: a single-center retrospective study. *Gut Liver* 2014;8:306-12.

47. Napoleon B, Alvarez-Sanchez MV, Leclercq P *et al.* Systematic pancreatic stenting after endoscopic snare papillectomy may reduce the risk of postinterventional pancreatitis. *Surg Endosc* 2013;27:3377-87.
48. Beger HG, Treitschke F, Gansauge F *et al.* Tumor of the ampulla of Vater: experience with local or radical resection in 171 consecutively treated patients. *Arch Surg* 1999;134:526-32.
49. Nakahara K, Okuse C, Suetani K *et al.* A novel endoscopic papillectomy after a pancreatic stent placement above the pancreatic duct orifice: inside pancreatic stenting papillectomy. *J Clin Gastroenterol* 2013.
50. Kim SH, Moon JH, Choi HJ *et al.* Usefulness of pancreatic duct wire-guided endoscopic papillectomy for ampullary adenoma for preventing post-procedure pancreatitis. *Endoscopy* 2013;45:838-41.
51. Norton ID, Gostout CJ, Baron TH *et al.* Safety and outcome of endoscopic snare excision of the major duodenal papilla. *Gastrointest Endosc* 2002;56:239-43.
52. Yamao T, Isomoto H, Kohno S *et al.* Endoscopic snare papillectomy with biliary and pancreatic stent placement for tumors of the major duodenal papilla. *Surg Endosc* 2010;24:119-24.
53. Menees SB, Schoenfeld P, Kim HM *et al.* A survey of ampullectomy practices. *World J Gastroenterol* 2009;15:3486-92.
54. Moon JH, Cha SW, Cho YD *et al.* Wire-guided endoscopic snare papillectomy for tumors of the major duodenal papilla. *Gastrointest Endosc* 2005;61:461-66.
55. Bellizzi AM, Kahaleh M, Stelow EB. The assessment of specimens procured by endoscopic ampullectomy. *Am J Clin Pathol* 2009;132:506-13.
56. Ma T, Jang EJ, Zukerberg LR *et al.* Recurrences are common after endoscopic ampullectomy for adenoma in the familial adenomatous polyposis (FAP) syndrome. *Surg Endosc* 2014 Aug.;28(8):2349-56.
57. Han J, Lee SK, Park DH *et al.* Treatment outcome after endoscopic papillectomy of tumors of the major duodenal papilla. *Korean J Gastroenterol* 2005;46:110-19.
58. Martin JA, Haber GB. Ampullary adenoma: clinical manifestations, diagnosis, and treatment. *Gastrointest Endosc Clin N Am* 2003;13:649-69.
59. Vogt M, Jakobs R, Benz C *et al.* Endoscopic therapy of adenomas of the papilla of Vater. A retrospective analysis with long-term follow-up. *Dig Liver Dis* 2000;32:339-45.
60. Zadorova Z, Dvofak M, Hajer J. Endoscopic therapy of benign tumors of the papilla of Vater. *Endoscopy* 2001;33:345-47.
61. Han J, Lee SK, Park DH *et al.* Treatment outcome after endoscopic papillectomy of tumors of the major duodenal papilla. *Korean J Gastroenterol* 2005;46:110-19.
62. Martin JA, Haber GB. Ampullary adenoma: clinical manifestations, diagnosis, and treatment. *Gastrointest Endosc Clin N Am* 2003;13:649-69.

Tratamento Endoscópico da Obstrução Gastroduodenal Maligna

16

Todd H. Barón ■ Albis Hani

INTRODUÇÃO

A obstrução gastroduodenal maligna causa dor abdominal pós-prandial, saciedade precoce, vômito e intolerância à ingestão. A intervenção endoscópica em pacientes com obstrução gastroduodenal maligna é quase sempre de caráter paliativo com o uso de próteses ou *stents* metálicos autoexpansíveis (SEMS). Outras intervenções incluem a colocação de sondas de gastrostomia endoscópica percutânea para a descompressão, quer seja com tubos de extensão jejunal ou com a jejunostomia percutânea endoscópica para prover nutrição enteral. Quando os *stents* são utilizados, a resposta clínica a estes dispositivos depende da colocação correta e da localização anatômica dos mesmos. A colocação adequada de um *stent*, por sua vez, depende do profissional estar familiarizado com as características dos dispositivos e ter conhecimento da extensão da estenose. Nesta revisão são resumidas as indicações endoscópicas, as técnicas e os resultados da intervenção gastroduodenal maligna.

PRINCÍPIOS BÁSICOS DOS *STENTS* METÁLICOS AUTOEXPANSÍVEIS

Os SEMS são compostos por uma variedade de ligas metálicas com diferentes formas e tamanhos, dependendo do fabricante e do órgão envolvido na intervenção.[1] Os SEMS são pré-montados e colapsados em um cateter de pequeno diâmetro. Uma luz central no sistema de liberação permite a passagem do *stent* através de um guia. Uma vez que este tenha avançado além do local da obstrução, o *stent* avança sobre o guia e passa pela estenose. O cateter que o contém é liberado ou removido, causando a expansão radial do *stent* e, consequentemente, da estenose. As forças de expansão radiais e o grau de encurtamento marcam as diferenças entre os tipos de *stent*.[2] Os SEMS também podem ter uma membrana que os recobre (*stents* revestidos) e são úteis para bloquear e fechar fístulas, como também para prevenir o crescimento interno do tumor (e sua posterior reobstrução) pela malha do *stent*.

A porção não revestida do SEMS está profundamente incorporada ao tumor e ao tecido sadio circundante, o que evita a migração do *stent*;[3,4] também impede o crescimento interno do tumor através dos interstícios (malha ou tela do *stent*) e que o *stent* fique incrustado no tecido, mas faz com que este migre. Sendo assim, os *stents* não revestidos são os mais utilizados no tratamento paliativo da obstrução gastroduodenal maligna.

Em raras ocasiões, são colocados *stents* como uma "ponte" antes da cirurgia (p. ex., no linfoma primário do intestino delgado), embora não existam dados publicados para esta indicação.

Antes de sugerir a colocação do *stent* para aliviar a obstrução maligna da saída gástrica, deve-se avaliar o nível de ingestão oral. Uma pontuação para avaliá-la, adaptada do sistema de pontuação da disfagia, foi apresentada por Adler e Barón[5], em 2002, e foi aceita como uma medição da ingestão oral (Tabela 16.1). Os pacientes com pontuação < 2 são os melhores candidatos para a colocação do *stent*.

A gastrojejunostomia paliativa, cada vez mais feita por laparoscopia, deve ser considerada como uma alternativa para a colocação do *stent* em pacientes com sobrevida prevista superior a 3-4 meses,[6,7] sobrevida essa potencialmente previsível segundo a pontuação da OMS (Organização Mundial da Saúde). A pontuação da OMS baseia-se em uma escala de 0-5, onde 0 é saudável e 5 representa morte. Um estudo recente mostrou que os pacientes com pontuação da OMS de 0-1 podem ser tratados com gastrojejunostomia, enquanto que aqueles com pontuação de 3-4 devem ser considerados para a colocação do *stent*,[8] como resultado de uma sobrevida maior e duradoura; é preferível a maior duração da paliação com o procedimento cirúrgico.

O tipo de neoplasia que causa a obstrução luminal (Tabela 16.2) varia nas diferentes regiões do mundo. Por exemplo, no Oriente, o câncer gástrico primário ou recorrente é a causa mais frequente, enquanto que, no Ocidente, predomina a obstrução pelo câncer de pâncreas.

Tabela 16.1. Sistema de graduação da obstrução gastroduodenal maligna

Nível de ingestão	Pontuação
Sem ingestão	0
Somente líquidos	1
Alimentos pastosos	2
Dieta total ou de baixo resíduo	3

Tabela 16.2. Tipos de neoplasias que causam obstrução gastroduodenal

Obstrução gástrica	• Câncer gástrico primário ou recorrente
	• Linfoma gástrico que não responde à terapia
Obstrução duodenal	• Câncer periampular
	• Câncer de pâncreas
	• Metástase para a cabeça do pâncreas
	• Colangiocarcinoma
	• Câncer de vesícula
	• Tumores localmente invasivos (câncer de cólon)

Contraindicações

Existem relativamente poucas contraindicações para a colocação dos SEMS. A carcinomatose peritoneal é uma contraindicação relativa para a colocação do *stent* gastroduodenal, já que muitos pacientes têm áreas multifocais de obstrução e não podem responder à colocação de um *stent* para a paliação da obstrução. Por isto, a melhora é, frequentemente, de curta duração. Os pacientes com carcinomatose peritoneal são identificados pela presença de ascite maligna subjacente ou espessamento peritoneal na tomografia abdominal computadorizada (TAC). Os implantes tumorais em camadas (de alto grau, não mucinoso e lesões invasoras) ajustam-se à forma normal das estruturas abdominais e não são vistos na TAC, enquanto os implantes nodulares (baixo grau, mucinosos e lesões não invasivas) são mais evidentes.[9] No entanto, em um estudo recente, os pacientes com carcinomatose peritoneal que foram submetidos à colocação do *stent* para paliação da obstrução maligna da saída gástrica apresentaram resultados semelhantes aos pacientes que não a têm.[10] Nos pacientes com carcinomatose peritoneal com colocação de um *stent* tecnicamente bem-sucedido, mas sem sucesso clínico, devem ser aplicados outros métodos de paliação endoscópica (como a colocação de uma sonda nasogástrica ou a gastrostomia descompressiva).

SELEÇÃO DO STENT

A seleção da prótese adequada baseia-se na indicação para a colocação do *stent* e na disponibilidade local. Dispõe-se de vários tipos de *stents* para localização gastroduodenal (Tabela 16.3). Eles passam diretamente através do canal de trabalho do endoscópio (ou TTS). Ao documentar-se uma patologia não ressecável, os *stents* não revestidos são mais utilizados em razão do baixo índice de migração em comparação com os *stents* revestidos, embora estes últimos estejam associados com a diminuição no crescimento no interior do *stent*.[11] Os revestidos para uso entérico não estão disponíveis nos EUA.[12] A vantagem dos *stents* gastroduodenais é que os sistemas de contenção são suficientemente longos e pequenos para passar através do canal de trabalho (TTS), incluindo os colonoscópios para adultos.

Os *stents* esofágicos também podem ser utilizados e estão disponíveis total e parcialmente revestidos, mas seu uso está limitado por serem curtos e não utilizáveis através do canal de trabalho. Além disso, o comprimento reduzido geralmente limita sua utilização perioral em pacientes que não têm alteração cirúrgica anatômica na primeira ou segunda porção do duodeno e pela dificuldade da alça no estômago. Entretanto, novas técnicas de colocação incluem a utilização de um trajeto maduro de gastrostomia,[13] o prolongamento dos sistemas de introdução[14] e o uso de *overtubes*.[15]

COLOCAÇÃO DO *STENT* GASTRODUODENAL

Preparação, sedação e colocação

A obtenção de um exame com contraste radiográfico antes do procedimento não é obrigatória, embora as imagens permitam a determinação da extensão e da anatomia da estenose (Fig. 16.1), evitando a necessidade da passagem do endoscópio além da lesão, a fim de determinar o comprimento e a angulação. A utilização dos exames radiológicos do trato gastrintestinal (TGI) com contraste é muito útil quando não se sabe se os sintomas do paciente são pela obstrução ou por outros processos relacionados com o câncer (invasão neural pelo tumor, retardo no esvaziamento gástrico, carcinomatose peritoneal). A maioria dos pacientes tem apresentado um exame recente de TAC abdominal que fornece informações sobre o grau de obstrução, a localização e a extensão da estenose.

Antes de começar a colocação do *stent* em pacientes com obstrução gastroduodenal maligna, é importante avaliar primeiro o estado da árvore biliar, já que a colocação de um *stent* expansível através da papila pode tornar difícil o posterior acesso endoscópico à mesma, se não impossível. Além disso, em pacientes com estenose gástrica e duodenal proximal (colangiocarcinoma, e câncer da vesícula biliar), o *stent* não deve envolver a papila para obter a paliação. Sendo assim, o *stent* deve ser escolhido adequadamente para atravessar a lesão, mas não deve ser muito extenso a fim de não impedir o acesso à papila, caso seja necessário fazê-lo futuramente. Existe uma revisão recente da obstrução biliar combinada com a gastroduodenal,[16] e o enfoque técnico da abordagem da obstrução combinada será discutido mais adiante neste capítulo.

Como é de se esperar, os pacientes com obstrução total da saída gástrica retêm líquidos ou sólidos e sofrem alto risco de aspiração durante a colocação de um *stent*, caso não sejam tomadas precauções. Os pacientes com obstrução completa são hospitalizados, devem ficar em jejum e frequentemente usam a sonda nasogástrica para a descompressão. No entanto, os alimentos sólidos não podem ser eliminados adequadamente e alí permanecem. Pacientes ambulatoriais com obstrução subtotal devem ter dieta restringida a líquidos pelo menos 24 horas antes do procedimento. Desempenham um papel importante na prevenção da aspiração e para otimizar a visualização endoscópica a sedação com as vias respiratórias protegidas (intubação endotraqueal), a presença de uma sonda nasogástrica de grosso calibre para remover a comida, o tipo de endoscópio e a posição

Tabela 16.3. Stents gastroduodenais disponíveis nos EUA

	Materiais	Diâmetro (mm)	Comprimento (cm)	Características
Boston Scientific				
Wallstent Duodenal[†]	Elgiloy® (cobalto-cromo-níquel)	20, 22	6, 9	TTS. Recuperável Encurtamento 39-49%
Wallflex Duodenal[†]	Nitinol	22 corpo 27 proximal	6, 9, 12	TTS. Recuperável Encurtamento 30-38%
Cook Endoscopy				
Evolution duodenal Stent	Nitinol	22 corpo 27 extremidades	6, 9, 12	TTS. Recuperável Encurtamento 45%
MI Tech				
Hanarostent Duodenum/pylorus (NNN)	Nitinol Não revestido	18, 20, 22	16-17 mm	TTS. Recuperável
Hanarostent Duodenum/pylorus (NCN)	Nitinol Parcialmente revestido	18, 20	8, 11, 14 6, 9, 11, 13	TTS. Recuperável
Taewoong Medical				
Niti-S Pyloric/Duodenal Stent [D-type]	Não revestido	16, 18, 20, 22, 24	4, 6, 8, 10, 12	TTS. Recuperável
Niti-S Pyloric/Duodenal Covered Stent [End Bare-Type]	Parcialmente revestido	16, 18, 20 (flared ends)	4, 6, 8, 10, 12	TTS. Recuperável
Comvi Niti-S Pyloric/Duodenal Stent	Parcialmente revestido	18, 20 mm	6, 8, 10	TTS. Recuperável
CS Ella				
SX-ELLA Pyloroduodenal Enterella	Nitinol Não revestido	20, 22, 25	8, 9, 11, 13,5	TTS Não recuperável
Endochoice				
Bonastent Duodenal Pyloric	Nitinol Não revestido	20	6, 8, 10	TTS
S&G Biotech				
EGIS Pyloric Stent	Nitinol Não revestido Parcialmente revestido	18, 20	6, 8, 10, 12	TTS Com uma ou dupla camada
Hercules SP Pyloric Dual Type	Stent interno e externo Parcialmente revestido	Externo 28 Interno 18	9, 11, 13, 15, 17 6,5; 8,2, 10,8; 12,8 17	TTS Não recuperável
ENDO-FLEX GmbH				
Endoflex duodenal	Nitinol	20, (24 flared ends)	8, 10	TTS Recuperável

[†] aprovado pela FDA.

do paciente. Tubos de evacuação de grande diâmetro (como os que são utilizados para extrair coágulos em pacientes com hemorragia digestiva alta antes da endoscopia) podem ser utilizados, se for necessário, para possibilitar a visualização endoscópica, mas ficam reservados para pacientes que apresentam proteção das vias respiratórias a fim de evitar a aspiração. Também podem ser utilizados endoscópios com canal de trabalho grande (6 mm), desenhados para eliminar coágulos de sangue durante o sangramento gastrintestinal, com o objetivo de retirar material semisólido.

A fluoroscopia nem sempre é necessária quando são colocados stents assistidos pelo endoscópio, principalmente nas indicações não obstrutivas, mas deve estar disponível e é de uso obrigatório quando são colocados stents exclusivamente pelas técnicas radiológicas.

Colocar o paciente em posição de decúbito lateral esquerdo evita a aspiração, mas a imagem fluoroscópica não é ideal para a colocação de stent gastroduodenal. Sendo assim, prefere-se a colocação em posição prona ou supina. Quando for com anestesia ou monitoração assistida, o paciente pode ser colocado na posição de decúbito lateral esquerdo. Uma vez retirado todo o conteúdo gástrico, o paciente pode ser colocado em posição supina e as vias respiratórias cuidadosamente vigiadas, com aspiração orofaríngea e com a cabeceira da cama elevada (se for possível), a fim de evitar aspiração. A intubação endotraqueal também pode prevenir a aspiração.

Escolha do endoscópio

A escolha do endoscópio para a colocação do *stent* gastroduodenal depende da localização da lesão (estômago *versus* duodeno), do tipo de *stent* e se a CPRE será feita nessa situação. Endoscópios de pequeno calibre (diâmetro externo de 5,4 mm ou menos) podem ser utilizados para as lesões gástricas e permitem acesso fácil às estenoses marcadas para a inspeção endoscópica, além de poder determinar a extensão da estenose, evitando assim o uso da fluoroscopia. No entanto, o diâmetro do canal de trabalho é pequeno, a capacidade de sucção não é boa e os endoscópios permitem apenas a passagem de guias, mas não de cateteres. Mas, uma vez que o guia passe além da estenose, o endoscópio pode ser removido e o canal de um endoscópio terapêutico pode permitir a passagem retrógrada do guia para a posterior liberação do *stent* pelo canal de trabalho.[17]

O endoscópio padrão para adultos é intermediário em termos de flexibilidade e do uso de acessórios, mas o canal de trabalho não permite a colocação de um *stent* TTS. Endoscópios com canal terapêutico (canal de trabalho = 3,8 mm) são utilizados com maior frequência quando os *stents* TTS são liberados, já que os sistemas onde os *stents* estão pré-montados têm 10 Fr de tamanho.

Os duodenoscópios com canal terapêutico também permitem a passagem dos *stents* e são vantajosos quando, na mesma sessão, coloca-se o *stent* gastroduodenal e faz-se CPRE com colocação de *stent* biliar, de modo que não há necessidade de usar mais de um endoscópio. O duodenoscópio de visão lateral também pode ser útil para as estenoses anguladas a fim de permitir uma visão do outro lado das mesmas.

O uso de endoscópios altos e dos duodenoscópios limita-se, geralmente, às lesões proximais na segunda porção do duodeno em pacientes com obstrução gastroduodenal, já que um estômago dilatado cria um caracol ou uma alça no equipamento que não permite a passagem pela obstrução. Sendo assim, inclusive para lesões proximais duodenais, o uso de colonoscópios com canal terapêutico (tamanho adulto) pode ser útil para a colocação de TTS. Estes colonoscópios são essenciais para abordar as lesões obstrutivas mais afastadas da segunda porção do duodeno.

Técnicas de inserção do *stent*

Os *stents* podem ser colocados com técnicas endoscópicas com fluoroscopia ou sem ela e através do canal de trabalho (TTS) ou não. Por outro lado, os *stents* podem ser colocados com técnicas radiológicas intervencionistas. Ambas as técnicas, endoscópicas e não endoscópicas, serão tratadas separadamente, mas o fator limitante, e que é comum a todas as técnicas para a colocação bem-sucedida do *stent*, é a passagem de um guia através da obstrução. Isto pode ser tecnicamente difícil em pacientes com obstrução luminal total. Portanto, as técnicas para passar um fio-guia através da lesão são muito importantes.

Inserção pelo canal de trabalho

Visto que os endoscópios com canais terapêuticos (canal = 3,8 mm) são necessários para inserir os *stents* TTS, é comum não ser possível atravessar o tumor com o endoscópio, mas esta conduta não é necessária para se alcançar sucesso no procedimento. A dilatação agressiva das estenoses para permitir a passagem do endoscópio deve ser evitada (a não ser que seja necessário passar o duodenoscópio para alcançar a papila) a fim de reduzir o risco de perfuração.

Ocasionalmente, no entanto, os endoscópios de pequeno calibre são úteis para passar o guia, mas o canal de trabalho só aceita 0,035-0,38" guias e cateteres biliares de diâmetro padrão. Isto requer a remoção do endoscópio e a passagem retrógrada do guia por um endoscópio terapêutico para colocar o *stent* TTS,[17] embora, às vezes, um segundo guia possa ser colocado através do canal do endoscópio terapêutico junto ao inicial, sem a necessidade da passagem retrógrada do mesmo.

A abordagem habitual é passar o endoscópio pela estenose. Na presença de uma obstrução parcial pode-se injetar contraste hidrossolúvel através do canal de trabalho do endoscópio para definir as características da estenose e passar um guia flexível de 0,025 a 0,035" através da estenose ou de um cateter biliar. O *stent* é passado sobre o guia através da estenose e depois é liberado. Na obstrução total ou em estenoses mais difíceis ou tortuosas, um balão de extração biliar pré-montado com um guia hidrofílico é insuflado até 18 mm, com a ponta posicionada na obstrução, para permitir a injeção à pressão através da estenose em uma tentativa de obter as características da mesma (Fig. 16.1A). Caso não se consiga delimitar a estenose, um esfincterótomo biliar pode ser útil, já que pode ser manipulado para mudar de direção, principalmente aqueles que podem girar. Uma vez que a estenose tenha sido percorrida pelo cateter, injeta-se contraste para confirmar a localização no intestino e definir a extensão da estenose. O comprimento do *stent* pode ser determinado ao insuflar o balão de oclusão, uma vez que esteja afastado da estenose. O balão insuflado retrai-se contra a extremidade distal da estenose. O cateter fica preso na entrada do canal de biópsias e o balão desinsufla e é removido até que fique visível pela endoscopia na região proximal da estenose. A distância entre os dedos do operador e a tampa do canal de biópsia corresponde à extensão da estenose.

O *stent* escolhido deve ser 4 cm mais longo que a medida da estenose. Ele é passado através do canal do endoscópio e da lesão (Fig. 16.1B-D). São necessários *stents* sobrepostos ou coaxiais em razão da extensão da estenose, e o proximal deve ser colocado primeiro (Fig. 16.1E).

É importante destacar que a maioria dos *stents* gastroduodenais são encurtados em até 40% durante a liberação, e todos liberam-se desde a extremidade distal até à proximal. Por-

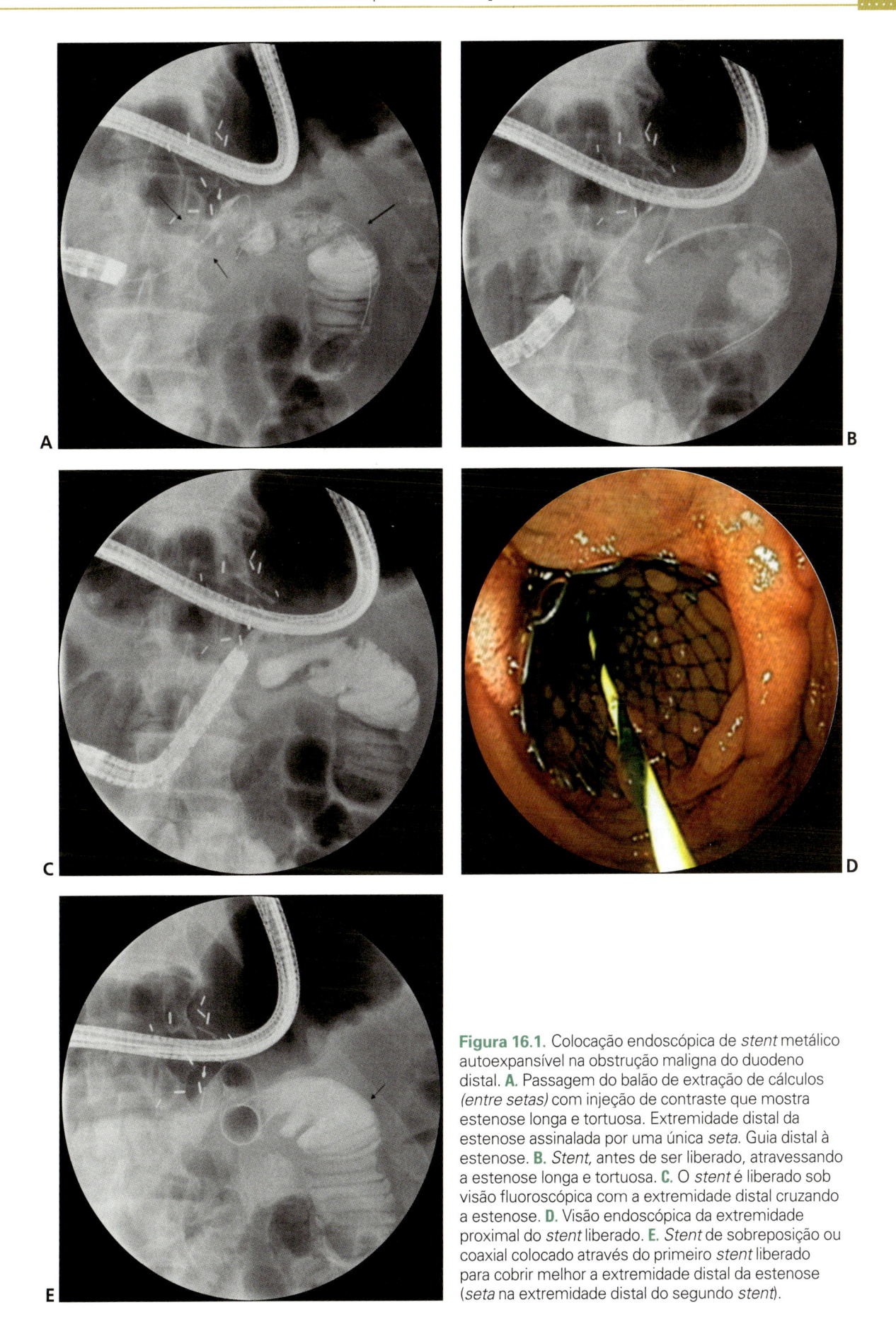

Tratamento Endoscópico da Obstrução Gastroduodenal Maligna

Figura 16.1. Colocação endoscópica de *stent* metálico autoexpansível na obstrução maligna do duodeno distal. **A.** Passagem do balão de extração de cálculos *(entre setas)* com injeção de contraste que mostra estenose longa e tortuosa. Extremidade distal da estenose assinalada por uma única *seta*. Guia distal à estenose. **B.** *Stent*, antes de ser liberado, atravessando a estenose longa e tortuosa. **C.** O *stent* é liberado sob visão fluoroscópica com a extremidade distal cruzando a estenose. **D.** Visão endoscópica da extremidade proximal do *stent* liberado. **E.** *Stent* de sobreposição ou coaxial colocado através do primeiro *stent* liberado para cobrir melhor a extremidade distal da estenose *(seta* na extremidade distal do segundo *stent)*.

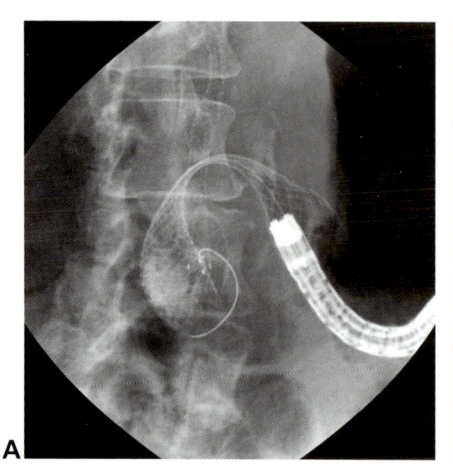

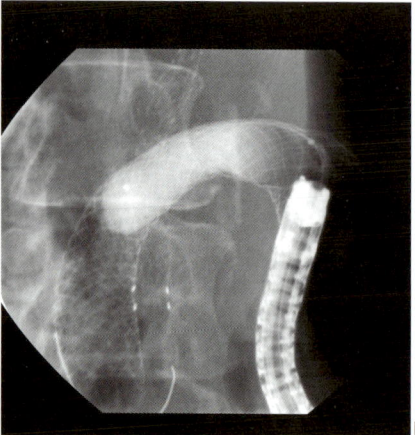

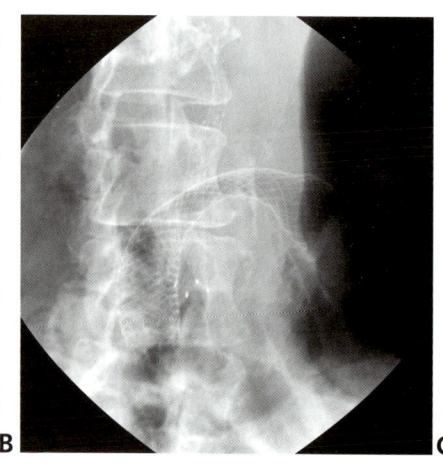

Figura 16.2. Imagens fluroscópicas feitas imediatamente depois da liberação do *stent*. **A.** Cintura estreita na porção média do *stent*. **B.** Dilatação com balão do *stent*. **C.** Diâmetro adequado depois da dilatação.

tanto, um ponto importante para a colocação ideal do *stent* é posicionar o endoscópio de 3 a 4 cm proximalmente à extremidade proximal da estenose a fim de se ter uma visão endoscópica da extremidade proximal do dispositivo. À medida que este é liberado pela tração do sistema que o recobre, afastar-se da ponta do endoscópio e, como também se encurta durante a expansão, o endoscopista precisa remover todo o sistema com o *stent* por curtos segmentos durante a liberação. Alguns *stents* podem ser liberados até 70-80% e recapturados pelo sistema de liberação para ser reposicionados, caso seja necessário.

Depois da implantação do *stent*, o sistema de liberação é removido, mas o guia não deve ser retirado até que se comprove que a estenose tenha sido atravessada pelo *stent*. Nas estenoses muito apertadas, o sistema de liberação não pode ser facilmente removido, já que pode ficar aprisionado pelo *stent* não expandido.

A posição adequada do *stent* na estenose é confirmada por fluoroscopia pela cintura do *stent* (Fig. 16.2A). O contraste é injetado através do canal de trabalho do endoscópio no *stent* para confirmar a permeabilidade. Deixar o guia em seu lugar, permite a passagem de um *stent* adicional, caso necessário, ou a dilatação com balão (Fig. 16.2B e C). Se forem necessários *stents* sobrepostos ou coaxiais, é essencial ter pelo menos 2 cm sobrepostos depois da liberação, já que, com a maior expansão depois da colocação do *stent*, eles podem encurtar e separar-se. A dilatação com balão não costuma ser necessária visto que o *stent* se expandirá por conta própria e a dilatação pode causar perfuração.

Para as estenoses na segunda porção do duodeno, existe um debate a respeito de a extremidade proximal da endoprótese permanecer no duodeno ou no antro gástrico em razão da possível interferência no esvaziamento gástrico. Uma perfuração induzida pelo *stent* pode ocorrer quando a extremidade proximal da endoprótese com fios pontiagudos permanecer no duodeno. Os novos *stents* com bordos arredondados podem reduzir esta complicação e possibilitar um esvaziamento gástrico fisiológico.

Inserção diferente no canal de trabalho

Os *stents* liberados fora do canal de trabalho são mais utilizados por radiologistas intervencionistas e quando os endoscopistas utilizam *stents* onde não se pode colocar TTS (p. ex., o uso de *stents* de esôfago). A dificuldade com a colocação de *stents* não TTS é a desvantagem mecânica para transpor os obstáculos distais do estômago. Isto é frequentemente agravado por um estômago dilatado, onde o sistema de liberação faz caracois ou alças no estômago. No entanto, como não é necessário um endoscópio de grandes proporções, os endoscópios de pequeno calibre podem ser utilizados, permitindo a passagem pelas estenoses. Como o *stent* não passa através do endoscópio, um guia muito mais rígido (p. ex., Savary, Cook Endoscopy ou Amplatz Super Stiff, BSCI) é útil, principalmente para a passagem dos *stents* de esôfago na segunda porção do duodeno. Para a colocação transoral de *stents* de esôfago no duodeno, a colocação dos guias de Savary com comprimento para uso no cólon (inseridos mais afastado do ligamento de Treitz) pode ser feita através de um colonoscópio pediátrico (Fig. 16.3).

Esta conduta pode requerer a dilatação da estenose, não só para passar o endoscópio através da mesma, como também para permitir a passagem do sistema de liberação, já que os *stents* de esôfago têm diâmetros maiores que os *stent*s TTS (Fig. 16.4A e B). Um endoscópio menor pode ser passado ao lado do *stent* para monitorar a liberação. Além disso, a pinça dente de rato ou o fórceps pelicano podem ser utilizados para pinçar o *stent* e avançá-lo para o outro lado da lesão, quando ocorrer um caracol no estômago.

Sugestões e considerações finais

Vale a pena comentar alguns conselhos úteis e considerações ao se colocar os *stents* entéricos. Nos pacientes que têm uma sonda de alimentação nasogástrica ou nasojejunal, que passa através de uma lesão obstrutiva, a sonda pode ser removida depois da inserção do guia. Sistemas de liberação de pequeno

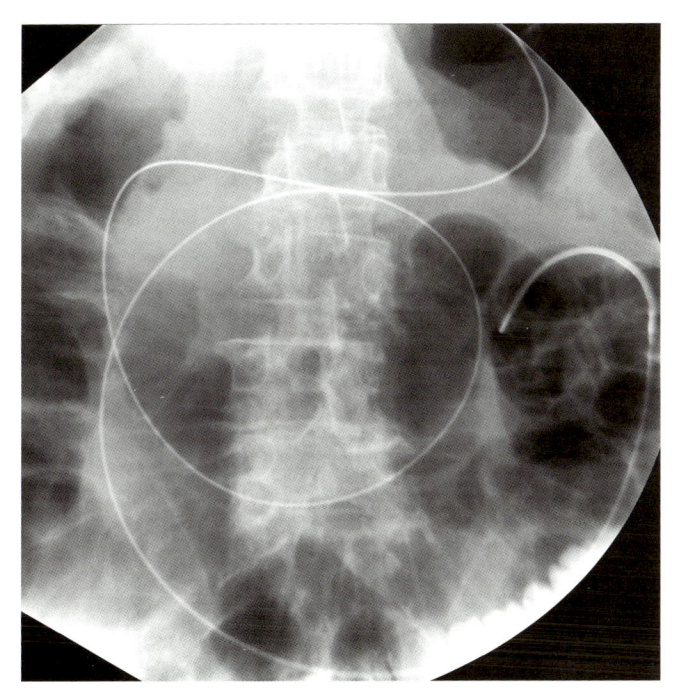

Figura 16.3. Guia de Savary avançando além do ângulo de Treitz, previamente à passagem do *stent* não TTS.

calibre (como nos *stents* TTS) podem passar pelo guia e pelo nariz, atravessando a lesão. O endoscópio pode passar ao lado do *stent* para monitorar a liberação. Por outro lado, o guia poderia ser levado do nariz para a boca e passado retrogradamente pelo endoscópio para liberá-lo pelo canal de trabalho.

Quando são utilizados *stents* não TTS de esôfago para posicioná-los no duodeno, um *stent* que esteja disponível com um sistema de liberação proximal (Ultraflex, BSCI) pode ser particularmente útil. Isto se deve ao fato de que o *stent* não tem de passar distalmente (com frequência isto é uma limitação devido ao sistema de liberação curto), visto que quase todo o encurtamento ocorre a partir da extremidade proximal. Além disso, a liberação da ogiva plástica distal (na ponta) permite uma extensão adicional do avanço do *stent*.

Nos pacientes com Billroth II ou cirurgia de Whipple com obstrução de uma ou ambas as alças (aferente ou eferente) perto da anastomose, pode ser necessário colocar um *stent* em ambas as alças. Isto pode ser feito passando os guias por cada alça, e a liberação dos *stents* é feita sequencialmente. Por outro lado, um *stent* pode ser colocado no ramo aferente com a extremidade proximal no estômago.

COLOCAÇÃO COMBINADA DE *STENT* BILIAR E DUODENAL

Os pacientes com obstrução maligna gastroduodenal frequentemente têm obstrução biliar e duodenal no decorrer da doença, mas habitualmente uma precede a outra durante um período de tempo. O enfoque da colocação do *stent* gastroduodenal e biliar combinado como tratamento paliativo varia de acordo com a localização da obstrução duodenal com relação à papila, presença de *stent* biliar ou gastroduodenal prévio e tipo de *stent* biliar (plástico ou SEMS).[16]

A obstrução gastroduodenal pode ser proximal à papila (tipo I), ao nível da papila (tipo II) ou distal à papila (tipo III).[18]

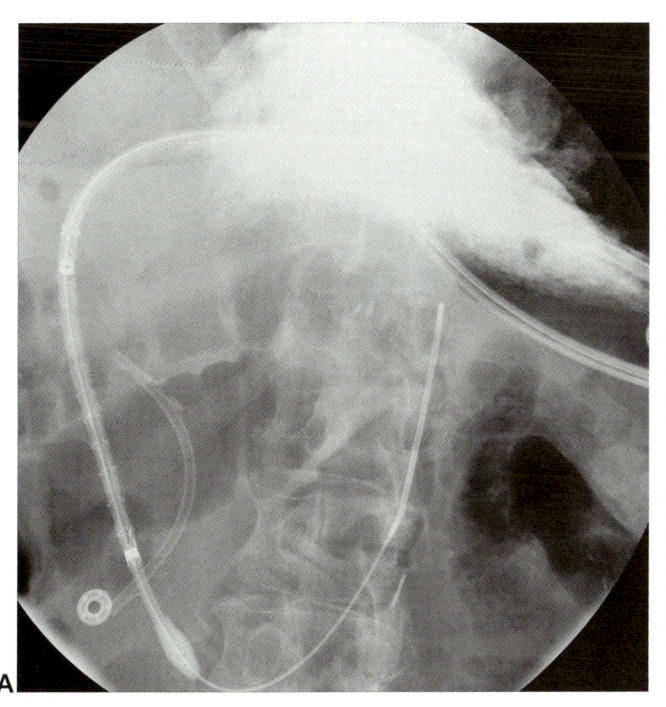

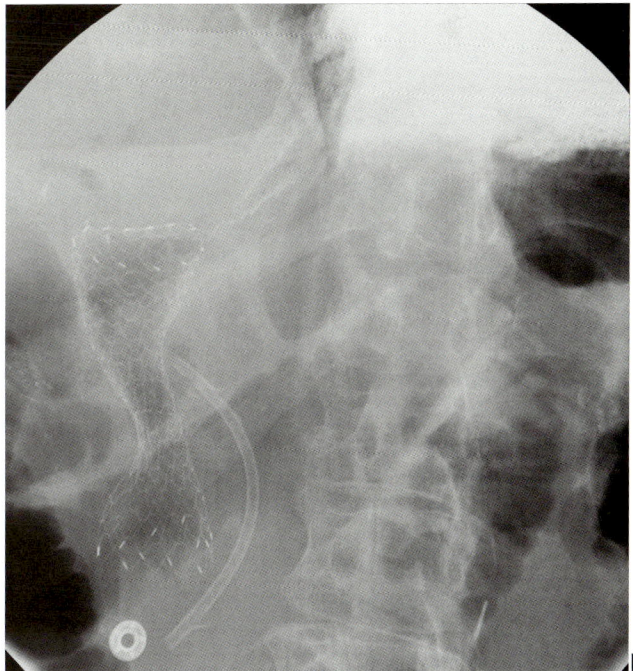

Figura 16.4. Colocação do *stent* duodenal não TTS em paciente com *stent* biliar plástico prévio. **A.** Imagem fluoroscópica prévia à liberação do *stent* na primeira porção do duodeno. **B.** Imagem fluoroscópica, uma vez liberado o *stent*.

Para as lesões do tipo I, o endoscópio é passado pela papila depois da dilatação da obstrução, e faz-se a CPRE com colocação de SEMS. Um *stent* gastroduodenal é colocado em seguida. Se o endoscópio não puder ser passado pela papila apesar da dilatação da estenose, coloca-se um SEMS gastroduodenal na extremidade distal por cima da papila (Fig. 16.4A e B), e o duodenoscópio é avançado através do *stent* para fazer a CPRE, quer seja na mesma sessão (geralmente depois da dilatação do *stent*) ou em uma sessão seguinte, depois da expansão do *stent* (Fig. 16.5A e B). No entanto, a dilatação agressiva da prótese para permitir a passagem do duodenoscópio pode causar complicações.[19]

As lesões do tipo II são as mais difíceis já que a papila pode não ser identificada em virtude da invasão do tumor. Se o duodenoscópio puder ser passado pela papila e identificá-la, faz-se em seguida a CPRE com colocação do SEMS biliar, seguida da colocação do *stent* duodenal. Se a papila não puder ser identificada, existem várias opções.

Pode-se usar a técnica de Rendez-Vous com ultrassom endoscópico (USE) (no mesmo ou em outro procedimento) ou via percutânea para colocar um *stent* biliar seguido da colocação de um *stent* duodenal (Fig. 16.6A-E). Um *stent* duodenal pode ser colocado com a via biliar manipulada pela técnica de Rendez-Vous por USE ou por via percutânea ou então pela colocação do *stent* biliar por USE ou somente via percutânea. Finalmente, um *stent* biliar poderia ser colocado por USE ou técnicas percutâneas seguido pela colocação do *stent* duodenal.

Para as lesões do tipo III, a ordem de colocação da SEMS duodenal e biliar não é crítica desde que a SEMS duodenal não atravesse a papila, se for colocada primeiro.

Nos pacientes que precisam passar por correção da obstrução biliar com um *stent* gastroduodenal que atravessa a papila (quer sejam lesões do tipo I, II ou III), pode-se tentar a identificação endoscópica da papila através dos interstícios do *stent* duodenal, seguida pela canalização e colocação de um *stent* biliar. É possível criar uma janela no *stent* duodenal com plasma de argônio (APC) para identificá-la.[20] Por outro lado, considera-se também tentar um *stent* percutâneo ou por USE (com o Rendez-Vous).

PROGNÓSTICO DO USO DOS *STENTS* NA OBSTRUÇÃO GASTRODUODENAL MALIGNA

A colocação de endopróteses para a obstrução maligna da saída gástrica foi descrita pela primeira vez em 1992.[21] Desde então, muitas publicações descrevem a eficácia da SEMS para paliar a obstrução gastroduodenal maligna. Em uma revisão sistemática da literatura entre janeiro de 1996 até dezembro de 2005, foram revisados 58 estudos e avaliados os resultados sobre sucesso técnico e clínico, complicações, estadia hospitalar, sobrevida e custos para a paliação da obstrução gastroduodenal maligna.[6] A maioria dos cânceres era de pâncreas. A colocação do *stent* foi tecnicamente bem-sucedida em 972/1.012 pacientes (96%). O sucesso clínico (definido como o alívio dos sintomas ou a melhora da ingestão oral) foi alcançado em 890/1.000 pacientes (89%) depois da colocação do *stent*. As complicações imediatas incluem migração do *stent*, disfunção, icterícia e sangramento. As complicações tardias foram migração do *stent* e oclusão, quer seja por crescimento tumoral excessivo no interior, por crescimento e compressão extrínseca ou por impactação de alimentos, e ocorreram em 43/609 (7%).

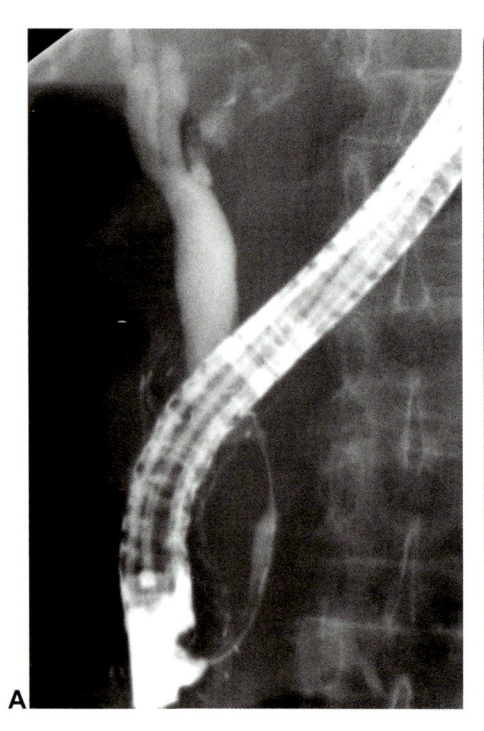

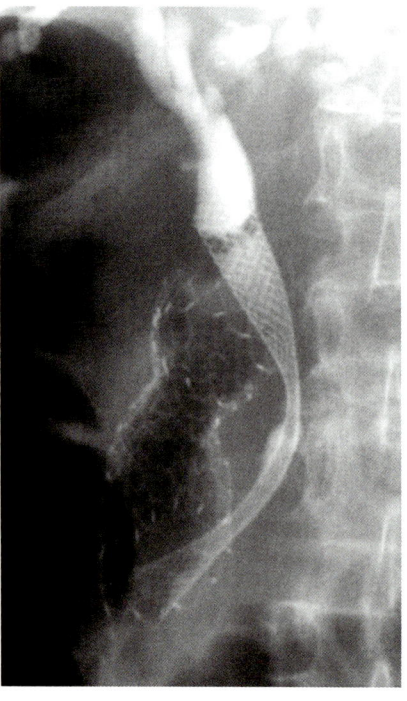

Figura 16.5. Liberação combinada biliar e duodenal em obstrução duodenal tipo I. **A.** O duodenoscópio passa através da luz do *stent*. Obstrução maligna biliar distal ao colangiograma. **B.** Aspecto final depois da liberação do *stent* metálico biliar.

Figura 16.6. Liberação combinada biliar e duodenal em obstrução duodenal tipo II. **A.** Punção de colédoco dilatado por USE com colangiograma que mostra obstrução distal. **B.** Passagem do guia até o duodeno através da agulha de punção para o USE. **C.** Depois de remover o ecoendoscópio, o duodenoscópio fica posicionado de frente para a papila. **D.** Liberação do *stent* metálico autoexpansível. **E.** Imagem fluoroscópica imediatamente depois da liberação do *stent* duodenal que cruza o *stent* biliar.

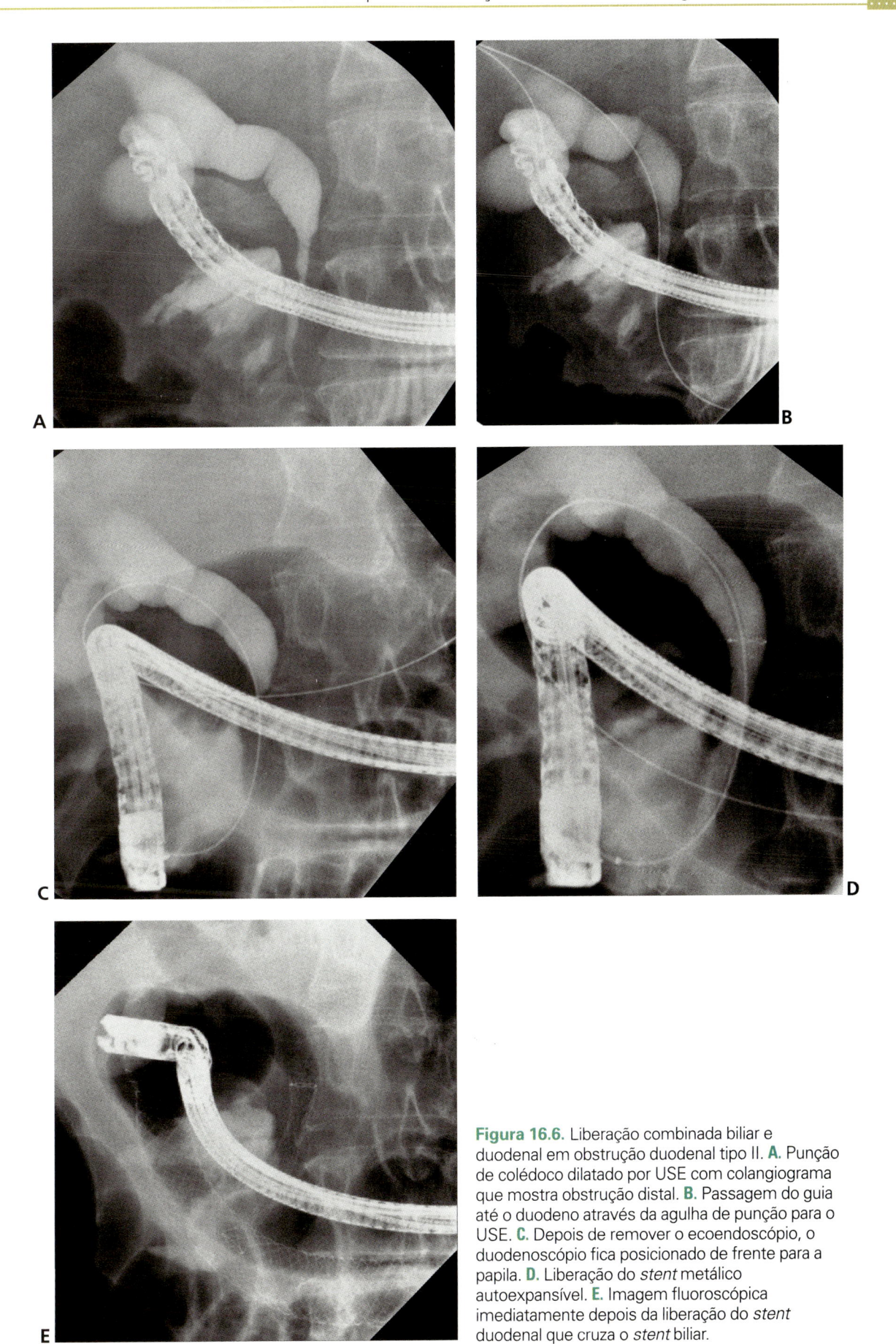

Reintervenções por sintomas obstrutivos recorrentes ocorreram em 147/814 (18%). A estadia média hospitalar nos pacientes hospitalizados (324 pacientes) foi de 7 dias. Nesta revisão, os autores também avaliaram os resultados da gastrojejunostomia cirúrgica e concluíram que a colocação do *stent* esteve associada a resultados mais favoráveis nos pacientes com expectativa de vida relativamente mais curta, enquanto que o *bypass* cirúrgico é preferível nos pacientes com melhor prognóstico de sobrevida. Em outra busca sistemática da literatura e na revisão de estudos publicados entre janeiro de 1990 e maio de 2008, que incluíram 13 estudos originais comparativos da colocação de *stent* e gastrojejunostomia laparoscópica ou aberta para o tratamento paliativo das obstruções malignas da saída gástrica, o *stent* apresentou maior probabilidade de tolerar a ingestão oral em um tempo mais curto e com menor permanência no hospital. Não houve diferenças significativas em 30 dias nos índices de complicações, mortalidade ou sobrevida.[22]

Em um ensaio prospectivo e randomizado que compara a gastrojejunostomia cirúrgica e a colocação de um *stent* endoscópico para a paliação da obstrução maligna da saída gástrica, 18 pacientes foram selecionados aleatoriamente para gastrojejunostomia e 21 para a colocação do *stent*.[7] A ingestão de alimentos melhorou mais rapidamente depois da colocação do *stent* do que depois da gastrojejunostomia (média de 5 *versus* 8 dias), mas a longo prazo o alívio da obstrução foi melhor depois da gastrojejunostomia. As complicações mais graves, como a obstrução recorrente e as reintervenções, foram mais frequentes no grupo do *stent*. Não houve diferenças na sobrevida média (56 dias para os pacientes com *stent* e 78 dias para os pacientes com gastrojejunostomia) nem na qualidade de vida. Os autores concluíram que a gastrojejunostomia deve ser o tratamento de escolha em pacientes com expectativa de vida ≥ 2 meses.

STENTS REVESTIDOS *VERSUS* NÃO REVESTIDOS

Houve uma série de estudos nos quais os SEMS não revestidos e revestidos foram comparados na paliação da obstrução gastroduodenal maligna.[23-25] Ambos os tipos de *stents* oferecem alívio similar da obstrução. Como era de se esperar, os SEMS revestidos reduzem a taxa de crescimento interno do tumor, mas este benefício diminui em razão do alto índice de migração. Assim, a necessidade de reintervenção é maior ao se usar os SEMS revestidos.

DIETA DEPOIS DO *STENT*

Não existem dados sobre qual é a dieta ideal depois da colocação da endoprótese para a obstrução gastroduodenal. Alguns defendem uma dieta pastosa, enquanto outros recomendam uma dieta com pouca ingestão de fibras, com a intenção de prevenir a impactação de alimentos. Se o *stent* for mantido totalmente dentro do duodeno, mantém-se um esvaziamento gástrico fisiológico e talvez não sejam necessárias restrições alimentares.

Tabela 16.4. Complicações dos *stents* enterais

Perfuração	Imediata
	Tardia
Obstrução	Colonização tumoral
	Compressão tumoral
	Hiperplasia tecidual
	Impactação alimentar
Sangramento	
Migração	
Obstrução papilar	Icterícia/Colangite
	Pancreatite

COMPLICAÇÕES DOS *STENTS*

Uma infinidade de complicações pode ocorrer depois da colocação das endopróteses para o tratamento paliativo das obstruções gastroduodenais malignas (Tabela 16.4). As complicações podem ocorrer por sedação, perfuração (devido ao procedimento ou induzida pelo *stent*), sangramento clinicamente significativo (quase sempre tardio) e reobstrução devido ao crescimento interno do tumor ou à impactação de alimentos.

TUBOS ENTERAIS

As sondas enterais podem ser utilizadas para paliar a obstrução.[26] A gastrostomia endoscópica percutânea (PEG) pode ser utilizada para complementar a nutrição em pacientes com câncer de esôfago. A colocação simultânea endoscópica dos tubos de alimentação jejunal e das sondas gástricas de descompressão pode ser utilizada para paliar a obstrução gastroduodenal maligna. Nos pacientes com carcinomatose peritoneal extensa, a PEG pode ser utilizada como uma medida alternativa à descompressão nasogástrica para a paliação da obstrução.

CONCLUSÕES

A colocação endoscópica de *stents* expansíveis permite a paliação da obstrução gastroduodenal maligna. A colocação de um *stent* é a opção endoscópica que restaura a continuidade luminal nesses pacientes e é uma boa alternativa para a derivação cirúrgica, principalmente nos pacientes que não são bons candidatos a uma cirurgia.

REFERÊNCIAS BIBLIOGRÁFICAS

1. Barón TH. Expandable gastrointestinal *stents*. *Gastroenterology* 2007;133:1407-11.
2. Chan AC, Shin FG, Lam YH *et al*. A comparison study on physical properties of self-expandable esophageal metal stents. *Gastrointest Endosc* 1999;49:462-5.
3. Silvis SE, Sievert Jr CE, Vennes JA *et al*. Comparison of covered versus uncovered wire mesh stents in the canine biliary tract. *Gastrointest Endosc* 1994;40:17-21.

4. Bethge N, Sommer A, Gross U *et al.* Human tissue responses to metal stents implanted in vivo for the palliation of malignant stenoses. *Gastrointest Endosc* 1996;43:596-602.
5. Adler DG, Barón TH. Endoscopic palliation of malignant gastric outlet obstruction using self-expanding metal stents: experience in 36 patients. *Am J Gastroenterol* 2002;97:72-78.
6. Jeurnink SM, Van Eijck CH, Steyerberg EW *et al.* Stent versus gastrojejunostomy for the palliation of gastric outlet obstruction: a systematic review. *BMC Gastroenterol* 2007;7:18.
7. Jeurnink SM, Steyerberg EW, Van Hooft JE *et al.* Surgical gastrojejunostomy or endoscopic stent placement for the palliation of malignant gastric outlet obstruction (SUSTENT study): a multicenter randomized trial. *Gastrointest Endosc* 2010;71:490-99.
8. Jeurnink SM, Steyerberg EW, Vleggaar FP *et al.* Predictors of survival in patients with malignant gastric outlet obstruction: a patient-oriented decision approach for palliative treatment. *Dig Liver Dis* 2011;43:548-52.
9. González-Moreno S, González-Bayon L, Ortega-Pérez G *et al.* Imaging of peritoneal carcinomatosis. *Cancer J* 2009;15:184-89.
10. Mendelsohn RB, Gerdes H, Markowitz AJ *et al.* Carcinomatosis is not a contraindication to enteral stenting in selected patients with malignant gastric outlet obstruction. *Gastrointest Endosc* 2011;73:1135-40.
11. Kim CG, Choi IJ, Lee JY *et al.* Covered versus uncovered self-expandable metallic stents for palliation of malignant pyloric obstruction in gastric cancer patients: a randomized, prospective study. *Gastrointest Endosc* 2010;72:25-32.
12. Tierney W, Chuttani R, Croffie J *et al.* Enteral stents. *Gastrointest Endosc* 2006;63:920-26.
13. Sharma VK, Xie QY, Hassan HA *et al.* Placement of a covered metal stent via gastrostomy for management of malignant duodenocolic fistula with duodenal obstruction. *Gastrointest Endosc* 2002;55:937-40.
14. Maetani I, Tada T, Shimura J *et al.* Technical modifications and strategies for stenting gastric outlet strictures using esophageal endoprostheses. *Endoscopy* 2002;34:402-6.
15. Ikeda T, Ueda N, Yonemura Y *et al.* Peroral placement of a self-expandable covered metallic stent using an overtube for malignant gastroduodenal obstructions. *Surg Today* 2011;41:637-42.
16. Baron TH. Management of simultaneous biliary and duodenal obstruction: the endoscopic perspective. *Gut Liver* 2010;4(Suppl 1):S50-56.
17. García-Cano J. Use of an ultrathin gastroscope to allow endoscopic insertion of enteral wallstents without fluoroscopic monitoring. *Dig Dis Sci* 2006;51:1231-35.
18. Mutignani M, Tringali A, Shah SG *et al.* Combined endoscopic stent insertion in malignant biliary and duodenal obstruction. *Endoscopy* 2007;39:440-47.
19. Saleem A, Bakken J, Baron TH. Early massive bleeding after duodenal self-expandable metal stent placement for palliation of malignant gastric outlet obstruction (with video). *Gastrointest Endosc* 2011 Dec.;74(6):1426-27.
20. Topazian M, Barón TH. Endoscopic fenestration of duodenal stents using argon plasma to facilitate ERCP. *Gastrointest Endosc* 2009;69:166-69.
21. Truong S, Bohndorf V, Geller H *et al.* Self-expanding metal stents for palliation of malignant gastric outlet obstruction. *Endoscopy* 1992;24:433-35.
22. Ly J, O'Grady G, Mittal A *et al.* A systematic review of methods to palliate malignant gastric outlet obstruction. *Surg Endosc* 2010;24:290-97.
23. Bang S, Kim HJ, Park JY *et al.* Effectiveness of self-expanding metal stents for malignant antropyloric and duodenal obstruction with a comparison between covered and uncovered stents. *Hepatogastroenterology* 2008;55:2091-95.
24. Lee KM, Choi SJ, Shin SJ *et al.* Palliative treatment of malignant gastroduodenal obstruction with metallic stent: prospective comparison of covered and uncovered stents. *Scand J Gastroenterol* 2009;44:846-52.
25. Maetani I, Ukita T, Tada T *et al.* Metallic stents for gastric outlet obstruction: reintervention rate is lower with uncovered versus covered stents, despite similar outcomes. *Gastrointest Endosc* 2009;69:806-12.
26. Holm AN, Baron TH. Palliative use of percutaneous endoscopic gastrostomy and percutaneous endoscopic cecostomy tubes. *Gastrointest Endosc Clin N Am* 2007;17:795-803.

Stents Colônicos na Obstrução Maligna do Cólon

17

Kang Sung Gwon ▪ Mario H. Ruiz Vélez ▪ Rodrigo Castaño

INTRODUÇÃO

Recentemente a incidência do câncer colorretal (CCR) aumentou vertiginosamente, talvez como resultado de dietas ricas em gorduras animais e proteínas, sedentarismo, sobrepeso, maior longevidade, entre outras causas.[1] Como acontece em outras neoplasias gastrintestinais, o CCR, caso detectado precocemente, pode ter grandes índices de respostas terapêuticas. Detectado em etapas avançadas, continua sendo uma doença incurável.

A obstrução aguda do cólon é uma complicação comum nos pacientes com câncer colorretal. Quando ocorre, há dilatação colônica e desidratação, que pode levar à morte por desequilíbrio hidroeletrolítico.[2]

Sabe-se que a cirurgia de emergência resolve a obstrução aguda nos pacientes com CCR, mas foram relatados índices de mortalidade de aproximadamente 20%. Nos casos de cirurgia eletiva, esses índices são menores e oscilam entre 0,9 a 6%.[3]

Portanto, se a cirurgia de emergência puder ser evitada no paciente com malignidade ressecável e obstrução aguda, a morbimortalidade cirúrgica pode ser reduzida. Ao ser solucionada a obstrução aguda, a condição do paciente melhora significativamente. Depois da adequada preparação intestinal, a cirurgia eletiva pode ser feita, exceto em pacientes com alto risco cirúrgico. A utilização de stents metálicos expansíveis é uma forma de resolver os sintomas da obstrução colorretal.[4]

Graças à experiência adquirida previamente na utilização de próteses como tratamento paliativo da patologia esofágica maligna, nos anos seguintes a técnica deu início à rápida expansão na comunidade médica internacional. Logo começaram a aparecer as primeiras publicações incluindo estudos pequenos de pacientes, comunicando resultados animadores com relação ao sucesso técnico e clínico do procedimento e com baixo índice de complicações. O professor Song,[5] em 1991, aplicou pela primeira vez um stent metálico autoexpansível no trato gastrintestinal. Dohmoto,[6] em 1991, e depois Spinelli,[7] em 1992, descreveram a aplicação de stents colônicos para resolver a obstrução aguda do cólon e do reto; desde então, foram relatados múltiplos resultados de pesquisas clínicas com vários tipos de stents metálicos autoexpansíveis.

A implantação do stent tem sido usada para o tratamento paliativo do câncer colorretal irressecável e também como tratamento pré-operatório do câncer colorretal obstrutivo. De acordo com estudos prévios, a taxa de mortalidade da cirurgia de emergência para o câncer colorretal obstrutivo foi de 30%. A cirurgia definitiva é habitualmente feita em uma segunda etapa. Estas intervenções em duas etapas aumentam a estadia hospitalar e os custos. O stent colorretal pode ser utilizado em ambas as condutas terapêuticas: descompressão imediata e preparação do intestino para posterior cirurgia curativa em uma única intervenção.[4]

ANATOMIA

O cólon está distribuído no abdome em diferentes porções: ceco, cólon ascendente, cólon transverso, cólon descendente, cólon sigmoide e reto. Em um enema de bário de um adulto normal, a extensão do cólon é de 1,1-1,5 m e o diâmetro é de 3 a 8 cm; o ceco tem um diâmetro maior. O cólon ascendente e o descendente estão aderidos à parede abdominal posterior por tecido conjuntivo.

O cólon sigmoide tem um mesocólon longo e apresenta-se sob diferentes formas. Em virtude de suas proporções, é difícil atravessar a forma em "S" do sigmoide, mas uma vez que um fio-guia fino ou o colonoscópio tenham passado por ele, pode-se fazer um reposicionamento e, no procedimento radiológico, fazer a troca por um fio-guia mais rígido. Quando a lesão está localizada no cólon proximal, os sistemas de liberação precisam ter boa flexibilidade e rastreio. É muito mais fácil chegar a uma lesão do cólon proximal através do cólon sigmoide retificado (Fig. 17.1).

INDICAÇÕES

A principal indicação das próteses colorretais é para o paciente com uma obstrução sintomática do intestino grosso em razão de uma neoplasia maligna estenosante, como conduta provisória para uma manobra descompressiva prévia ao tratamento cirúrgico ou de caráter definitivo. Uma segunda indicação, menos frequente, é existência de uma fístula neoplásica, com estenose ou sem ela, entre o reto e o cólon e as estruturas anatômicas vizinhas. Em terceiro lugar, determinadas patologias

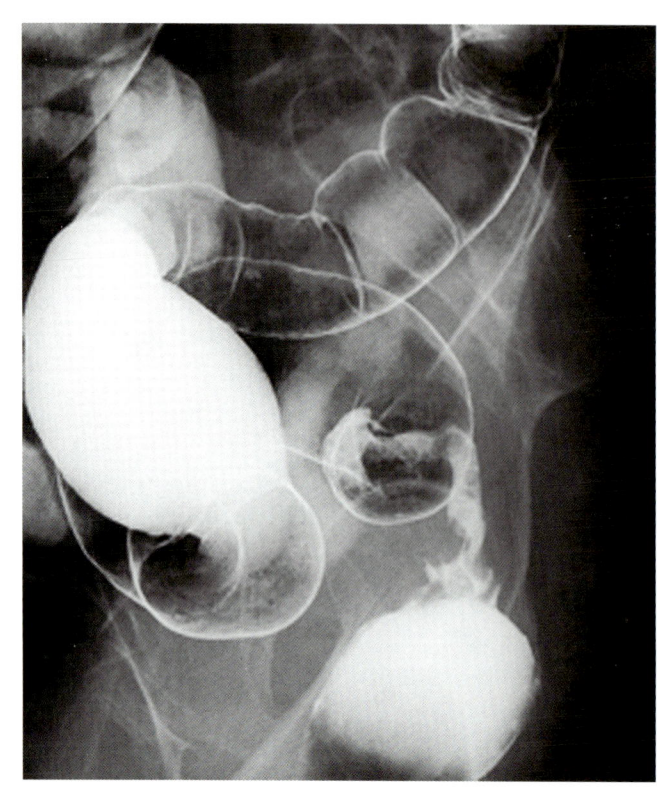

Figura 17.1. Cólon com duplo contraste mostrando lesão importante com aspecto de mordida de maçã no reto e no sigmoide.

benignas, como as estenoses pós-cirúrgicas ou em um processo inflamatório agudo e as fístulas ou perfurações iatrogênicas secundárias à cirurgia ou endoscopia, patologias nas quais a colocação de uma prótese sempre terá um caráter provisório.

Seja qual for a patologia que motive a colocação de uma prótese, o procedimento deve ser contraindicado, caso exista a suspeita de peritonite difusa em razão de perfuração colorretal, bem ao nível da lesão ou a distância, causada pela distensão proximal do cólon em relação à topografia da lesão estenosante.[8]

São consideradas contraindicações relativas: presença de um infiltrado inflamatório ou abscesso local por perfuração tamponada, existência de mais de uma lesão estenosante em diferentes regiões do intestino e presença de distúrbios graves da coagulação ou anticoagulação terapêutica não revertida.[9]

Especial atenção deve ser dada aos tumores retais, sendo desaconselhável o uso de próteses no terço inferior do reto quando a distância entre a margem distal da lesão e o limite interno do canal anal for inferior a 5 cm, já que foi demonstrado que nesta localização a prótese causa dor, tenesmo e incontinência, ocultando a suposta melhora na qualidade de vida do paciente, o que leva o profissional a evitar a realização de uma colostomia provisória.[10] Também é polêmica a utilização de próteses em tumores retais que serão submetidos a tratamento neoadjuvante com quimio e radioterapia. Embora na maioria dos trabalhos não tenham sido encontrados grandes índices de complicações nestas circunstâncias, também foi descrito que a associação entre próteses e terapia neoadjuvante é acompanhada de maior incidência de microperfurações, que dificultam e encobrem os resultados da cirurgia eletiva de ressecção.

ASPECTOS TÉCNICOS NA COLOCAÇÃO DO STENT

Colocação pelo radiologista

Todos os pacientes devem fazer raios X simples de abdome antes da colocação do *stent*. A TAC e o enema de bário também estão indicados. Nos raios X simples de abdome vê-se o intestino delgado distendido e as camadas em forma de degraus de uma escada. Se a oclusão persistir durante longos períodos, pode vir acompanhada de dilatação do intestino delgado. No exame de bário, a localização e extensão da lesão podem ser determinadas e, com base nestes dados, pode-se escolher o comprimento do *stent*. Na TAC, a operabilidade pode ser avaliada dependendo da presença de implantes peritoneais e de metástases hepáticas. Os pacientes devem receber hidratação e antibióticos venosos antes do procedimento e os transtornos eletrolíticos devem ser corrigidos. Para a intervenção, o paciente deve estar em decúbito lateral esquerdo, com os joelhos flexionados. Em seguida, são recolhidos os elementos necessários para a colocação do *stent* colorretal por parte do radiologista: tubo retal e seringa para enema, cateter angiográfico, fios-guias, fio-guia fino, equipamento de *stent* colorretal.

Faz-se um exame digital previamente (trato retal) e, sob visão fluoroscópica, avança-se com um fio-guia de ponta fina de 145 cm (Terumo, Tóquio, Japão) e um cateter angiográfico (Cobra, Cook, Bloomington, EUA) em direção à lesão, e trata-se o segmento ocluído. Uma vez em uma área colônica normal acima da obstrução, remove-se o fio-guia. Para medir a extensão do segmento doente, injeta-se contraste acima do estreitamento em um segmento colônico normal. Mede-se o comprimento com um cateter com marcações (cateter de Song-Lin S e G Biotech Inc., Coreia). Passa-se um fio-guia mais rígido através do cateter e posiciona-se tão alto quanto for possível, acima da lesão. Remove-se então o cateter. O *stent* deve ser de 2 a 4 cm mais longo que a estenose. Quando o *stent* se abre, seu comprimento é reduzido. Ele deve ficar pelo menos 2 cm acima da lesão; depois de desenrolar os primeiros 2 cm do *stent*, começa-se a remover o sistema de liberação, selecionando o local exato e, uma vez escolhido, abre-se o restante da prótese. O *stent* pode ser liberado pela remoção da tampa do sistema de liberação (bainha do *stent*), enquanto se segura firmemente o cabo. Uma vez totalmente liberado, deve-se remover cuidadosamente a ogiva da ponta do sistema de liberação a fim de impedir a migração da prótese. Abandona-se o fio-guia e retira-se o sistema de liberação. O guia pode ser usado para avançar um cateter angiográfico para injetar contraste, avaliar a permeabilidade do *stent* e descartar escapes com projeções direitas, esquerdas, caudais e craniais (Figs. 17.2 e 17.3).

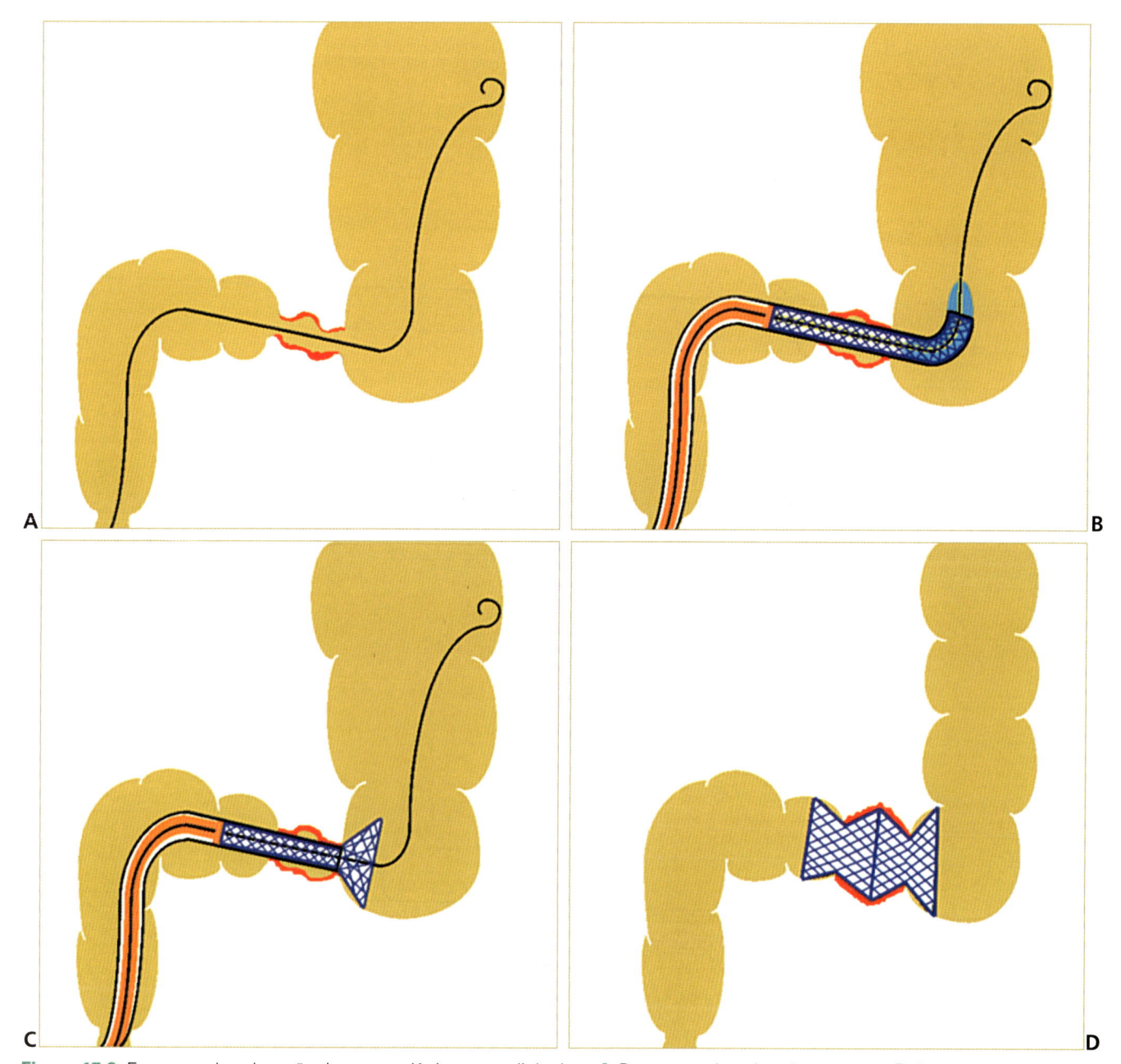

Figura 17.2. Esquema da colocação de stent colônico por radiologista. **A.** Passagem do guia pela estenose. **B.** Passagem do stent pelo guia. **C.** Liberação do stent de proximal para distal. **D.** Stent liberado e expandido.

Colocação por endoscopia

A preparação destes pacientes previamente à realização do procedimento é importante. Uma preparação inadequada pode levar ao fracasso da técnica ou, na melhor das hipóteses, a uma exploração mais prolongada, levando a uma hiperinsuflação desnecessária do cólon, que pode ser muito perigosa em um paciente obstruído e, portanto, com um cólon já dilatado.

Tratando-se de pacientes com obstrução total ou praticamente total do cólon, a preparação por via oral não parece ser aconselhável, razão pela qual estes pacientes devem ser preparados por enemas de limpeza.[9] Em função da localização da estenose que irá ser tratada, serão necessários mais ou menos enemas e com maior ou menor volume.

Não existe um critério comum com relação à administração profilática de antibióticos, embora existam autores que recomendam sua indicação em pacientes com obstrução total diante do risco de bacteremia sintomática depois do procedimento.[11]

Outro aspecto importante é o da sedação dos pacientes.[12] Embora em estenose muito baixas, no reto ou no sigmoide, o procedimento, teoricamente, não deveria ser incô-

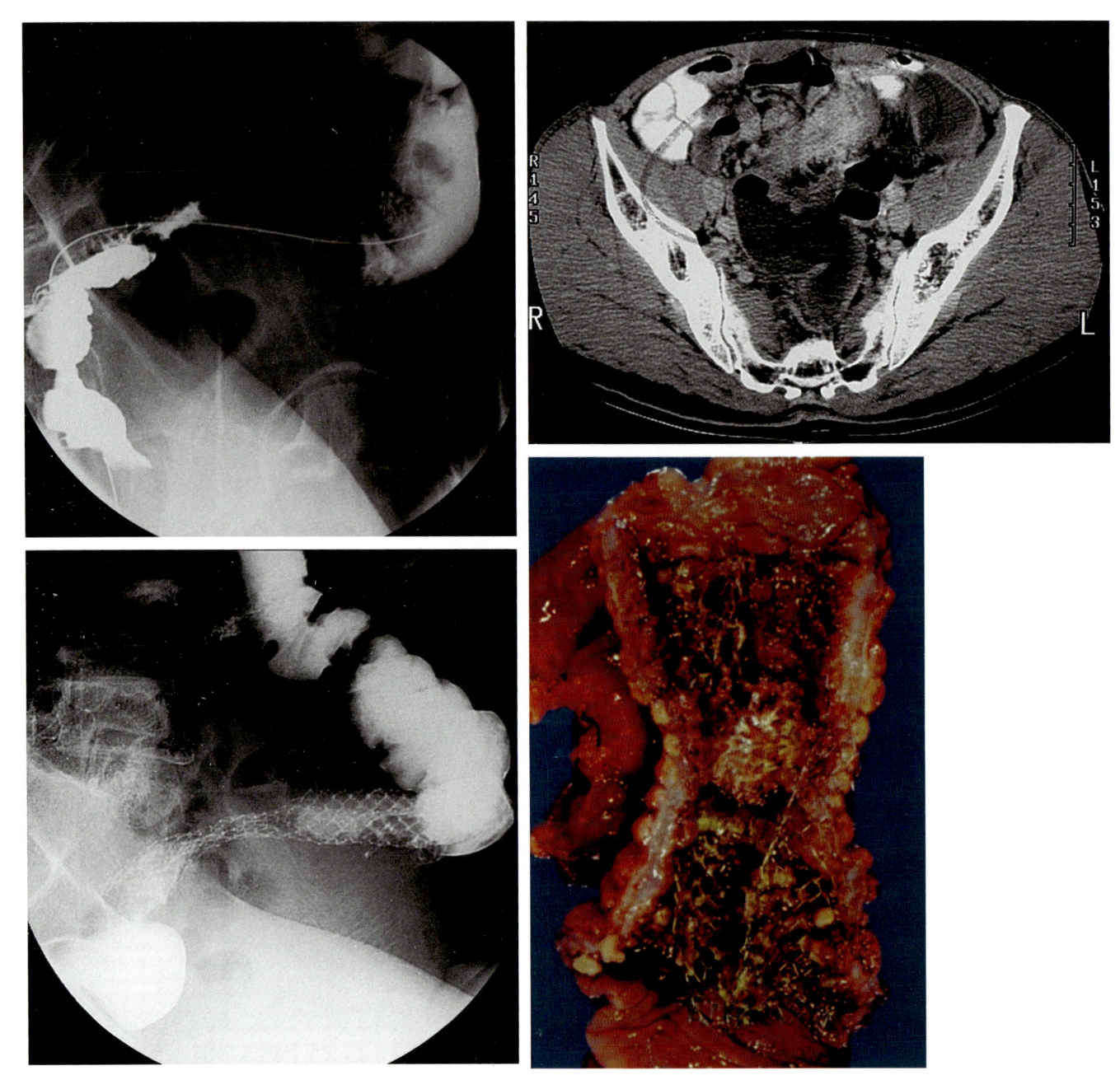

Figura 17.3. Stent colônico liberado pelo radiologista.

modo para o paciente, e também é certo que não se pode prever a duração da exploração condicionada pela dificuldade de transpor a lesão com um fio-guia. Por isso, nossa prática rotineira é fazer sedação consciente com Midazolam e Meperidina de forma sistemática em todos os pacientes, sendo excepcional a intubação orotraqueal.[13]

Com o paciente devidamente preparado e sedado, o primeiro passo da técnica é alcançar com o colonoscópio a estenose que vai ser tratada e identificar, antes de fazer qualquer manipulação, o remanescente da luz colônica. Este detalhe deve ser levado em consideração já que, na maioria dos casos, a obstrução é tal que o orifício da luz é mínimo. Caso se vá implantar uma prótese cujo sistema de liberação possa avançar ao longo do canal de trabalho do endoscópio, deve-se utilizar um colonoscópio terapêutico de canal amplo (3,7 mm ou mais). No caso da prótese a ser implantada não reúnir estas características, pode-se utilizar qualquer tipo de colonoscópio.

Uma vez ultrapassada a estenose, é aconselhável injetar contraste para, sob controle com radioscopia, fazer uma estimativa da morfologia e da extensão da mesma.[14,15] Caso se disponha do cólon por enema prévio, circunstância cada vez menos comum, não seria necessária esta manobra.

O passo seguinte é, sem sombra de dúvida, o mais difícil e importante e o que, em grande parte dos casos, condiciona o sucesso ou o fracasso do procedimento: avançar um fio-guia pela estenose que será tratada. A seleção do tipo de guia é relevante. Deve-se utilizar um guia de 0,035", de ponta atraumática e de consistência rígida, para que possa suportar a posterior progressão do sistema de liberação da prótese. Se a lesão puder ser acessada sem dificuldade, não costuma ser necessário usar nenhum cateter acessório para avançar com o fio-guia. No entanto, em lesões localizadas no sigmoide ou em estenoses muito tortuosas, pode ser de grande valia a utilização de um esfincterótomo rotatório para orientar a direção do guia. Em lesões do reto ou do sigmoide, nas quais a passagem do guia não é conseguida com as manobras convencionais, pode ser útil um endoscópio ultrafino que, posteriormente, será substituído pelo colonoscópio convencional ou terapêutico. Nunca se deve forçar a progressão do guia empurrando-o, visto que tal conduta aumenta o risco de perfuração. Trata-se mais de um exercício de paciência e habilidade para que, reposicionando o guia e exercendo uma suave pressão, oriente-se a progressão do mesmo ao longo da luz. Uma vez que a ponta atraumática do guia tenha ultrapassado a estenose, deve-se introduzir o guia suficientemente, tentando que este fique o mais retificado possível na luz do cólon, proximal à estenose.

Chegando a este ponto, um tema polêmico é a conveniência de dilatar a estenose. O nosso critério é de não dilatar, por duas razões fundamentais: em primeiro lugar, porque, de acordo com nossa experiência, é uma manobra que traz poucos benefícios. É absolutamente excepcional que, uma vez colocado o guia, não se possa avançar com o sistema de liberação da prótese, mesmo em obstruções totais. Uma vez que a prótese é liberada, a força radial da mesma é suficiente para alcançar sua expansão completa. Portanto, não parece necessário fazer uma dilatação para se obter o sucesso esperado no procedimento. Em segundo lugar, pelo risco adicional causado pela dilatação, amplamente referido pela literatura, que diz que o ato de fazê-lo aumenta a incidência de complicações, principalmente perfuração e migração posterior da prótese.[16]

Uma vez posicionado o guia, a etapa seguinte depende do tipo de prótese que será implantada. Caso se tratar de uma prótese com sistema de liberação de grande calibre, não é possível avançar pelo canal de trabalho do endoscópio; deve-se retirar o colonoscópio, deixando o guia em posição para, posteriormente, voltar a reintroduzi-lo e, uma vez alcançada a estenose, fazer a introdução do sistema de liberação da prótese sobre o guia e paralela ao colonoscópio. Se o sistema de liberação da prótese for do tipo TTS (através do endoscópio), o colonoscópio será mantido em posição e o sistema avançará sobre o guia pelo interior do canal de trabalho do colonoscópio.

A escolha da prótese a se implantar será em função do tipo e extensão da lesão. Deve-se escolher uma prótese com extensão que deixe uma margem de 2 a 3 cm em ambos os lados da estenose. Salvo circunstâncias muito específicas, as próteses mais utilizadas atualmente são aquelas que podem ser posicionadas através do canal de trabalho do endoscópio.

A progressão do sistema de liberação da prótese através da estenose deve ser feita com o guia rígido e sob controle radioscópico. No caso de utilizar-se um sistema TTS, a ponta do colonoscópio deve estar o mais próximo possível da margem distal da estenose para assim dar suporte ao sistema de liberação e evitar que este sofra angulações ou forme alças. A liberação da prótese deve ser cuidadosa e, preferivelmente, sob controle por fluoroscopia. É necessária a participação de um auxiliar, geralmente a enfermeira, que participe do procedimento, para que faça a liberação ou segure o endoscópio. Da mesma forma que qualquer outro tipo de prótese autoexpansível, o cateter-guia deve ser mantido tenso e imóvel, ao mesmo tempo em que a prótese é liberada, com tração do guia, removendo-se a bainha de cobertura. No começo da liberação, deve-se prestar atenção para que a extremidade da prótese que fica acima da estenose se expanda totalmente, já que, caso contrário, a prótese é muito curta, situação presumivelmente excepcional, ou está descentralizada em sentido distal. Neste sentido, pode ser útil iniciar a liberação com a prótese ligeiramente descentralizada em sentido proximal, para que, uma vez expandida a extremidade supraestenótica, possa recolocar-se e centralizar novamente a prótese. A liberação do restante da prótese deve ser feita de forma pausada, comprovando, em todo momento, que a posição da mesma é a correta (Fig. 17.4).

Uma vez liberada a prótese, deve-se aguardar alguns segundos para que ocorra uma expansão mínima da parte central que permita, desta forma, retirar o sistema introdutor e o guia sem nenhuma fricção.

De acordo com nosso critério, não deve dilatar a prótese com o objetivo de acelerar a sua expansão, muito menos tentar avançar com o colonoscópio através dela, já que, tanto uma como outra manobra, apenas levarão a um aumento na incidência de complicações.[13] A seguir, são ilustrados os diferentes tipos de stents colônicos (ver também a Fig. 17.5): Wallstent, Poliflex (Boston Scientific), Ultraflex (Microvasive), Niti-S Colorectal stent (Taewoong Medical Co, Ltda.), Choo stent (MI tech), Hercules SP Colorectal Stent, EGIS (S & G Biotech Inc).

RESULTADOS

Em 1991, Dohomoto[6] et al. relataram casos de 13 pacientes com obstrução por câncer colorretal tratados com stent metálico autoexpansível e obtiveram sucesso em 12 casos. Depois deste primeiro relatório, foram publicados mais de 100 artigos. Os stents gastrintestinais podem ser colocados por métodos endoscópicos ou radiológicos. A taxa de sucesso técnico para o procedimento endoscópico é de 86,6% (entre 75 e 100%) e para o fluoroscópico é de 88,8% (entre 63 e 100%). Posteriormente à colocação dos stents, os sintomas desapareceram na maioria dos pacientes. A frequência de sucesso clínico oscila entre 84 e 100% e, embora as diferentes localizações das obstruções colorretais e os diferentes tipos de stents empregados mostrem resultados diferentes, o índice de melhora clínica precoce é alto na maioria dos casos.

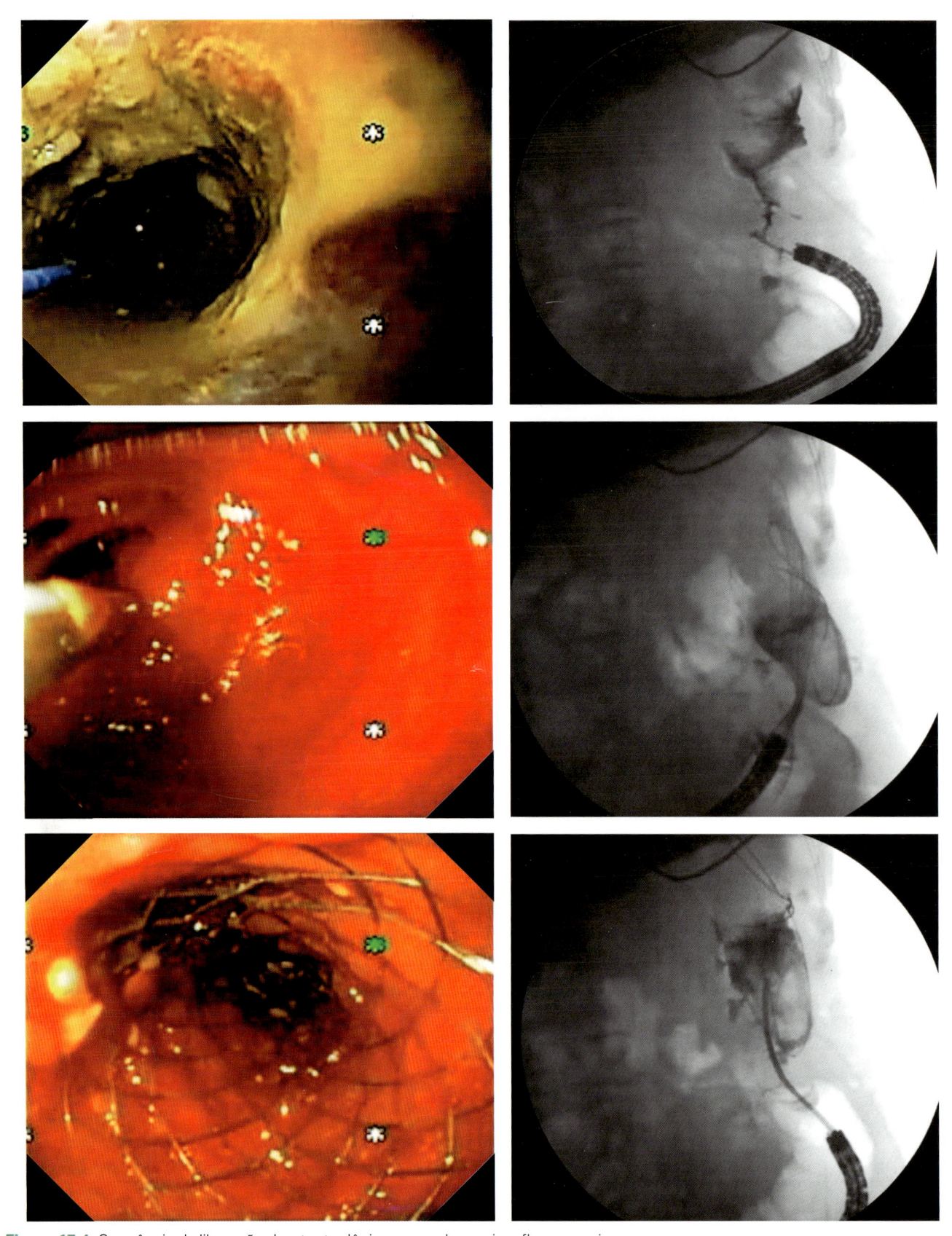

Figura 17.4. Sequência da liberação do *stent* colônico por endoscopia e fluoroscopia.

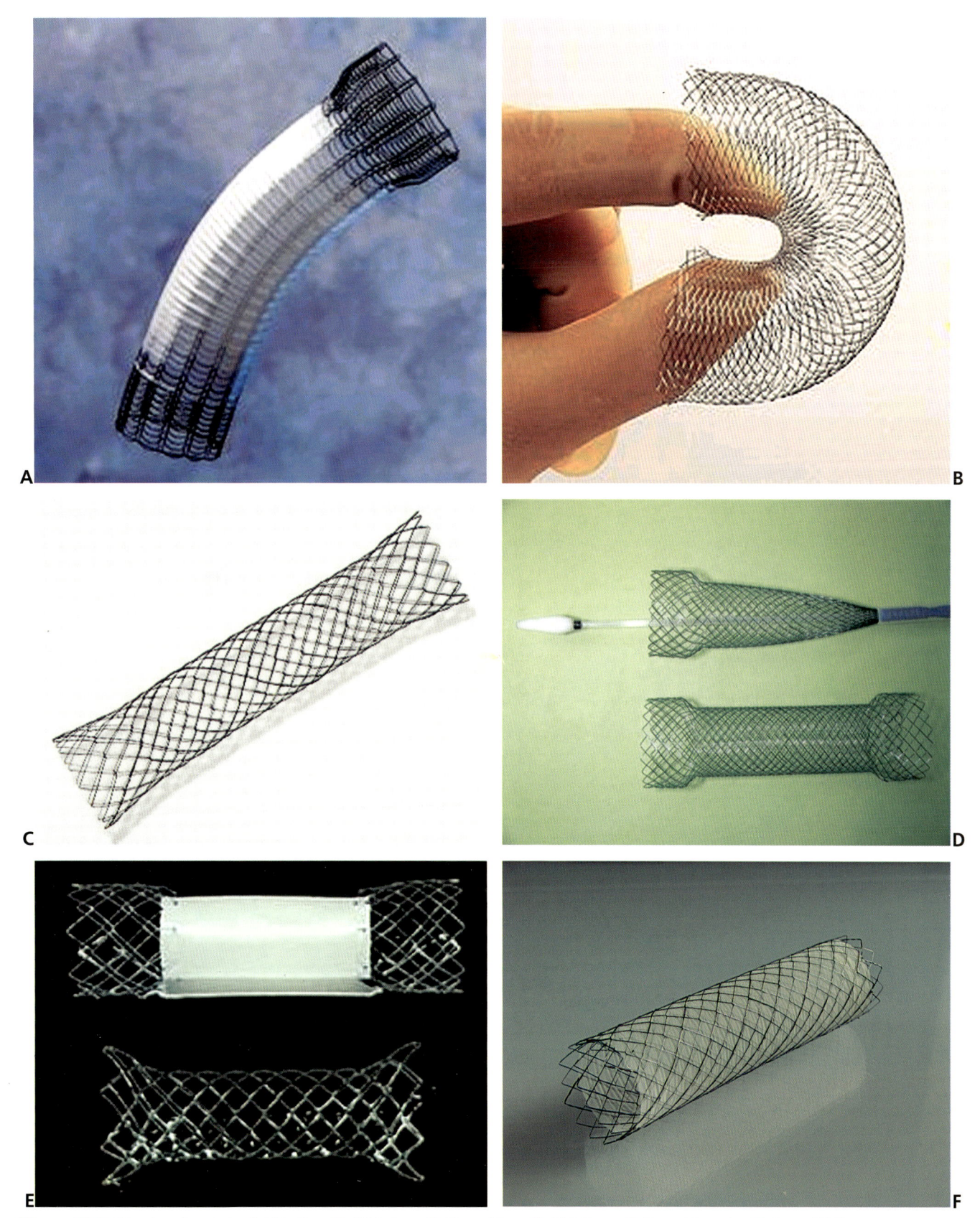

Stents Colônicos na Obstrução Maligna do Cólon

Figura 17.5. *Stents* colorretais. **A.** Ultraflex. **B.** Wallstent. **C.** *Stent* Choo. **D.** Niti-Stent. **E.** *Stent* Hercules. **F.** *Stent* EGIS.

A causa da falha na colocação do *stent* é a incapacidade de passar o fio-guia por uma obstrução total. Às vezes, o guia é passado e, dependendo do tipo do *stent* (os mais grossos e menos flexíveis), o sistema de liberação não atravessa a lesão, principalmente quando o câncer invade o tecido que o circunda e existe uma área tortuosa e fixa; fazer uma força excessiva pode perfurar a parede do cólon com o guia ou com o sistema de liberação.

Um estudo retrospectivo recente relatou sucesso técnico em 96,4% (53/55) e sucesso clínico em 94,5% no grupo do *stent* pré-operatório. No grupo paliativo, o índice de sucesso técnico foi de 98% e a porcentagem de sucesso clínico de 94%. Nestes dois grupos ocorreram duas perfurações durante a colocação do *stent*. Outras complicações foram: migração em 12 casos e crescimento do tumor no interior da prótese em 5 casos.[17]

A ressecabilidade do tumor em um só ato cirúrgico foi de 87% (48/55) no grupo com *stent* e 52,5% (31/59) no grupo sem *stent*. Foi significativamente maior a ressecabilidade no grupo com prótese. O grupo com *stent* pré-operatório apresentou menor incidência de complicações pós-operatórias, as quais foram de 9,1% (5/55); houve infecção da ferida cirúrgica, sépsis em três casos e infiltração na anastomose em um caso. No grupo com cirurgia de emergência sem colocação de *stent*, o índice de complicações pós-operatórias foi de 32,2% (19/52): duas infecções da ferida cirúrgica, seis casos de sépsis, sete infiltrações na anastomose, duas pneumonias e duas hérnias abdominais. A internação hospitalar foi de 25 ± 10,4 dias no grupo do *stent* e 33,7 no grupo sem *stent*, e foi significativamente mais curta no grupo com prótese.[18,19]

Ao se fazer uma revisão bibliográfica, são inúmeros os estudos publicados, principalmente no tratamento das estenoses neoplásicas localizadas no cólon esquerdo, que descrevem diferentes índices de sucesso técnico e clínico. No entanto, o conceito de ambos é comum na maioria deles. Entende-se como sucesso técnico o correto posicionamento e liberação da prótese na lesão que será tratada. A definição de sucesso clínico é mais variável, tanto em função da patologia que vai ser tratada como do desenho do estudo. No caso das estenoses neoplásicas ou benignas, a maioria dos trabalhos entende como sucesso clínico a resolução dos sintomas obstrutivos nas primeiras 72 horas depois da implantação da prótese. No caso das fístulas ou perfurações, entende-se por sucesso clínico o fechamento mecânico das mesmas.

No caso da obstrução maligna, uma revisão sistemática publicada por Watt *et al.*[20] demonstra uma média de sucesso técnico e clínico de 96% e 92%, respectivamente. A principal causa de fracasso técnico é a impossibilidade de avançar o guia através da estenose, enquanto que a causa mais importante de fracasso clínico é a incidência de complicações precoces. Com relação ao tipo de prótese, um recente estudo randomizado demonstrou que não existem diferenças no índice de sucesso clínico ao se comparar as próteses não revestidas com as revestidas, tendo estas últimas maior tendência à migração.[21]

O resultado das próteses nas fístulas malignas é difícil de ser avaliado. Embora seja certo que foram publicados casos isolados com bons resultados,[22] não existem estudos na bibliografia que permitam obter conclusões mais confiáveis.

No que diz respeito às estenoses benignas, os resultados de estudos recentemente publicados são animadores. Por fim, foram publicados casos isolados de perfurações iatrogênicas ou fístulas pós-cirúrgicas tratadas com sucesso pela colocação provisória de uma prótese revestida. Em um estudo publicado recentemente, que inclui cinco pacientes (duas perfurações endoscópicas e três fístulas pós-cirúrgicas), tanto o sucesso técnico como o clínico é de 100% depois de mantida a prótese em posição correta durante um tempo médio de 5 semanas.[23] Nestes pacientes a utilização de próteses biodegradáveis revestidas poderia ser de grande valia.

PATOLOGIA BENIGNA

A experiência com as próteses colorretais em estenoses benignas ainda é limitada, mas já existem estudos publicados, tanto retrospectivos como prospectivos, disponíveis na literatura médica.[24,25] Podem ser candidatas para tratamento com prótese as estenoses pós-cirúrgicas no nível da anastomose, pós-radioterapia, fibróticas no contexto de uma doença de Crohn e em processos inflamatórios agudos diverticulares, sendo esta última a indicação mais polêmica. Embora os resultados imediatos sejam bons com relação a resolubilidade da oclusão, as complicações a curto e médio prazo e a necessidade de reintervenção a médio ou longo prazo costumam ser frequentes, razão pela qual parece recomendável a indicação como "ponte" para a cirurgia e que esta seja feita em caráter eletivo, tão logo as condições do paciente assim o permitam.

Em um estudo retrospectivo publicado por Keranen *et al.*[26] que inclui 21 pacientes com estenoses benignas, obteve-se sucesso técnico de 100% e sucesso clínico de 76%, com piores resultados nos casos de estenose secundária à diverticulite aguda. Em um estudo prospectivo de Small *et al.*[27] que inclui 23 pacientes, relata-se um índice de sucesso técnico e clínico de 100% e 95%, respectivamente. Ambos os estudos descrevem um elevado índice de complicações (43% e 38%, respectivamente), principalmente em diverticulite aguda e a partir do 7º dia, motivo pelo qual sugerem que a implantação da prótese seja um procedimento provisório com o objetivo de preparar o paciente para uma posterior cirurgia. Inclusive, outros autores chegam a questionar a indicação de colocar prótese em estenose secundária a processo inflamatório agudo diverticular em virtude da já comentada incidência de complicações.[25]

Com relação ao uso de próteses no tratamento de perfurações ou fístulas de caráter iatrogênico, sejam pós-cirúrgicas ou pós explorações endoscópicas, existem casos e pequenos estudos publicados que informam bons resultados. A colocação da prótese deve ser o mais precoce possível e de caráter provisório.[23]

COMPLICAÇÕES E SEGUIMENTO

A colocação de próteses colorretais é uma técnica que não está livre de complicações, as quais podem ocorrer precocemente com relação ao próprio procedimento, local ou a distância, ou tardiamente, e relacionadas com a prótese.

O grupo da Clínica Mayo analisou em uma publicação recente[16] os possíveis fatores que podem influenciar no surgimento de complicações, tanto por parte do paciente, da técnica ou do tratamento terapêutico posteriormente à colocação da prótese. Sexo masculino, obstrução total e localização tumoral distal no cólon são considerados fatores de risco. Com relação à técnica, a inexperiência do endoscopista, utilizar próteses de pequeno calibre ou de aço e dilatar a estenose antes de colocar a prótese levam a um índice maior de complicações. O tratamento quimioterápico com agentes antiangiogênicos, como o bevacizumab, também parece ser um fator que favorece a perfuração,[28] enquanto que em outros estudos a quimioterapia não favorece.[29]

As complicações mais importantes relacionadas com este procedimento são a perfuração, sem dúvida a mais grave, a migração e a reobstrução da prótese. Outras complicações incluem hemorragia, dor abdominal, tenesmo, ruptura e expansão incompleta da prótese.

A perfuração é a complicação mais grave e com maior frequência associada à mortalidade. Sua incidência média é estimada em torno de 5%. A perfuração pode ocorrer em relação ao procedimento pela manipulação local com o guia ou com a própria prótese, ou a distância em segmentos proximais do cólon por hipersinsuflação.[30] Também pode aparecer tardiamente em razão do efeito mecânico da prótese sobre a parede do cólon. A dilatação prévia da estenose tumoral triplica o risco de perfuração precoce.[16] Do mesmo modo, o uso de quimioterápicos antiangiogênicos acelera o risco de perfuração ao enfraquecer, provavelmente, a parede do cólon, o que poderia explicar a alta incidência de perfurações apresentada em alguns estudos.[31,32]

A migração da prótese pode ocorrer no momento da colocação, quase sempre por erro técnico, durante sua implantação ou, o que é mais comum, caso tenha sido liberada com sucesso, migração precoce ou tardiamente. Foi relatado que a maioria das migrações ocorre a partir do quarto dia pós-implantação[33] A migração ocorre porque a estenose não retém a prótese com força suficiente, e são fatores predisponentes a dilatação prévia da estenose, estenose benigna ou maligna por lesão extracolônica, utilização de próteses de pequeno calibre ou revestidas e tratamento oncológico. Obviamente que o risco é maior quando não há estenose, como ocorre no caso do tratamento de fístulas e perfurações. A incidência média dessa complicação é de 11%.[20]

O crescimento tumoral através da malha ou nas extremidades da prótese é a principal razão da reobstrução da mesma. Outras causas documentadas de reobstrução são a impactação fecal, o prolapso mucoso e a obstrução por implantes peritoneais.[16,34] O tempo decorrido a partir da inserção é o fator que interfere de forma mais decisiva na obstrução da prótese. As possibilidades de obstrução por crescimento tumoral são maiores quanto mais tempo a prótese fica inserida. Não está claramente demonstrado que a utilização de próteses revestidas reduza significativamente a incidência desta complicação.[4] Em pacientes com próteses em intenção paliativa, a taxa de reabsorção é muito variável, estimada em uma média de incidência de 12%.[20]

O aparecimento de sangramento depois da colocação da prótese é precoce, não costuma ter importância clínica e é devido à manipulação sobre o tumor que, normalmente, apresenta certa fragilidade. Em um estudo multicêntrico espanhol, relata-se uma incidência de 0,6% para esta complicação.[35]

A dor abdominal costuma estar associada à insuflação de gás durante o procedimento e pode se manter durante os dias seguintes. Geralmente é leve e controlada facilmente com analgesia simples.

A síndrome retal, com tenesmo, dor ao defecar e, em algumas ocasiões, incontinência, aparece em tumores retais quando a extremidade distal da prótese fica perto do canal anal. Sua incidência situa-se em torno de 2,5%, aparece de forma precoce depois da colocação da prótese, e às vezes, é difícil diferenciá-la dos sintomas induzidos pelo próprio tumor. Em algumas ocasiões chega a ser muito incapacitante e pode ser necessário removê-la.[35]

Outras complicações incomuns são a ruptura da prótese em pacientes que a usam durante um longo período de tempo[36] e a expansão incompleta da mesma, geralmente relacionada com uma inadequada escolha da extensão da prótese ou com uma técnica deficiente no momento de liberação.

No passado eram empregados balões para dilatação parcial da obstrução, mas, recentemente, os últimos *stents* desenvolvidos têm maior força radial, não sendo necessária a dilatação com balão, que pode causar perfurações e sangramento. Se o objetivo for a paliação, o *stent* deve ficar em seu lugar durante um bom período, podendo migrar ou ocluir. A oclusão pode ocorrer por impactação fecal ou por crescimento do tumor na luz do *stent*. Foram relatados índices de migração de 40% que podem ocorrer logo após a inserção ou várias semanas depois. A migração é mais frequente caso forem utilizados *stents* de pequeno calibre, as estenoses forem curtas ou realizam-se radiação e quimioterapia após a colocação do *stent*. Ela é maior quando utilizados *stents* revestidos com membranas de politetrafluoretileno (PTFE), silicone ou poliuretano, as quais são colocadas com a intenção de prevenir a obstrução por crescimento do tumor na luz da prótese. Os *stents* não revestidos apresentam altos índices de crescimento tumoral na luz, e os revestidos, maior risco de impactação fecal. Depois de colocados, os *stents* não revestidos são envoltos pela submucosa do cólon e migram pouco. Se houver oclusão devido ao crescimento tumoral na luz, pode-se tratar com dilatação endoscópica, *laser* ou plasma de argônio. Outro método efetivo é colocar um novo *stent* no *stent* previamente inserido (*stent* no *stent*), onde o mais externo deve ser descoberto para prevenir a migração do segundo. Se o tumor crescer sobre as extremidades da prótese (outra forma de obstrução), podem ser colocados *stents* adicionais em série. Caso o *stent* fique obstruído com fezes duras, pode-se desobstruí-lo com lavagens endoscópicas e fazer a prevenção com o uso de laxantes, evitando-se a obstipação.

A dor é uma complicação frequente. Colocar um *stent* muito próximo ao canal anal pode causar muita dor. Caso esta não seja controlada terapeuticamente, deve-se remover o *stent*.

CONCLUSÕES

Atualmente a colocação de uma prótese metálica autoexpansível no paciente com uma obstrução neoplásica aguda de cólon esquerdo deve ser considerada como uma alternativa terapêutica de primeira escolha. Nos tumores do cólon direito e retal, deve-se fazer a avaliação individual de cada caso já que a cirurgia de urgência pode continuar ocupando um lugar importante. Na maioria destes pacientes, a colocação da prótese deve ser um passo prévio a uma posterior cirurgia eletiva, seja ela curativa ou até mesmo paliativa. Somente naqueles pacientes com expectativa de vida curta, pela própria doença neoplásica ou pela comorbidade associada, é que se deve pensar na prótese como uma paliação definitiva.

Seguindo rigorosamente uma técnica correta, evitando manobras desnecessárias, como a dilatação da estenose prévia ou posteriormente à colocação da prótese, e escolhendo adequadamente a prótese que será implantada, os índices de sucesso técnico e clínico do procedimento são muito elevados, ao mesmo tempo em que se conseguem minimizar as complicações. Neste sentido, as próteses não revestidas com sistema de liberação TTS devem ser consideradas como primeira opção, ficando as próteses revestidas reservadas para o tratamento de fístulas e perfurações.

Nos casos de patologia benigna, o implante de uma prótese deve ter um caráter provisório, e, na maioria dos casos, como "ponte" para a cirurgia. Quando a intenção é conseguir o fechamento de uma perfuração ou fístula iatrogênica, o tratamento pode ser definitivo, embora sempre seja necessário a retirada da prótese após prazo estabelecido.

REFERÊNCIAS BIBLIOGRÁFICAS

1. Rozen P, Liphshitz I, Barchana M. The changing epidemiology of colorectal cancer and its relevance for adapting screening guidelines and methods. *Eur J Cancer Prev* 2011;20:46-53.
2. Dalal KM, Gollub MJ, Miner TJ et al. Management of patients with malignant bowel obstruction and stage IV colorectal cancer. *J Palliative Med* 2011;14:822-28.
3. Lee HJ, Hong SP, Cheon JH et al. Long-term outcome of palliative therapy for malignant colorectal obstruction in patients with unresectable metastatic colorectal cancers: endoscopic stenting versus surgery. *Gastrointest Endosc* 2011;73:535-42.
4. Park JK, Lee MS, Ko BM et al. Outcome of palliative self-expanding metal stent placement in malignant colorectal obstruction according to stent type and manufacturer. *Surg Endosc* 2011;25:1293-9.
5. Song HY, Choi KC, Cho BH et al. Esophagogastric neoplasms: palliation with a modified gianturco stent. *Radiology* 1991;180:349-54.
6. Dohmoto M. New method: endoscopic implantation of rectal stent in palliative treatment of malignant stenosis. *Endosc Dig* 1991;3:1507-12.
7. Spinelli P, Dal Fante M, Mancini A. Self-expanding mesh stent for endoscopic palliation of rectal obstructing tumors: a preliminary report. *Surg Endosc* 1992;6:72-74.
8. Barón TH. Pancreaticobiliary and gastrointestinal stents. *Gastrointest Endosc Clin N Am* 2011;21(3):xv-xvi.
9. Barón TH. Minimizing endoscopic complications: endoluminal stents. *Gastrointest Endosc Clin N Am* 2007;17:83-104, vii.
10. Kim JS, Hur H, Min BS et al. Oncologic outcomes of self-expanding metallic stent insertion as a bridge to surgery in the management of left-sided colon cancer obstruction: comparison with nonobstructing elective surgery. *World J Surg* 2009;33:1281-86.
11. Bonin EA, Barón TH. Update on the indications and use of colonic stents. *Curr Gastroenterol Reports* 2010;12:374-82.
12. Baik SH, Kim NK, Cho HW et al. Clinical outcomes of metallic stent insertion for obstructive colorectal cancer. *Hepato-gastroenterology* 2006;53:183-87.
13. Castaño R, Puerta JD, Restrepo JI et al. Manejo actual de la obstrucción maligna colorrectal: grandes incisiones, pequeñas incisiones o sin incisiones. *Rev Col Gastroenterol* 2007;23:57-66.
14. Jost RS, Jost R, Schoch E et al. Colorectal stenting: an effective therapy for preoperative and palliative treatment. *Cardiovasc Intervent Radiol* 2007;30:433-40.
15. Stipa F, Pigazzi A, Bascone B et al. Management of obstructive colorectal cancer with endoscopic stenting followed by single-stage surgery: open or laparoscopic resection? *Surg Endosc* 2008;22:1477-81.
16. Small AJ, Coelho-Prabhu N, Barón TH. Endoscopic placement of self-expandable metal stents for malignant colonic obstruction: long-term outcomes and complication factors. *Gastrointest Endosc* 2010;71:560-72.
17. Kang SG, Jung GS, Cho SG et al. The efficacy of metallic stent placement in the treatment of colorectal obstruction. *Korean J Radiol* 2002;3:79-86.
18. Fregonese D, Naspetti R, Ferrer S et al. Ultraflex precision colonic stent placement as a bridge to surgery in patients with malignant colon obstruction. *Gastrointest Endosc* 2008;67:68-73.
19. Siddiqui A, Khandelwal N, Anthony T et al. Colonic stent versus surgery for the management of acute malignant colonic obstruction: a decision analysis. *Alimentary Pharmacology & Terapeutics* 2007;26:1379-86.
20. Watt AM, Faragher IG, Griffin TT et al. Self-expanding metallic stents for relieving malignant colorectal obstruction: a systematic review. *Ann Surg* 2007;246:24-30.
21. Park S, Cheon JH, Park JJ et al. Comparison of efficacies between stents for malignant colorectal obstruction: a randomized, prospective study. *Gastrointest Endosc* 2010;72:304-10.
22. Ahmad M, Nice C, Katory M. Covered metallic stents for the palliation of colovesical fistula. *Ann R Coll Surg Engl* 2010;92:W43-45.
23. Amrani L, Menard C, Berdah S et al. From iatrogenic digestive perforation to complete anastomotic disunion: endoscopic stenting as a new concept of "stent-guided regeneration and re-epithelialization". *Gastrointest Endosc* 2009;69:1282-87.
24. Dai Y, Chopra SS, Wysocki WM et al. Treatment of benign colorectal strictures by temporary stenting with self-expanding stents. *Int J Colorectal Dis* 2010;25:1475-79.
25. Forshaw MJ, Sankararajah D, Stewart M et al. Self-expanding metallic stents in the treatment of benign colorectal disease: indications and outcomes. *Colorectal Dis* 2006;8:102-11.
26. Keranen I, Lepisto A, Udd M et al. Outcome of patients after endoluminal stent placement for benign colorectal obstruction. *Scand J Gastroenterol* 2010;45:725-31.
27. Small AJ, Young-Fadok TM, Barón TH. Expandable metal stent placement for benign colorectal obstruction: outcomes for 23 cases. *Surg Endosc* 2008;22:454-62.

28. Cennamo V, Fuccio L, Mutri V et al. Does stent placement for advanced colon cancer increase the risk of perforation during bevacizumab-based therapy? *Clin Gastroenterol Hepatol* 2009;7:1174-76.
29. Karoui M, Soprani A, Charachon A et al. Primary chemotherapy with or without colonic stent for management of irresectable stage IV colorectal cancer. *Eur J Surg Oncol* 2010;36:58-64.
30. Scurtu R, Barrier A, Andre T et al. Self expandable metallic stent for palliative treatment of colorectal malignant obstructions: risk of perforation. *Ann Chir* 2003;128:359-63.
31. Van Hooft JE, Bemelman WA, Oldenburg B et al. Colonic stenting versus emergency surgery for acute left-sided malignant colonic obstruction: a multicentre randomised trial. *Lancet Oncol* 2011;12:344-52.
32. Van Hooft JE, Fockens P, Marinelli AW et al. Early closure of a multicenter randomized clinical trial of endoscopic stenting versus surgery for stage IV left-sided colorectal cancer. *Endoscopy* 2008;40:184-91.
33. Khot UP, Lang AW, Murali K et al. Systematic review of the efficacy and safety of colorectal stents. *Br J Surg* 2002;89:1096-102.
34. Fernández-Esparrach G, Bordas JM, Giráldez MD et al. Severe complications limit long-term clinical success of self-expanding metal stents in patients with obstructive colorectal cancer. *Am J Gastroenterol* 2010;105:1087-93.
35. García-Cano J, González-Huix F, Juzgado D et al. Use of self-expanding metal stents to treat malignant colorectal obstruction in general endoscopic practice (with videos). *Gastrointest Endosc* 2006;64:914-20.
36. Odurny A. Colonic anastomotic stenoses and Memotherm stent fracture: a report of three cases. *Cardiovasc Intervent Radiol* 2001;24:336-39.

Papel da Radiologia Intervencionista Gastrintestinal

18

Jorge E. Lopera

INTRODUÇÃO

A radiologia intervencionista tem desempenhado um papel fundamental no desenvolvimento de muitas das técnicas atuais de paliação de estenoses malignas do trato gastrintestinal. Muitos dos primeiros relatos da colocação de próteses metálicas no esôfago, no duodeno, no trato biliar e no cólon foram desenvolvidos por radiologistas intervencionistas. Hoje em dia, poderíamos dizer que o papel do radiologista varia significativamente segundo a localização geográfica e a forma com a qual os diferentes sistemas de saúde são organizados. De modo geral, pode-se concluir que, em países como os Estados Unidos e muitos países latinoamericanos, o papel do radiologista na colocação de *stents* metálicos gastrintestinais é bem mais secundário e relegado a casos onde o endoscopista falhou por razões anatômicas ou técnicas. Em outros países, como Inglaterra, Coreia do Sul e Espanha, os radiologistas são, em muitas importantes instituições, os profissionais que colocam os *stents* metálicos, muitas vezes guiados apenas por fluoroscopia, sendo que alguns centros também usam a endoscopia. Esta interessante variação no papel do radiologista se deve a vários fatores: na Inglaterra, por exemplo, existe uma subespecialização chamada radiologia gastrintestinal, na qual o radiologista tem treinamento em técnicas endoscópicas avançadas como a colangiografia endoscópica retrógrada e a endoscopia superior e inferior. Na Coreia do Sul, o desenho e o desenvolvimento dos *stents* gastrintestinais foram liderados, durante muito tempo, pelo grupo do doutor Song, do Departamento de Radiologia do Centro Médico Asan, e a colocação de *stents* foi feita sob visão fluoroscópica durante muitos anos. Na Espanha, foram relatados os primeiros *stents* colônicos inseridos pelo doutor Mainar, radiologista intervencionista.

Os diferentes estudos publicados tanto por radiologistas como por endoscopistas demonstraram que o sucesso técnico e clínico e a incidência de complicações são muito semelhantes entre a colocação exclusiva de *stents* sob visão fluoroscópica e o uso de endoscopia e fluoroscopia. O uso de uma combinação de ambas as técnicas é, com certeza, uma grande vantagem para o tratamento de lesões complexas.

O radiologista também tem um papel importante no estadiamento dos tumores gastrintestinais com o uso da tomografia computadorizada, da ecografia, da ressonância magnética e da tomografia por emissão de pósitrons (PET), assim como na detecção precoce de complicações relacionadas com a colocação de *stents*, como a migração e a perfuração. Também é essencial o uso da angiografia diagnóstica e terapêutica em casos de sangramento, quer seja tumoral ou relacionado com a presença do *stent*.

Neste capítulo, revisaremos de forma resumida o papel da radiologia intervencionista na colocação de *stents* no sistema gastrintestinal, incluindo a saída do estômago, o trato biliar e o cólon. Os *stents* esofágicos foram revisados em outro capítulo.

SEÇÃO I

Stents Gastroduodenais para o Tratamento da Obstrução Maligna da Saída do Estômago

INTRODUÇÃO

A obstrução maligna da saída do estômago é um problema habitual na prática clínica. Ocorre mais frequentemente nos países que têm uma alta incidência de câncer de estômago. Os tumores que mais causam obstrução incluem os de estômago, pâncreas (até 25%), ampola da Vater e duodeno. As obstruções secundárias por compressões extrínsecas de metástase e linfoadenopatias também produzem um quadro clínico semelhante. Muitos dos pacientes, principalmente nos países em desenvolvimento, apresentam tumores avançados que já são inoperáveis, quer seja pela extensão tumoral, pelo estado nutricional deficiente do paciente, ou pela presença de metástases hepáticas ou sistêmicas. Classicamente, o paciente apresenta distensão abdominal com dor, diferentemente dos pacientes com câncer de esôfago, que podem comer, mas que depois da ingestão apresentam dor grave e vômito copioso e mal cheiroso de alimentos parcialmente digeridos. No exame físico, a grande distensão do estômago apresenta o sinal clássico da onda ou do movimento ascítico.

MÉTODOS DE PALIAÇÃO DA OBSTRUÇÃO DA SAÍDA GÁSTRICA

O objetivo principal da paliação é melhorar ou manter o estado nutricional do paciente e melhorar a qualidade de vida do mesmo. As opções de tratamento são:

- *Colocação de sondas:* as sondas nasogástricas são uma medida provisória de descompressão que não permite a alimentação e estão associadas à aspiração. Os tubos de gastrostomia permitem a descompressão, mas não a alimentação, enquanto que os tubos gastrojejunais permitem ambas, mas o paciente não tem boa qualidade de vida devido à ingestão oral deficiente.
- *Gastrojejunstomia (GJ) cirúrgica:* tem sido o método de paliação padrão durante muitos anos; no entanto, a GJ aberta apresenta morbidade de até 35% e mortalidade de 2-7%. A principal desvantagem da cirurgia, além de ser muito invasiva, é que a permanência hospitalar é longa e uma porcentagem grande de pacientes apresenta esvaziamento gástrico lento (até 31%), demorando vários dias para começar dieta via oral. A GJ laparoscópica, por ser bem menos invasiva, permite alta hospitalar do paciente mais precoce e está associada com menores complicações e mortalidade. A principal vantagem desta técnica é que é possível fazer o estadiamento inicial do tumor e, caso sejam encontrados tumores irressecáveis, pode-se fazer a GJ durante a mesma cirurgia.
- *Stens gastroduodenais (GD):* começaram a ser utilizados desde os anos 90, com as primeiras descrições por Kozareck, Song e Strecker. Os primeiros sistemas usados eram *stents* de esôfago com introdutores de grande calibre e muito rígidos, que tornavam o procedimento muito difícil. Era necessário acesso por gastrostomia e não era possível ir além do antro do estômago. Atualmente há grande experiência por parte dos profissionais com o uso dos *stents* GD. Foram desenvolvidos *stents* específicos, bem flexíveis, com introdutores de pequeno calibre, que permitem fazer os procedimentos com mais facilidade, usando apenas fluoroscopia ou o canal do endoscópio para liberar os *stents*. A Tabela 18.1 e a Figura 18.1 mostram os *stents* GD mais comuns. O uso do endoscópio não é necessário em todos os casos; no entanto, seu uso facilita a passagem do fio-guia em casos de obstruções totais e, além disso, a liberação do *stent* sob visão direta também facilita sua colocação mais precisa.

A maioria dos estadiamentos é feita com tomografia computadorizada. É importante rever as imagens diagnósticas para determinar o nível de obstrução e se existem obstruções distais do intestino delgado, situação mais comum em certos cânceres que estão associados à carcinomatose peritoneal, e onde as falhas clínicas são maiores. Deve-se prestar atenção para detectar precocemente os casos de perfuração, que são uma contraindicação absoluta da colocação do *stent* e uma indicação de cirurgia.

PASSOS TÉCNICOS DO PROCEDIMENTO PARA COLOCAÇÃO FLUOROSCÓPICA DOS STENTS GD

- Deve-se colocar uma sonda nasogástrica com drenagem contínua durante 24 horas. Os estômagos distendidos tornam mais difícil a colocação do *stent* em razão da grande tortuosidade, além do risco de aspiração pulmonar durante o procedimento.
- Aplica-se anestesia tópica na orofaringe e introduz-se na boca um cateter de 100-120 cm, curvo, sob visão fluoroscópica. Usando guias hidrofílicos, alcança-se a obstrução, com acesso o mais distal possível, geralmente no jejuno

Tabela 18.1. Stents GD disponíveis no mercado (não inclui muitas outras empresas menores)

Stent	Empresa comercial	Tipo/material	Diâmetros mm	Extensão mm	Introdutor
Wallstent Enteral	Boston Scientific, EUA	Não revestido Elgiloy	18, 20, 22	60-120	10 Fr
Wallflex	Boston	Não revestido Nitinol	27 cabeça proximal 22 corpo	60-120	10 Fr
Stent de Song	Tecnostent, Colômbia	Nitinol não revestido	18	80-100	10 Fr
Hanaro Stent	MI Tech Seul, Coreia	Não revestido e revestido Nitinol	18, 20, 22	60-170	10,2 Fr
Niti-S Comvi	Taewoong, Seul, Coreia	Nitinol não revestido	18, 20	60-120	10 Fr
		Revestido PTFE	Cabeças 24, 28 Corpo 18, 20		11 Fr
EGIS pilórico	S & G Biotech Seul, Coreia	Nitinol não revestido	18, 20	60-120	10 Fr
		Revestido Silicone	18, 20		

proximal (Fig. 18.2). Depois troca-se o guia por um de suporte maior, como o Amplatz super rígido (Boston Scientific, Natick, MA) de 240 cm. Caso se disponha apenas de *stents* endoscópicos, cujos comprimentos de 240 cm são muito longos para o uso de materiais radiológicos convencionais, deve-se usar um guia de Amplatz de 500 cm (Boston).

- Pode-se identificar o nível exato de obstrução injetando pequenas quantidades de contraste hidrossolúvel. São colocadas marcas radiopacas sobre a pele do paciente.

- Em estômagos de grande capacidade, o uso de bainhas introdutórias 10 Fr longas (Cook) permite reduzir as curvas do estômago e facilitar o avanço do sistema introdutor pela estenose.

- Deve-se colocar um *stent* que seja 2 cm mais longo em cada extremidade da obstrução a fim de evitar a reobstrução por super crescimento tumoral.

- É comum que o *stent* não se abra completamente. Na maioria dos casos, o *stent* dilata-se somente em 24-48 horas (Fig. 18.2E). Em casos excepcionais é possível que seja

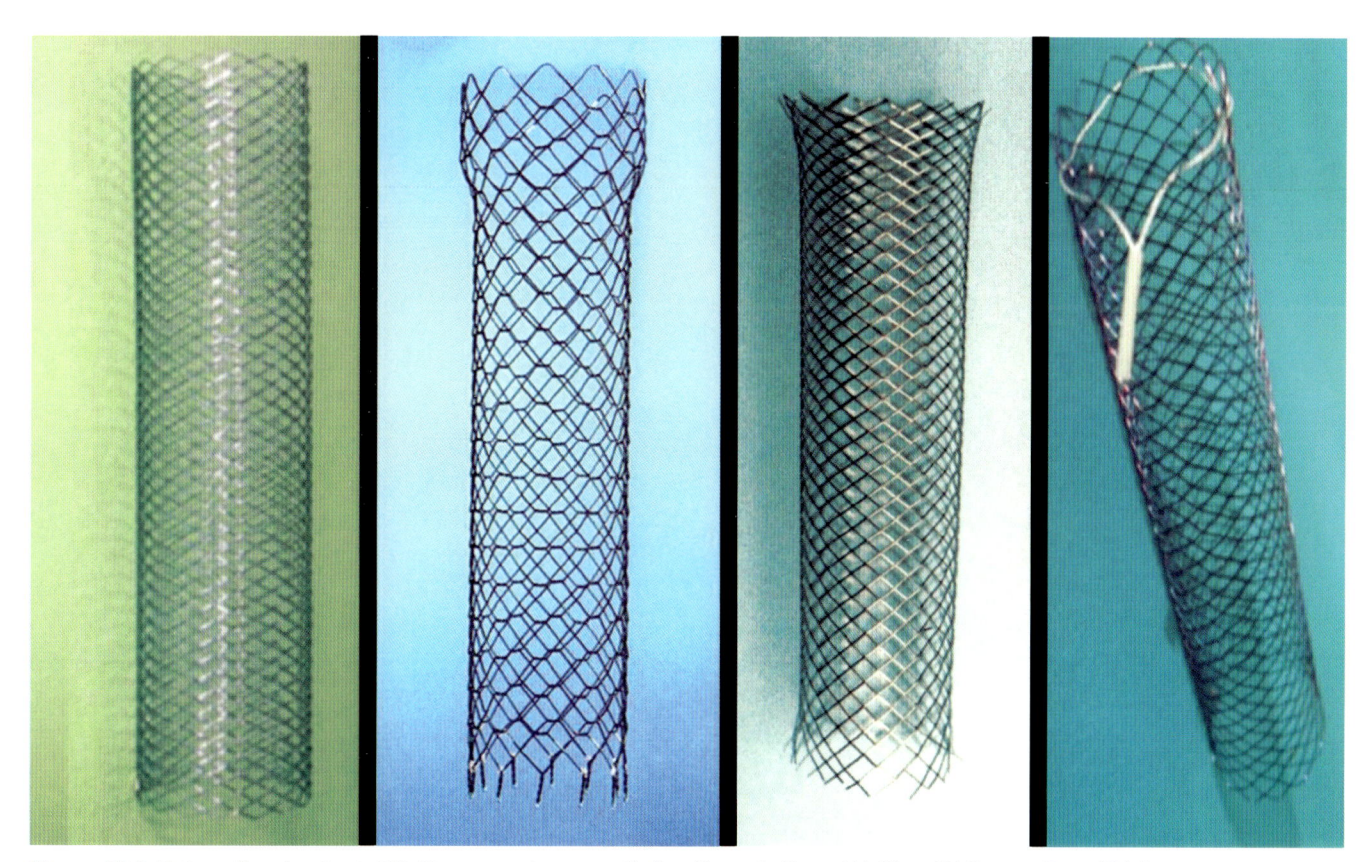

Figura 18.1. Fotografias de *stents* GD. Da esquerda para a direita: *Stent* de Song. Wallflex. Wallstent. *Stent* ELLA.

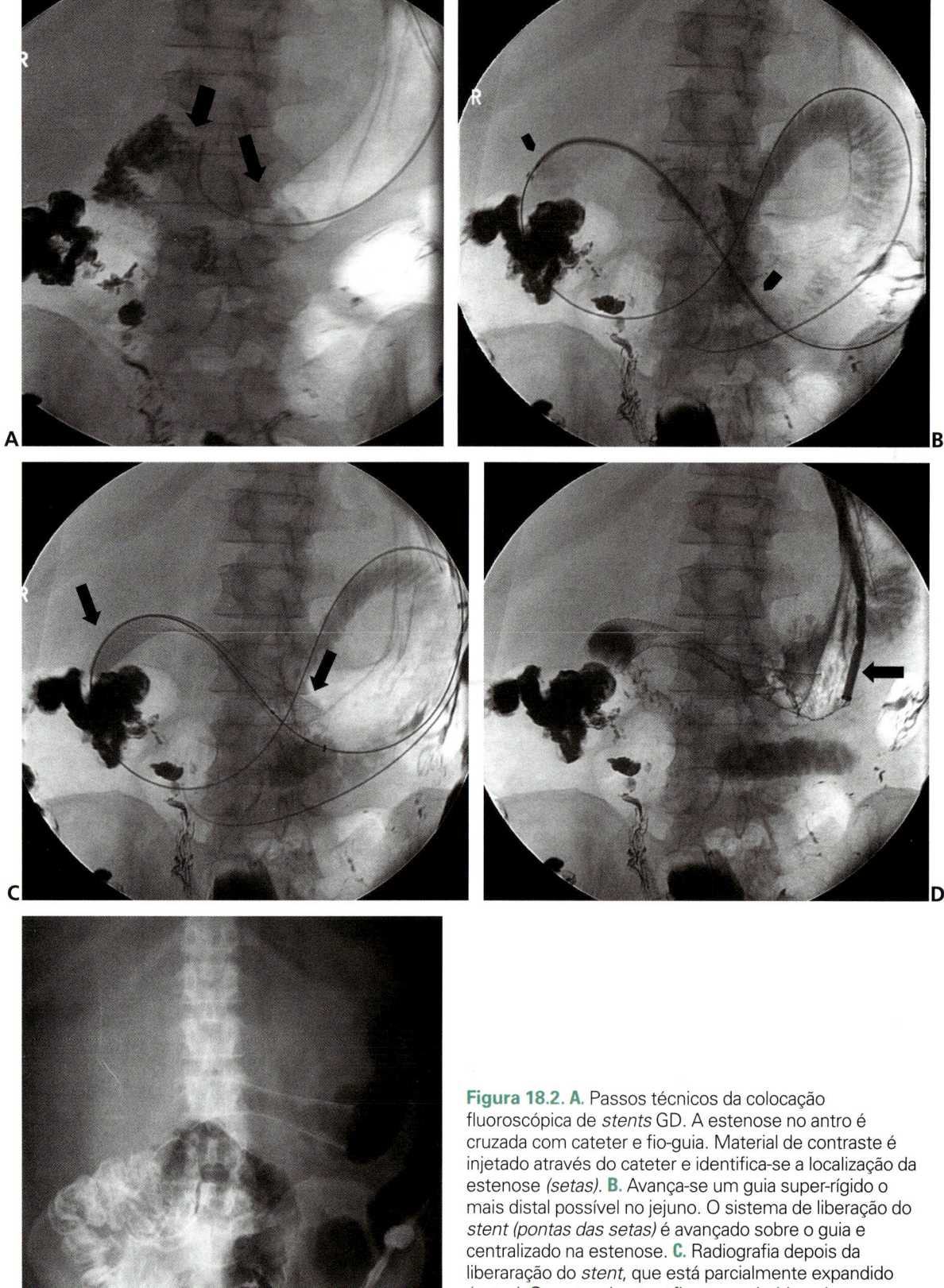

Figura 18.2. A. Passos técnicos da colocação fluoroscópica de *stents* GD. A estenose no antro é cruzada com cateter e fio-guia. Material de contraste é injetado através do cateter e identifica-se a localização da estenose *(setas)*. **B.** Avança-se um guia super-rígido o mais distal possível no jejuno. O sistema de liberação do *stent (pontas das setas)* é avançado sobre o guia e centralizado na estenose. **C.** Radiografia depois da liberaração do *stent*, que está parcialmente expandido *(setas)*. O centro do *stent* fica comprimido pelo tumor. **D.** Material de contraste injetado pelo introdutor *(seta)* para avaliar a posição do *stent*. **E.** Radiografia um dia depois do procedimento mostra expansão quase completa do *stent*.

necessário pré-dilatar a obstrução com um balão de 10 mm para facilitar a colocação e a expansão do *stent*.
- Depois de colocar o *stent*, instrui-se o paciente a seguir uma dieta líquida durante 24 horas e voltar lentamente para a dieta sólida de acordo com a sua tolerância.
- Deve-se evitar dietas com alto teor de resíduos de fibras e grande quantidade de folhas; também se deve mastigar bem os alimentos e procurar fazer pequenas refeições com maior frequência, visto que é comum a lentidão do esvaziamento gástrico.

RESULTADOS E COMPLICAÇÕES

O sucesso técnico é muito alto, de 95-100%. As falhas técnicas são mais frequentes nas obstruções distais do duodeno e do jejuno e também nos casos de estômagos muito dilatados, onde não só é muito difícil canalizar a obstrução, mas também porque a grande curvatura do corpo gástrico evita dar o suporte necessário para avançar o *stent* pelo antro. Em alguns casos é possível colocar o *stent* por um acesso de gastrostomia (Fig. 18.3).

O sucesso clínico é de 85-90%; as falhas ocorrem devido a pouca expansão do *stent*, migração, *stents* colocados em áreas muito anguladas, falta de esvaziamento gástrico por invasão tumoral do plexo celíaco ou por perda do tônus em virtude da dilatação crônica. Como descrito anteriormente, as obstruções distais ocultas são uma causa frequente de falha clínica.

Vários estudos compararam a eficácia de *stents* e a GJ cirúrgica. Foi demonstrado que os *stents* estão associados a reestabelecer mais precocemente a dieta via oral, menor incidência de complicações, alta hospitalar mais precoce e redução dos custos econômicos de cuidados com o paciente. Os *stents* GD também têm sido muito úteis para o tratamento da recidiva tumoral depois da confecção de anastomoses gastrintestinais cirúrgicas (Fig. 18.4).

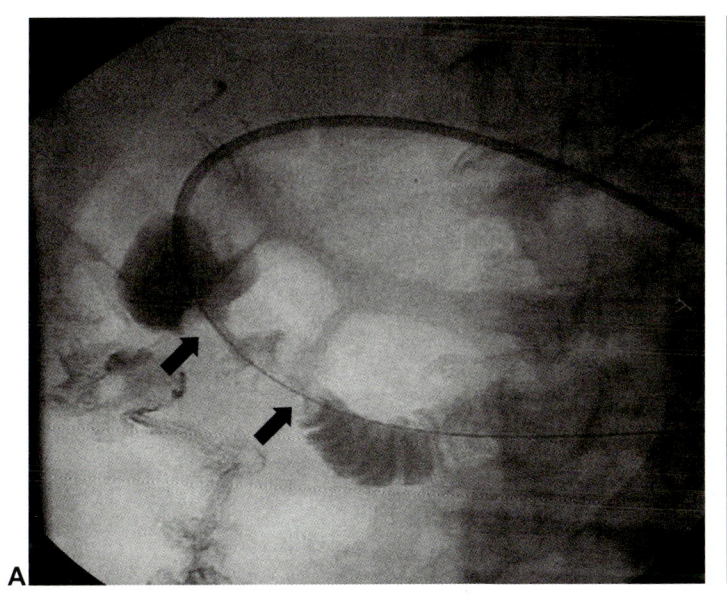

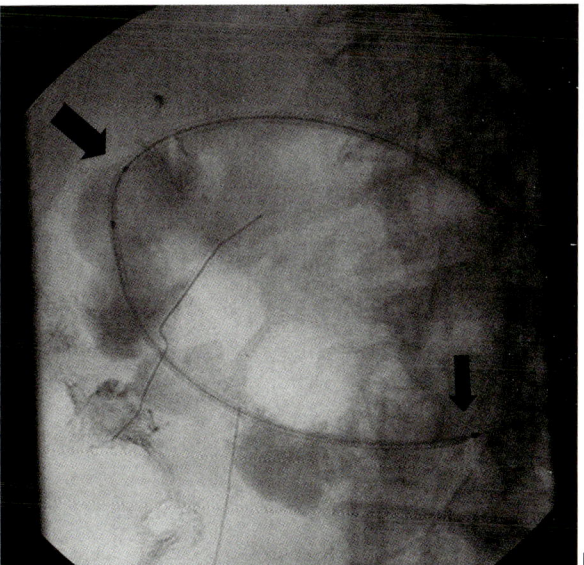

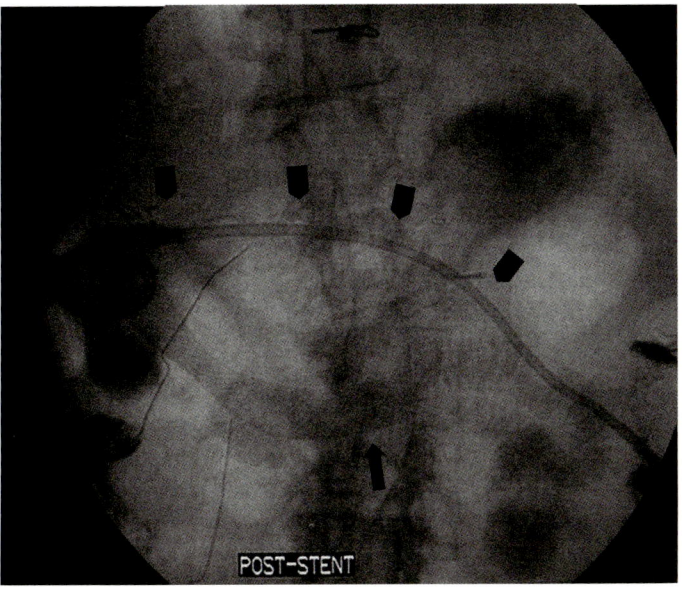

Figura 18.3. A. Usando o tubo de gastrostomia, passa-se um introdutor e um fio-guia através da estenose *(setas)* na terceira porção do duodeno. **B.** Evidencia-se a posição do sistema de liberação do *stent (setas)*. Marcas metálicas colocadas na pele para delimitar a localização da estenose. **C.** Depois de liberar o *stent*, existe um novo tubo de gastrostomia *(pontas das setas)*. Observe o *stent* duodenal *(setas)* com passagem de material de contraste no jejuno.

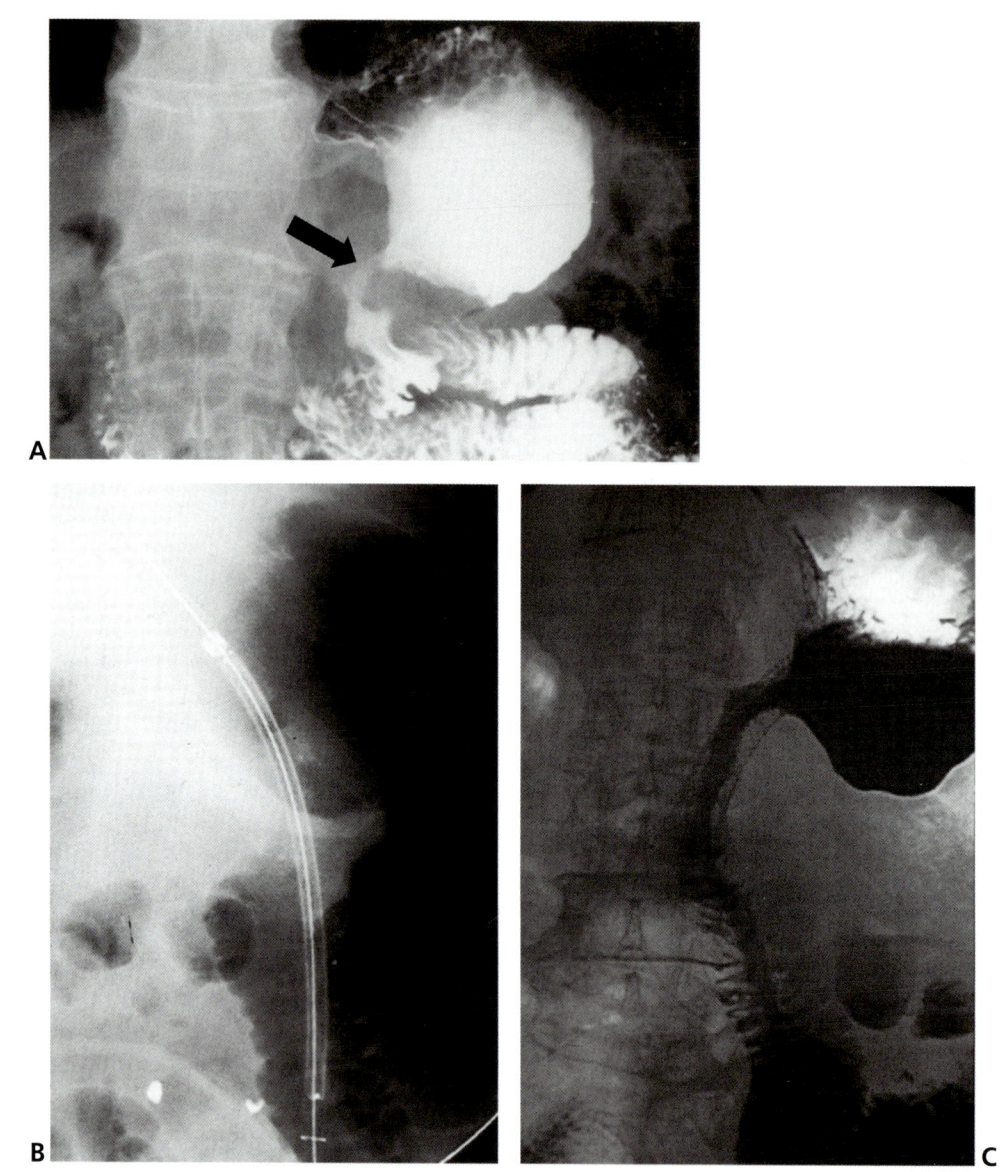

Figura 18.4. A. O contraste mostra recidiva tumoral na anastomose da gastrojejunostomia *(seta)*. **B.** Passagem do sistema introdutor pela estenose. **C.** Controle depois da colocação do *stent* mostra passagem adequada do contraste para o jejuno.

A maioria das complicações é menor, com incidência de até 20%. As complicações mais graves que requerem reintervenção, quer seja cirúrgica ou de revisão dos *stents*, são menores que 7%.

- *Sangramento:* menos de 1%, geralmente autolimitado; em raras situações pode ser necessário fazer embolização para controlá-lo.
- *Perfuração:* a complicação mais temida dos *stents* gastrintestinais é pouco frequente. Pode-se associar à colocação do Wallstent com suas pontas rígidas em áreas muito anguladas ou, em alguns casos, à combinação do *stent* com o uso da radioterapia, causando necrose por pressão. As perfurações devem ser reconhecidas precocemente e o tratamento é cirúrgico.
- *Migração:* a incidência com *stents* não revestidos é menor que 11%. Geralmente ocorre devido a erros de colocação do *stent*, com pouca centralização do mesmo na estenose ou, em alguns casos, à redução da massa tumoral pela quimioterapia. Os *stents* que migram tendem a permanecer no intestino delgado proximal e não apresentar sintomatologia; em outros pacientes, podem ser expulsos espontaneamente e, em uma minoria, causar obstrução intestinal que requer extração cirúrgica (Fig. 18.5).
- *Dor:* geralmente é um problema que ocorre nos primeiros dias e desaparece espontaneamente.
- *Reobstrução:* em razão da reduzida sobrevida destes pacientes, a maioria não apresenta problemas de reobstrução. Isto pode ser por causa da impactação de alimentos, do colapso do *stent* ou, mais frequentemente, pelo crescimento

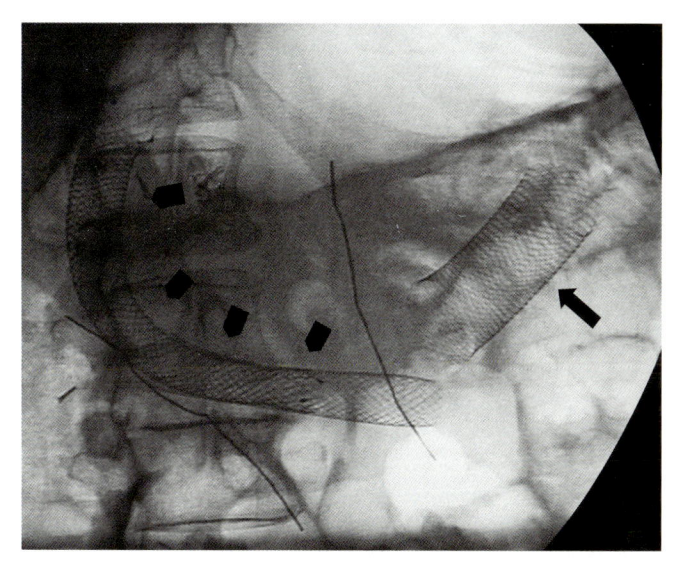

Figura 18.5. Radiografia abdominal oblíqua mostrando a migração distal de um Wallstent *(seta);* depois, dois *stents* adicionais *(pontas das setas)* foram colocados em uma obstrução maligna do duodeno. O *stent* migrado permaneceu nessa posição sem causar sintomas durante o seguimento.

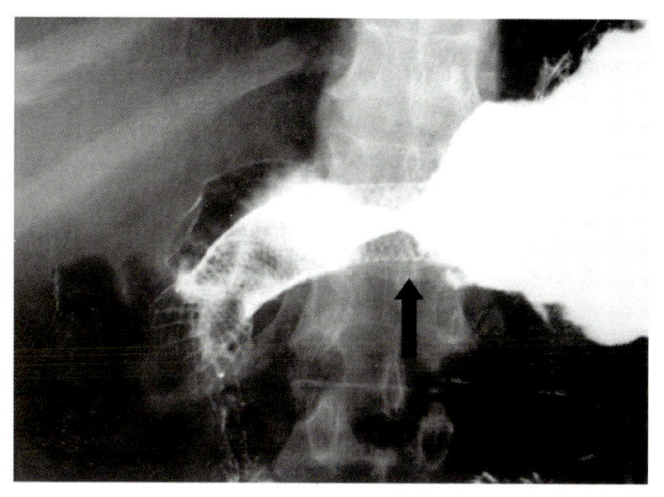

Figura 18.6. Exame gastrintestinal superior mostrando uma estenose dentro de um *stent* duodenal não revestido relacionada com o crescimento do tumor devido à malha do *stent*.

tumoral, quer seja por dentro da malha ou sobre as extremidades do *stent* (Fig. 18.6). O tratamento de escolha é, geralmente, a colocação de um segundo *stent* com recanalização da obstrução. Os índices de reintervenção variam entre 0 e 28%.

STENTS GD REVESTIDOS

Foram desenhados para evitar o crescimento tumoral; no entanto, em razão de serem necessários introdutores de calibre maior, sua colocação era mais difícil. Existem novos modelos de *stents* revestidos que podem ser colocados pelo canal do endoscópio. Os *stents* podem ser revestidos com poliuretano, silicone, *teflon* ou poliéster (Figs. 18.7 e 18.8).

Os principais problemas dos *stents* revestidos são a maior incidência de migração (10-27%) e a potencial obstrução biliar secundária ao serem colocados sobre a papila. Para evitar a migração foram criados *stents* com ombros, *stents* parcialmente revestidos e *stents* com dupla camada com a membrana colocada entre dois *stents*. O uso dos *stents* revestidos ainda é polêmico, e trabalhos recentes comparando os revestidos e os não revestidos não conseguiram demonstrar melhor sobrevida ou menor incidência de reintervenções. À medida que o desenho dos *stents* for aperfeiçoado, espera-se um aumento no uso dos *stents* parcial e totalmente revestidos.

OBSTRUÇÕES COMBINADAS BILIARES E DUODENAIS

Os tumores de pâncreas, duodeno e de papila podem causar obstrução simultânea ou progressiva do duodeno e do trato biliar. As paliações cirúrgicas são cada dia menos usadas devido à sua alta invasividade e ao alto índice de complicações. É possível obter uma adequada paliação nestes pacientes com o uso de *stens* metálicos no trato biliar e no duodeno. A colocação de *stents* biliares deve ser feita primeiro, quer seja por via endoscópica ou percutânea, já que é tecnicamente mais fácil fazê-lo nesta ordem. Em pacientes que já têm um *stent* duodenal e ocorre a obstrução biliar, foi descrita a colocação de *stents* retrógrados endoscópicos, seja através da malha do *stent* duodenal ou com o uso de *laser* para cortar os fios e facilitar o acesso biliar endoscópico. Em muitos casos, no entanto, a colocação do *stent* biliar por via percutânea é muito mais fácil tecnicamente (Fig. 18.9).

CONCLUSÕES

Os *stents* metálicos autoexpansíveis revolucionaram o tratamento paliativo das obstruções malignas da saída do estômago. Existem *stents GD* específicos que permitem uma inserção mais fácil usando fluoroscopia ou endoscopia. Uma escolha adequada do paciente permite grande sucesso técnico e clínico.

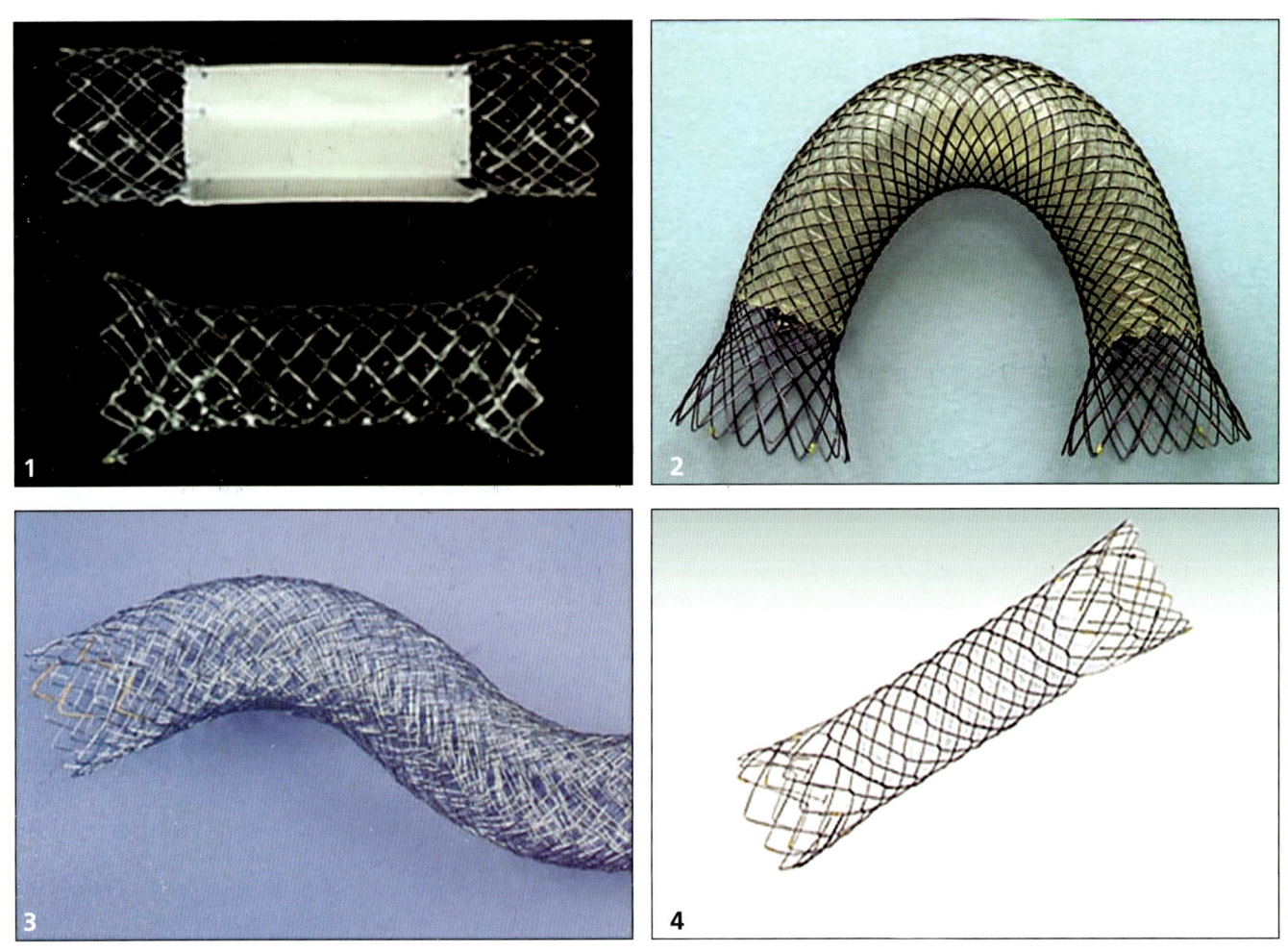

Figura 18.7. Fotografias de *stents* GD revestidos. 1. *Stent* Hercules. Sistema que costuma colocar o *stent* não revestido primeiro e, depois, colocar uma tela de *nylon* apoiada em suas duas extremidades por *stents*. 2. *Stent* de Song parcialmente revestido. 3. *Stent* EGIS com membrana de silicone entre dois *stents* (permite colocação pelo canal). 4. *Stent* Hanaro revestido.

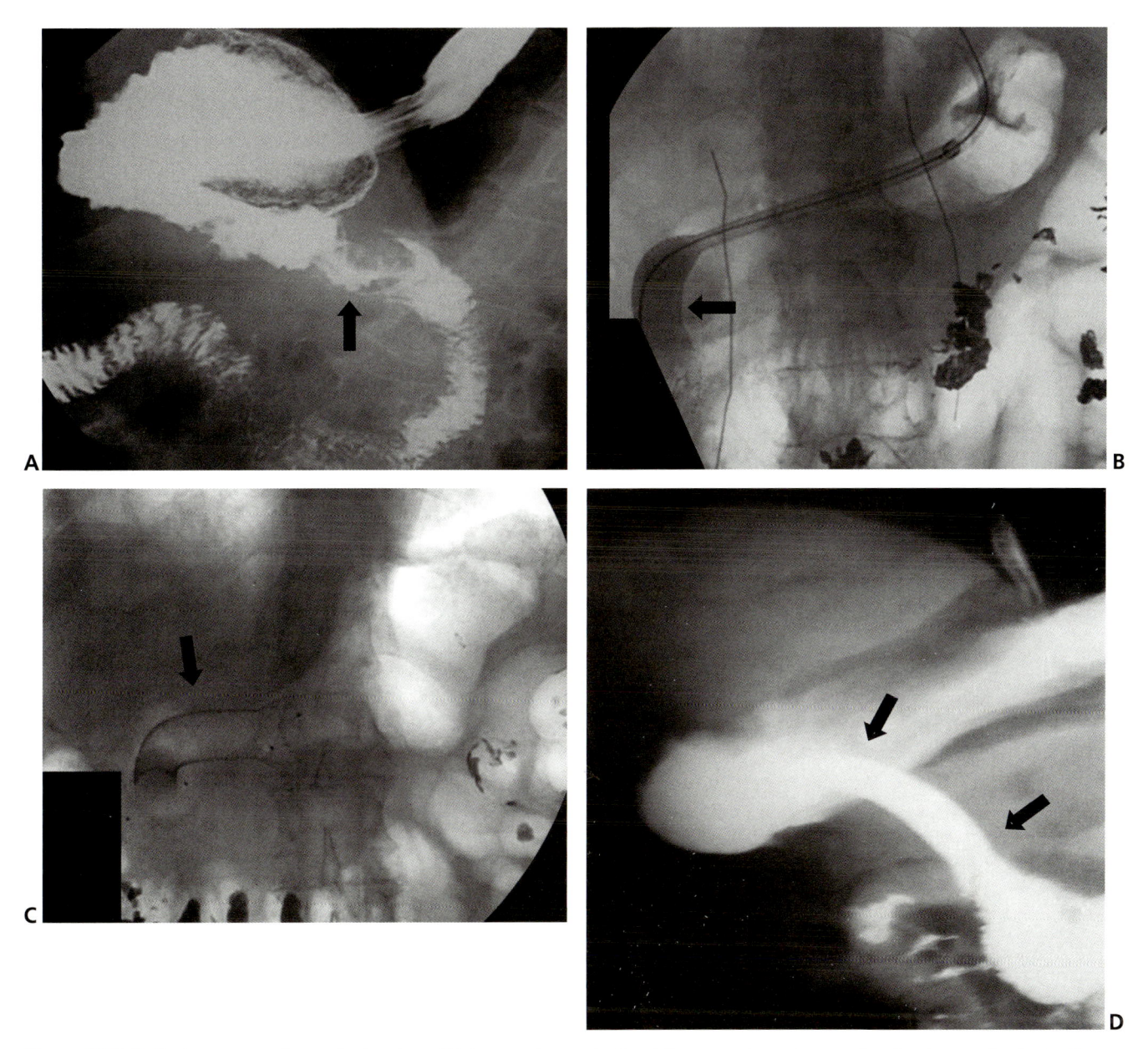

Figura 18.8. A. Paciente com câncer do duodeno. Série superior, projeção oblíqua, mostra estenose da primeira porção do duodeno *(seta)*. **B.** Os marcadores metálicos indicam a localização da estenose. A extremidade distal do *stent* é parcialmente liberada *(seta)*. **C.** Radiografia mostra *stent* revestido GD completamente dilatado *(seta)*. **D.** Série superior oblíqua mostra o *stent* no duodeno *(setas)* com passagem adequada do contraste.

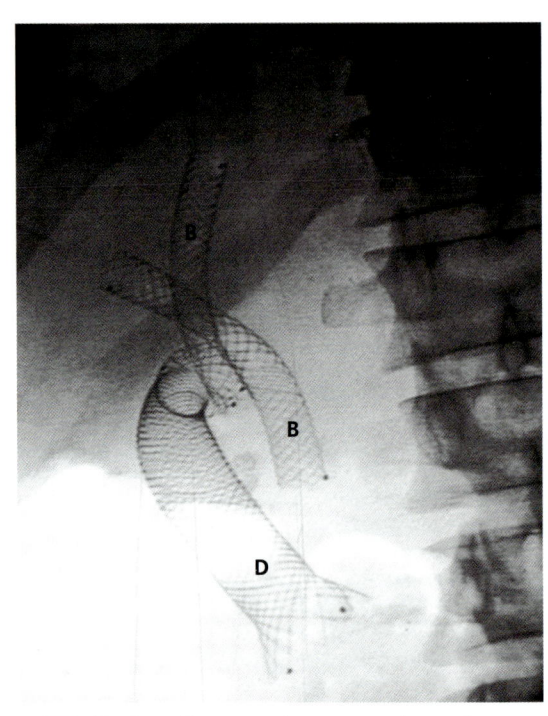

Figura 18.9. Radiografia em paciente com obstrução combinada de duodeno e trato biliar tratada com a colocação percutânea de *stents* biliares em Y e duodenal perioral.
D = duodenal; B = biliar.

BIBLIOGRAFIA

Barón TH. Management of simultaneous biliary and duodenal obstruction: the endoscopic perspective. *Gut Liver* 2010;4:S50-56.

Castaño Llano R, Alvarez Barrera Ó, Lopera J *et al.* Use of partially covered nitinol stents in malignant gastroduodenal obstructions. *Rev Gastroenterol Peru* 2006;26(3):233-41.

Jeurnink SM, Polinder S, Steyerberg EW *et al.* Cost comparison of gastrojejunostomy versus duodenal stent placement for malignant gastric outlet obstruction. *J Gastroenterol* 2010;45(5):537-43.

Jung GS, Song HY, Seo TS *et al.* Malignant gastric outlet obstructions: treatment by means of coaxial placement of uncovered and covered expandable nitinol stents. *J Vasc Interv Radiol* 2002;13:275-83.

Katsanos K, Sabharwal T, Adam A. Stenting of the upper gastrointestinal tract: current status. *Cardiovasc Intervent Radiol* 2010;33(4):690-705.

Katsinelos P, Kountouras J, Germanidis G *et al.* Sequential or simultaneous placement of self-expandable metallic stents for palliation of malignant biliary and duodenal obstruction due to unresectable pancreatic head carcinoma. *Surg Laparosc Endosc Percutan Tech* 2010;20(6):410-15.

Kim CG, Choi IJ, Lee JY *et al.* Covered versus uncovered self-expandable metallic stents for palliation of malignant pyloric obstruction in gastric cancer patients: a randomized, prospective study. *Gastrointest Endosc* 2010;72(1):25-32.

Kim JH, Song HY, Shin JH *et al.* Metallic stent placement in the palliative treatment of malignant gastroduodenal obstructions: prospective evaluation of results and factors influencing outcome in 213 patients. *Gastrointest Endosc* 2007;66:256-64.

Kim JH, Song HY, Shin JH. Malignant gastric outlet obstructions: treatment with self-expandable metallic stents. *Gut Liver* 2010;4:S32-38.

Larssen L, Medhus AW, Hauge T. Treatment of malignant gastric outlet obstruction with stents: an evaluation of the reported variables for clinical outcome. BMC Gastroenterol 2009;(17)9:45.

Lee KM, Choi SJ, Shin S *et al.* Palliative treatment of malignant gastroduodenal obstruction with metallic stent: prospective comparison of covered and uncovered stents. *Scand J Gastroenterol* 2009;44(7):846-52.

Lopera JE, Álvarez Ó, Castaño R *et al.* Initial experience with Song's covered duodenal stent in the treatment of malignant gastroduodenal obstruction. *J Vasc Interv Radiol* 2001;12:1297-303.

Lopera JE, Brazzini A, Gonzales A *et al.* Gastroduodenal stent placement: current status. RadioGraphics 2004;24:1561-73.

Maetani I, Akatsuka S, Ikeda M *et al.* Self-expandable metallic stent placement for palliation in gastric outlet obstructions caused by gastric cancer: a comparison with surgical gastrojejunostomy. *J Gastroenterol* 2005;40:932-37.

Maetani I, Ukita T, Tada T *et al.* Gastric emptying in patients with palliative stenting for malignant gastric outlet obstruction. *Hepatogastroenterology* 2008;55:298-302.

Song HY, Shin JH, Yoon CJ *et al.* A dual expandable nitinol stent: experience in 102 patients with malignant gastroduodenal strictures. *J Vasc Interv Radiol* 2004;15:1443-49.

Yoon CJ, Song HY, Shin JH *et al.* Malignant duodenal obstructions: palliative treatment using self-expandable nitinol stents. *J Vasc Interv Radiol* 2006;17:319-26.

SEÇÃO II

Tratamento Percutâneo das Estenoses Biliares Malignas com a Colocação de Stents Metálicos

INTRODUÇÃO

Carcinomas de vesícula biliar, de pâncreas e colangiocarcinomas, assim como tumores hepáticos primários e metastásicos, podem ocorrer com obstrução biliar, causando sérios problemas para o paciente. Infelizmente muitos tumores são diagnosticados em fases avançadas, quando a ressecção cirúrgica já não é mais possível de ser feita. O tratamento da icterícia converte-se em um dos principais objetivos da paliação para melhorar o prurido, a absorção alimentar deficiente e a presença de colangite por infecção secundária com o propósito de melhorar a qualidade de vida do paciente terminal. A descompressão biliar também está indicada para melhorar a função hepática e permitir a administração segura de quimioterapia.

O estadiamento adequado de cada paciente é muito importante para determinar se o mesmo é candidato à ressecção cirúrgica ou não. Exames como a ressonância magnética, a ultrassonografia e a tomografia axial computadorizada determinam o estadiamento do tumor e permitem planejar possíveis intervenções cirúrgicas ou minimamente invasivas. A colangiografia por ressonância magnética permite determinar de forma muito precisa o nível de obstrução do trato biliar e ajuda a decidir qual a melhor forma de tratamento.

De modo geral, a via endoscópica retrógrada é preferível como primeira opção, já que é mais bem tolerada pelo paciente por ser menos dolorosa, com menor incidência de sangramento e complicações de acesso, como o extravasamento, além de ser muito mais cômoda para o paciente, evitando a colocação de um dreno externo. No entanto, existem muitos casos nos quais a via retrógrada não é anatomicamente possível em razão de prévias derivações bilioentéricas, por exemplo, ou por falhas técnicas em cruzar as obstruções. As estenoses hilares mais proximais, principalmente as que envolvem múltiplos condutos biliares, são tratadas com maior sucesso técnico pela abordagem percutânea. Outra vantagem da drenagem percutânea para pacientes com colangiocarcinoma é que é possível fazer braquiterapia avançando os cateteres de radiação pelas drenagens interna/externa. Outra indicação do acesso percutâneo em casos em que a via retrógrada tenha falhado é a técnica combinada ou Rendez-Vous, mediante a qual, pelo acesso percutâneo, avança-se um guia em direção ao duodeno, permitindo ao endoscopista colocar os stents por via retrógrada.

O tipo de abordagem depende de fatores como a anatomia do paciente e a disponibilidade e experiência do profissional de cada hospital. Outros fatores que são importantes na decisão da melhor abordagem incluem a presença de colangite, que requer drenagem dos condutos infectados, e a atrofia de alguns dos segmentos, casos nos quais não se indica a drenagem, a menos que exista infecção sobreposta.

A colangiografia transepática percutânea (CTP) é uma técnica já bem estabelecida que permite abordar a maioria das obstruções, tanto hilares como distais dos condutos biliares. A abordagem percutânea pode ser feita pelo lado direito, esquerdo ou bilateralmente, dependendo do nível e do lado da obstrução e da preferência do operador. A via direita, usando abordagem subcostal ou intercostal, é a mais utilizada, já que permite drenar grande parte do fígado com apenas um dreno. A abordagem esquerda subxifóidea pode ser feita facilmente com um guia ecográfico, visto que é mais superficial. Para a obstrução tipo 4B do hilo, a abordagem do lado esquerdo permite a drenagem da maior parte do fígado com apenas uma punção, já que, pela anatomia, a confluência dos condutos biliares torna-se mais periférica e, geralmente, um só conduto drena no hilo, enquanto que os condutos direitos tendem a unir-se mais centralmente e os tumores do hilo tendem a ocluir muitos condutos do lado direito de forma independente. As imagens diagnósticas, principalmente a colangiografia por ressonância magnética, permitem planejar melhor o tipo de drenagem.

Para a drenagem são necessários exames de coagulação normais, quer seja com a administração de plasma fresco ou vitamina K. A presença de ascite é uma contraindicação relativa visto que podem existir problemas de extravasamento da bile no peritônio, e é muito frequente o extravasamento ao redor do dreno em direção à pele. O paciente deve tomar antibióticos de amplo espectro que alcancem a flora gastrintestinal. Quando houver evidência de infecção, geralmente se faz uma drenagem externa durante alguns dias; depois que o tronco biliar for descomprimido, pode-se colocar um dreno interno/externo ou um stent metálico. Deve-se evitar a manipulação excessiva do tronco biliar infectado porque existe uma alta incidência de sépsis e bacteremia nestes pacientes.

TÉCNICA BÁSICA DE ABORDAGEM PERCUTÂNEA

Depois de selecionar o local da abordagem, se direita, esquerda ou combinada, aplica-se anestesia local em uma quantidade razoável. Cabe destacar que a drenagem percutânea é um procedimento doloroso e a adequada analgesia, com o uso de sedação consciente, bloqueios intercostais ou anestesia geral, é uma etapa muito importante do procedimento. Para tornar o tronco biliar opaco, faz-se um acesso transepático com uma agulha Chiba 21 ou 22 G. Logo se escolhe um ducto biliar periférico, de tamanho médio, já que os acessos mais centrais estão associados a maiores complicações, como sangramento. Depois de fazer a opacificação do trato biliar com contraste iodado, tendo o cuidado de não dilatá-lo muito, principalmente em casos de colangite, para evitar bacteremia, avança-se com o guia de 0,018" em direção às vias centrais. Em seguida usa-se um sistema coaxial 5-6 Fr que permite mudar o acesso por um guia 0,035" e o uso de cateteres 5 Fr e guias convencionais. Com a abordagem percutânea, o uso de guias hidrofílicos e de diferentes cateteres angiográficos, é possível ultrapassar a maioria das obstruções, tanto proximais quanto distais. Diferentemente da via retrógrada, onde a manipulação é feita a longa distância, a via percutânea permite um suporte adequado para vencer quase todas as obstruções e o sucesso técnico é de mais de 90%. Depois de avançar com um cateter no duodeno, coloca-se um guia com suporte maior, como o guia super rígido da Amplatz. Posteriormente, dilata-se o trato com um dilatador em série e, finalmente, coloca-se um tubo de drenagem, quer seja externo, em casos de não poder se ultrapassar a obstrução, ou dreno interno/externo.

Para o tratamento paliativo destes pacientes, o radiologista intervencionista tem duas opções: a drenagem percutânea interna/externa e a colocação de *stents* plásticos ou metálicos.

- *Drenagem percutânea interna/externa:* consiste em um dreno 8 Fr ou de maior calibre, que é colocado com a ponta dentro do duodeno e orifícios proximais à obstrução; ao fechar a porção externa, permite a drenagem interna da bile e o paciente não precisa usar uma bolsa de drenagem (Fig. 18.10).

  O tubo é trocado a cada 3 meses. Este tipo de drenagem é relativamente fácil e econômica, mas tem a desvantagem da presença do dreno externo, que pode incomodar o paciente e lembrá-lo de sua doença terminal. Também pode haver infecção e migração acidental do dreno. Este tipo de dreno é uma boa opção para pacientes que têm sobrevida curta, de menos de 3 meses, e para o tratamento provisório do paciente no qual se planeja fazer uma posterior ressecção cirúrgica.

- Stents *metálicos:* a colocação de *stents* metálicos por via percutânea é uma técnica relativamente simples, uma vez que se tenha conseguido fazer a drenagem percutânea do tronco biliar. A maioria dos hospitais prefere drenar a bile por alguns dias antes de colocar o *stent*; esta conduta previne possíveis infecções em razão da manipulação da bile contaminada, e existe menos sangramento através da via de acesso no fígado. Se o paciente já tiver um dreno biliar, este é removido com um guia e é colocado um introdutor vascular, geralmente um 8 Fr. Estenoses muito estreitas podem requerer uma prévia dilatação com balão. Dependendo do tipo de *stent* e da estenose, esse deve ou não ser dilatado depois da sua colocação. Depois, na maioria dos casos, deixa-se um dreno externo "de segurança" de menor calibre sobre o *stent*; este dreno é deixado fechado com instruções de ser aberto caso haja febre, extravazamento **de bile** ou dor grave que possam indicar disfunção do *stent*. Depois de 1-3 dias faz-se uma colangiografia de controle e, se o *stent* estiver permeável, remove-se o dreno. Alternativamente, pode-se esperar alguns dias depois da drenagem biliar inicial até que o trato percutâneo amadureça e possa fazer-se a colocação do *stent* com remoção do dreno em apenas uma etapa, já que o trato maduro evita o extravasamento biliar no peritônio nos casos de disfunção

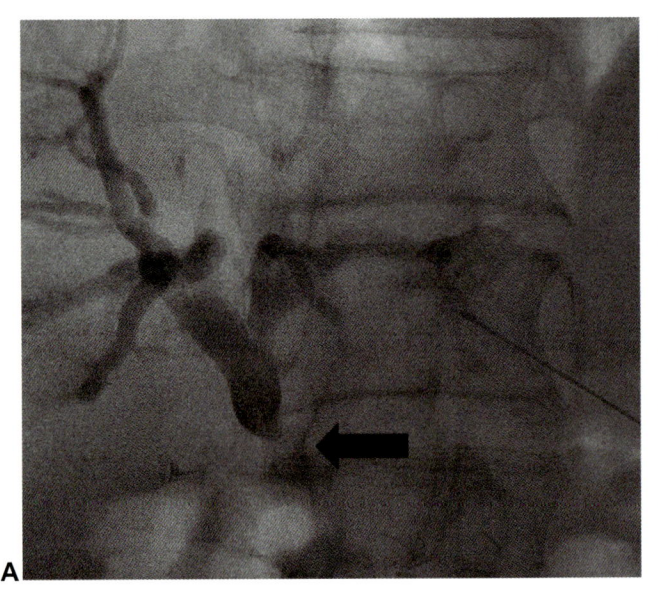

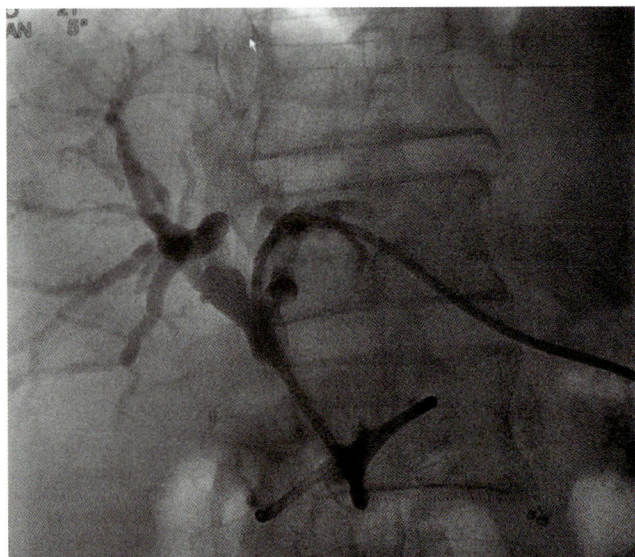

Figura 18.10. A. CTP por abordagem esquerda mostra obstrução do conduto hepático distal *(seta)*. **B.** Colangiografia mostra drenagem interna/externa.

do *stent*. Alguns autores fizeram a drenagem percutânea, a colocação do *stent* e a remoção do acesso em uma única etapa, em muitos casos com embolização do trato para evitar o extravasamento biliar. Na experiência deste autor, essa conduta está relacionada com um número maior de complicações, como extravasamento para o peritônio, sangramento e colangite.

Os *stents* metálicos do tronco biliar são do tipo autoexpansíveis e são os mesmos utilizados para o tratamento de doenças vasculares periféricas. Tradicionalmente, são usados os *stents* de nitinol ou o Wallstent, feito de Elgiloy. O problema da reoclusão continua sendo frequente devido ao crescimento tumoral dentro do *stent*, principalmente à medida que a sobrevida dos pacientes aumenta.

A classificação de Bismuth é frequentemente utilizada para determinar a melhor abordagem dos pacientes com lesões hilares, principalmente por colangiocarcinomas.

- *Bismuth I:* lesão de conduto hepático sem afetar a confluência; tipo II: comprometimento da confluência; tipo III: lesão de confluência e de condutos hepáticos secundários direito (IIIa) ou esquerdo (IIIb); tipo IV: comprometimento de condutos intra-hepáticos secundários de ambos os lados. Quanto mais proximal estiver a obstrução, mais difícil será o tratamento paliativo. A obstrução progressiva de canalículos proximais com colangite secundária é a causa mais comum de morte dos pacientes com colangiocarcinoma. Para o tratamento das obstruções hilares foram descritas muitas técnicas de colocação de *stents*, sendo que algumas permitem drenagens de grande parte do fígado. Foram desenhados *stents* com orifícios no centro que possibilitam sua articulação em diferentes configurações, evitando sua deformação e facilitando muito o cruzamento da malha do primeiro *stent* a fim de se colocar o segundo (Figs. 18.11 e 18.12). Possíveis desvantagens são a complexidade técnica e a invasão tumoral mais precoce devido à malha aberta no local da articulação.

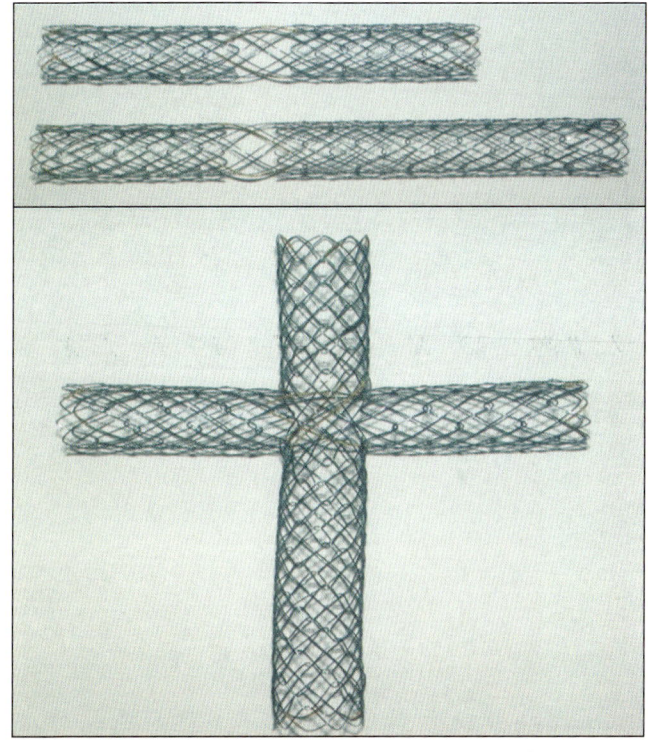

Figura 18.12. Fotografia de *stents* de nitinol com orifícios centrais que permitem a configuração em cruz ou em T.

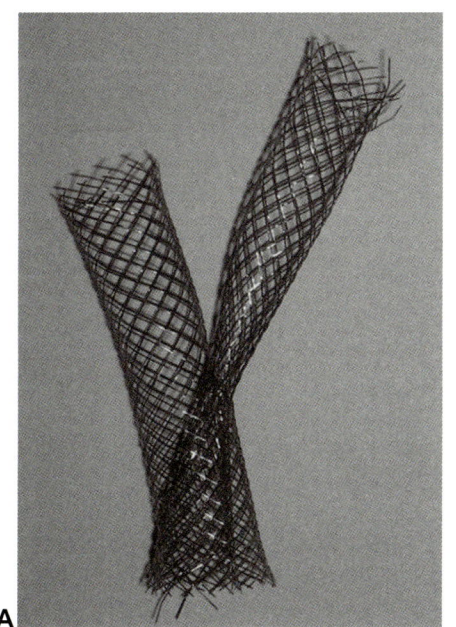

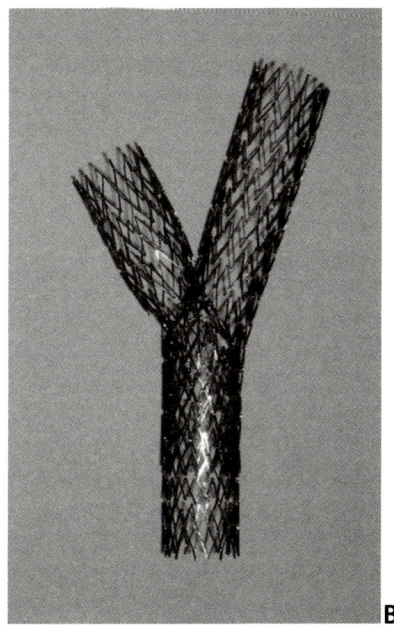

Figura 18.11. A. Deformação de um Wallstent quando colocado em Y, atravessando a malha de um primeiro *stent*. **B.** Alguns *stents* de nitinol cortados com *laser* permitem melhor articulação em Y.

Os tipos de drenagens mais utilizadas na patologia hilar são mostrados na Tabela 18.2.

Para as obstruções da papila e do colédoco distal deve-se identificar com injeção de contraste a posição da papila e o *stent* deve ser colocado no duodeno, protruído em alguns milímetros. Deve-se evitar colocar o *stent* muito dentro do duodeno porque isto pode causar oclusão do dispositivo por alimentos ou por contato com a mucosa intestinal. A colocação do Wallstent com suas pontas aguçadas contra a parede do duodeno pode causar perfuração ou sangramento.

Colocar o *stent* através ou superiormente à papila é discutível. As vantagens de colocar *stents* dentro do duodeno são: revisão mais fácil por endoscopia e menos problemas de disfunção papilar. As desvantagens são a irritação do duodeno e o refluxo alimentar com possível colangite. Quando as obstruções estão a menos de 4 cm acima da papila e o ângulo do colédoco distal é mínimo, os *stents* suprapapilares estão recomendados. Em obstruções mais distais, quando o *stent* é colocado muito próximo à papila, esta pode ficar angulada e a extremidade distal do *stent* pode ocluir ao ficar em contato com a parede do colédoco. Os *stents* suprapapilares também são mais difíceis de ser revisados por via retrógrada.

Foram relatadas experiências mistas com o uso dos *stents* revestidos na patologia biliar maligna. A vantagem é que eles previnem a oclusão por crescimento tumoral. As desvantagens são: maior migração, potencial colecistite e pancreatite devido à oclusão dos condutos cístico e pancreático, respectivamente, problemas com as estenoses hilares por obstrução secundária de condutos, tamanho maior dos introdutores e maior custo. Embora seu uso seja um tanto polêmico, os estudos apontam que, apesar de não haver maior sobrevida, o uso de *stents* revestidos resulta em menos reintervenções. À proporção que a tecnologia dos *stents* revestidos progride, seu uso clínico se torna cada dia mais frequente, principalmente nas obstruções distais (Fig. 18.17).

Muitos dos novos desenhos dos *stents* são mais estruturados, permitindo seguir as curvas naturais dos condutos hilares sem retificá-los, como os *stents* antigos mais rígidos (Tabela 18.3). A força radial também deve ser suficiente para manter a estenose permeável, mas não excessiva, a fim de evitar o trauma da mucosa.

RESULTADOS E COMPLICAÇÕES

O sucesso técnico da CTP é maior que 90%. Quando o sistema biliar estiver minimamente dilatado, o sucesso técnico é menor. A maioria das complicações ocorre devido ao acesso percutâneo e inclui sangramento, dor, extravasamento peritoneal, derrame pleural com biliotórax ou empiema. Grande parte das complicações é simples e tratada com técnicas percutâneas. A mortalidade relacionada com o procedimento é menor que 2%. A incidência de icterícia recorrente por supercrescimento tumoral é de 10-30% e pode ser tratada com reintervenção percutânea ou endoscópica.

CONCLUSÃO

Podemos deduzir que a drenagem percutânea com colocação de *stents* metálicos continuará tendo um papel muito importante no tratamento das estenoses malignas biliares e, mais que uma técnica competitiva com a endoscopia, é uma técnica complementar. O trabalho em equipe entre gastroenterologistas, endoscopistas intervencionistas e radiologistas intervencionistas permitirá o tratamento excelente e integral do paciente.

Tabela 18.2. Tipos de drenagens utilizadas na patologia hilar

Tipo de drenagem	Técnica	Vantagens	Desvantagens
Drenagem em Y (Fig. 18.13)	Por punções bilaterais são colocados *stents* paralelos que se estendem do colédoco aos hepáticos	Tecnicamente mais fácil. São colocados *stents* de maior calibre. Pode-se revisar cada conduto separadamente	São necessárias duas punções com maior risco de complicações. Distorção do colédoco e dos *stents* por mudança de calibre
Drenagem em X ou em cruz (Fig. 18.14)	Por uma punção direita ou esquerda coloca-se um *stent* de lado a lado. Depois, por uma punção de um conduto mais superior, coloca-se o segundo *stent* através da malha do primeiro *stent*	Pode-se drenar grande parte do fígado com duas punções	Tecnicamente complexa. São necessários *stents* com desenho especial para evitar a deformação. A revisão é tecnicamente difícil
Drenagem em T (Fig. 18.15)	Por punção unilateral coloca-se um *stent* de hepático a hepático. Depois se cruza a malha do *stent* e articula-se outro a partir do local da punção até o colédoco	Permite drenar grande parte do fígado com uma punção	Tecnicamente complexa. Deformação da malha do *stent*. *Stents* com orifícios permitem invasão tumoral mais precoce
Drenagem unilateral (Fig. 18.16)	Coloca-se *stent* desde um hepático até o colédoco, deixando o outro lado sem drenar	Drenagem mais fácil e econômica. Indicada se o lóbulo contralateral estiver atrófico e não houver evidência de colangite. Indicada em lesões B1	Deixa um lado sem drenar. A drenagem posterior e a colocação do *stent* do lado contralateral são muito dificultadas pela presença da malha do *stent*

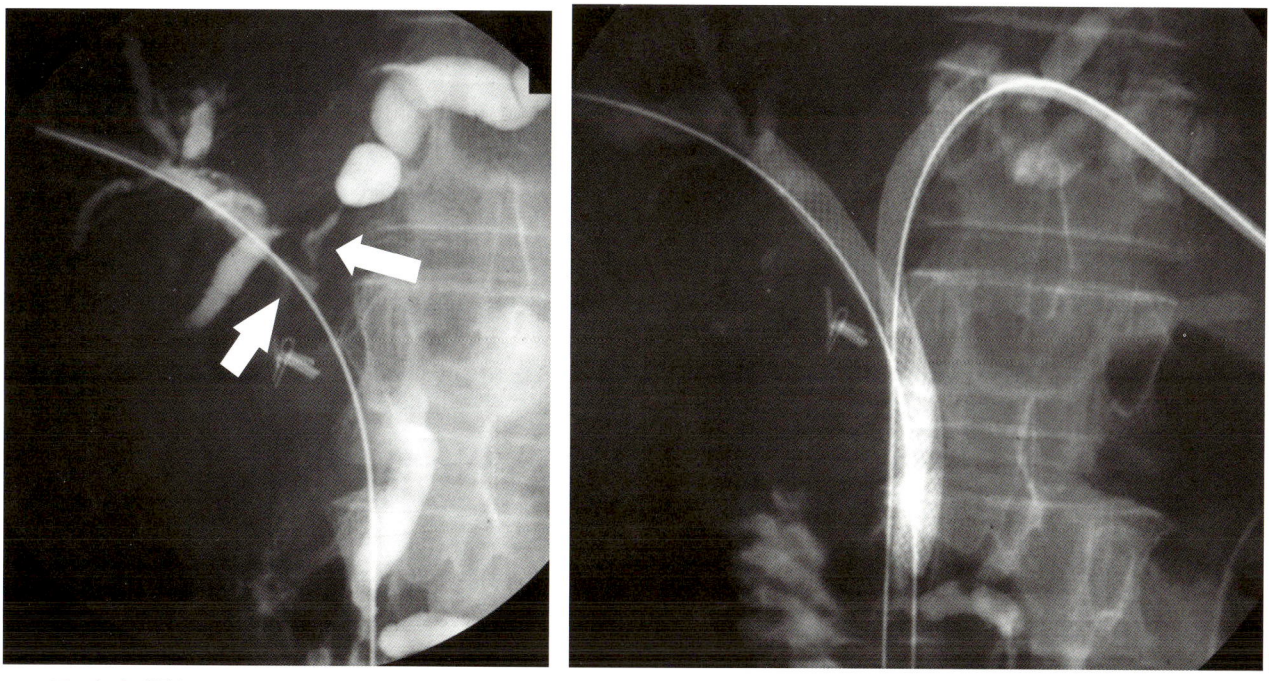

Figura 18.13. A. CTP mostra lesão hilar bilateral (setas) produzida por colangiocarcinoma. **B.** Colangiografia mostra Wallstents colocados em Y e por acessos percutâneos bilaterais.

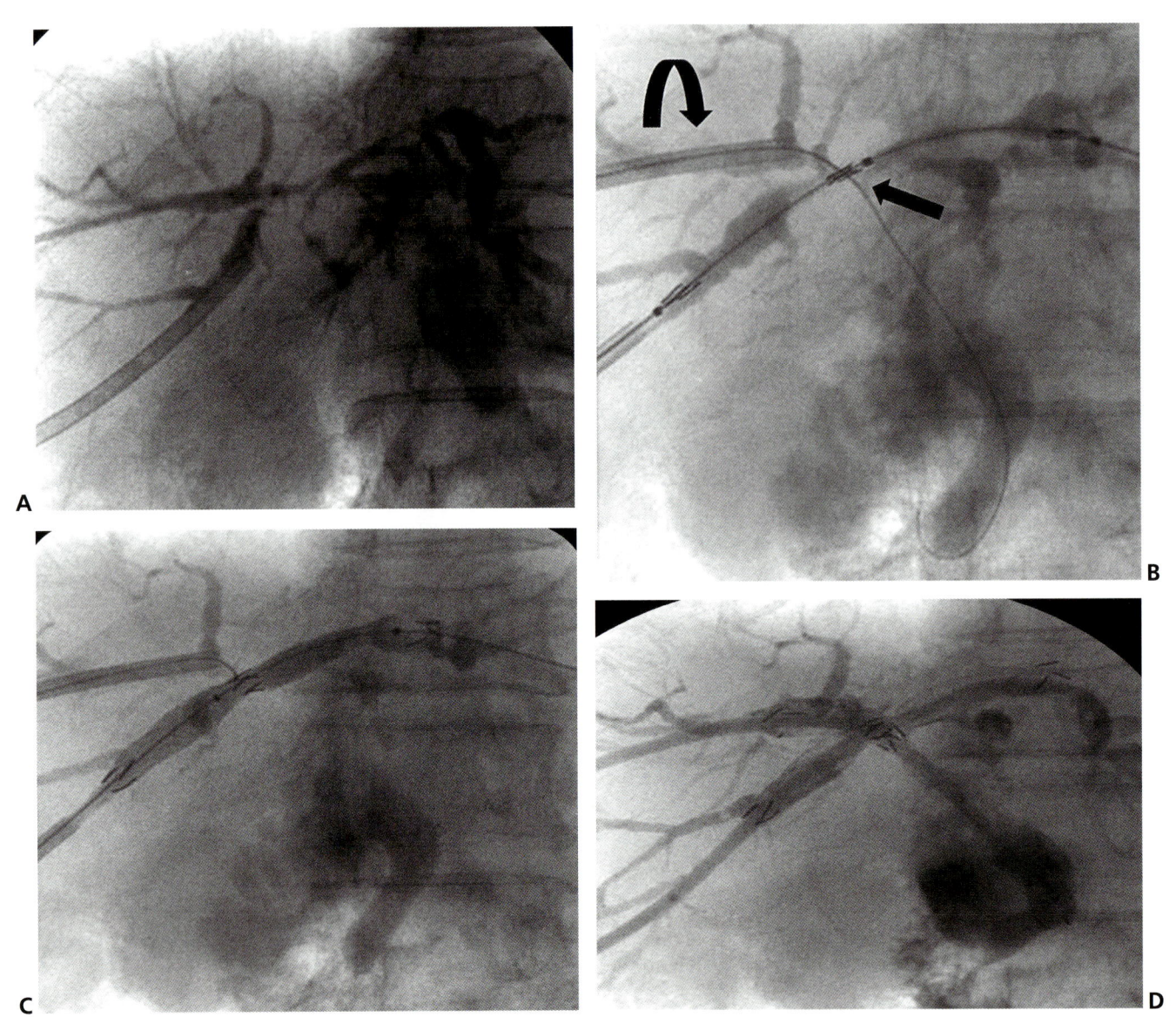

Figura 18.14. A. CTP mostra obstrução complexa do hilo tipo B4. Obteve-se acesso percutâneo por dois condutos direitos.
B. A radiografia mostra *stent* com marcas radiopacas no centro *(seta)*, colocado da direita para a esquerda. Observe o acesso percutâneo direito mais superior *(seta curva)*. **C.** Depois de liberar o *stent* horizontal, faz-se a canalização do orifício central deste com uma abordagem do conduto superior. **D.** A radiografia final mostra *stent* articulado em X ou em cruz.

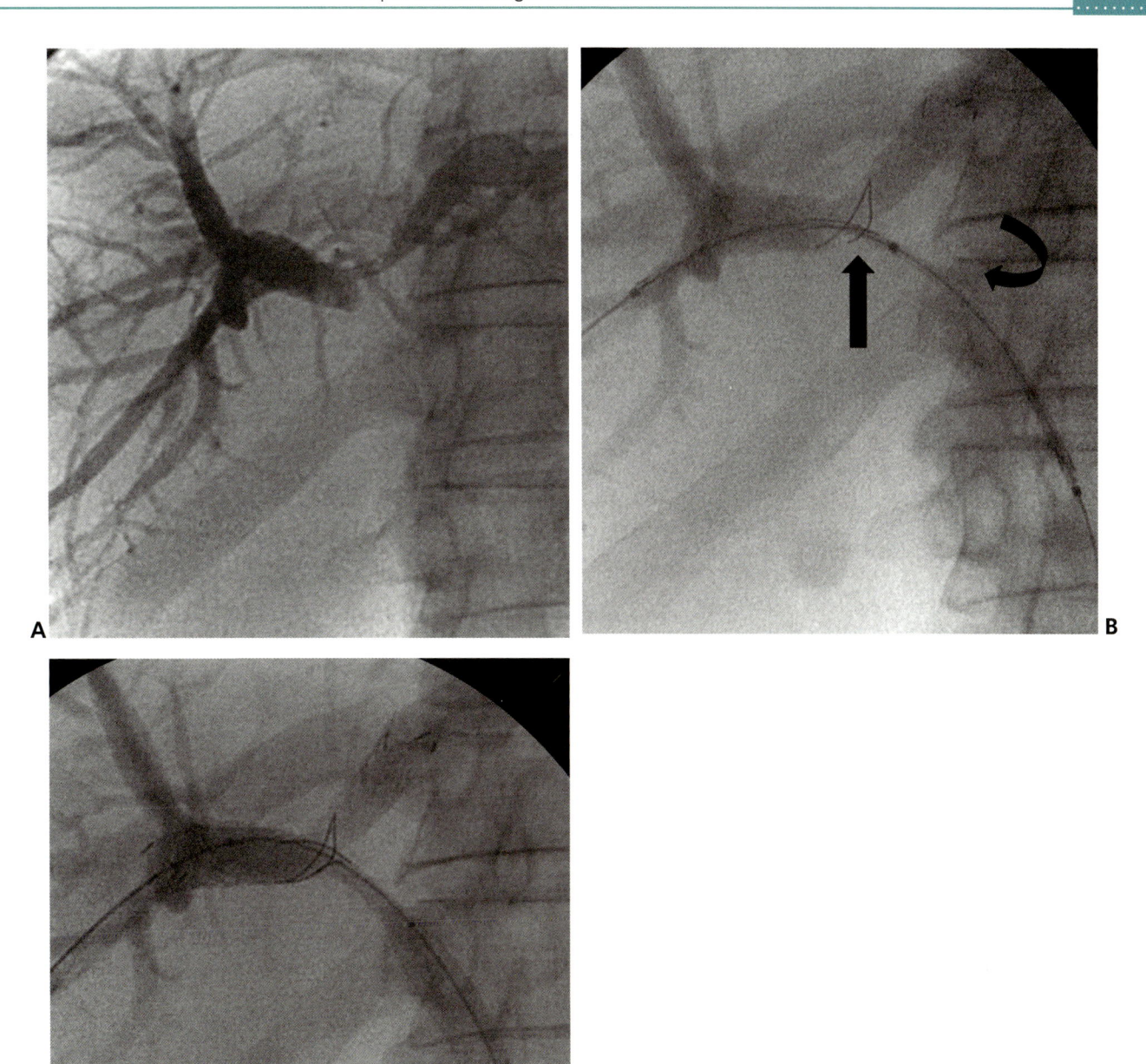

Papel da Radiologia Intervencionista Gastrintestinal

Figura 18.15. A. Drenagem por abordagem direita mostra obstrução do hilo tipo B3. **B.** Colocação de *stents* em T. A figura mostra *stent* da direita para a esquerda com marcas radiopacas em um orifício central *(seta)* pelo qual se avança com o segundo *stent (seta curva)* até o colédoco.
C. A radiografia final mostra os *stents* articulados em T.

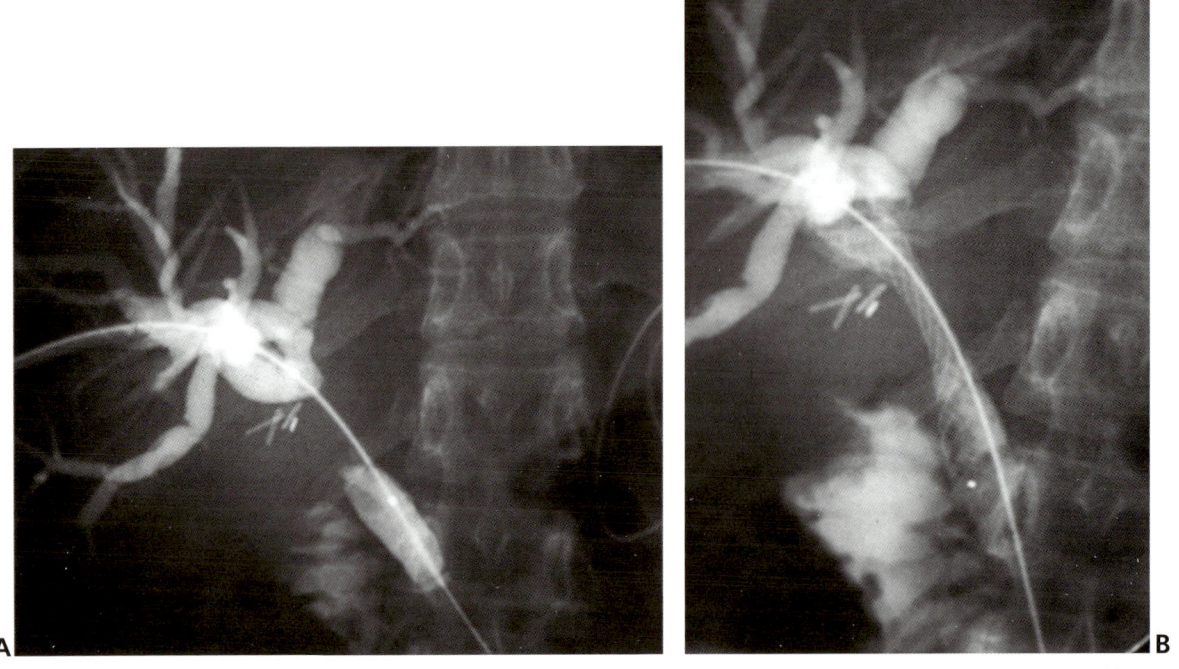

Figura 18.16. A. CTP que mostra obstrução proximal do conduto hepático comum B1. **B.** Um *stent* unilateral não revestido permite drenar ambos os lados com apenas um *stent*.

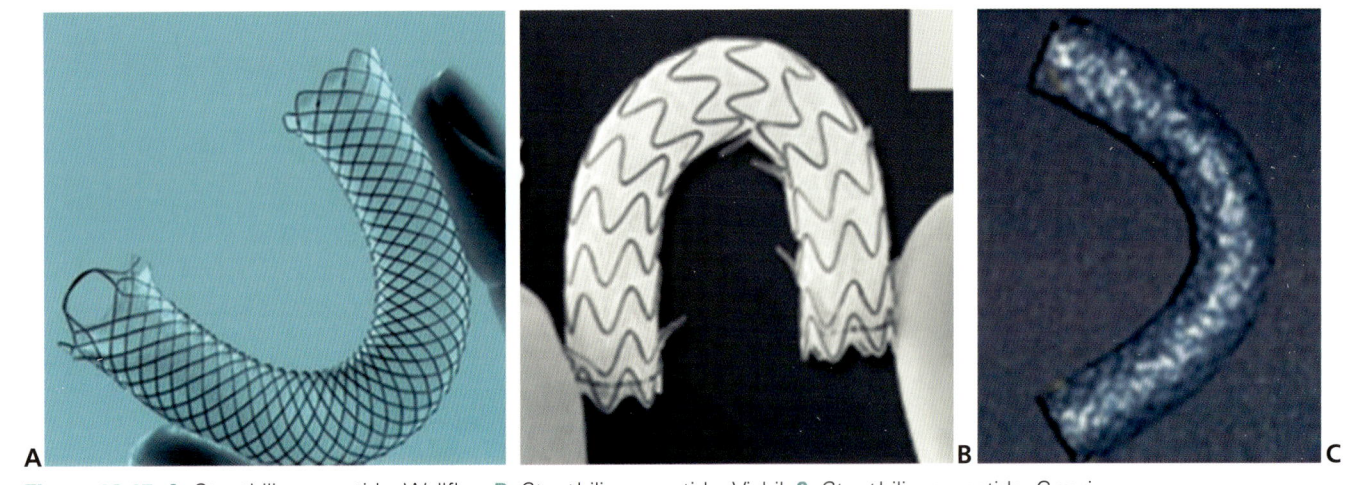

Figura 18.17. A. *Stent* biliar revestido: Wallflex. **B.** *Stent* biliar revestido: Viabil. **C.** *Stent* biliar revestido: Convi.

Tabela 18.3. *Stents* biliares revestidos de uso percutâneo

Tipo de *stent*	Empresa comercial	Tamanho introdutor	Revestimento	Comentários
Viabil	Gore	10 Fr	PTFE	Disponível com orifícios proximais para lesões do hilo
Wallflex	Boston Scientific	8,5 Fr	Silicone	Alça de remoção de nitinol. Versões totalmente e parcialmente revestidas
Wallstent	Boston Scientific	8 Fr	Permalume	Pontas descobertas
Comvi	Taewoong Medical Corea	9 Fr	PTFE	Membrana entre dois *stents* de nitinol
Niti-S	Taewoong Medical Corea	8.5 Fr	Silicone	Alça de nailon para remoção
Hanaro *stent*	MI Tech, Corea	8,5 Fr	Silicone	
EGIS *stent*	S & G Biotech, Corea	8 Fr	Silicone	Versão de 1 *stent* revestido ou membrana de silicone entre dois *stents*

BIBLIOGRAFIA

Baer HU, Rhyner M, Stain SC et al. The effect of communication between the right and left liver on the outcome of surgical drainage for jaundice due to malignant obstruction at the hilus of the liver. *HPB Surgery* 1994;8(1):27-31.

Cheng JL, Bruno MJ, Bergman JJ et al. Endoscopic palliation of patients with biliary obstruction caused by nonresectable hilar cholangiocarcinoma: efficacy of self-expandable metallic Wallstents. *Gastrointest Endosc* 2002;56(1):33-39.

Dawson SL, Lee MJ, Mueller PR. Metal endoprostheses in malignant biliary obstruction. *Semin Intervent Radiol* 1991;8:242-51.

De Palma GD, Pezzullo A, Rega M et al. Unilateral placement of metallic stents for malignant hilar obstruction: a prospective study. *Gastrointest Endosc* 2003;58(1):50-53.

Deviere J, Baize M, De Toeuf J et al. Long-term follow-up of patients with hilar malignant stricture treated by endoscopic internal biliary drainage. *Gastrointest Endosc* 1988;34(2):95-101.

Dowsett JF, Vaira D, Hatfield AR et al. Endoscopic biliary therapy using the combined percutaneous and endoscopic technique. *Gastroenterology* 1989;96(4):1180-86.

Ee H, Laurence BH. Haemorrhage due to erosion of a metal biliary stent through the duodenal wall. *Endoscopy* 1992;24:431-32.

England RE, Martin DF. Endoscopic and percutaneous intervention in malignant obstructive jaundice. *Cardiovasc Intervent Radiol* 1996;19(6):381-87.

Freeman ML, Overby C. Selective MRCP and CT-targeted drainage of malignant hilar biliary obstruction with self-expanding metallic stents. *Gastrointest Endosc* 2003;58:41-49.

Freeman ML, Sielaff TD. A modern approach to malignant hilar biliary obstruction. *Rev Gastroenterol Dis* 2003;3(4):187-201.

Inal M, Akgul E, Aksungur E et al. Percutaneous placement of biliary metallic stents in patients with malignant hilar obstruction: unilobar versus bilobar drainage. *J Vasc Interv Radiol* 2003;14:1409-16.

Isayama H, Kawabe T, Nakai Y et al. Management of distal malignant biliary obstruction with the ComVi stent, a new covered metallic stent. *Surg Endosc* 2010;24:131-37.

Kahaleh M. Efficacy and complications of covered Wallstents in malignant distal biliary obstruction. *Gastrointest Endosc* 2005;61:528-33.

Krokidis ME, Hatzidakis AA. Percutaneous transcholecystic placement of an ePTFE/FEP-covered stent in the common bile duct. *Cardiovasc Intervent Radiol* 2010;33:639-42.

Lee DH, Yu JS, HwangJC et al. Percutaneous placement of self-expandable metallic biliary stents in malignant extrahepatic strictures: indications of transpapillary and suprapapillary methods. *Korean J Radiol* 2000;1(2):65-72.

Lee JH, Kang DH, Kim JY et al. Endoscopic bilateral metal stent placement for advanced hilar cholangiocarcinoma: a pilot study of a newly designed Y stent. *Gastrointest Endosc* 2007;66:364-69.

Lopera JE, Soto JA, Múnera F. Malignant hilar and perihilar biliary obstruction: use of MR cholangiography to define the extent of biliary ductal involvement and plan percutaneous interventions. *Radiology* 2001;220(1):90-96.

Pinol V, Castelis A, Bordas JM et al. Percutaneous self expanding metal stents versus endoscopic polyethylene endoprostheses for treating malignant biliary obstruction: randomized clinical trial. *Radiology* 2002;225:27-34.

Roebuck DJ, Stanley P, Katz MD et al. Gastrointestinal hemorrhage due to duodenal erosion by a biliary Wallstent. *Cardiovasc Intervent Radiol* 1998;21:63-65.

Schima W, Prokesch R, Osterreicher C et al. Biliary Wallstent endoprosthesis in malignant hilar obstruction: long-term results with regard to the type of obstruction. *Clin Radiol* 1997;52:213-19.

Singhal D, van Gulik TM, Gouma DJ. Palliative management of hilar cholangiocarcinoma. *Surg Oncol* 2005;14(2):59-74.

Soderlund K, Linder S. Covered metal versus plastic stents for malignant common bile duct stenosis: a prospective, randomized, controlled trial. *Gastrointest Endosc* 2006;63:986-95.

Speer AG, Cotton PB, Russel RC et al. Randomized trial of endoscopic versus percutaneous stent insertion in malignant obstructive jaundice. *Lancet* 1987;2(8550):57-62.

Stoker J, Lameris JS, Van Blankenstijn M. Percutaneous metallic self expandable endoprostheses in malignant hilar biliary obstruction. *Gastrointest Endosc* 1993;39:43-49.

Stoker J, Lameris JS. Complications of percutaneously inserted biliary Wallstents. *J Vasc Interv Radiol* 1993;4:767-72.

Stoker J, Lameris JS. Complications of percutaneously inserted biliary Wallstents. *J Vasc Intervent Radiol* 1993;4:767-72.

Van Delden OM, Lameris JS. Percutaneous drainage and stenting for palliation of malignant bile duct obstruction. *Eur Radiol* 2008;18(3):448-56.

Van Steenbergen W, Van Aken L, Ponette E. Acute pancreatitis complicating the insertion of a self-expandable biliary metal stent. *Endoscopy* 1992;24:440-42.

Yarze JC, Poulos AM, Fritz HP et al. Treatment of metallic biliary stent-induced duodenal ulceration using endoscopic laser therapy. *Dig Dis Sci* 1997;42:6-9.

SEÇÃO III

Radiologia Intervencionista e *Stents* Colorretais (CR)

INTRODUÇÃO

O câncer colorretal é o terceiro câncer mais comum nos Estados Unidos e representa 10% de todas as mortes por câncer. Até 85% das emergências do cólon são devidas à obstrução pelo câncer, e de 10 a 30% dos pacientes com câncer de cólon terão sintomas obstrutivos como apresentação inicial. A cirurgia para a obstrução colônica aguda apresenta morbidade de 45-50% e mortalidade de 15-20%, enquanto que a cirurgia eletiva apresenta uma mortalidade reduzida de 0,9-6%.

A colocação de *stents* CR agora é um procedimento aceito para o tratamento paliativo do câncer CR em pacientes com doença inoperável e como uma ponte para a cirurgia em pacientes com obstrução colônica aguda. A grande vantagem dos *stents* CR é que evita-se as colostomias, associadas a complicações significativas e efeitos adversos na qualidade de vida. Os *stents* CR apresentam grande sucesso técnico de 84-95% e sucesso clínico de 83-89%, com um índice significativo de menor morbidade e mortalidade que a cirurgia de urgência. Outras vantagens dos *stents* incluem reestabelecer a dieta via oral o mais breve possível, permitir a descompressão do cólon com possibilidade de fazer colonoscopia e estadiamento do tumor antes da cirurgia eletiva, menor permanência no hospital, menor custo e possibilidade de iniciar a quimiorradioterapia mais precocemente.

A colocação de *stents* autoexpansíveis pode ser feita por visão fluoroscópica apenas ou endoscópica e fluoroscópica. Os resultados técnicos são similares entre as duas técnicas na maioria dos casos. O guia endoscópico é muito útil para lesões proximais do cólon transverso e cólon direito, e em casos de anatomia muito tortuosa.

A experiência inicial no princípio dos anos 90 era limitada em razão do uso de *stents* de esôfago com sistemas introdutórios muito curtos e rígidos, ou *stents* vasculares de calibre relativamente pequeno. Atualmente, existem *stents* CR específicos com maior flexibilidade e diâmetro, que melhoraram o sucesso técnico e clínico, dando lugar a uma menor incidência de complicações relacionadas com o dispositivo. Apesar desses avanços recentes, o índice geral de reintervenções continua sendo alto e o *stent* CR ideal ainda está por ser desenvolvido.

COLOCAÇÃO DE *STENTS* CR POR VIA FLUOROSCÓPICA

Antes do procedimento, recomenda-se fazer imagens radiológicas, como a radiografia simples do abdome (para descartar uma perfuração) e uma tomografia computadorizada, para obter mais informações sobre os sítios adicionais de obstrução do cólon e o estadiamento da doença.

Deve-se preparar o paciente tratando o desequilíbrio eletrolítico e a desidratação com hidratação intravenosa, colocação de sonda nasogástrica para tratar a distensão e cobertura com antibióticos de amplo espectro.

CONTRAINDICAÇÕES

Existem algumas contraindicações absolutas para o procedimento:

- Evidência clínica ou radiológica de perfuração do cólon.
- Vários sítios de obstrução gastrintestinal, situação mais comum nos pacientes com obstruções extrínsecas e carcinomatose peritoneal.
- Tumor extremamente extenso ou distante.
- Estado moribundo.

A obstrução situada dentro de alguns centímetros da linha pectínea é uma contraindicação relativa devido ao risco de incontinência fecal e dor; no entanto, evidências recentes sugerem que a colocação de *stents* também é possível nestes pacientes, embora a dor permanente possa ser um problema sério.

TÉCNICA

A técnica fluoroscópica de colocação do *stent* CR está relativamente bem estabelecida (Figs. 18.18 a 18.21).

- O paciente é colocado em posição de decúbito lateral esquerdo ou prona, embora haja muita distensão abdominal.
- Um enema de contraste diluído é feito para identificar a obstrução e descartar a perfuração.
- A medição inicial da obstrução é feita com um cateter angiográfico padrão e um fio-guia. Em alguns casos, o uso das bainhas introdutoras longas ou da técnica do guia

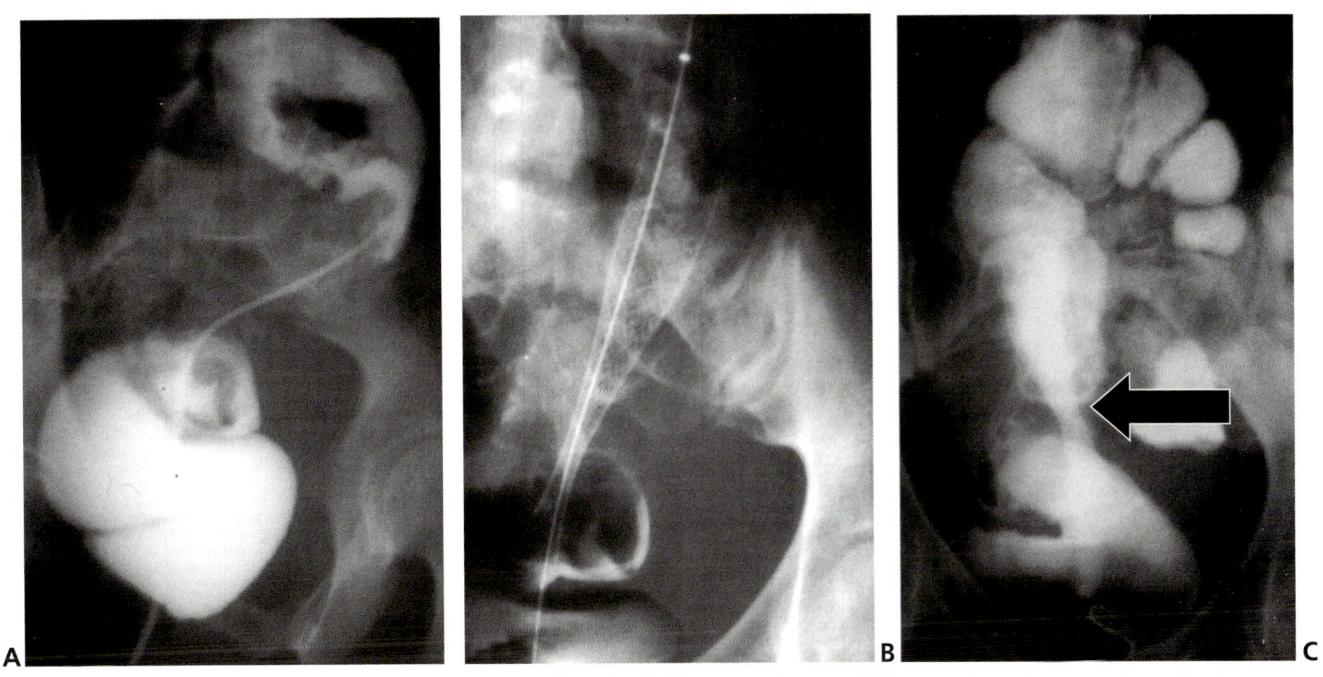

Figura 18.18. Obstrução do sigmoide. **A.** Passagem do fio-guia. **B.** Liberação do *stent*. **C.** Enema de controle mostra o *stent* parcialmente expandido *(seta)*.

- duplo permitirá reduzir algumas das angulações naturais do cólon esquerdo.
- Uma vez que a lesão seja cruzada, muitas vezes com o uso de um fio-guia hidrofílico, coloca-se um guia de extensão de troca mais rígido para permitir o avanço do sistema de liberação do *stent*.
- Nas lesões de cólon transverso ou direito, às vezes é necessário utilizar guias mais longos, com um comprimento de 500 cm, como o guia Amplatz (Boston Scientific) e um sistema introdutor do *stent* de 240 cm.
- A injeção de material de contraste diluído proximal e distalmente à obstrução permite identificar a extensão e a localização das estenoses. É importante verificar a localização exata da lesão depois da colocação do guia mais rígido, já que a retificação dos ângulos pode mudar a localização inicial do tumor.

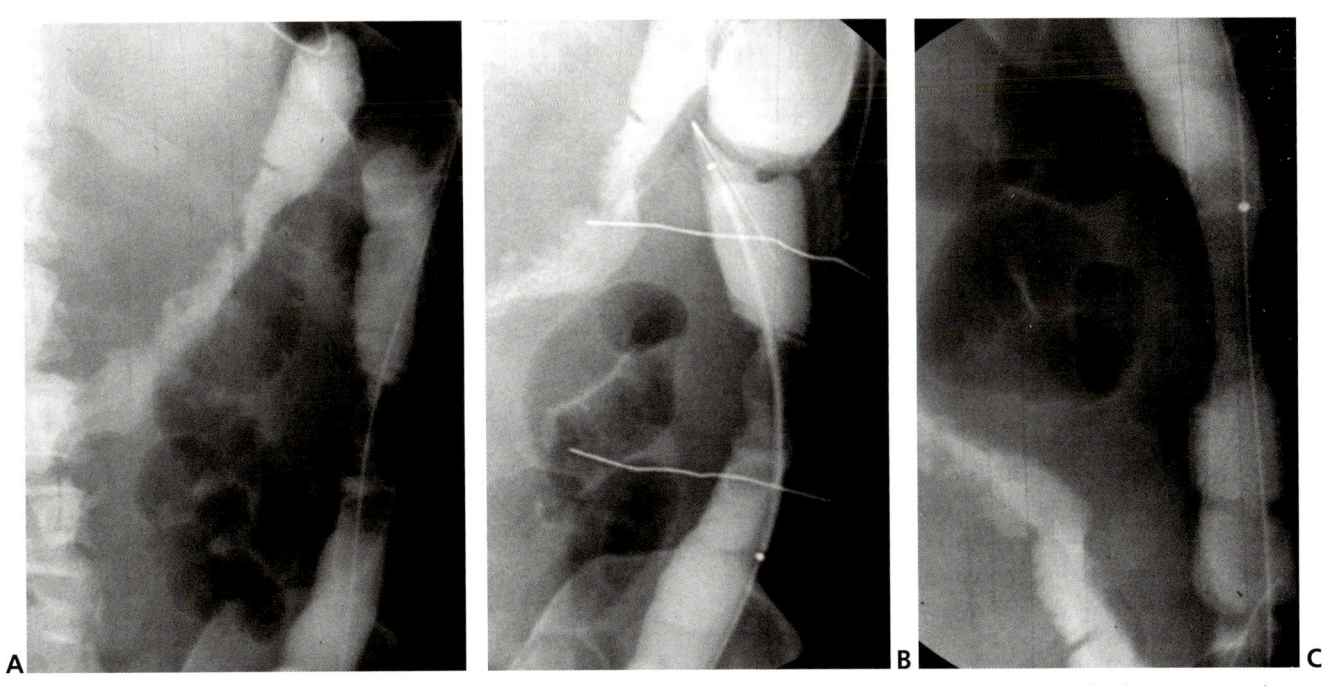

Figura 18.19. Tumor do cólon descendente. **A.** Passagem do fio-guia. **B.** Sistema de liberação do *stent* centralizado com o uso de marcas radiopacas. **C.** *Stent* liberado.

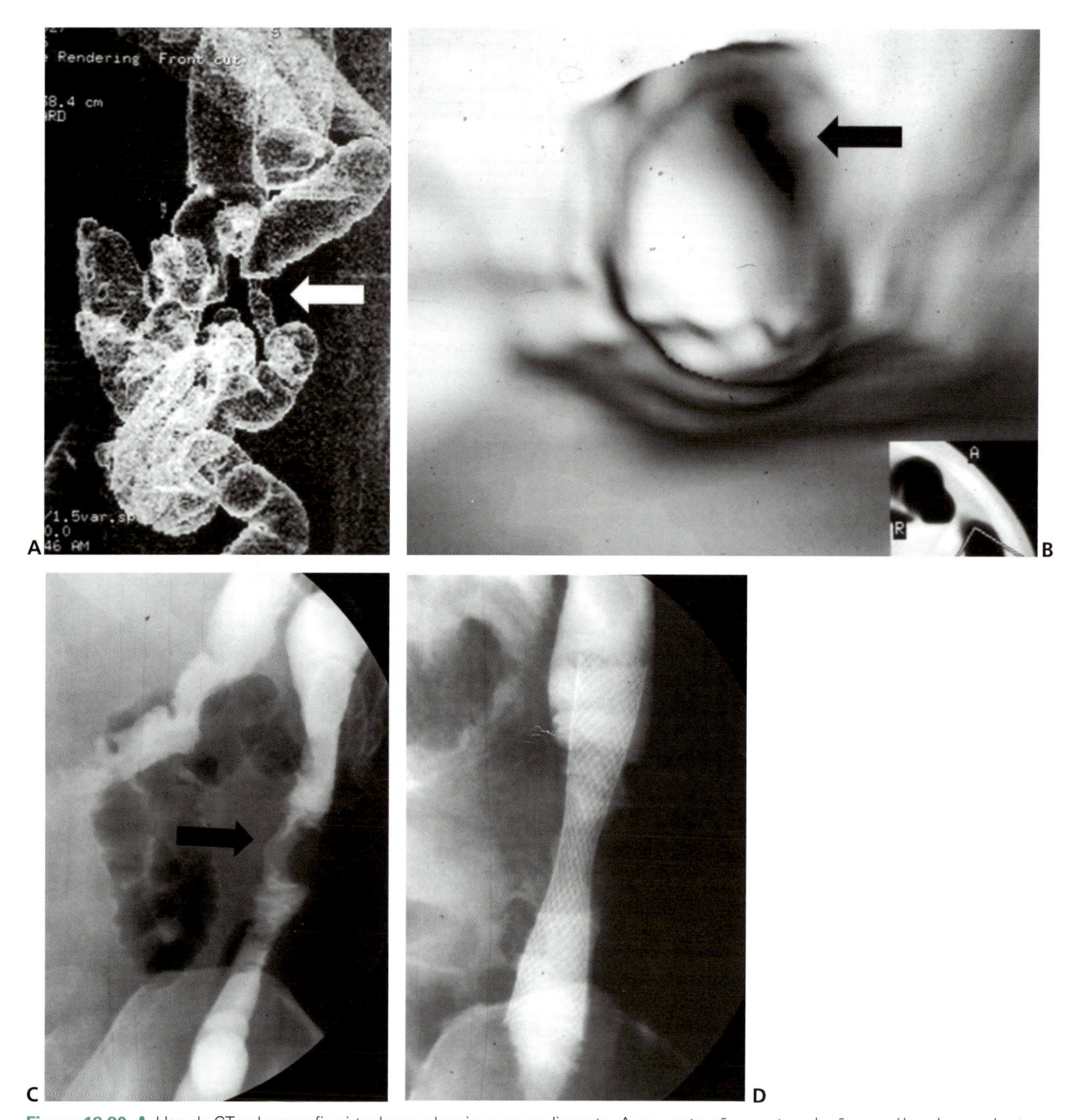

Figura 18.20. A. Uso da CT colonografia virtual para planejar o procedimento. A reconstrução mostra a lesão no cólon descendente *(seta)*. **B.** A reconstrução da superfície mostra a gravidade da estenose *(seta)*. **C.** Enema com contraste hidrossolúvel mostra estenose do cólon descendente *(seta)*. **D.** Controle depois da colocação de Wallstent mostrando bom resultado.

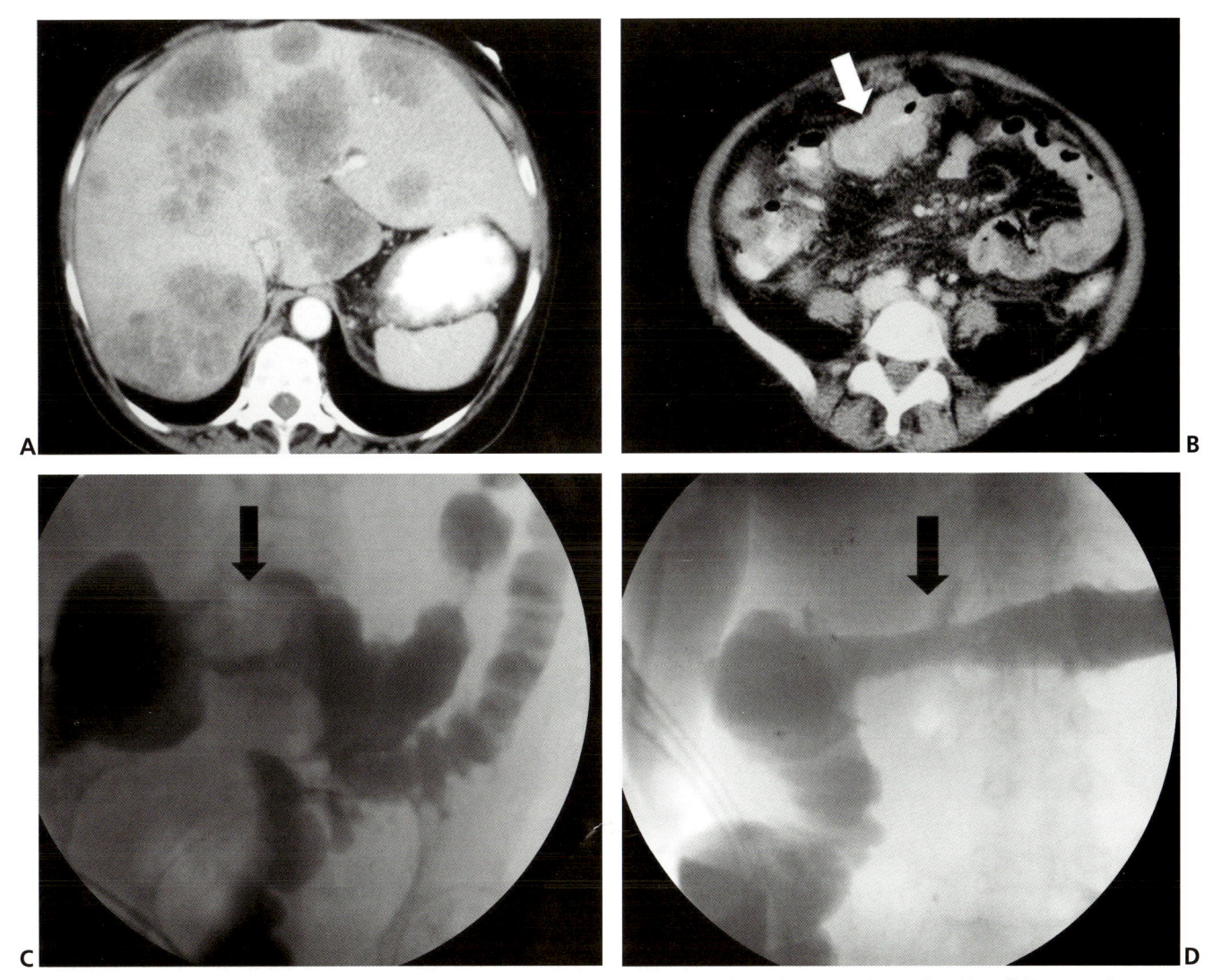

Figura 18.21. A. Tomografia computadorizada mostrando múltiplas metástases hepáticas por câncer de cólon. **B.** Tomografia computadorizada mostrando a lesão no cólon transverso *(seta)*. **C.** Enema opaco que mostra típica lesão de "maçã mordida" no ângulo hepático do cólon *(seta)*. **D.** Controle radiográfico depois da colocação do *stent (seta)* mostrando bom resultado.

- O *stent* deve ser, pelo menos, 2-4 cm mais longo que a lesão em ambas as extremidades a fim de evitar reobstrução precoce causada pelo crescimento excessivo do tumor.
- As extremidades do *stent* não devem terminar contra a parede do cólon já que isto pode causar impactação fecal ou perfuração.
- Em muitos casos, a expansão do *stent* é incompleta e existe uma tentação em dilatá-lo com balão; no entanto, em grande parte dos casos, o *stent* se dilatará lentamente por conta própria, permitindo a descompressão adequada. Muitos dos casos relatados de perfuração estão relacionados com o uso de balões.
- Caso sejam necessários vários *stents* para cobrir adequadamente a lesão, recomenda-se que fiquem sobrepostos pelo menos 2 cm para evitar a migração.

O sucesso técnico com inserções fluoroscópicas é em torno de 90%; lesões no cólon proximal são mais difíceis e, nesses casos, a endoscopia permite o sucesso técnico na maioria dos casos. As falhas técnicas ocorrem devido à impossibilidade de passar o guia por obstruções muito graves ou casos de estenoses muito anguladas ou muito proximais. Também é possível colocar o *stent* usando um tubo de cecostomia (Fig. 18.22).

Grande parte da experiência com *stents* CR tem sido com os *stents* não revestidos. Nos Estados Unidos, os *stents* disponíveis incluem: Wallstent enteral (Microvasive), Wallflex (Microvasive), Z-*stent* (Wilson-Cook) e Ultraflex. Em outros países muitos outros tipos de *stents* CR estão disponíveis, incluindo: Ella (CS Ella), Hanaro (MI Tech), Memotherm (Bard; Angiomed), Song (Tecnostent) e EGIS (S & G, Biotech). A maioria dos introdutores dos *stents* não revestidos permite a colocação deles através do canal de 3,7 mm de um endoscópio de trabalho, facilitando muito o avanço e o desdobramento sob visualização direta. Os sistemas introdutores dos *stents* revestidos e dos Ultraflex, por exemplo, são muito grandes para serem colocados através do canal e requerem implementação sob flu-

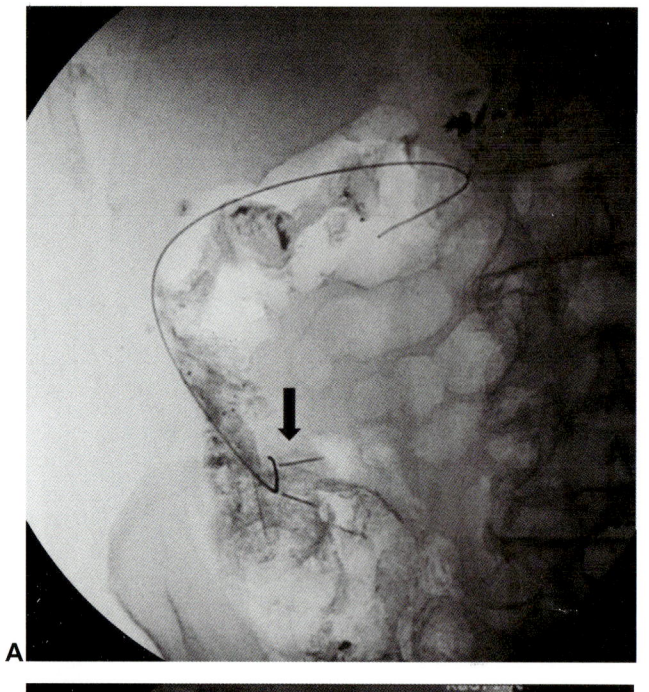

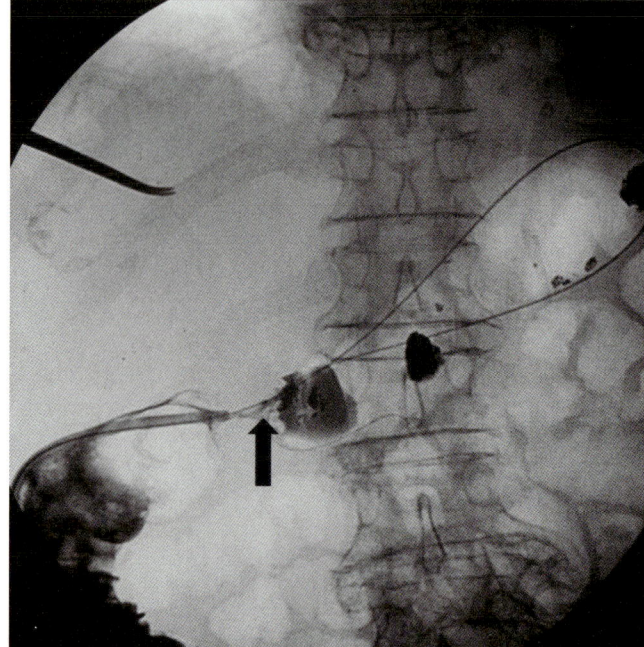

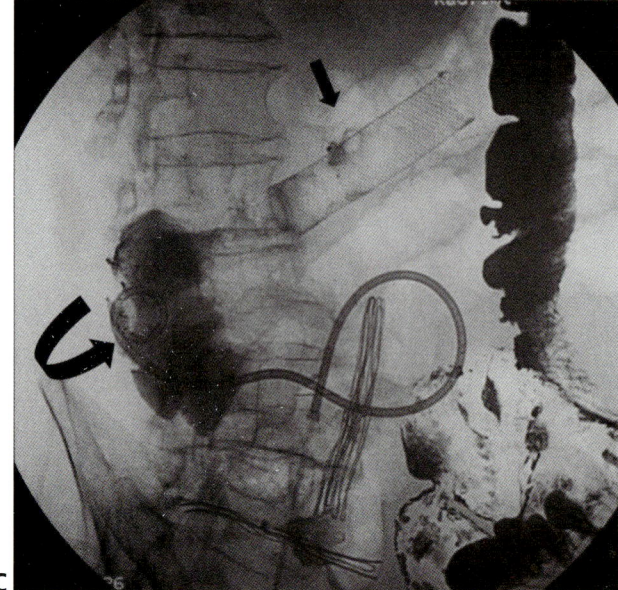

Figura 18.22. A. Radiografia que mostra colocação de suturas de retenção *(seta)* para acesso por cecostomia usada para colocar um *stent* no cólon direito depois de falha da via transretal.
B. Injeção de contraste hidrossolúvel mostrando a lesão *(seta)* depois que a estenose foi ultrapassada com o guia. **C.** Radiografia depois da colocação do *stent (seta)* mostrando também o tubo de cecostomia *(seta curva)* que foi deixado por alguns dias a fim de evitar o extravazamento. *Fonte:* cortesia de De Gregorio, Zaragoza, Espanha.

oroscopia. Alguns destes introdutores maiores podem precisar de prévia dilatação da estenose com um balão de 9-12 mm para passar o sistema através da lesão.

A experiência da colocação de *stents* revestidos no cólon é limitada. Existe um debate sobre a utilidade deles no tratamento paliativo de obstrução do cólon. Teoricamente, eles têm a vantagem de diminuir a incidência da reoclusão do *stent* devido ao crescimento do tumor, mas em virtude da maior incidência de migração e do fato que a esperança de vida de muitos destes pacientes é relativamente curta, sua aplicação clínica ainda não é muito abrangente, como é o caso dos *stents* revestidos no esôfago. As indicações aceitas incluem a presença de fístulas colovesicais e retovaginais. Não existem *stents* revestidos específicos de cólon nos Estados Unidos. Na Europa e na Ásia, alguns dos *stents* revestidos do cólon são: Hanaro stent (MI Tech), Hercules stent duplo (S & G Biotech) e EGIS (S & G Biotech). Os novos desenhos permitem a colocação do *stent* pelo canal do endoscópio. O sucesso clínico é de 80-90% na maioria dos casos.

COMPLICAÇÕES

A colocação de *stents* CR é um procedimento relativamente muito seguro, com baixo índice de mortalidade relacionado com o procedimento. No entanto, podem ocorrer complicações graves, e as reintervenções são frequentes à medida que a sobrevida dos pacientes aumenta. A maioria das complicações pode ser tratada com técnicas minimamente invasivas ou conservadoras, enquanto são necessárias intervenções cirúrgicas para grande parte dos pacientes com perfuração. À medida que melhora a sobrevida global a longo prazo dos pacientes com câncer de cólon, com novos protocolos de quimioterapia, a incidência de complicações relacionadas com os *stents* CR usados para paliação provavelmente aumentará.

- *Sangramento (8-12%):* geralmente está relacionado com a pressão dos *stents* contra o tumor. Na maioria dos casos, o sangramento resolve-se com o tratamento conservador e em raríssimas vezes são necessárias transfusões de sangue ou intervenção cirúrgica. O sangramento tardio pode estar relacionado com a erosão e úlceras da mucosa do cólon por causa dos *stents*. Em algumas ocasiões, a colite por radiação pode causar hemorragia depois da colocação do *stent*.
- *Dor e tenesmo:* a dor é um dos problemas mais comuns depois da colocação dos *stents*. Geralmente é autolimitada e tende a melhorar com o tempo. Caso se converta em uma dor grave, deve-se tomar cuidado para descartar complicações sérias, como a perfuração e a migração do *stent*, que, na região do ânus, é uma fonte potencial de dor significativa, não respondendo aos analgésicos.
- *Incontinência:* pode ser uma complicação muito desagradável que geralmente ocorre depois da colocação de *stents* retais mais baixos e que pode interferir com a função do esfíncter anal. Tal complicação pode requerer a retirada do *stent*.
- *Impactação fecal:* apresenta-se como obstrução intestinal abrupta. Deve-se orientar o paciente para seguir uma dieta com alto conteúdo de fibras e usar laxante para prevenir a impactação. É tratada com enemas de limpeza ou descompressão endoscópica.
- *Migração:* os índices de migração associados *stents* não revestidos variam de 3 a 12%, enquanto aqueles associados aos *stents* revestidos são mais altos, entre 30 a 50%. A migração pode ocorrer precocemente e pode estar relacionada com a posição inicial inadequada do *stent*. A manipulação do *stent por* exames retais e colonoscopia pode causar o seu deslocamento. A migração é mais frequente depois de quimioterapia, tratamento prévio com *laser*, dilatação antes da inserção de um *stent*, assim como nos pacientes com estenose de etiologia benigna. Na maioria dos casos, o *stent* migra distalmente e, às vezes, passa através do ânus (Fig. 18.23).

Entretanto, o movimento distal do *stent* migrado pode causar dor ou até mesmo perfuração pela irritação contínua da parede colorretal. Os *stents* podem ser removidos por colonoscopia e, em alguns casos, por fluoroscopia, caso possuam alça de remoção nas extremidades que permitam colapsá-los. Foi relatada a remoção fluoroscópica utilizando laços de remoção ou o dedo do operador usando uma luva de chumbo.

- *Perfuração:* é a mais grave das complicações depois da colocação de *stent* CR e a principal causa de morte relacionada com o procedimento. Deve-se suspeitar de perfuração quando os pacientes desenvolvem sintomas de peritonite (dor, febre, leucocitose) ou quando gás livre é detectado radiograficamente depois da colocação do *stent*. A perfuração ocorre, geralmente, nos 3 primeiros dias depois da inserção. A incidência varia entre 5% e 16%. O maior risco de perfuração é na área do retossigmoide. Fatores associados incluem manipulação excessiva com o guia, dilatação com balão antes ou depois da colocação do *stent* e falta de descompressão intestinal depois do procedimento (Fig. 18.24).
- A perfuração tardia está relacionada com a pressão na área tumoral pelo *stent*. Outros fatores incluem *stents* relativamente rígidos em áreas normalmente curvas do cólon ou *stents* em posições excêntricas. As perfurações quase sempre são tratadas em caráter emergencial com exploração cirúrgica. Foi relatada maior incidência de perfurações em pacientes que fazem quimioterapia, principalmente em uso de bevacizumab (Avastin).
- *Reoclusão:* esta complicação é descrita com *stents* CR usados para paliação. O índice médio de reobstrução é de 12% (nível 1-92%). A maioria das reobstruções é resultado da invasão do tumor (Fig. 18.25).

Os tratamentos incluem terapias com *laser*, *stent* e cirurgia. Na maioria dos casos, a colocação de outro *stent* oferece uma solução definitiva. Os *stents* revestidos têm uma incidência menor de crescimento do tumor, mas dificuldades técnicas durante a implementação pelos grandes sistemas de liberação e maior incidência da migração do stent impediram uma maior aceitação desse tipo de *stent* no cólon. Recentemente, foram introduzidos os *stents* CR revestidos que podem ser colocados pelo canal do endoscópio. A execução de uma colostomia também pode ser necessária quando o tratamento da reobstrução com técnicas minimamente invasivas não for possível.

CONCLUSÕES

O tratamento da obstrução colônica aguda devido ao câncer revolucionou com a colocação de *stents* metálicos autoexpansíveis. A tecnologia dos *stents* melhorou significativamente, sobretudo com os *stents* específicos para cólons de maior calibre e flexibilidade. O sucesso técnico e clínico é muito grande. Embora a maioria das complicações possa ser tratada com técnicas minimamente invasivas, o índice de reintervenções continua sendo alto e aumenta à medida que a sobrevida dos pacientes melhora.

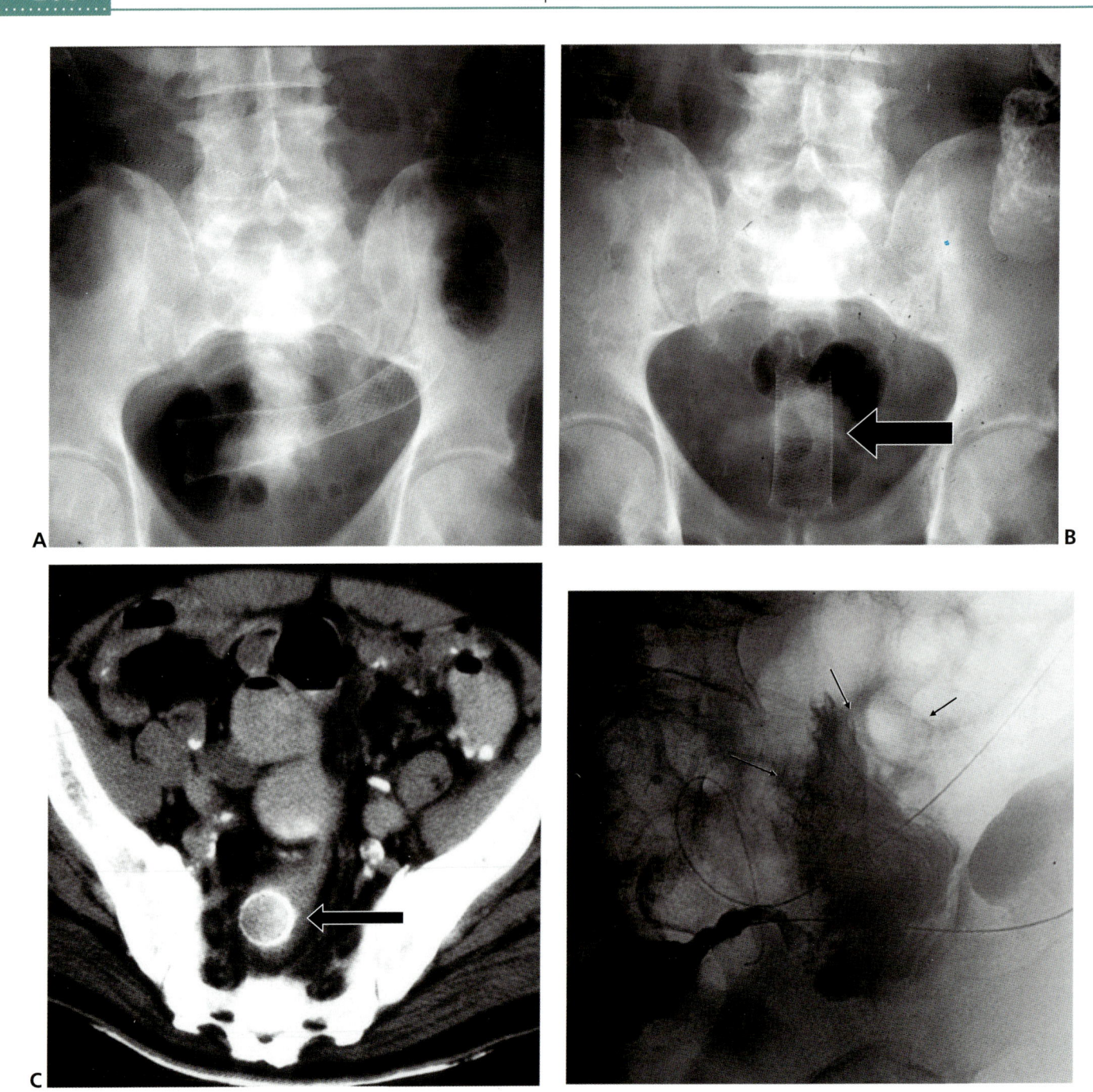

Figura 18.23. A. Radiografia mostra *stent* na área do sigmoide.
B. A radiografia mostra migração do *stent (seta)*.
C. A TAC mostra migração do *stent* para o reto *(seta)*.

Figura 18.24. O enema mostra extravasamento do contraste *(setas)* por perfuração causada pelo guia; o paciente foi submetido à cirurgia.

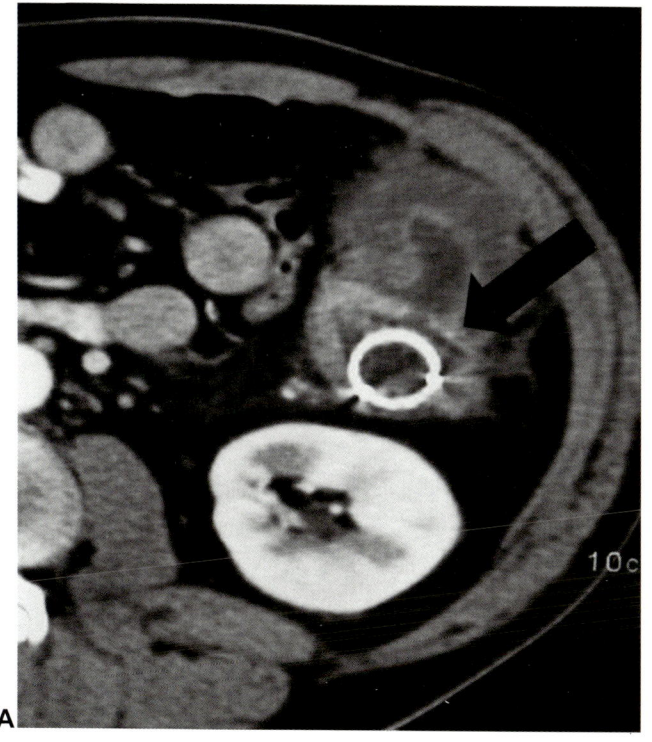

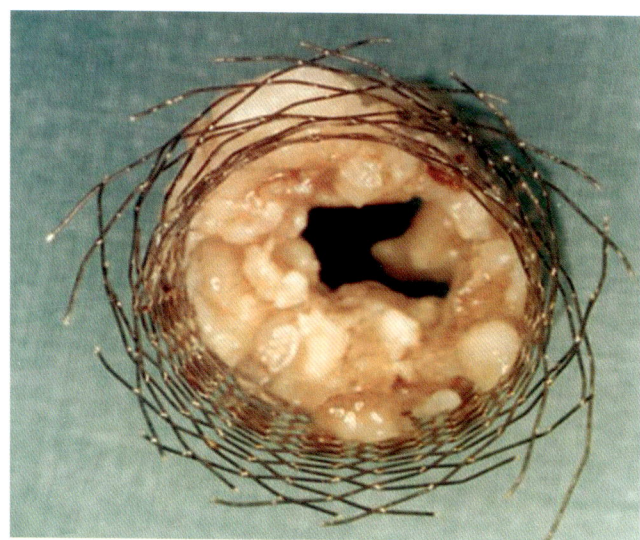

Figura 18.25. A. Tomografia computadorizada mostra oclusão do *stent* por invasão tumoral *(seta)*. **B.** Fotografia do explante cirúrgico mostrando a invasão do tumor pela malha do *stent*. (Fotos: cortesia de De Gregório.)

BIBLIOGRAFIA

Barón TH. Interventional palliative strategies for malignant bowel obstruction. *Curr Oncol Rep* 2009;11:293-97.

Caceres A, Zhou Q, Iasonos A et al. Colorectal stents for palliation of large-bowel obstructions in recurrent gynecologic cancer: an updated series. *Gynecol Oncol* 2008;108:482-85.

Fernández-Esparrach G, Bordas JM, Giráldez MD et al. Severe complications limit long-term clinical success of self-expanding metal stents in patients with obstructive colorectal cancer. *Am J Gastroenterol* 2010;105:1087-93.

Im JP, Kim SG, Kang HW et al. Clinical outcomes and patency of self-expanding metal stents in patients with malignant colorectal obstruction: a prospective single center study. *Int J Colorectal Dis* 2008;23:789-94.

Jung MK, Park SY, Jeon SW et al. Factors associated with the long-term outcome of a self-expandable colon stent used for palliation of malignant colorectal obstruction. *Surg Endosc* 2010;24:525-30.

Karoui M, Charachon A, Delbaldo C. Stents for palliation of obstructive metastatic colon cancer. impact on management and chemotherapy administration. *Arch Surg* 2007;14(7):619-23.

Keswani RN, Azar RR, Edmundowicz SA et al. Stenting for malignant colonic obstruction: a comparison of efficacy and complications in colonic versus extracolonic malignancy. *Gastrointest Endosc* 2009;69:675-80.

Khot UP, Lang AW, Murali K et al. Systematic review of the efficacy and safety of colorectal stents. *Br J Surg* 2002;89:1096-102.

Kim H, Kim SH, Choi SY et al. Fluoroscopically guided placement of self-expandable metallic stents and stentgrafts in the treatment of acute malignant colorectal obstruction. *J Vasc Interv Radiol* 2008;19:1709-16.

Kim JH, Song HY, Li YD et al. Dual-design expandable colorectal stent for malignant colorectal obstruction: comparison of flared ends and bent ends. *AJR Am J Roentgenol* 2009;193:248-54.

Lee KM, Shin SJ, Hwang JC et al. Comparison of uncovered stent with covered stent for treatment of malignant colorectal obstruction. *Gastrointest Endosc* 2007;66:931-36.

Lee KM, Shin SJ, Hwang JC et al. Comparison of uncovered stent with covered stent for treatment of malignant colorectal obstruction. *Gastrointest Endosc* 2007;66(5):931-36.

Lopera JE, De Gregorio MA. Fluoroscopic management of complications after colorectal stent placement. *Gut Liver* 2010;4:S9-18.

Lopera JE, Ferral H, Wholey M et al. Treatment of colonic obstructions with metallic stents: indications, technique, and complications. *AJR Am J Roentgenol* 1997;169(5):1285-90.

Mainar A, De Gregorio MA Tejero E et al. Acute colorectal obstruction: treatment with self-expandable metallic stents before scheduled surgery-results of a multicenter study. *Radiology* 1999;210:65-69.

Repici A, Adler DG, Gibbs CM et al. Stenting of the proximal colon in patients with malignant large bowel obstruction: techniques and outcomes. *Gastrointest Endosc* 2007;66:940-44.

Sebastian S, Johnston S, Geoghegan T et al. Pooled analysis of the efficacy and safety of self-expanding metal stenting in malignant colorectal obstruction. *Am J Gastroenterol* 2004;99:2051-57.

Shin SJ, Kim TI, Kim BC et al. Clinical application of self-expandable metallic stent for treatment of colorectal obstruction caused by extrinsic invasive tumors. *Dis Colon Rectum* 2008;51(5):578-83.

Small AJ, Coelho-Prabhu N, Barón TH. Endoscopic placement of self-expandable metal stents for malignant colonic obstruction: long-term outcomes and complication factors. Gastrointest Endosc 2010;71:560-72.

Small J, Barón T. Comparison of wallstent and ultraflex stents for palliation of malignant left-sided colon obstruction: a retrospective, case-matched analysis. *Gastrointest Endosc* 2008;67:478-88.

Song HY, Kim JH, Kim KR *et al.* Malignant rectal obstruction within 5 cm of the anal verge: is there a role for expandable metallic stent placement? *Gastrointest Endosc* 2008;68(4):713-20.

Song HY, Kim JH, Shin JH *et al.* A dual-design expandable colorectal stent for malignant colorectal obstruction: results of a multicenter study. *Endoscopy* 2007;39(5):448-54.

Stenhouse A, Page B, Rowan A *et al.* Self expanding wall stents in malignant colorectal cancer: is complete obstruction a contraindication to stent placement? *Colorectal Dis* 2009;11:854-58.

Tilney HS, Lovegrove RE, Purkayastha S *et al.* Comparison of colonic stenting and open surgery for malignant large bowel obstruction. *Surg Endosc* 2007;21(2):225-33.

Van Hooft JE, Fockens P, Marinelli AW *et al.* Early closure of a multicenter randomized clinical trial of endoscopic stenting versus surgery for stage iv left-sided colorectal cancer. *Endoscopy* 2008;40:184-91.

Watt AM, Faragher IG, Griffin TT *et al.* Self-expanding metallic stents for relieving malignant colorectal obstruction: a systematic review. *Ann Surg* 2007;246:24-30.

Wholey MH, Ferral H, Reyes R *et al.* Retrieval of migrated colonic stents from the rectum. *Cardiovasc Intervent Radiol* 1997;20:477-80.

Xinopoulos D, Dimitroulopoulos D, Theodosopoulos T *et al.* Stenting or stoma creation for patients with inoperable malignant colonic obstructions? Results of a study and cost-effectiveness analysis. *Surg Endosc* 2004;18(3):421-26.

Stents Gastrintestinais Biodegradáveis

19

Óscar A. Álvarez B. ▪ José Pinhata Otoch ▪ Everson L. A. Artifon

EVOLUÇÃO NA ÁREA DOS BIOMATERIAIS

O uso de materiais para a elaboração de utensílios está associado à história da humanidade desde os tempos remotos e deu lugar ao desenvolvimento de tecnologias, as quais, em muitos casos, definiram o avanço das grandes civilizações.

O passo inicial do desenvolvimento das novas disciplinas de Ciência e Engenharia de Materiais ocorreu na década de 1950, com o uso de procedimentos empíricos para adaptar materiais convencionais para aplicações biomédicas. Isto foi gerando respostas para os desafios planejados em razão da necessidade de produzir dispositivos biomédicos de alto rendimento.

O uso de materiais não biológicos em Medicina é, no entanto, muito anterior à década de 1950. Os primeiros antecedentes documentados remontam há 3.000 anos a.C., no antigo Egito. Também, durante as clássicas civilizações gregas e romanas (séculos VII a.C. a IV d.C.), foram usados materiais não biológicos, principalmente metais e outros materiais naturais para o tratamento de feridas e de algumas doenças.

Já na era moderna, na Europa do século XVI, foi empregado ouro e prata para a reparação dental e, mais tarde, fios de ferro para a imobilização de fraturas ósseas. Os avanços tecnológicos no fim do século XIX, em particular o desenvolvimento da anestesia, da cirurgia em condições estéreis e dos raios X, impulsionaram a busca por metais que pudessem ser utilizados no interior do corpo. Mas, com pouco tempo da aplicação de metais com essa finalidade, surgiram inconvenientes causados pela corrosão ou porque os metais careciam de propriedades mecânicas necessárias para que o dispositivo cumprisse adequadamente a função para a qual foi projetado. Para superar estes inconvenientes foram pesquisadas novas ligas metálicas entre as quais vale a pena mencionar as de cromo-cobalto e os aços inoxidáveis.

Até 1940, a resistência à corrosão dos aços melhorou pela agregação de 2%-4% de molibdênio e, até 1960, foi reduzida a quantidade de carbono nestes aços inoxidáveis para menos de 0,03% (tipo 316L), obtendo-se uma significativa melhora adicional. Posteriormente, a introdução do titânio e de suas ligas com nióbio e tântalo ampliou o campo de aplicação dos metais.

A aplicação de biomateriais não metálicos também começou precocemente. Durante a Idade Média, foram utilizados em ligaduras destinadas a deter hemorragias em alguns dos procedimentos cirúrgicos. Seu desenvolvimento acelerou em princípios do século XX com a descoberta de materiais para fabricar fios de sutura capazes de ser degradados e absorvidos pelo organismo. No entanto, a investigação sistemática e planejada dos materiais úteis para a fabricação de próteses e implantes surgiu somente depois da Segunda Guerra Mundial como consequência do progresso do conhecimento em Ciência e Tecnologia de materiais.

Um fator que impulsionou muito o desenvolvimento de materiais implantáveis durante o século passado foi o grande aumento da demanda causado pela necessidade de reabilitar milhões de inválidos por causa da guerra. Este aumento correu paralelamente a avanços em outras áreas, criando condições favoráveis para obtenção de soluções eficazes. Entre elas, pode-se mencionar a pesquisa e o desenvolvimento em geral de novos materiais, principalmente os poliméricos, a diminuição do risco de infecções causadas pelo aparecimento dos antibióticos eficazes e os avanços no conhecimento dos processos biológicos desencadeados como resultado do contato da matéria viva com o biomaterial.

A observação clínica de que a inclusão de partículas metálicas nos corpos dos soldados feridos era bem tolerada concedeu aos médicos um critério empírico que justificou o uso de implantes metálicos para corrigir lesões no crânio ou para a fixação interna de fraturas. A comprovação de que os pilotos de guerra não sofreram alterações na funcionalidade dos olhos diante de inclusões oculares de lascas de polimetilmetacrilato, polímero vítreo empregado nas janelas dos aviões, levou ao desenvolvimento das lentes intraoculares fabricadas com este material, que são consideradas, mesmo hoje em dia, como um dos implantes mais bem-sucedidos. O polimetilmetacrilato também é usado com sucesso em cirurgia ortopédica como cimento para a fixação de próteses.

Durante as décadas de 1940 e 1950, a pesquisa e o desenvolvimento dos implantes estiveram, exclusivamente, nas mãos de cirurgiões. Alguns dos implantes concebidos e testados por médicos ainda estão em uso (por exemplo: implante de quadril de Charnley, cimento acrílico e fibras de Blakemore para enxertos vasculares).

Durante a década de 1960, foram publicados os primeiros estudos sobre as lesões provocadas pela presença de um implante, e surgiu o termo biocompatibilidade para definir o grau de tolerância do material por parte da matéria viva. A determinação da biocompatibilidade para cada aplicação específica e para cada sistema formado pelo material e o meio biológico com o qual estará em contato requer a realização de uma série de estudos de acordo com protocolos prestabelecidos e de posterior análise estatística dos resultados obtidos.

No fim dos anos 60, os engenheiros ingressaram nos laboratórios de clínica médica, cirúrgica e dental e suas contribuições começaram a aparecer na literatura biomédica. O primeiro Simpósio de Biomateriais, que ocorreu na Universidade de Clemson, em 1969, marcou o ponto de partida da integração necessária das disciplinas complementares à Engenharia e à Medicina para o desenvolvimento de materiais biomédicos.

A influência do ingresso da Engenharia no campo dos biomateriais foi evidenciada na aplicação de técnicas para caracterizar a estrutura e a superfície dos materiais e correlacioná-los com as respostas biológicas observadas na incorporação dos materiais cerâmicos para a substituição de partes ósseas e no desenvolvimento de materiais compostos.

A comunidade científica que desenvolvia tarefas nesta área se agrupou em diversas sociedades, como a Sociedade de Biomateriais (EUA), fundada em 1974, e a Sociedade Européia de Biomateriais.

Em 1978, foi realizado o primeiro Congresso Internacional sobre Biomateriais. Desde então ocorreu um notável crescimento no número de trabalhos apresentados e no número e nível dos recursos humanos formados na área.

BIOMATERIAIS DE HOJE E DE AMANHÃ

A maioria dos materiais utilizados atualmente em dispositivos médicos é constituída por matérias-primas básicas usadas não apenas na Medicina, mas também em outras e muitas variadas áreas da produção industrial. Entre elas é possível destacar umas 20 fórmulas básicas que são aplicadas nos biomateriais, sendo que 14 delas são poliméricas, 4 metálicas e 2 cerâmicas.

Os polímeros são materiais constituídos por grandes moléculas (macromoléculas) formadas pela união entre si de pequenas moléculas chamadas monômeros. A união dos monômeros pode dar lugar a cadeias lineares, ramificadas ou redes. As diferentes formas de associação dos monômeros participam na determinação das propriedades do polímero e, sendo assim, na sua utilidade para diversas aplicações. Os principais polímeros empregados em aplicações médicas e farmacológicas são (o número que acompanha cada um deles representa a participação percentual no total dos polímeros usados como biomateriais): polietileno de baixa densidade LDPE (acrônimo de *Low Density Poly Ethylene*), 22%; policloreto de vinila (PVC), 20%; poliestireno (PS), 20%; polietileno de alta densidade HDPE (acrônimo de *High Density Poly Ethylene*) – onde os monômeros de etileno estão associados sob a forma de cadeias lineares –, 12%; polipropileno (PP), 10%; poliésteres termorrígidos, 4%; poliuretanos (PU), 2%; acrílicos, 2%; *nylon* (poliacetato), 2%; epóxis, 1%; e outros (poliacetais, celulósicos, poliésteres termoplásticos, policarbonatos, polissulfonas, silicones, resinas ureia-formaldeído) em 5%.

Entre os materiais metálicos, destacam-se os aços inoxidáveis tipo 316L, as ligas de cobalto e cromo, as ligas de titânio, alumínio e vanádio e as ligas de cobalto, níquel, cromo e molibdênio.

Os cerâmicos são materiais inorgânicos formados por elementos metálicos e não metálicos unidos, principalmente, por uniões iônicas (eletrostáticos) e covalentes (elétrons compartilhados). Eles costumam ter grande estabilidade química frente ao oxigênio, a água, os meios ácidos, alcalinos e salinos, e os solventes orgânicos. São muito resistentes ao desgaste e, geralmente, comportam-se como bons isolantes térmicos e elétricos. Todas estas propriedades são vantajosas para sua aplicação como biomateriais.

Apesar de terem demonstrado ser clinicamente aceitáveis, nenhum dos materiais mencionados até agora foi originalmente projetado para ser utilizado em Medicina, razão pela qual estão condenados à extinção e à progressiva substituição por novos e mais eficazes materiais que surgirão dos atuais procedimentos de desenvolvimento racional nos quais se possa definir e controlar a natureza da resposta biológica por eles produzida. Tenta-se, deste modo, adequar a interação do material com o meio biológico com o qual estará em contato.

Tradicionalmente, pensava-se que um material era adequado para ser utilizado quando não causava danos nem reações adversas ao organismo. Nestes casos, o material era definido como inerte. No entanto, com o passar dos anos, foi demonstrado que todo corpo estranho causa alguma reação biológica. No caso dos materiais mencionados até agora, a resposta biológica é habitualmente inespecífica e lenta. Durante ela é ativada, simultaneamente, uma gama de processos, trazendo consequências imprevisíveis para os efeitos a longo prazo.

O desenvolvimento racional de um dispositivo ou peça implantada deve levar em consideração os requisitos da aplicação e adotar critérios racionais para seleção, traçado e desenvolvimento dos materiais. Deve-se considerar tanto a capacidade do material para adquirir de maneira reprodutível a forma que deve ter a peça final, assim como sua biocompatibilidade e bioestabilidade.

A aplicação de critérios racionais de traçado recebeu um forte impulso com o desenvolvimento de técnicas como a microscopia de força atômica (AFM, acrônimo de *Anatomic Force Microscopy*) e a microscopia de efeito túnel (STM, acrônimo de *Scanning Tunnel Microscopy*), dois procedimentos que permitem conhecer a topografia e a organização das moléculas na superfície de um material com uma resolução de nanômetros (isto é, milésima milionésima parte do metro), o que torna possível caracterizar a superfície de um material em uma escala atômica. Esta informação, junto com o conhecimento de quais são os processos biológicos que são estimulados como consequência da estrutura química e da topografia de cada biomaterial, levou ao desenvolvimento de uma nova geração de biomateriais cujo desenho se baseia na observação do ordenamento estrutural de sua superfície, além do reconhecimento de locais exatos onde ocorrem as reações que definem a resposta biológica e, em geral, do estudo de como a agregação de moléculas em uma superfície é capaz de desencadear e controlar diferentes reações na matéria viva.

Sendo assim, pode-se afirmar que tanto a Ciência como a Engenharia de biomateriais, mais do que nenhum outro campo da tecnologia contemporânea, reúnem pesquisadores com diferente formação acadêmica que devem agir mantendo uma comunicação clara e fluida.

Fica assim definido como diferentes disciplinas podem trabalhar em conjunto, desde a identificação da necessidade de um biomaterial até o desenvolvimento, construção, implantação ou remoção do mesmo para o estudo na fase de pesquisa clínica.

Os dispositivos biomédicos têm alto valor agregado. O tamanho do mercado para eles constitui o principal fator que define o interesse das empresas em produzi-los, determinando, portanto, sua disponibilidade comercial. Um componente adicional que afeta a disponibilidade dos biomateriais é o risco econômico associado às demandas judiciais dos pacientes afetados por supostos efeitos nocivos de um determinado material. O uso abusivo, em algumas ocasiões, destas demandas, tem levado empresas fornecedoras a retirar biomateriais do mercado. Consequentemente, a proclamada intenção de proteger a saúde do paciente que reivindica por um prejuízo pode ter efeito negativo sobre a Saúde Pública ao comprometer a continuidade de práticas médicas que requerem dispositivos confeccionados com base no composto retirado do mercado.

ÁREAS ESPECÍFICAS DE ESTUDO

O desenvolvimento de novos biomateriais obriga a uma complementação de conhecimentos provenientes de duas áreas muito diferentes: a Ciência de Materiais e a Biologia. A pesquisa atual e futura concentra-se, principalmente, nos seguintes temas:

Materiais metálicos. Buscam-se novas técnicas de processamento para maximizar as propriedades mecânicas das ligas atuais e conseguir que suas superfícies tenham texturas adequadas para induzir a uma resposta biológica desejada. Por exemplo, está em estudo o desenvolvimento de microeletrodos para dispositivos neurológicos que resistam à corrosão e, em particular, o fenômeno de tensão-corrosão induzido pelo meio biológico.

Também se tem dado atenção às propriedades superelásticas das ligas de níquel e titânio e ao fenômeno de "memória de forma" para *stents*, dispositivos tubulares expansíveis que são usados em Medicina para manter abertos condutos, como artérias, veias, uretra, traqueia, evitando o colapso dos mesmos. O termo superelástico descreve a capacidade de algumas ligas metálicas de sofrer grandes transformações e retornar à sua forma original, uma vez que a força que causa a deformação desapareça. Por exemplo, um aço inoxidável comum sofre deformações elásticas de 0,5%, enquanto que as ligas utilizadas nos *stents* alcançam deformações de até 11%.

Materiais poliméricos. A grande variedade de fórmulas e a versatilidade de desenho destes materiais os transformaram nos componentes mais frequentemente utilizados na fabricação de dispositivos biomédicos. Entre os campos de estudo atuais com estes materiais cabe mencionar o desenvolvimento de polímeros bioabsorvíveis (isto é, que são degradados no meio biológico e seus produtos de degradação são eliminados através da atividade celular), utilizados em estruturas, em sistemas de liberação de drogas, como suporte de células vivas, na substituição de tecidos, quer sejam duros ou moles, e em peças e dispositivos para a fixação de fraturas.

Um tema de grande interesse atual é o desenvolvimento de materiais híbridos, formados pela combinação de materiais sintéticos e naturais, que têm múltiplas aplicações, entre as quais podemos mencionar os biosensores (dispositivos capazes de reconhecer sinais químicos), os sistemas de liberação controlada de drogas e os materiais com superfícies modificadas que contêm moléculas capazes de interagir de forma específica com o meio biológico. A modificação das superfícies é uma linha de pesquisa importante na Medicina cardiovascular. Neste caso, o objetivo é incrementar a compatibilidade com o sangue dos materiais em contato com ele, diminuindo as alterações dos componentes sanguíneos (p. ex., hemólise) produzidas pela formação de depósitos na superfície do dispositivo. As superfícies modificadas também têm importância em Neurologia, principalmente na busca por revestimentos poliméricos para microeletrodos que permitam uma adesão seletiva destes ao tecido nervoso, garantindo um bom contato que facilite a efetiva transmissão de sinais elétricos.

Dispositivos para a liberação de drogas. A necessidade gerada pelo desenvolvimento de drogas que não podem ser administradas pelas vias tradicionais, intramuscular, subcutânea ou endovenosa e a frequente conveniência de oferecer um fármaco de forma localizada e controlada no local onde deve exercer sua ação promoveram uma área de pesquisa e desenvolvimento de biomateriais dentro da área farmacêutica. Por exemplo, na elaboração de dispositivos que incorporam uma droga em uma matriz bioabsorvível, a liberação e a conseguinte disponibilidade da droga são determinadas pela velocidade com que o polímero que a contém sofra degradação (Fig. 19.1). Os *stents* coronários são um exemplo disso.

Melhoria dos estudos de biocompatibilidade. É necessário desenvolver métodos mais rápidos e menos onerosos que os atuais, que possam ser aplicados sobre sistemas celulares, isto é, *in vitro*, a fim de avaliar a biocompatibilidade dos novos materiais. Estes desenvolvimentos reduziriam em grande número os ensaios em animais e humanos *in vivo* que devem ser feitos hoje em dia para obter tal informação. Além disto, poderiam prever com um alto grau de certeza o rendimento biológico do material submetido a estudo.

Outros temas de interesse atual são: a busca por materiais de referência para a padronização dos estudos da interação do biomaterial com o sangue e os tecidos e a definição dos processos de esterilização adequados para as diferentes formulações e desenhos existentes.

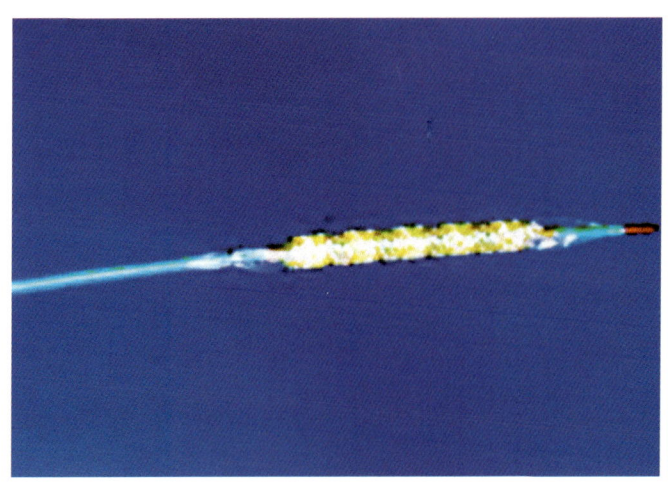

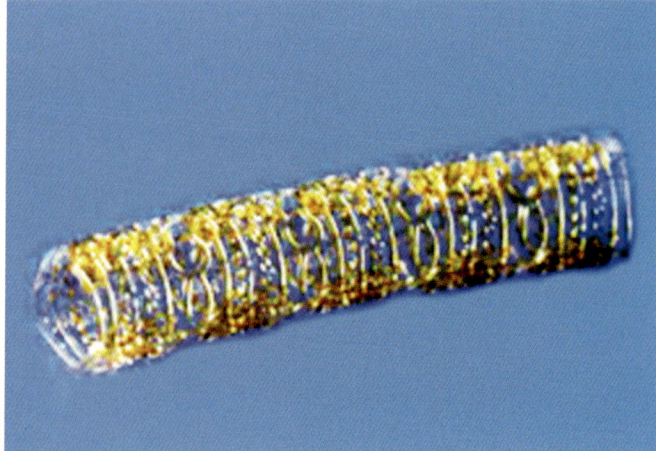

Figura 19.1. *Stent* coronário bioabsorvível e revestido com medicamento.

STENTS GASTRINTESTINAIS BIODEGRADÁVEIS

A ideia de utilizar *stents* biodegradáveis não é nova. Entre 1991 e 1992, já havia protótipos experimentais, mas somente nos últimos anos é que se dispõe de modelos que superaram a fase experimental em animais e começam a ser seguros para serem experimentados em seres humanos. Atualmente, existem duas tendências de *stents* biodegradáveis de acordo com o material de construção: os de material polimérico e os metálicos corrosíveis.

Os *stents* poliméricos têm a capacidade de atuar como sistemas liberadores de droga local para evitar a hipersensibilidade e sua composição lhes permite ser absorvidos pelo organismo. Os polímeros são macromoléculas produzidas pela união de moléculas menores, chamadas monômeros, que formam enormes cadeias de formas muito diferentes por um processo um tanto quanto complexo denominado polimerização. De acordo com sua origem, os polímeros classificam-se em naturais ou sintéticos. Quando um polímero é formado por um único tipo de monômero é chamado de homopolímero. Diferentemente deles, os copolímeros contêm várias unidades estruturais. Estas combinações de diferentes monômeros são utilizadas para modificar as propriedades dos polímeros e obter novas aplicações, nas quais cada monômero fica encarregado de uma função, como resistência química, flexibilidade ou rigidez. Os polímeros destinados aos *stents* devem cumprir uma série de requisitos, como:

- Ser compatíveis com a parede do trato digestório e não causar reações inflamatórias.
- Ser altamente elásticos.
- A cinética de liberação do fármaco que é incorporado deve ser previsível e modulável em tempo e dose.
- Não alterar a atividade do fármaco que for incorporado a ele.

O mecanismo de ação dos polímeros varia segundo sejam ou não biodegradáveis. Embora toda matéria se degrade com o passar do tempo, o termo biodegradável aplicado aos polímeros implica que este seja eliminado em um curto período de tempo. Os poliésteres são os polímeros sintéticos biodegradáveis de uso comercial que têm maior aplicação na Medicina. Caracterizam-se pela presença de uniões éster na cadeia principal, permitindo sua degradação hidrolítica. Os processos de hidrólise degradam os polímeros em moléculas de baixo peso molecular que podem ser metabolizadas pelo organismo. O meio fisiológico humano reúne as condições apropriadas para que estes processos ocorram em condições normais em um pH entre 7 e 7,4.

Os *stents* biodegradáveis são feitos de vários polímeros sintéticos como poliácido lático (PLA), poliácido glicólico (PGA), ácido poli-L-lático (PLLA) (Fig. 19.2) e ácido poli-lático-coglicólico (PLGA). Também podem ser utilizados copolímeros como a polidioxanona (Fig. 19.3). Os *stents* biodegradáveis têm sido utilizados no tratamento de estenoses benignas refratárias como as ureterais, uretrais, traqueais, biliares, pancreáticas, do intestino delgado, do cólon e estenoses esofágicas. Também têm sido muito utilizados em casos de estenoses coronárias e vasculares periféricas.

Os *stents* poliméricos biodegradáveis têm sido utilizados em estenoses uretrais. Kemppainen colocou *stents* biodegradáveis feitos de ácido poli-L-lático (SR-PLLA) em coelhos depois de uretrotomia. Neste estudo, concluíram que este tipo de *stent* tinha grande futuro para prevenir um novo estreitamento uretral (reestenose).

Foram relatados casos esporádicos nos quais foram utilizados *stents* biodegradáveis em caso de estenose nas vias biliares, no conduto pancreático, no esôfago, no intestino delgado e no cólon. Parviainen publicou dois casos de estenose em anastomoses pancreático-jejunais tratadas com *stents* biodegradáveis de polilático. Petrty utilizou *stents* biodegradáveis para tratar dois pacientes com estenoses biliares intra-hepáticas via percutânea. Laukkarinen utilizou *stents* biodegradáveis de ácido polilático em anastomoses hepático-jejunais.

As estenoses esofágicas benignas podem ser causadas pela ingestão de cáusticos, refluxo gastroesofágico, cirurgia esofágica e radioterapia. Estas estenoses podem ter impacto negativo na qualidade de vida destes pacientes, principalmente

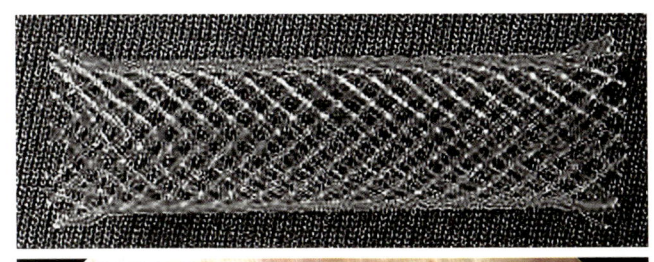

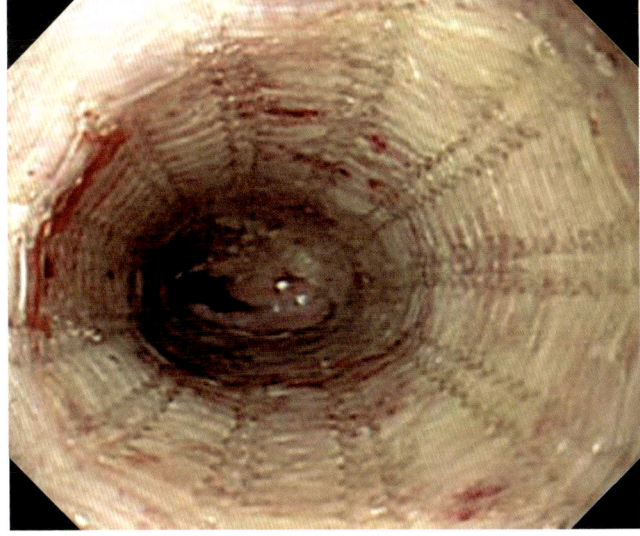

Figura 19.2. *Stent* biodegradável de ácido poli-L-lático (PLLA).

em razão da disfagia. Tais pacientes podem sofrer de múltiplas complicações como desnutrição, perda de peso progressiva, aspiração e sangramento. A dilatação é o tratamento apropriado para estas estenoses. No entanto, pelo menos 10% destes pacientes não apresentarão melhora significativa depois da dilatação endoscópica. Nestes casos a estenose esofágica torna-se refratária ao tratamento endoscópico.

Para melhorar a qualidade de vida e evitar ao máximo a morbimortalidade no caso de cirurgia, têm sido usados os *stents* metálicos expansíveis. O uso deles no tratamento de estenoses benignas gastrintestinais está associado a vários inconvenientes. Os *stents* expansíveis não revestidos induzem a uma reação de hiperplasia precoce na malha não revestida do *stent* e dentro do lúmen. Esta reação de hiperplasia está associada a uma alta incidência de complicações como perfuração e obstrução. Os *stents* completamente revestidos e de plástico estão associados a maior risco de migração, menor flexibilidade e menor força radial. Para evitar esta reação hiperplásica foram desenvolvidos os *stents* de plástico expansíveis. Os resultados com este tipo de *stent* são mistos e têm uma alta incidência de migração.

Os *stents* biodegradáveis, teoricamente, seriam o tratamento ideal para as estenose benignas refratárias ao tratamento endoscópico. Eles podem oferecer uma permeabilidade provisória conjuntamente com uma remodelação da zona de estenose. A eficácia provisória dos *stents* biodegradáveis parte de um conceito simples no qual uma estenose que necessita de dilatação repetitiva responderá a uma dilatação prolongada com o uso de uma endoprótese que será deixada *in situ* durante várias semanas ou meses. O princípio fundamental é obter uma remodelação da estenose fibrótica utilizando um *stent* feito de materiais altamente biocompatíveis, que não causem lesões mecânicas nem irritativas que possam resultar em crescimento anormal do tecido de granulação ou na formação de uma nova estenose ou de um trajeto fistuloso.

Os *stents* biodegradáveis esofágicos foram desenvolvidos recentemente. Espera-se que tenham efeito prolongado de dilatação antes de sua absorção. A degradação progressiva e esta dilatação sustentada podem representar uma solução mais favorável para os pacientes quando comparadas com os *stents* expansíveis metálicos e de plástico e o potencial risco de complicações.

Até a presente data, poucos estudos foram descritos utilizando *stents* biodegradáveis para o tratamento das estenoses esofágicas benignas e refratárias ao tratamento endoscópico. Revisando os estudos publicados até o momento parece que um subgrupo de pacientes com este tipo de estenose esofágica refratária ao tratamento endoscópico está destinado a um tratamento prolongado com dilatações, o que aumenta o risco de complicações, os custos inerentes ao tratamento, além de reduzir significativamente a qualidade de vida. Este subgrupo de pacientes seria candidato ao tratamento com *stents* biodegradáveis. Os estudos publicados até agora apresentam limitações quanto ao desenho, mas têm demonstrado que os *stents* biodegradáveis são eficientes, seguros e representam uma alternativa interessante neste subgrupo de pacientes.

Fry, Fleischer e Golding foram os primeiros a publicar o uso de *stents* biodegradáveis feitos de ácido poli-L-lático para pacientes com estenose esofágica refratária ao tratamento endoscópico (Fig. 19.4). Também foram publicados diferentes casos isolados e um pequeno número de estudos clínicos com um número limitado de pacientes.

Repici publicou, recentemente, um estudo prospectivo de dois centros europeus. Neste estudo foram utilizados *stents* biodegradáveis em 21 pacientes com estenoses esofágicas refratárias ao tratamento endoscópico. Todos os pacientes foram tratados com o *stent* Ella (ELLA-CS, s.r.o., Hradec Kralove, República Tcheca) (Fig. 19.5).

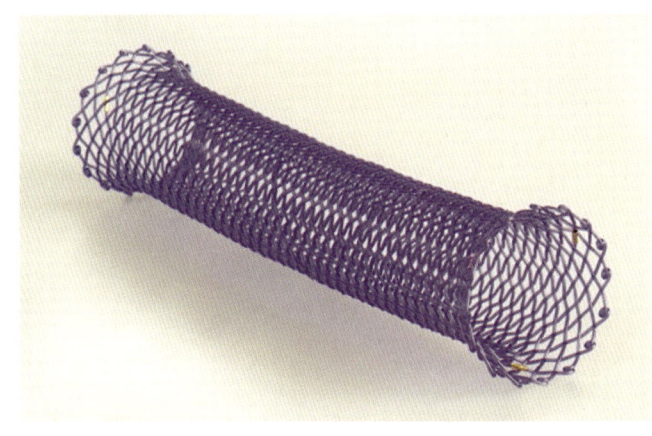

Figura 19.3. *Stent* biodegradável de polidioxanona.

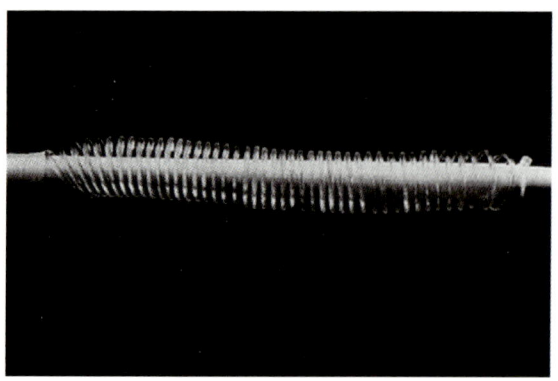

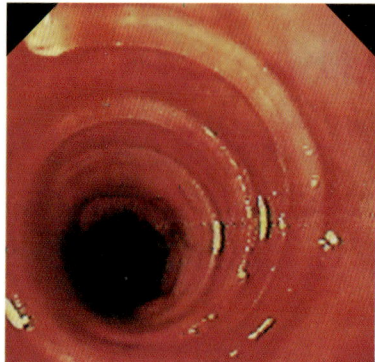

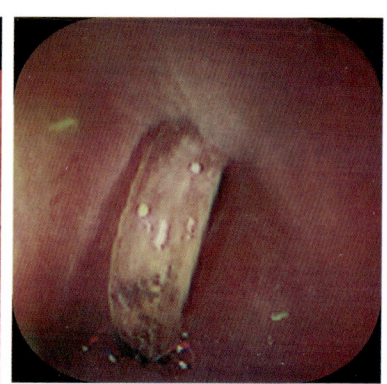

Figura 19.4. *Stent* biodegradável de ácido poli-L-lático.

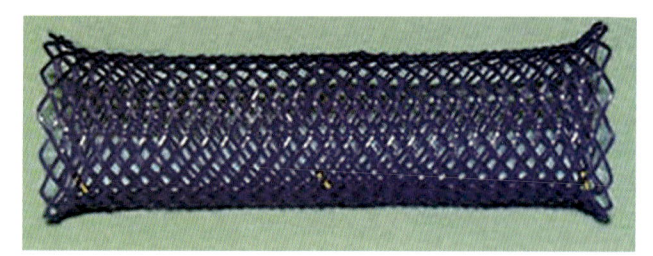

Figura 19.5. *Stent* ELLA.

Este *stent* é fabricado para uso comercial e feito de polidioxanona, que é um polímero biodegradável semicristalino e que se degrada por hidrólise. Os produtos de biodegradação não são tóxicos. O *stent* é radiotransparente e tem marcas radiopacas na extremidade proximal e distal. A colocação dos *stents* foi bem-sucedida em 100% dos casos. A migração deles ocorreu em apenas dois pacientes depois de várias semanas da inserção. A biodegradação do *stent* ocorreu entre 3 e 6 meses. A endoscopia de seguimento aos 3 meses mostrou que todos os *stents* estavam fragmentados e a endoscopia de seguimento aos 6 meses demonstrou que todos haviam se dissolvido (Fig. 19.6). Ao final do seguimento, 9 de 20 pacientes (45%) apresentaram resolução da disfagia, e a frequência de dilatações endoscópicas foi menor nos pacientes nos quais o tratamento com *stent* fracassou.

Os autores concluíram que os *stents* biodegradáveis foram benéficos e conseguiram aliviar a disfagia em cerca de 50% dos pacientes com estenose benigna refratária ao tratamento de dilatação endoscópica, sem apresentar complicações significativas. Sugerem que este tipo de *stent* possa ser uma alternativa neste subgrupo de pacientes. Não há dúvidas de que são necessários mais estudos com grupos de pacientes, com um período de seguimento mais longo e, na medida do possível, comparando diferentes alternativas de tratamento.

Recentemente, Rejchrt relatou a experiência obtida em um estudo de 11 pacientes, com estenose do intestino delgado e do cólon secundária à doença de Crohn, tratados com a colocação de *stents* biodegradáveis feitos de polidioxanona (ELLA CS, Hradec Kralove, República Tcheca) (Figs. 19.7 a 19.9). A colocação do *stent* foi bem-sucedida em 10 de 11 pacientes. O seguimento foi em média de 17 meses. Observou-se migração precoce do *stent* em 3 de 10 pacientes (30%). Os sete pacientes restantes apresentaram melhora clínica e resolução dos sintomas. Os autores não observaram presença de hiperplasia epitelial em nenhum paciente durante o seguimento.

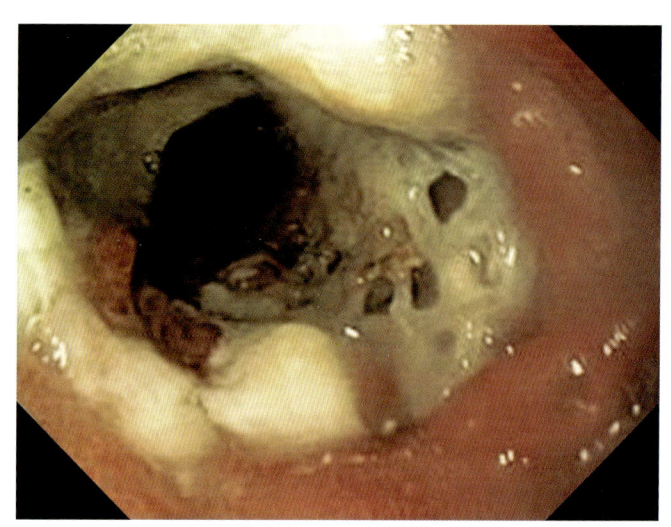

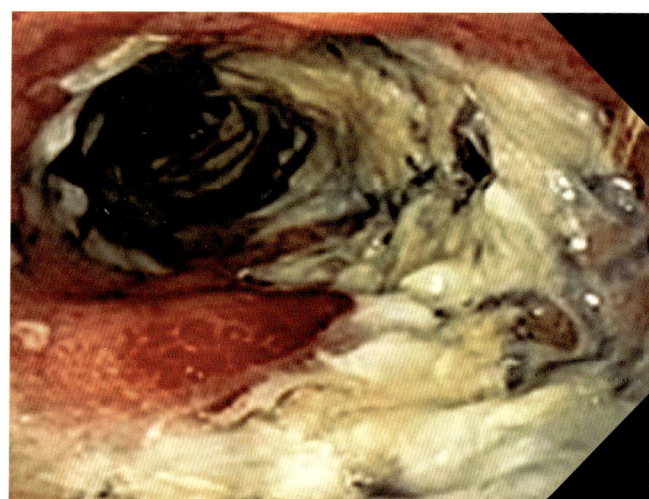

Figura 19.6. Imagens endoscópicas do *stent* ELLA durante o processo de biodegradação.

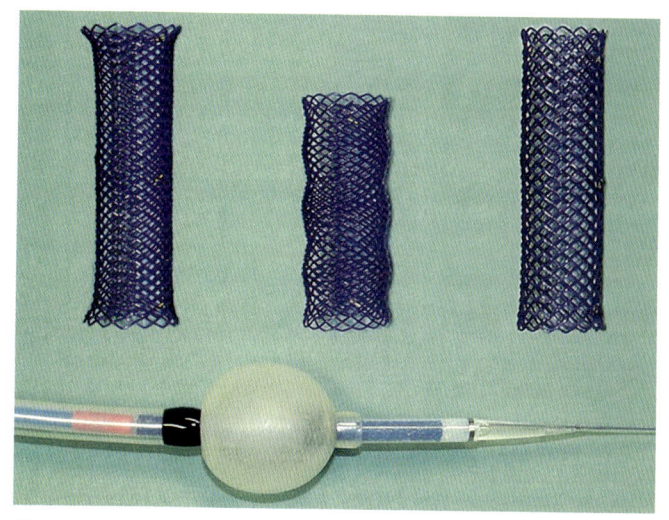

Figura 19.7. *Stents* biodegradáveis feitos de polidioxanona com o introdutor.

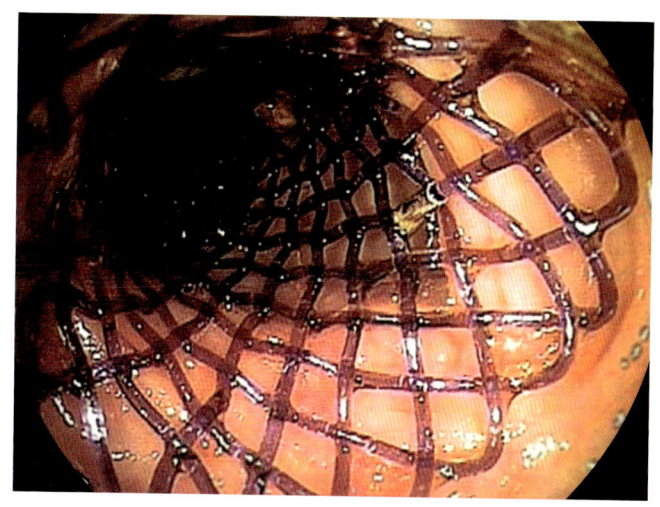

Figura 19.9. Imagem endoscópica de *stent* biodegradável em um paciente com estenose colônica benigna.

Pode-se dizer, então, que os *stents* biodegradáveis são uma nova opção para o tratamento de estenose do intestino delgado e do cólon secundária à doença de Crohn. O uso deste tipo de *stent* diminui a necessidade de repetir endoscopias e dilatações. Consequentemente, diminui o risco de perfurações e procedimentos cirúrgicos. A alta incidência de migração precoce pode ser solucionada com melhoras no desenho do *stent*. São necessários estudos complementares para determinar a longo prazo a eficácia e a segurança destes *stents*.

Não resta dúvida de que são imprescindíveis estudos mais completos para que se possa comparar o uso destes *stents* biodegradáveis em oposição aos expansíveis totalmente revestidos. Os seguimentos dos estudos devem ser a longo prazo para avaliar a remissão dos sintomas com o uso destes *stents*. Também seria de grande importância avaliar o uso destes *stents* biodegradáveis em pacientes com câncer esofágico ou disfagia maligna antes de químio ou radioterapia. Por fim, o *stent* ideal para as estenoses benignas deveria ser de diâmetro amplo, alta expansão, alta flexibilidade, que mantenha a integridade luminal, que não cause hiperplasia epitelial nem danos teciduais e que não necessite de endoscopia para removê-lo. É muito provável que o *stent* biodegradável seja o tratamento ideal para alcançar estas metas em um futuro próximo.

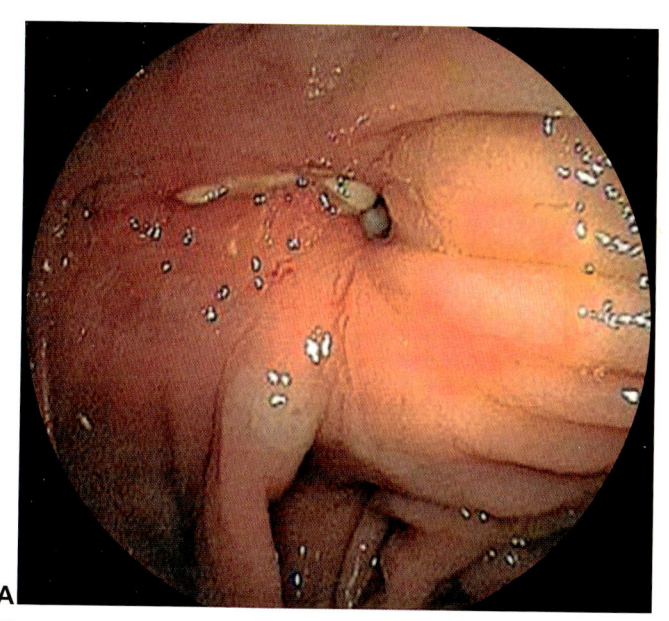

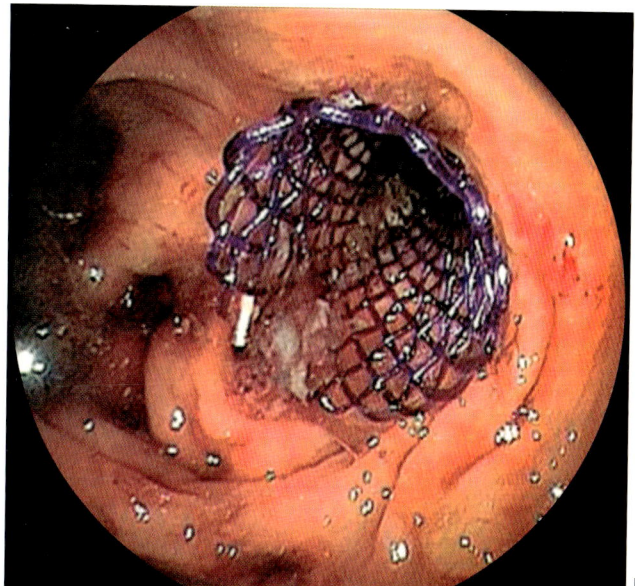

Figura 19.8. Imagens endoscópicas de estenose ileocolônica antes (**A**) e depois (**B**) da colocação do *stent* biodegradável.

hematêmese nos faz pensar em uma invasão de grandes vasos com iminente colapso vascular.[6,7]

A estabilização inicial inclui a avaliação das vias aéreas, da respiração, da circulação, do acesso intravenoso e dos exames laboratoriais. A hematêmese com envolvimento do estado mental requer tratamento imediato da via aérea, a fim de prevenir a broncoaspiração. Os exames laboratoriais incluem hemograma e perfil bioquímico sérico, exames de coagulação, tipagem sanguínea e provas cruzadas. Nos pacientes com câncer, a contagem do diferencial de leucócitos serve para avaliar a supressão medular pelo tumor ou pela quimioterapia. A contagem de plaquetas é importante para avaliar o risco de ressangramento e a necessidade de transfusão de plaquetas. Nos parâmetros de coagulação, a INR *(international normalized ratio)* ajuda a avaliar a extensão da doença caso se suspeite de doença hepática metastásica, obrigando a pensar em sangramento causado por varizes. Os exames laboratoriais, principalmente no paciente com câncer, determinam outros distúrbios como falência renal, hiponatremia, hipercalcemia, hipo ou hiperfosfatemia, hiper ou hipocalcemia. Nos casos de alterações do sensório, a hepatopatia é avaliada pelos níveis de amônia.[7]

Além dos exames laboratoriais, outros procedimentos ajudam na avaliação do paciente com sangramento digestivo e neoplasia. A sonda nasogástrica (SNG) com aspiração e lavagem é útil para confirmar o sangramento e avaliar a intensidade do mesmo, além de aumentar a sensibilidade da endoscopia.[8] Com a lavagem pela SNG, o sangue vermelho-vivo sugere sangramento ativo, enquanto que o escuro ou cor de café sugere sangramento prévio e oxidação da hemoglobina. Uma aspiração por SNG não exclui o sangramento digestivo; no entanto, uma aspiração sem sangue e biliosa indica sangramento distal ao ligamento de Treitz ou sangramento proximal que cessou horas atrás.[9]

As medidas iniciais de tratamento incluem acesso venoso, infusão de cristaloides e sangue, e monitorização de oxigênio. Deve-se iniciar a reposição volêmica com 500 a 1.000 mL de cristaloides e repetir em caso de taquicardia ou hipotensão persistente. Paciente em *choque*, que não responde à terapia com 2 litros de cristaloides, deve ser tratado com transfusão de concentrado de hemáceas para manter o transporte de oxigênio e a perfusão tecidual. O objetivo é manter o hematócrito entre 25 e 27, evitando valores maiores que 27, já que, em pacientes cirróticos, a pressão portal aumenta, exacerbando o sangramento varicoso.[10] A coagulopatia deve ser tratada com a administração de plasma fresco ou plaquetas. Embora existam debates no que diz respeito à relação ideal de substituição, aceita-se que deva ser mantida uma proporção de 1 unidade de plasma fresco para cada 4 concentrados de hemáceas administrados, a fim de prevenir a coagulopatia diluicional e manter a INR menor que 1,5. As plaquetas devem ser substituídas em caso de sangramento ativo com valores inferiores a 50.000.[11]

Recomenda-se o início empírico de um inibidor da bomba de prótons (IBP) antes da endoscopia. Embora os IBPs diminuam a intervenção endoscópica, não têm mostrado que impactem a mortalidade, mas sim que controlam o ressangramento e a necessidade de transfusões e promovem a hemostasia ao neutralizar o pH, inclusive no sangramento não relacionado com a exposição ácida. Recomenda-se iniciar o IBP em um bolo de 80 mg, seguido por índice de infusão de 8 mg/h.[12]

Intervenção endoscópica no sangramento varicoso

A Associação Americana para o Estudo da Doença Hepática (AASLD) e a Sociedade Americana de Gastroenterologia definiram os protocolos de tratamento para o sangramento varicoso.[13] O sangramento agudo no paciente cirrótico requer intervenção urgente com suporte de volume e sangue para manter a hemoglobina maior ou igual a 8 g/dL. Inicia-se com antibióticos profiláticos por um curto prazo (menos que 7 dias) para prevenir as complicações infecciosas e o ressangramento. A AASLD recomenda norfloxacina (400 mg VO 2 vezes ao dia) ou ciprofloxacina (400 mg IV a cada 12 horas). Em centros com grande resistência às fluoroquinolonas, prefere-se ceftriaxona 1 g ao dia. A somatostatina ou seus análogos devem ser iniciados e continuados durante 3 a 5 dias caso se suspeite de sangramento por hipertensão portal. A endoscopia é feita nas 12 horas seguintes para confirmar o diagnóstico e tomar as medidas terapêuticas. No sangramento recorrente ou incontrolado deve ser considerado o *shunt* portossistêmico intra-hepático transjugular (TIPS). Por último, o tamponamento com balão deve ser usado para temporizar medidas terapêuticas por um máximo de 24-48 horas em pacientes com sangramento varicoso que precisam de uma terapia definitiva.[14]

Os pacientes com carcinoma hepatocelular avançado com sangramento recorrente têm pouca sobrevida a curto prazo comparados com pacientes que apresentam outros sangramentos varicosos.[15,16] A ligadura com bandas elásticas é uma alternativa útil nestes pacientes com sangramento recorrente (Fig. 20.1). Além disso, a quimioembolização transarterial é outra opção para controlar o sangramento destes pacientes.[17] A escleroterapia endoscópica é outra alternativa terapêutica.[18]

Considerações especiais no paciente com câncer

As náuseas e os vômitos são frequentes nos pacientes que fazem quimioterapia, o que pode levar a hematêmese decorrente da laceração de Mallory Wiess. Se não existirem fatores de risco para hipertensão portal, essas lacerações podem ser tratadas de forma conservadora. Recomenda-se para controle do vômito um antagonista 3A 5-hidroxitriptamina, como o Ondansetrona ou, então, a Metoclopramida.

A radiação e a quimioterapia são fatores de risco para irritar e causar erosão, com sangramento no trato digestório superior. A radiação pode produzir fístulas na aorta e em outras estruturas vasculares do tumor, com sangramentos abundantes.[6] Os IBPs têm mostrado bons resultados na terapia das lesões no esôfago, estômago ou duodeno causadas pela quimioterapia.[19]

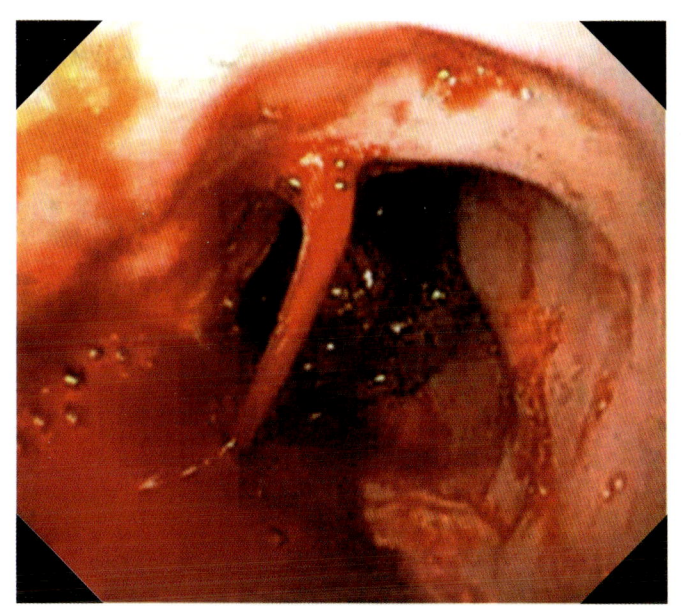

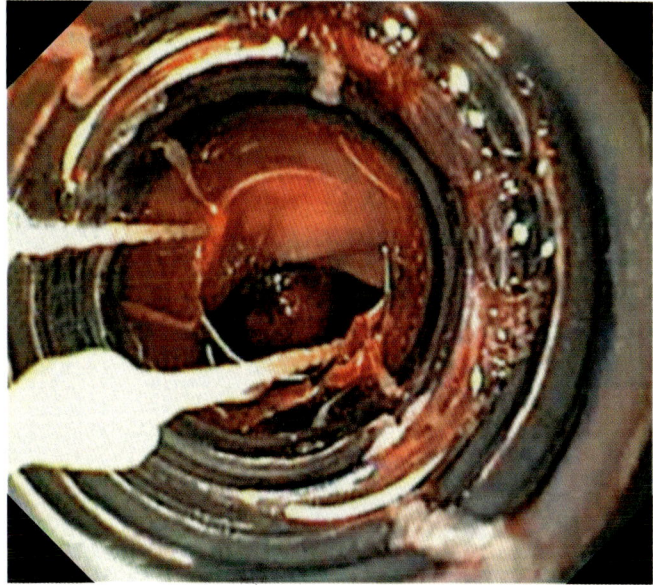

Figura 20.1. Controle do sangramento varicoso pela aplicação endoscópica de bandas.

Algumas neoplasias tendem a sangrar mais, como os linfomas MALT do estômago. Nestas lesões podem invadir a submucosa com comprometimento vascular local e sangramentos profusos. Além disso, estas lesões são propensas à necrose pós-quimioterapia com sangramentos vultosos.[7] A localização no mediastino também está associada a sangramentos mais relevantes em virtude da invasão de grandes vasos, o que requer toracotomias de emergência.[6]

Embora sejam descritos casos de terapia endoscópica em sangramento causado por tumores gástricos (Fig. 20.2), os pacientes beneficiam-se mais com a intervenção cirúrgica, como a desvascularização gástrica,[20] e não são bons candidatos para o tratamento endoscópico; no entanto, os índices de complicação nestas cirurgias são altos.[21]

SANGRAMENTO DO TRATO DIGESTÓRIO INFERIOR

A hemorragia do trato digestório inferior (HTDI) é uma das causas mais frequentes de hospitalização e aumenta notavelmente com a idade. Segundo as diferentes populações, o câncer colorretal, que frequentemente se manifesta com hemorragia, representa de 1 a 17% das HTDIs.[22]

Etiologias

As principais causas de sangramento digestivo baixo são: doença diverticular, colite isquêmica, angiodisplasia, sangramento pós-polipectomia, hemorroida, fissura anal, doença inflamatória intestinal e neoplasias. A causa do sangramento mais frequente é a erosão ou ulceração da mucosa que é o motivo pelo qual o paciente procura cuidados médicos. O sangramento pós-polipectomia ou por biópsia é uma causa frequente de HTDI e tem uma apresentação bifásica, ocorrendo imediatamente depois do procedimento ou 10-15 dias depois da queda da crosta cicatricial.

Outras causas dependem do tipo de tratamento e da evolução temporal do processo. A enterocolite neutropênica ocorre em pacientes com neutropenias prolongadas; a doença do enxerto *versus* hospedeiro aparece a qualquer momento depois do transplante de células-tronco; a diarreia infecciosa pode aparecer em qualquer ocasião e é causada por germes incomuns em razão dos pacientes serem imunodeprimidos e expostos às infecções nosocomiais. A proctosigmoidite actínica é mais frequente entre 9 e 14 meses (mas pode aparecer

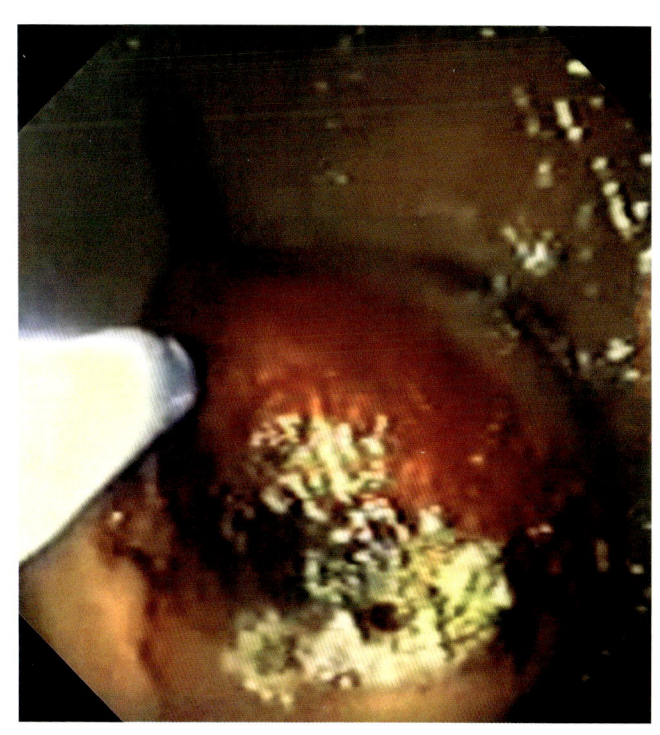

Figura 20.2. Terapia endoscópica com plasma de argônio de tumor estromal hemorrágico.

até 2 anos depois) pós-radioterapia ou braquiterapia local. Fístulas arteriais ou necroses tumorais podem ocorrer em qualquer momento da terapia. Além destas etiologias, o sangramento pode-se complicar por coagulopatia, anticoagulação ou quimioterapia.[7]

Sinais e sintomas

A determinação da localização do sangramento segundo o aspecto das fezes é normalmente imprecisa. O aspecto dependerá da intensidade da hemorragia e da velocidade do trânsito das fezes pelo TGI. O sangue vermelho pelo reto sugere sangramento do cólon esquerdo, enquanto que as melenas sugerem sangramento do cólon direito ou do intestino proximal. A história clínica é importante com relação à duração do sangramento, aos sintomas associados (dor abdominal, perda de peso, febre), aos antecedentes de diverticulose, obstipação ou diarreia, às medicações recebidas (AINEs, coumadin, heparina), à história de câncer e tratamento cirúrgico, químio ou radioterapia e às comorbidades (dor torácica ou dispneia). A hematoquezia é a apresentação mais comum da HTDI. O exame físico deve ser orientado para a estabilidade hemodinâmica, para determinar comorbidades, precisar se a dor abdominal é decorrente de uma possível perfuração ou inflamação (colite isquêmica ou doença inflamatória intestinal). O exame retal deve indicar a coloração das fezes e identificar as lesões anorretais, como hemorroidas ou fístulas.

Diagnóstico

No enfoque inicial das urgências do paciente com HTDI devem ser avaliados os sinais vitais para descartar instabilidade hemodinâmica, obter acessos venosos adequados e alguns profissionais sugerem a passagem de SNG para descartar sangramento alto. Além disso, a SNG permite a rápida administração de soluções para preparar o paciente para a colonoscopia de urgência.[23]

As determinações da hemoglobina permitem fazer uma estimativa da perda de sangue e da necessidade de transfusão. A coagulopatia é um achado frequente no paciente com câncer e deve ser avaliada com a INR e o TPT. Também devem ser avaliados os eletrólitos e a função hepática em razão das frequentes comorbidades. Apesar da estratificação do risco com os diferentes exames, não existe um determinante confiável que indique que o sangramento pode cessar, daí ser imperioso fazer uma constante monitorização.

Colonoscopia

Como no sangramento alto, a endoscopia é a chave no diagnóstico definitivo na maioria dos pacientes, embora a terapêutica seja mais limitada na colonoscopia do que na endoscopia alta. Possibilita também coletar material para biópsia e excluir causas não relacionadas com o câncer. Existem riscos adicionais, como a deficiente visualização decorrente do sangramento e os problemas inerentes à sedação. Pode-se obter uma rápida preparação em 2 horas, mas o tempo ideal para a colonoscopia não está estabelecido. Os índices de complicação são baixos (1-2%), mas podem ocorrer sobrecarga de líquido, perfuração e sépsis. Um estudo randomizado e controlado comparou a colonoscopia urgente *versus* a rotineira em pacientes com HTDI, e encontrou maior detecção do local do sangramento na urgente, mas sem impactar a mortalidade, a permanência hospitalar, as transfusões, a necessidade de cirurgia ou os episódios de ressangramento.[24]

Cintilografia

Quando a colonoscopia é negativa e suspeita-se de sangramento originado no intestino, os exames com cintilografia são mais sensíveis que a angiografia ao requerer um índice de sangramento menor, mas são menos específicos. Existem duas modalidades disponíveis, cada uma com suas vantagens e limitações.

1. **Sulfeto coloidal tecnécio 99:** injetado no espaço intravascular, o exame é feito com rapidez depois da injeção. É captado pelo baço, pelo fígado e pela medula óssea, podendo esconder a origem do sangramento digestivo.
2. **Glóbulos vermelhos marcados com pertecnetato tecnécio 99:** são necessárias duas medições nos primeiros 30 minutos e depois a cada hora, durante 24 horas, devido aos sangramentos intermitentes.

Uma comparação de ambas as técnicas demonstrou alto índice de detecção de sangramento semelhante.[25]

Cápsula endoscópica

Diferentes estudos têm mostrado uma superioridade da cápsula endoscópica no diagnóstico do sangramento digestivo obscuro, principalmente em lesões do intestino delgado.[26,27]

Angiografia por tomografia computadorizada (angio-TAC)

A tomografia helicoidal com multidetectores requer sangramento ativo para localizar o local do sangramento. Um estudo mostrou sensibilidade e especificidade de 90 e 99%, respectivamente, em casos de sangramento ativo, e equiparou-se à arteriografia como padrão-ouro.[28] Outros estudos demonstraram sua utilidade em HTDI não localizada por endoscopia.[29]

Arteriografia

A arteriografia mesentérica requer sangramento ativo de 1 a 1,5 mL/min para ser visualizado. Além disso, ela oferece uma terapêutica potente para controlar o sangramento, incluindo a vasoconstricção com vasopressina ou a injeção de microesferas de diferentes substâncias. O sangramento em razão do câncer não é geralmente suscetível de embolização, mas, no paciente com alto risco cirúrgico, ela pode ser considerada. Pode haver índice significativo de complicações por isquemia mesentérica, isquemia de membros inferiores, dissecção arterial, falência renal pelo contraste ou infecções pelo cateter.[30]

Tratamento

Pacientes com alto risco de instabilidade hemodinâmica, principalmente idosos com comorbidades, com sangramento persistente que requer múltiplas transfusões ou abdome agudo, devem ser tratados na unidade de terapia intensiva. A colonoscopia é a primeira modalidade na avaliação e terapia da HTDI. Apenas 12-27% dos pacientes apresentam sangramento suscetível de tratamento endoscópico, comparando-se com 55% dos pacientes com sangramento digestivo alto.[31]

Cirurgia de urgência

Está indicada nos casos de câncer colorretal complicado por perfuração, fístulas, obstrução ou hemorragia. Evolui com alta morbimortalidade, mas o prognóstico melhorou com o suporte interdisciplinar. Alcança-se um melhor prognóstico com a localização do sangramento previamente à cirurgia, com menor índice de ressangramento. Em pacientes com alto risco cirúrgico, devem ser consideradas opções menos invasivas, como a angiografia.[32]

Angiografia terapêutica

Fica reservada para pacientes com alto risco cirúrgico, mas apresenta alto risco de infarto colônico se for comparada com as arteriografias da artéria mesentérica superior, em razão da falta de circulação colateral do cólon. A embolização está indicada nos pacientes com doença vascular porque a vasopressina pode causar isquemia miocárdica ou cerebral.[33]

Situações especiais

A seguir são descritos casos particulares onde devem ser tomadas decisões rápidas e tratamentos específicos.

Enterocolite neutropênica

Também conhecida como tiflite ou enterocolite necrosante. Ocorre pela combinação da lesão direta da mucosa gastrintestinal pelas drogas citotóxicas e pela neutropenia profunda somada ao comprometimento das defesas que permite uma infecção polimicrobiana e micótica. Isto leva a uma necrose da parede intestinal que, invariavelmente, compromete o ceco, podendo se estender para o cólon direito ou o íleo terminal. Nesta entidade deve ser considerada em neutropenias graves (contagem absoluta de neutrófilos < 500) com febre e dor abdominal no quadrante inferior direito. Outros sintomas são distensão abdominal, náuseas, vômitos, diarreia aquosa e sanguinolenta. O diagnóstico é feito pela TAC de abdome que mostra ceco dilatado, com líquido, de paredes grossas, com ar ou sangramento que progride para perfuração ou abscesso.[34] O tratamento inicial no paciente sem evidências de perfuração é conservador, com repouso intestinal, antibióticos de amplo espectro que devem incluir antimicóticos caso não haja melhora em até 72 horas. Fatores estimulantes de colônias de granulócitos são úteis para normalizar a contagem de glóbulos brancos, permitindo o controle da invasão microbiana. Os pacientes com perfuração, peritonite ou sangramento grave devem ser submetidos à cirurgia com remoção do segmento afetado.[35]

Doença do enxerto contra hospedeiro (EIVH)

As manifestações do TGI na EIVH podem ser graves, com dor abdominal intensa e diarreias com perdas de até mais de 10 L por dia. Os pacientes podem perder sangue e precisar de transfusões diárias. Uma biópsia retal pode ser necessária para distinguir a EIVH de uma infecção por citomegalovírus, mostrando necrose das células da cripta com acúmulo de detritos.[36] O comprometimento grave evolui com o desnudamento de extensas áreas da mucosa colônica, semelhante à apresentação na pele da EIVH.

Com menos frequência, o comprometimento limita-se a anorexia, náuseas e vômito. A EIVH com comprometimento do trato digestório superior é mais frequente que o comprometimento digestivo inferior. O ácido aminocaproico, um potente agente antifibrinolítico, pode ajudar a controlar a perda de sangue induzida pela EIVH sobre o TGI.[37]

Diarreia infecciosa

Os patógenos adquiridos no meio ambiente *(Salmonella, shigella, campilobacter, Escherichia coli)* também são frequentes no paciente com câncer.[38] Além disso, quando há diarreia e sangramento digestivo baixo, deve-se descartar a infecção por *Clostridium difficile* ou outros oportunistas, como o citomegalovírus (CMV), que pode causar colite ulcerativa, diagnosticada com uma biópsia da mucosa, e que pode ser tratada com Ganciclovir ou Foscarnet.[39]

Proctite por radiação

A lesão aguda por radiação no retossigmoide ocorre nas primeiras 6 semanas da terapia e manifesta-se com diarreia, tenesmo e, menos frequentemente, sangramento, que é resultante de telangiectasias friáveis (Fig. 20.3).

Isto ocorre em 1%-5% dos pacientes com HTDI que são hospitalizados. Uma forma retardada de apresentação ocorre 9 a 15 meses depois da terapia com sintomatologia semelhante. Em pacientes que receberam braquiterapia na próstata, esses mesmos sintomas aparecem entre 4 e 16 meses depois do tratamento. A gravidade dos sintomas, assim como o sangramento, é diretamente proporcional à quantidade de dose administrada por volume de tecido, assim como quando se combina braquiterapia e radiação externa, ou quando existem comorbidades, como o diabetes.

Existem diferentes alternativas terapêuticas para o tratamento da proctite actínica sintomática que incluem a terapia com formaldeído para ocluir os vasos hemorrágicos[40] e enemas com sucralfato. Nos pacientes onde a terapia tópica não obtenha sucesso, a aplicação de plasma de argônio por colonoscopia tem demonstrado ser útil.[41]

CONCLUSÕES

O sangramento digestivo alto no paciente com câncer apresenta mortalidade relativamente alta, apesar dos avanços na detecção e no tratamento. Embora o câncer seja raro como causa primária de sangramento digestivo, as mudanças anatô-

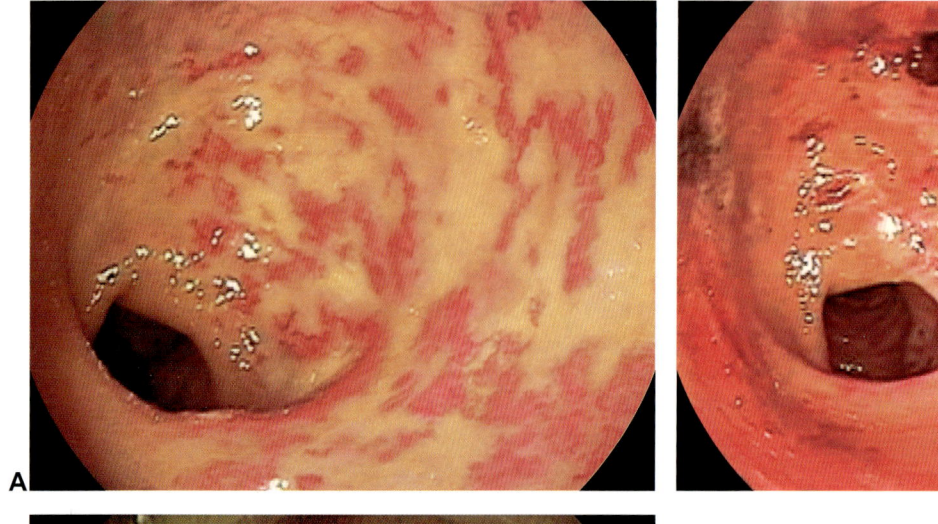

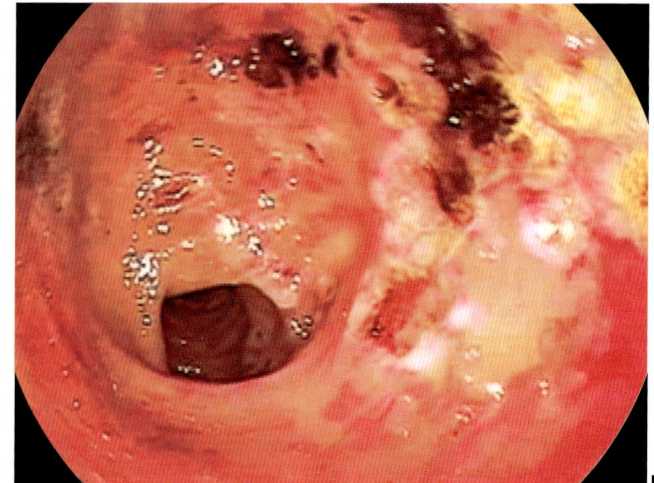

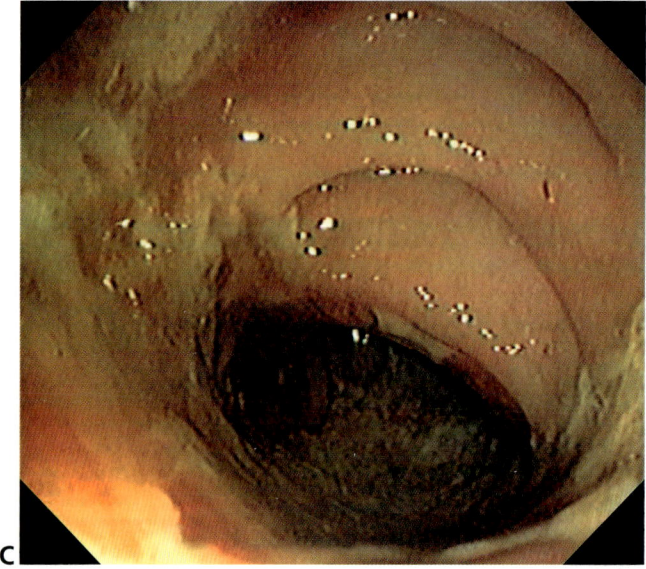

Figura 20.3. Proctite actínica com sangramento ativo (**A**) e tratamento com plasma de argônio (**B**). Aspecto final (**C**). (Do arquivo do Dr. R. Castaño.)

micas e hematológicas complicam o tratamento nestes pacientes. O tratamento do câncer pode trazer várias consequências, com sangramentos ocultos ou abundantes. O tratamento do paciente com sangramento é igual caso ele tenha ou não câncer. Entretanto, especial atenção deve ser dada ao paciente oncológico devido aos diferentes fatores metabólicos, hematológicos e anatômicos que dificultam o tratamento.

Os pacientes com câncer e sangramento de origem inferior geralmente estão estáveis, permitindo a preparação para a colonoscopia e a determinação da origem do sangramento assim como sua potencial terapia. A história clínica completa, o bom exame físico e os exames laboratoriais podem ajudar no diagnóstico diferencial. Existem diferentes modalidades de exames por imagens que ajudam a esclarecer o diagnóstico do sangramento em casos onde a colonoscopia não o faça. As intervenções que pretendem controlar o sangramento digestivo inferior requerem tratamento interdisciplinar entre o cirurgião, o radiologista intervencionista e o gastroenterologista.

REFERÊNCIAS BIBLIOGRÁFICAS

1. Imbesi JJ, Kurtz RC. A multidisciplinary approach to gastrointestinal bleeding in cancer patients. *J Support Oncol* 2005;3:101-10.
2. Cappell MS, Friedel D. Acute nonvariceal upper gastrointestinal bleeding: endoscopic diagnosis and therapy. *Med Clin North Am* 2008;92:511-50, vii-viii.
3. Cappell MS, Friedel D. Initial management of acute upper gastrointestinal bleeding: from initial evaluation up to gastrointestinal endoscopy. *Med Clin North Am* 2008;92:491-509, xi.
4. Van Leerdam ME. Epidemiology of acute upper gastrointestinal bleeding. *Best Pract Res Clin Gastroenterol* 2008;22:209-24.
5. Button LA, Roberts SE, Evans PA *et al.* Hospitalized incidence and case fatality for upper gastrointestinal bleeding from 1999 to 2007: a record linkage study. *Aliment Pharmacol Ther* 2011;33:64-76.
6. Sivaraman SK, Drummond R. Radiation-induced aortoesophageal fistula: an unusual case of massive upper gastrointestinal bleeding. *J Emerg Med* 2002;23:175-78.

7. Yarris JP, Warden CR. Gastrointestinal bleeding in the cancer patient. *Emerg Med Clin North Am* 2009;27:363-79.
8. Cuéllar RE, Gavaler JS, Alexánder JA *et al.* Gastrointestinal tract hemorrhage. The value of a nasogastric aspirate. *Arch Intern Med* 1990;150:1381-84.
9. Witting MD, Magder L, Heins AE *et al.* Usefulness and validity of diagnostic nasogastric aspiration in patients without hematemesis. *Ann Emerg Med* 2004;43:525-32.
10. Blair SD, Janvrin SB, McCollum CN *et al.* Effect of early blood transfusion on gastrointestinal haemorrhage. *Br J Surg* 1986;73:783-85.
11. Maltz GS, Siegel JE, Carson JL. Hematologic management of gastrointestinal bleeding. *Gastroenterol Clin North Am* 2000;29:169-87, vii.
12. Leontiadis GI, Sharma VK, Howden CW. Systematic review and meta-analysis of proton pump inhibitor therapy in peptic ulcer bleeding. *BMJ* 2005;330:568.
13. Qureshi W, Adler DG, Davila R *et al.* ASGE Guideline: the role of endoscopy in the management of variceal hemorrhage, updated July 2005. *Gastrointest Endosc* 2005;62:651-55.
14. García-Tsao G, Sanyal AJ, Grace ND *et al.* Prevention and management of gastroesophageal varices and variceal hemorrhage in cirrhosis. *Am J Gastroenterol* 2007;102:2086-102.
15. Kogo M, Sato N, Yoneyama K *et al.* Bleeding index after the first course of endoscopic treatment for esophageal varices in liver cirrhotic patients with and without hepatocellular carcinoma. *Hepatogastroenterology* 2007;54:2049-54.
16. Amitrano L, Guardascione MA, Bennato R *et al.* MELD score and hepatocellular carcinoma identify patients at different risk of short-term mortality among cirrhotics bleeding from esophageal varices. *J Hepatol* 2005;42:820-25.
17. Srivastava DN, Gandhi D, Julka PK, Tandon RK. Gastrointestinal hemorrhage in hepatocellular carcinoma: management with transheptic arterioembolization. *Abdom Imaging* 2000;25:380-4.
18. Letier MH, Krige JE, Lemmer ER *et al.* Injection sclerotherapy for variceal bleeding in patients with irresectable hepatocellular carcinoma. *Hepatogastroenterology* 2000;47:1680-84.
19. Sartori S, Trevisani L, Nielsen I *et al.* Randomized trial of omeprazole or ranitidine versus placebo in the prevention of chemotherapy-induced gastroduodenal injury. *J Clin Oncol* 2000;18:463-67.
20. Kelessis NG, Vassilopoulos PP, Lambrinakis PM *et al.* Treatment-related acute gastric bleeding managed successfully with surgical devascularization. *J Surg Oncol* 2000;74:138-40.
21. Lee HJ, Park do J, Yang HK *et al.* Outcome after emergency surgery in gastric cancer patients with free perforation or severe bleeding. *Dig Surg* 2006;23:217-23.
22. Longstreth GF. Epidemiology and outcome of patients hospitalized with acute lower gastrointestinal hemorrhage: a population-based study. *Am J Gastroenterol* 1997;92:419-24.
23. Davila RE, Rajan E, Adler DG *et al.* ASGE Guideline: the role of endoscopy in the patient with lower-GI bleeding. *Gastrointest Endosc* 2005;62:656-60.
24. Green BT, Rockey DC, Portwood G *et al.* Urgent colonoscopy for evaluation and management of acute lower gastrointestinal hemorrhage: a randomized controlled trial. *Am J Gastroenterol* 2005;100:2395-402.
25. Ponzo F, Zhuang H, Liu FM *et al.* Tc-99 m sulfur colloid and Tc-99 m tagged red blood cell methods are comparable for detecting lower gastrointestinal bleeding in clinical practice. *Clin Nucl Med* 2002;27:405-9.
26. Ell C, Remke S, May A *et al.* The first prospective controlled trial comparing wireless capsule endoscopy with push enteroscopy in chronic gastrointestinal bleeding. *Endoscopy* 2002;34:685-89.
27. Triester SL, Leighton JA, Leontiadis GI *et al.* A metaanalysis of the yield of capsule endoscopy compared to other diagnostic modalities in patients with obscure gastrointestinal bleeding. *Am J Gastroenterol* 2005;100:2407-18.
28. Yoshikawa K, Yamaguti T, Nakamura M *et al.* The role of dual-phase enhanced helical computed tomography in difficult intestinal bleeding. *J Clin Gastroenterol* 2000;31:83-84.
29. Yoon W, Jeong YY, Shin SS *et al.* Acute massive gastrointestinal bleeding: detection and localization with arterial phase multi-detector row helical CT. *Radiology* 2006;239:160-67.
30. Cohn SM, Moller BA, Zieg PM *et al.* Angiography for preoperative evaluation in patients with lower gastrointestinal bleeding: are the benefits worth the risks? *Arch Surg* 1998;133:50-55.
31. Zuckerman GR, Prakash C. Acute lower intestinal bleeding. Part II: etiology, therapy, and outcomes. *Gastrointest Endosc* 1999;49:228-38.
32. McArdle CS, McMillan DC, Hole DJ. The impact of blood loss, obstruction and perforation on survival in patients undergoing curative resection for colon cancer. *Br J Surg* 2006;93:483-88.
33. Gady JS, Reynolds H, Blum A. Selective arterial embolization for control of lower gastrointestinal bleeding: recommendations for a clinical management pathway. *Curr Surg* 2003;60:344-47.
34. Vogel MN, Goeppert B, Maksimovic O *et al.* CT features of neutropenic enterocolitis in adult patients with hematological diseases undergoing chemotherapy. *Rofo* 2010;182:1076-81.
35. Cloutier RL. Neutropenic enterocolitis. *Emerg Med Clin North Am* 2009;27:415-22.
36. Washington K, Jagasia M. Pathology of graft-versushost disease in the gastrointestinal tract. *Hum Pathol* 2009;40:909-17.
37. Lee SJ. Have we made progress in the management of chronic graft-vs-host disease? *Best Pract Res Clin Haematol* 2010;23:529-35.
38. Cherny NI. Evaluation and management of treatment-related diarrhea in patients with advanced cancer: a review. *J Pain Symptom Manage* 2008;36:413-23.
39. Teraishi F, Shimamura H, Suzuki T *et al.* Cytomegalovirus colitis after systemic chemotherapy in a patient with recurrent colon cancer: a case report. *J Med Case Reports* 2008;2:289.
40. Castaño R, Puerta JD. Aplicación endoscópica de formol al 4% para el control del sangrado por proctitis actínica. *Rev Col Gastroenterol* 2002;17:234-39.
41. Castaño R, Puerta JD, Sanín E *et al.* Argon plasma coagulation versus aplication of 4 percent formalin for the treatment of radiation induced hemorrhagic proctitis. *Gastrointest Endosc* 2007;65:AB 255.

Plasma de Argônio em Endoscopia Terapêutica Oncológica

Raúl Antonio Cañadas Garrido ▪ Marco Buch
José Pinhata Otoch ▪ Everson L. A. Artifon

INTRODUÇÃO

A terapia com plasma de argônio (APC) consiste em um método termoablativo monopolar de eletrocoagulação sem contato que permite a aplicação de energia elétrica de alta frequência, fornecendo gás argônio ionizado para os tecidos e gerando destruição ou hemostasia por coagulação. Utiliza um equipamento com uma fonte de argônio controlada automaticamente e um gerador elétrico. A corrente é dada em uma extremidade do cateter (axial ou lateral), em diferentes ângulos, e sem contato com os tecidos. Neste cateter é introduzido através do canal de trabalho dos endoscópios convencionais. A técnica pode ser usada durante a endoscopia para o controle de hemorragias e erradicação de lesões vasculares, entre elas a ectasia vascular antral, a angiodisplasia e a retite pós-radiação. Além disso, pode ser utilizada para aliviar a obstrução em tumores que afetam a luz do trato gastrintestinal, no tratamento do esôfado de Barrett e na destruição do tecido fino que não pode ser removido (p. ex., depois de uma polipectomia).

No nosso estudo – um total de 65 pacientes e 134 sessões de APC – encontramos que a indicação mais frequente para o uso de APC foi o sangramento por retite actínica que, embora seja uma patologia derivada de complicações do tratamento de doença tumoral (próstata, cérvice), mostramos poucos casos do uso do argônio em patologia neoplásica propriamente dita (remoção de adenoma plano de duodeno, sangramento de origem tumoral no reto em paciente com câncer ginecológico invasivo de parede). Apesar de apresentarmos neste estudo apenas dois casos de patologia tumoral, encontramos na literatura que a cada dia surgem mais publicações que fortalecem o uso do plasma de argônio como alternativa no tratamento endoscópico de várias patologias tumorais ao longo do tubo digestivo e extradigestivo.[1] Nesta revisão serão apresentados os usos atuais de APC no trato gastrintestinal quando afetado por alguma patologia neoplásica.

As atuais indicações para o uso do plasma de argônio em patologia neoplásica incluem:

- *Esôfago:* esôfago de Barrett, câncer avançado de esôfago, câncer precoce de esôfago, recanalização paliativa de tumor esofágico, controle de sangramento de origem tumoral.
- *Estômago:* câncer gástrico precoce, controle de sangramento em neoplasias gástricas.
- *Trato biliar:* corte de prótese biliar metálica migrada, fenestração de prótese duodenal para acesso à via biliar.
- *Cólon e reto:* pólipos colorretais e câncer de cólon, aplicação em obstrução intestinal de origem neoplásica, corte de prótese colônica metálica migrada, controle de sangramento tumoral.
- *Outros usos:* tunelização de próteses, gastrite hemorrágica por radioterapia.

APC NO ESÔFAGO

O esôfago de Barrett (EB) é considerado o principal fator de risco para adenocarcinoma. Sua incidência vem aumentando nos últimos anos nos Estados Unidos. O papel da endoscopia terapêutica no tratamento se centralizará na perspicácia para a detecção da displasia de alto grau e do câncer incipiente depois da visualização de irregularidades da mucosa ou simplesmente depois da detecção casual em biópsias durante o seguimento. Apesar de que historicamente a esofagectomia tenha sido considerada o tratamento cirúrgico de eleição, depois da documentação de lesões com mínimo comprometimento ganglionar e conhecida a sua morbimortalidade, vêm sendo desenvolvidas técnicas endoscópicas alternativas a este tratamento que, basicamente, são de dois tipos: técnicas ressectivas e técnicas ablativas; entre estas temos o plasma de argônio.

No EB o plasma de argônio é utilizado para a erradicação do epitélio metaplásico, buscando a reversão para epitélio escamoso, acompanhado pela adequada neutralização do ácido gástrico com inibidores da bomba de prótons, necessários para a cicatrização e o crescimento do epitélio escamoso. No entanto, existem dois problemas evidentes com o APC: primeiro, por não se dispor de material de patologia, impede-se o estadiamento adequado da lesão que permite definir, de maneira exata, a sua erradicação. Outro fator preocupante é determinado pela sua capacidade limitada de penetração no tecido. Sabe-se que o APC lesiona a camada mais superficial sem que se conheça o fenômeno metaplásico que se desenvolve na camada subjacente neoformada, que também não será suscetível de seguimento endoscópico. Soma-se a isso, a gravidade do risco de formação neoplásica sobre o epitélio formado, como já foi relatado em alguns estudos.[2] Em nosso trabalho, a terapia com argônio foi aplicada em 14 pacientes com EB e serão necessários futuros estudos para avaliar o que acontecerá durante a reepitelização.[1]

Os parâmetros recomendados para o uso do APC no EB são: fluxo 2 L/min e 65 W, coagulando a lingueta da transição esofagogástrica para a proximal e tratando 50% da circunferência por sessão, para diminuir a probabilidade de estenose. No entanto, em virtude do risco de formação de focos de displasia abaixo do neoepitélio, alguns autores recomendam a utilização de potências maiores, sugerindo-se até 90 W, conseguindo, assim, índices de regressão completa da metaplasia de até 98% e, sem relatos de progressão para câncer (Fig. 21.1).[3]

Vamos enfocar a utilidade do APC no EB com displasia e sem ela e, adicionalmente, no adenocarcinoma sobre o EB. Um dos trabalhos mais importantes em relação ao seguimento do EB é o de Bright,[4] com 58 pacientes submetidos à fundoplicatura com 2 braços, alguns levados ao seguimento sem mais intervenções *versus* ablação com argônio do epitélio metaplásico, depois de um período de 68 meses, e excluindo pacientes com displasia de alto grau. Observou-se no grupo de APC regressão de até 95% do epitélio colunar, o qual foi preservado em 70% dos casos em 5 anos e no seguimento mais tardio foi vista regressão em ambos os grupos, mas de maior magnitude no grupo de APC. Apesar destes resultados nas conclusões, vale ressaltar que são necessários mais estudos, com maior número de pacientes e tempos de seguimento, para podermos afirmar que, na realidade, existe um impacto na redução do risco de câncer. O seguimento deve ser feito através de 4 biópsias por lingueta tratada. Por meio deve-se retratar até 5 sessões com seguimento posterior a 6, 12 e 24 meses, associado ao uso de inibidores da bomba de prótons em altas doses.

Em relação com a displasia e o adenocarcinoma sobre o EB, estudos mostram que o APC pode trazer benefícios para pacientes selecionados, com sobrevidas significativas a longo prazo. Attwood *et al.*[5] descreveram 22 de 29 pacientes que mostraram remissão completa depois da terapia com APC na displasia de alto grau, e nenhum dos pacientes faleceu devido ao adenocarcinoma em EB depois de 7 anos de seguimento. Por outro lado, Van Laethem[6] publicou 8 de 10 casos de adenocarcinoma e displasia de alto grau tratados com APC sem evidência de recidiva local em 24 meses de seguimento.

O câncer de esôfago precoce, menor que 2 cm, bem ou moderadamente diferenciado e sem comprometimento ganglionar por ultrassom endoscópico, apresenta mínimo risco de invasão linfovascular e pode ser suscetível de ressecção endoscópica. O papel da ablação com plasma de argônio na realidade é incerto, visto que os dados na literatura são muito limitados.

Com relação ao câncer precoce de esôfago, sem metástase, sabemos que a ressecção endoscópica da mucosa (REM) se impõe como o tratamento de eleição em pacientes selecionados; no entanto, nem todos os pacientes são candidatos a esta técnica. Nestes casos, o APC pode ter um papel relevante. Nomura[7] revisou 10 casos de pacientes com câncer de esôfago precoce com média de 70 anos (9 homens e 1 mulher) que foram submetidos à ablação com APC, com uma duração média do procedimento de 20 min, sem evidência de sangramento ou perfuração. A doença recidivou em 2 pacientes, 2 faleceram por outras doenças não relacionadas (câncer de laringe e falência hepática) e em 6 indivíduos o tratamento foi bem-sucedido depois do seguimento. Conclui-se que o APC

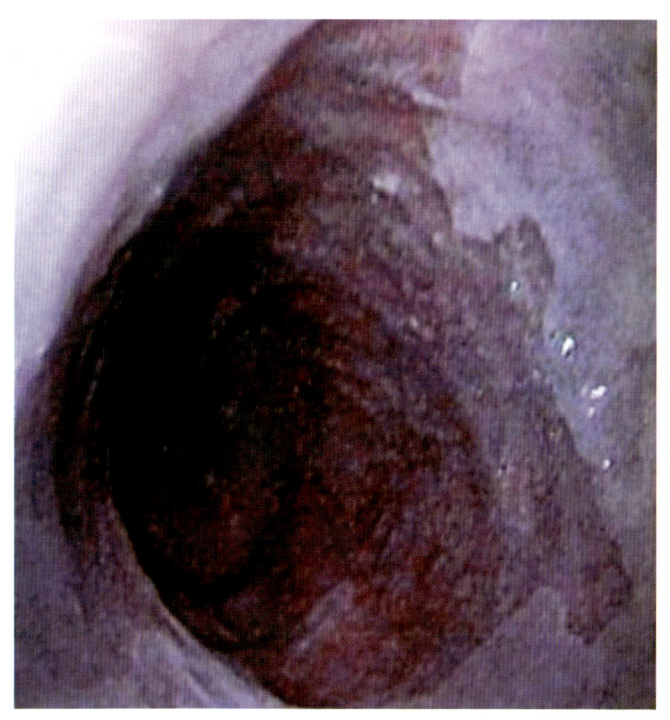

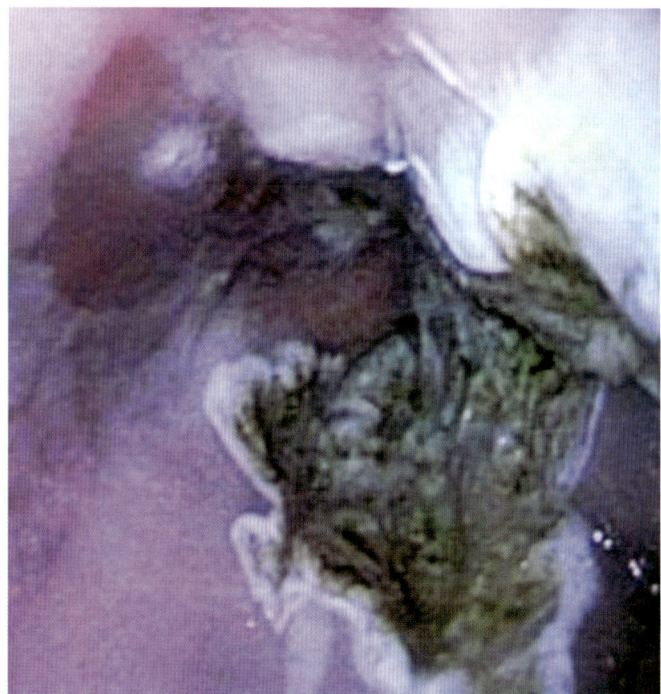

Figura 21.1. APC em esôfago de Barrett.

é seguro e de fácil realização, mas inferior à REM em termos de ressecção total da lesão; portanto, deveria ser usado nos casos onde a REM for considerada difícil.

A escolha da terapia com APC no câncer precoce estaria, então, definida para os pacientes que não são considerados ideais para ressecção cirúrgica ou endoscópica, como, por exemplo, pacientes com cirrose hepática, devido ao alto risco de sangramento em razão de coagulopatia ou pela presença de varizes. Neste protocolo é importante ressaltar que os pacientes foram sedados com benzodiazepínicos e receberam profilaxia antibiótica com cefazolina imediatamente antes do procedimento. Foi utilizada solução iodada a 3% para definir adequadamente a área neoplásica e o APC foi usado a 2 L/min e 60 W com pulsos de 1 a 2 s, a 1 ou 2 mm de distância da superfície. Nesta conduta foi repetida até que o tecido ser completamente coagulado, evidenciado pela formação do "coágulo amarelo pálido". Foi suficiente apenas uma sessão na maioria dos pacientes, já que apenas 2 precisaram de uma segunda sessão. Todos os pacientes receberam inibidores da bomba de prótons. Os pacientes selecionados tinham comorbidade notável em razão de cirrose hepática, câncer gástrico, angina, infarto cerebral, câncer de próstata e de pâncreas. Em 2 dos pacientes, , a cicatriz da REM prévia pelo câncer precoce. Foi tratada com APC a média de seguimento foi de 28 ± 5 meses e considerou-se que a recidiva pode ser devida a uma ablação insuficiente. Apesar disso, insiste-se em que um dos problemas do APC é a ausência de material histológico. Sendo assim, podem nascer células tumorais por baixo do epitélio neoformado, as quais não podem ser vistas pelas técnicas de endoscopia.

Em geral, podemos afirmar que existem poucos relatos na literatura do APC em relação à sua utilidade no câncer precoce de esôfago, mas em um futuro não muito distante, poderá ser considerado como mais uma opção nos pacientes que, em razão de suas condições clínicas, não sejam bons candidatos para tratamentos mais invasivos.

Nomura, com relação ao emprego do plasma de argônio em pacientes com câncer de esôfago sem resposta locorregional depois de radioquimioterapia definitiva, quer seja por resistência no tecido residual ou por doença recidivante no sítio primário, situação que ocorre em 40 a 60% dos casos, descreve o uso bem-sucedido do argônio, 7 sessões em até 6 anos para o tratamento do câncer de esôfago torácico recorrente (câncer de células escamosas bem diferenciado), 2 anos depois do fim da radioquimioterapia, sem detectar metástases ganglionares nem em órgãos distantes. O tratamento com APC foi realizado previamente ao crescimento esperado do tumor e, progressivamente, foi evidenciada erradicação da lesão, o que sugere que pode ser uma boa alternativa em tais circunstâncias,[8] mas aceitando que esta opção não está bem estabelecida na literatura. O principal objetivo do APC no tratamento do câncer esofágico superficial é a suficiente ablação do tecido canceroso, podendo ser uma alternativa ao tratamento cirúrgico de resgate ou à esofagectomia, que traz mais riscos, sobretudo nos pacientes que, em razão do estadiamento, precisaram de esquemas prévios de radioterapia.

O APC, por fim, é usado no esôfago para recanalização de tumores irressecáveis, utilizando altas potências entre 60 e 90 W e fluxos entre 1,6 e 2 L/min. Posteriormente poderia ser necessário a realização uma dilatação para permitir a passagem do equipamento para o estômago. As lesões cardiais também podem ser coaguladas depois da manobra de retrovisão, tendo-se cuidado para não causar dano térmico ao equipamento. Trata-se a lesão neoplásica de distal para proximal e empurra-se o tecido coagulado em direção ao estômago. Nesta técnica originou pequenos estudos de recanalização da lesão entre 70 e 100% dos casos. Do mesmo modo, pode-se utilizar o argônio para destruir o tecido tumoral por crescimento de tecido dentro da prótese esofágica ou por crescimento sobre a extremidade proximal do *stent* em pacientes tratados com este método.

APC NO ESTÔMAGO

Nos últimos anos a terapia com APC tem sido usada para o tratamento do câncer gástrico precoce, mas até a presente data não existem evidências suficientes que apoiem sua indicação e efetividade. Na literatura, são encontrados apenas relatos de casos isolados em pacientes selecionados, principalmente por comorbidade, o que limita outras técnicas.

Kitamura[9] propõe o uso do argônio no câncer gástrico precoce para aqueles pacientes que não podem ser submetidos à cirurgia aberta ou ressecção endoscópica da mucosa (REM), mas ratifica que o procedimento-padrão com APC carece de evidências. Foi feito um estudo-piloto, retrospectivo, no qual 40 pacientes com câncer gástrico precoce, com contraindicação para cirurgia ou REM, foram tratados com APC. O tipo macroscópico da lesão eram tumores elevados, superficiais em 11 pacientes, superficiais deprimidos em 8 pacientes e 2 com tumores elevados e deprimidos, 37 do tipo intestinal e 3 difusos. Todos receberam 2 sessões de APC e alguns pacientes precisaram, durante o tratamento, de mais uma sessão, geralmente por serem maiores que 2 cm. Os tumores intestinais intramucosos desapareceram entre uma a duas sessões, enquanto que os tumores submucosos ou difusos tiveram alto risco de lesão residual, possivelmente atribuído a tratamento incompleto por sua profundidade. Porém, estas lesões foram localmente controladas, donde se conclui que esta terapia com APC pode ser uma boa alternativa para pacientes com contraindicação para as terapias convencionais no câncer gástrico precoce.

Em um relato de casos publicado por Ogata,[10] foram apresentados 2 pacientes com câncer gástrico precoce e diabetes melito entre 61 e 78 anos, que foram tratados com plasma de argônio. Um deles tinha uma lesão tumoral IIC na parede anterior com histologia de adenocarcinoma tubular bem diferenciado. Foi utilizado APC 60 W a 2 L/min em uma única sessão, apresentando uma ulceração profunda e, no seguimento, não houve recidiva depois de 28 meses. O outro paciente tinha um adenoma gástrico tipo III em direção à parede anterior, tratado com os mesmos parâmetros do paciente mencionado anteriormente, sem evidência de recidiva depois de decorridos 30 meses.

Portanto, a literatura mostra pacientes com câncer gástrico precoce tratados com plasma de argônio, mas ainda são necessárias evidências que respaldem a técnica. Geralmente são pacientes com doenças graves de base, como pacientes cirróticos, com falência renal ou diabetes melito avançada. Um dos inconvenientes da técnica continua sendo o fato de que não podem ser obtidos espécimes para patologia, diferentemente da dissecção endoscópica da submucosa (DES), o que exigiria seguimento rigoroso na eventualidade do uso APC. Especificamente, os autores justificam o APC no câncer gástrico precoce em paciente diabético, fundamentados em relatos prévios de pacientes diabéticos que evoluíram com sépsis e morte depois da DES e no fato do baixo risco de complicações com o APC.

Talvez uma das aplicações mais importantes do APC na patologia neoplásica tumoral gástrica seja sua utilidade no controle do sangramento digestivo alto gerado nestas lesões, onde, normalmente, não encontramos um ponto específico de sangramento que permita intervir exatamente no vaso hemorrágico. No sangramento pelo câncer gástrico avançado, existem relatos que sustentam a utilidade do APC, fazendo hemostasia com tamponamento compressivo e controlando o sangramento, o que pode minimizar a necessidade de transfusões e hospitalizações prolongadas. Além disso, foi descrita sua utilidade no sangramento causado por tumores estromais gástricos (GIST).[11] Podemos recomendar a terapia com APC por ser um procedimento simples, seguro e benéfico para o controle do sangramento causado pela neoplasia gástrica.[12]

APC NO TRATO BILIAR

A capacidade do plasma de argônio para cortar metais (as próteses metálicas absorvem o calor gerado, deixando ileso o tecido adjacente) está sendo usada atualmente para tentar manter funcionais os *stents* biliares autoexpansíveis que, por alguma razão, não foram instalados de forma ideal, e onde o APC pode contribuir para a adaptação da prótese na extensão ou no nível desejado, mantendo o adequado funcionamento e prevenindo que haja disfunção ou alteração do trânsito, quando comprometam a luz intestinal ou causem lesão das paredes duodenais.

Kentaro[13] mostrou a utilidade do plasma de argônio na resolução da migração duodenal com obstrução das próteses biliares metálicas, por lesões neoplásicas distais do trato biliar, tentando o corte da prótese com APC e utilizando entre 60 a 80 W e fluxo de 1,5 L/min, com uma média de duração do procedimento de 11 a 16 min, com êxito em 73,7%, sem efeitos adversos relacionados com o procedimento, exceto um caso de hemorragia leve autolimitada a nível esofágico depois da remoção dos restos da prótese.

Atualmente, cada vez mais são utilizadas próteses plásticas ou metálicas na paliação de tumores que obstruem o ducto biliar distal, transformando-se no padrão-ouro. Mesmo assim, constatamos aumento de complicações inerentes às mesmas, principalmente aquelas relacionadas com obstrução e risco de colangite. Tradicionalmente, faz-se a limpeza do *stent* diante da oclusão utilizando o balão ou simplesmente utilizando prótese metálica sobre prótese ou com *stents* plásticos dentro da prótese metálica. Para o deslocamento do *stent* obstruído na luz duodenal, que frequentemente é causa de perfuração ou hemorragia clinicamente significativa, o corte mecânico do *stent* com argônio pode ser uma excelente alternativa quando a remoção deste não seja possível, sendo, em seguida, feita por meio de técnicas convencionais. O corte sobre a prótese é feito entre 5 a 15 mm da papila, com um contato mínimo entre o cateter e a prótese. Faz-se um corte circunferencial para posteriormente remover o fragmento cortado. Uma das recomendações é limpar previamente, na medida do possível, o *stent* dos restos de alimentos que causam sua obstrução, já que são um obstáculo à descarga de eletricidade.

Com menor frequência pode ocorrer que, após a instalação de uma prótese biliar metálica, no momento da sua liberação, não seja possível posicioná-la adequadamente, ficando a extremidade distal impactada sobre a parede duodenal oposta, podendo alterar o trânsito ou causar perfuração intestinal. É possível com o argônio recortar a prótese até obter-se a extensão desejada de maneira simples e segura, além de poupar recursos inerentes ao uso de mais dispositivos.[14]

Por último, com relação às aplicações do APC no trato biliar, ele pode ser utilizado para perfurar próteses duodenais, abrindo uma janela para a visualização da papila e permitindo o acesso ao trato biliar em pacientes nos quais o estado de saúde tenha exigido a instalação de uma prótese duodenal para manter a permeabilidade do trato de saída gástrico. Topazian e Barón[15] descrevem a fenestração de *stents* duodenais usando APC para facilitar a colangiografia endoscópica retrógrada, especificamente, em pacientes que seguem com obstrução biliar e duodenal em razão de doença maligna avançada; naqueles onde a obstrução do trato de saída gástrico foi resolvida inicialmente, e posteriormente foi necessário intervir na obstrução biliar, situação habitualmente de difícil tratamento endoscópico, e nos quais, frequentemente, são necessárias derivações biliares percutâneas. Para a fenestração foi usado argônio a 99 W e 1 L/min, conseguindo melhorar o acesso no trato biliar e tentando resolver a obstrução por esta via.

De um modo geral, faltam estudos com maior número de casos que apoiem estas hipóteses, mas contamos com um recurso a mais no tratamento das complicações dos *stents* na paliação de tumores distais do trato biliar, principalmente aqueles que migram para a luz duodenal, que são difíceis, se não impossíveis, de ser removidos e que, se deixados nessa posição, podem causar sérias complicações.

APC NO CÓLON E NO RETO

Outro uso recente com a terapia APC é sua aplicação para o tratamento de polipectomias por secções ou como complemento para ressecção total.[16] Nós utilizamos a técnica exclusivamente para a erradicação de tecido fino depois da polipectomia para, assim, deixar o leito cirúrgico livre de lesão residual. Os pólipos sésseis grandes e os pólipos planos podem requerer ressecção parcial. Isto está associado a um risco de ressecção incompleta e de recidivas. O uso do APC sobre a base e as margens da lesão e sobre o tecido residual reduz a recidiva e a morbidade. Assim, em um estudo prospectivo com pólipos maiores que 15 mm, que foram selecionados para receber ou não terapia complementar com APC e acompanhados por colonoscopia repetida entre 3 e 12 meses, observou-se significativa menor recidiva no grupo de polipectomia mais argônio (Fig. 21.2).[17]

Zlatanic et al.[18] fizeram um estudo de 69 polipectomias com várias amostras, em lesões colorretais sésseis, demonstrando a eficácia do APC na coagulação da base de grandes pólipos sésseis, depois da ressecção, para assim destruir o tecido residual. O grupo de APC apresentou menos sangramento no período pós-polipectomia do que o grupo que não recebeu APC, mas os resultados não foram estatisticamente significativos.

No que diz respeito ao câncer colorretal, é uma patologia cada vez mais comum na população ocidental, apesar dos programas de rastreamento. A obstrução maligna do cólon ocorre em 7 a 25% dos pacientes com carcinoma. Na última década, os *stents* colorretais transformaram-se em uma excelente estratégia alternativa para a laparatomia de emergência, a fim de aliviar a obstrução colônica aguda, e, por isso, estamos expostos às complicações inerentes às próteses, como migração, dor anorretal, obstrução da prótese, entre outras.

O crescimento tumoral progressivo que oclui a luz do cólon total ou parcialmente é tratado, geralmente, com cirurgia de urgência, que tem alta morbimortalidade quando comparada com a cirurgia eletiva. Em casos onde existam estádios avançados (estádio IV), em várias situações, não se descarta a opção cirúrgica; nestes casos, pode-se tentar tratamento endoscópico da obstrução com citorredução do tumor (recanalização) resolvendo a obstrução, evitando correr os riscos da cirurgia de emergência e dando oportunidade ao tratamento complementar do tumor primário e das metástases por intervenções, como a quimioterapia.

Propõe-se, então, a canalização tumoral em casos de obstrução de cólon por grandes massas, utilizando dispositivos como ressecção com alça de fragmentos tumorais, seguida de recanalização com plasma de argônio que, finalmente, se comportaria como o que buscamos quando instalamos "um *stent* provisório", oferecendo risco, principalmente, de perfuração intestinal. Isto, em certos casos, poderia evitar a cirurgia em estádios avançados da doença e dar a oportunidade para começar esquemas efetivos de quimioterapia.[19]

Uma aplicação adicional do APC no cólon, recentemente publicada, é aproveitar sua capacidade de corte. Em um relato de caso temos uma paciente de 54 anos, com carcinoma colorretal metastásico, paliada com uma prótese metálica para tratamento de um quadro obstrutivo. Depois de alguns meses, a prótese apresentou migração distal causando no reto várias ulcerações com dor anorretal grave. A prótese foi cortada na sua extremidade distal usando o APC a 35 W e 2 L/min, liberando o tecido da pressão da prótese, e, com uma pinça, removeu-se o fragmento cortado, aliviando o quadro doloroso.[20] Na realidade, existem poucos estudos que mostrem a utilidade do APC em cortes de *stent* no trato gastrintestinal. A maioria corresponde aos *stents* biliares migrados nos quais se pode intervir com essa técnica. Este relato de caso sugere que o argônio é uma boa alternativa para aqueles pacientes em que a migração distal do *stent* pode causar dor anorretal grave em virtude das lesões causadas pela malha metálica sobre a mucosa retal.[21]

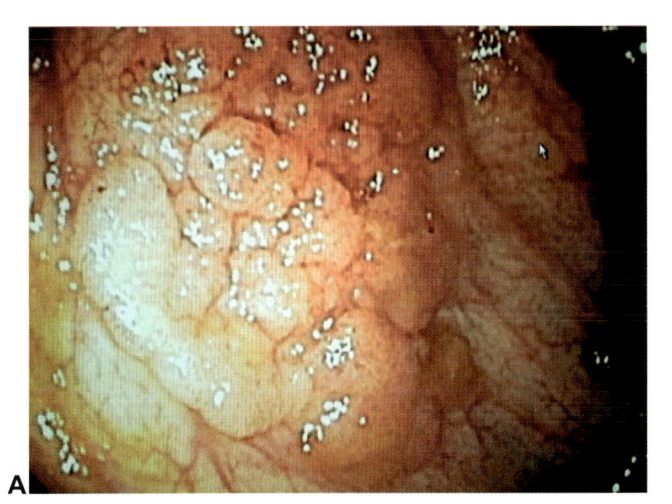

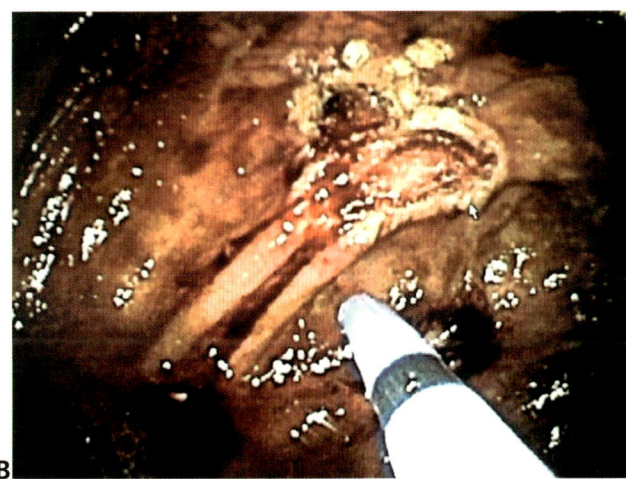

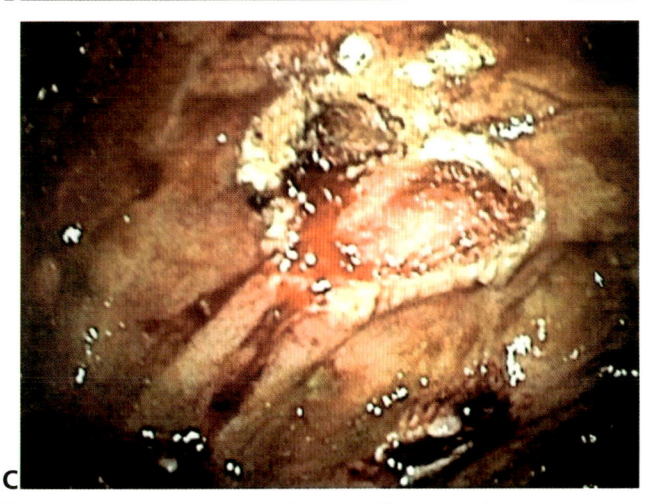

Figura 21.2. Adenoma com displasia (A) e coagulação dos bordos da ressecção com plasma de argônio (B e C).

No reto, existem relatos de casos de paliação de sangramento tumoral com plasma de argônio que demonstraram excelentes resultados no controle do sangramento de origem neoplásica em diferentes segmentos do trato gastrintestinal. Recomenda-se utilizar nestes casos potência de 40 W e fluxo de 2 L/min, já que, frequentemente, estes sangramentos são superficiais e originários de múltiplos sítios, onde a profundidade alcançada pelo argônio de aproximadamente 3 mm é ideal para coagular os pequenos vasos de neoformação neoplásica. Além do controle do sangramento, em relatos isolados, foi demonstrada diminuição do tamanho tumoral e, inclusive, cicatrização em áreas onde a terapia foi aplicada previamente (Fig. 21.3).[22]

OUTROS USOS DO APC

A terapia com APC tem sido, durante muitos anos, uma das técnicas de eleição para a paliação local da obstrução causada pelo crescimento de tumores do trato gastrintestinal quando, por alguma razão, estes pacientes são considerados inoperáveis por extensão locorregional ou metastásica.[23,24] Considera-se que a profundidade da lesão tecidual usando o argônio a 40 W é de 3 mm. Por isso, para alcançar a tunelização de tumores, recomenda-se usar até 100 W para alcançar até 6 mm de profundidade e, assim, destruir tecido neoplásico que permita a permeabilização da luz.[24]

Semelhante efetividade e interesse suscitaram seu uso na permeabilização da obstrução das endopróteses pelo crescimento tumoral através da malha.[25]

Há vários anos vêm sendo lançadas publicações sobre a efetividade do argônio na gastrite hemorrágica induzida pela radioterapia. Em um relato de caso, Shukuwa,[26] em um paciente de 79 anos com câncer avançado de pâncreas, submetido à radioterapia, seguiu com gastrite hemorrágica que foi tratada com argônio com excelentes resultados.

Sabe-se que a gastrite induzida por radioterapia é uma complicação séria na terapia paliativa do câncer de pâncreas e, frequentemente, é de difícil tratamento, com necessidade de transfusões e hospitalização. A mucosa gástrica aparece edemaciada, com várias telangiectasias e sangramento em camada com anemização e sangramento clinicamente significativo. Em termos gerais, o estômago é relativamente resistente à radioterapia, mas as doses de radiação requeridas para estes pacientes chegam até a 45 Gy. Pode haver a formação de lesão mucosa precoce que pode se manifestar alguns meses depois, onde a vasculopatia aguda pode progredir para endarterite obliterante, vasculite e proliferação endotelial, levando a isquemia mucosa, ulceração, telangiectasias mucosas e, finalmente, fibrose.

Recomenda-se, nestes casos de sangramento digestivo, a utilização do argônio a 60 W. No entanto, são necessários mais estudos para fortalecer esta indicação, e poder afirmar a efetividade do argônio na gastrite induzida pela radioterapia.

CONCLUSÕES

É indiscutível o amplo panorama das indicações do plasma de argônio na patologia neoplásica, e considero que, em um futuro próximo, teremos evidências científicas suficientes que apoiarão o uso do argônio de maneira objetiva e racional, baseado em estudos sólidos e, principalmente, tratando de responder às incertezas em relação ao seguimento clínico a longo prazo, para assim poder divulgar recomendações sistemáticas para o seu uso. Embora atualmente a maioria das indicações do APC em patologia tumoral gastrintestinal esteja fundamentada na opinião de especialistas e relatos de casos com um pequeno número de pacientes, é óbvio que temos semeadas as esperanças na evolução progressiva desta técnica que, a cada dia, nos surpreende com novas indicações onde todos podem participar do seu desenvolvimento nas próximas décadas.

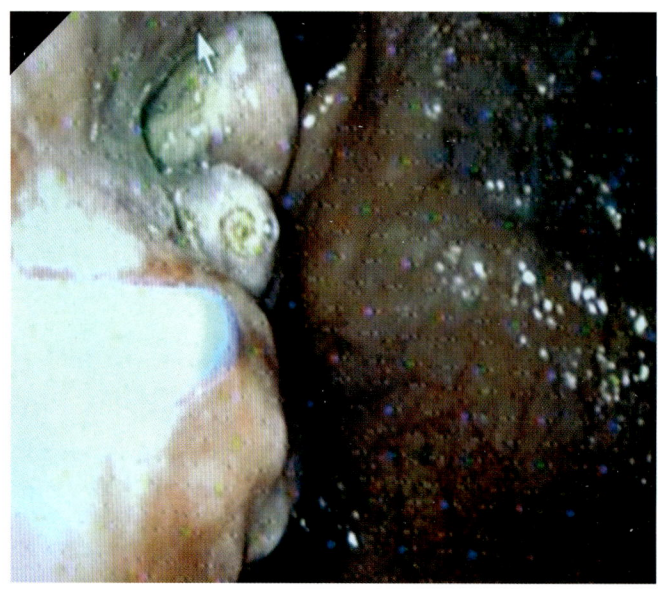

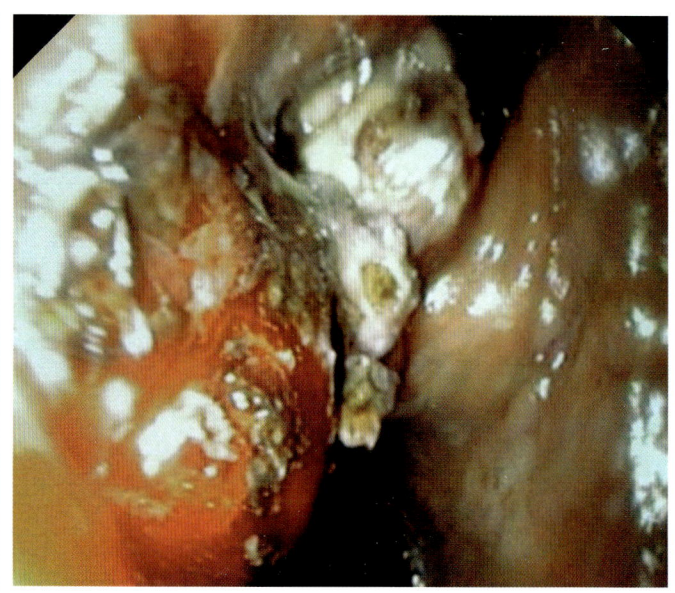

Figura 21.3. Controle de sangramento de origem tumoral no reto.

REFERÊNCIAS BIBLIOGRÁFICAS

1. Cañadas R, Serrano C, Hani A et al. Experiencia con Argón plasma en lesiones del tracto gastrointestinal en dos instituciones de Bogotá. *Rev Colombiana de Gastroenterología* 2010;5:44-51.
2. Van Laethem JL, Cremer M, Peny MO et al. Eradication of Barrett's mucosa with argon plasma coagulation and acid suppression: immediate and mid term results. *Gut* 1998;43:747-51.
3. Pedrazzani C, Catalano F, Festini M et al. Endoscopic ablation of Barrett's esophagus using high power setting argon plasma coagulation: a prospective study. *World J Gastroenterol* 2005;11:1872-75.
4. Bright T, Watson DI, Tam W et al. Prospective randomized trial of argon plasma coagulation ablation versus endoscopic surveillance of Barrett's esophagus in patients treated with antisecretory medication. *Dig Dis Sci* 2009 Dec.;54(12):2606-11.
5. Attwood SE, Lewis CJ, Caplin S et al. Argon beam plasma coagulation as therapy for high-grade dysplasia in Barrett's esophagus. *Clin Gastroenterol Hepatol* 2003;1:258-63.
6. Van Laethem JL, Jagodzinski R, Peny MO et al. Argon plasma coagulation in the treatment of Barrett's high-grade dysplasia and in situ adenocarcinoma. *Endoscopy* 2001;33:257-61.
7. Nomura T, Miyashita M, Makino H et al. Argon plasma coagulation for the treatment of superficial esophageal carcinoma. *J Nihon Med Sch* 2007;74:163-67.
8. Nomura T, Miyashita M, Makino H et al. Argon plasma coagulation for a patient with locoregional failure after definitive chemoradiotherapy for esophageal carcinoma: a case report. *J Nihon Med Sch* 2008;75:280-83.
9. Kitamura T, Tanabe S, Koizumi W et al. Argon plasma coagulation for early gastric cancer: technique and outcome. *Gastrointest Endosc* 2006;63:48-54.
10. Ogata M, Maejima K, Chihara N et al. Successful use of endoscopic argon plasma coagulation for patients with early gastric cancer and diabetes mellitus. *J Nihon Med Sch* 2007;74:246-50.
11. Kawamura H, Inamori M, Akiyama T et al. Argon plasma coagulation for a bleeding gastrointestinal stromal tumor. *Digestion* 2007;75:164.
12. Manner H, May A, Faerber M et al. Safety and efficacy of a new high power argon plasma coagulation system (hp-APC) in lesions of the upper gastrointestinal tract. *Dig Liver Dis* 2006;38:471-78.
13. Ishii K, Itoi T, Sofuni A et al. Endoscopic removal and trimming of distal self-expandable metallic biliary stents. *WJG* 2011;17:2652-57.
14. Christiaens P, Decock S, Buchel O et al. Endoscopic trimming of metallic stents with the use of argon plasma. *Gastrointest Endosc* 2008;67:369-71.
15. Topazian M, Baron TH. Endoscopic fenestration of duodenal stents using argon plasma to facilitate ERCP. *Gastrointest Endosc* 2009;69:166-69.
16. García A, Núnez O, González-Asanza C et al. Safety and efficacy of argon plasma coagulator ablation therapy for flat colorectal adenomas. *Rev Esp Enferm Dig* 2004;96:315-21.
17. Regula J, Wronska E, Polkowski M et al. Argon plasma coagulation after piecemeal polypectomy of sessile colorectal adenomas: long-term follow-up study. *Endoscopy* 2003;35:212-18.
18. Zlatanic J, Waye JD, Kim PS et al. Large sessile colonic adenomas: use of argon plasma coagulator to supplement piecemeal snare polypectomy. *Gastrointest Endosc* 1999;49:731-35.
19. Ramadori G, Lindhorst A, Armbrust T. Colorectal tumors with complete obstruction-endoscopic recovery of passage replacing emergency surgery? A report of two cases. *BMC Gastroenterol* 2007;7:14.
20. Rao KV, Beri GD, Wang WW. Trimming of a migrated metal stent for malignant colonic stricture using argon plasma coagulation. *World J Gastrointest Endosc* 2010;2:75-76.
21. Witte TN, Danovitch SH, Borum ML et al. Endoscopic trimming of a rectal self-expanding metallic stent by use of argon plasma coagulation. *Gastrointest Endosc* 2007;66:210-11.
22. Nozoe Y, Araki Y, Fukushima H et al. A case of argon plasma coagulation therapy for hemorrhagic rectal tumor in a highly aged patient. *Kurume Med J* 2004;51:159-61.
23. Sherbakov AM. Endoscopic argon-plasma coagulation application in palliative treatment of recurrent stomach cancer at the esophageal anastomosis. *Vopr Onkol* 2005;51:230-31.
24. Solecki R, Zajac A, Richter P et al. Bifocal esophageal and rectal cancer palliatively treated with argon plasma coagulation. *Surg Endosc* 2004;18:346.
25. Molina-Infante J, Mateos-Rodríguez JM, Fernández-Bermejo M et al. Endoscopic trimming of an embedded distally migrated metallic rectal stent with argon plasma coagulation. *Surg Laparosc Endosc Percutan Tech* 2010;20:e73-75.
26. Shukuwa K, Kume K, Yamasaki M et al. Argon plasma coagulation therapy for a hemorrhagic radiation-induced gastritis in patient with pancreatic cancer. *Intern Med* 2007;46:975-77.

Tratamento da Retite Actínica

Juan Darío Puerta Díaz

INTRODUÇÃO

A retite por radiação é definida como uma lesão no reto ou na transição retossigmoide, resultante de radioterapia nos órgãos adjacentes para o tratamento de tumores pélvicos. As neoplasias malignas da próstata, do colo uterino, da bexiga, dos testículos e, até mesmo, do reto, como também os linfomas, são frequentemente tratados com radioterapia pélvica. Entre eles, o tratamento com radioterapia para o câncer de próstata é o mais comum. Na maioria destes tumores usa-se a radioterapia externa, mas, às vezes, é necessário usar implantes com altas doses de braquiterapia intracavitária. Quando se faz a radioterapia no câncer de próstata, uma parte do reto fica incluída no campo de tratamento, e com uma dose maior que 60 Gy pode ocorrer uma lesão na mucosa, causando sangramento retal, incontinência fecal e urgência miccional, estreitamento e formação de fístulas.[1] O reto, em virtude da sua fixação na pélvis, é o local mais frequente e que sofre mais lesões, com um potencial comprometimento do intestino delgado, da vagina, da bexiga e do útero.[2]

A lesão na mucosa gastrintestinal foi reconhecida pela primeira vez como complicação da radiação por Walsh em 1897.[3] O desenvolvimento da retite por radioterapia é influenciado por fatores relacionados com o protocolo de radiação do paciente. Os fatores relacionados com a radioterapia incluem a dose total, o modo como foi fracionada, a técnica de liberação (externa *versus* intracavitária) e o número de campos usados. Existem evidências de que o uso de radiossensibilizadores ou agentes citotóxicos aumenta a incidência de retite. Os fatores relacionados com o paciente incluem índice de massa corporal, consumo de cigarros, cirurgia abdominal prévia, doença vascular periférica, doença inflamatória intestinal ou presença de comorbidades, como hipertensão arterial e diabetes melito.[4-6]

EPIDEMIOLOGIA

A prevalência estimada de retite pós-radioterapia como consequência do tratamento das lesões malignas na pélvis é variável nos diferentes trabalhos da literatura médica. A prevalência de sintomas de retite crônica por radioterapia apresenta um índice de 5 a 36%. Contudo, existem diferentes classificações nos trabalhos, dificultando comparar os relatos. Há relatórios de ocorrência de diarreia em até 47% como complicação tardia da radioterapia. A hematoquezia ocorre em 20% dos pacientes.[1]

A incidência de uma proctocolite actínica assintomática (alterações de colite micro ou macroscópica sem sintomas) é muito maior e chega até 80%.[5] O tempo médio para o início dos sintomas por radiação é de 12 meses, com um índice de 3-40 meses. A retite por radiação tem sido relatada em até 30 anos depois do tratamento.[5]

PATOLOGIA

Inúmeras classificações têm sido usadas na literatura médica para o seguimento da toxicidade intestinal por radioterapia. Uma das mais utilizadas faz a divisão em toxicidade intestinal aguda e crônica e foi proposta pelo *Radiation Therapy Oncology Group* (RTOG) e pelo *European Oncology Radiation Therapy Group* (EORTG).[7,8] Embora estas escalas mostrem o seguimento do paciente com base em sintomas, não levam em consideração os achados endoscópicos, histológicos, nem a continência. A toxicidade aguda ocorre desde o 1º ao 90º dia e, posteriormente, toxicidade crônica.

A lesão aguda está diretamente relacionada com a dose e a frequência usada para administrar a radioterapia ao paciente. Os efeitos da radiação ionizante na fase aguda da lesão intestinal estão relacionados com a inibição da mitose das células epiteliais nas criptas, mas a radiação não inibe a migração da célula a partir da cripta para a vilosidade. A perda da atividade mitótica associada a uma contínua migração celular leva a um desnudamento da superfície mucosa. Esta perda da mucosa faz com que se perca água, proteínas e eletrólitos, além da perda da barreira protetora da mucosa. O intestino, assim, fica permeável às bactérias e a outros antígenos, aumentando a resposta inflamatória e também podendo causar bacteremia.[7]

As alterações microscópicas no intestino incluem, além da lesão das células da mucosa, lesão das células endoteliais. A lâmina própria fica infiltrada com linfócitos e eosinófilos, ocorre abscessos das criptas e edema do endotélio das arteríolas. As ulcerações da mucosa estão associadas com edema da submucosa.[1]

A radiação pode afetar a motilidade intestinal. Usando um modelo animal em cachorros, Otterson *et al.* observaram a formação de ondas gigantes migratórias depois da primeira dose de radiação que continuava durante todo o tratamento, mas posteriormente voltava ao normal. O mecanismo exato pelo qual ocorrem estas alterações na motilidade é desconhecido, mas está relacionado com cólicas e diarreia.[9]

Estima-se que 50% dos pacientes que façam radioterapia pélvica desenvolvam proctocolite aguda. Os sintomas mais comuns incluem diarreia, dor abdominal e tenesmo, que geralmente são autolimitados, e o tratamento é sintomático.[7]

A lesão crônica por radioterapia é um processo não doloroso que pode acontecer 3 meses após o término da radioterapia até 30 anos depois. Além da toxicidade aguda, que é celular, a radiação causa arterite obliterante progressiva e fibrose da submucosa. O comprometimento transmural do intestino pode ser devido à vasculite progressiva ou trombose, gerando vários graus de isquemia e necrose. Neste processo pode haver estreitamento da luz intestinal e, às vezes, obstrução.[7]

Histologicamente são observados vários graus de fibrose da íntima, que são acompanhados de necrose fibrinoide e trombos de fibrina. O desenvolvimento de telangiectasias pode indicar a presença de vasos dilatados.[10]

Os efeitos da radiação crônica estão relacionados, inicialmente, com a dose total de radiação recebida e com o volume total de intestino irradiado. Existem evidências que sugerem que a retite actínica por radiação acontece com mais frequência nos pacientes que, inicialmente, apresentam retite aguda grave. No entanto, a ausência de complicações agudas não protege contra o desenvolvimento de complicações crônicas. Vários fatores já citados podem aumentar o desenvolvimento de lesão crônica por radiação.[7]

A radiação afeta a divisão celular em razão de uma perda das cadeias de DNA. A lesão pela radiação é máxima durante a fase G2/M do ciclo celular, quando as cadeias de DNA estão organizadas em pares de cromatina bem definidos pela separação em duas células filhas. As células são menos sensíveis à radiação durante a fase S, quando o DNA está organizado de forma imperceptível em cadeias de cromatina dentro do núcleo.[11]

O epitélio do cólon consiste em células de divisão rápida que se regeneram a cada 5 ou 6 dias. Esta rápida regeneração aumenta a propensão à lesão por radiação. A viagem de um colonócito começa a partir da divisão das células-tronco na base do epitélio e termina na apoptose, na superfície luminal do epitélio ou com a sua saída para a luz do intestino. A apoptose é um processo ativo de morte celular programada e depende da genética e da interação de citocinas.[5] Estudos em animais mostraram que apoptose dos colonócitos aumenta significativamente depois da exposição a baixas doses de radiação.[12] A apoptose é facilitada pelo incremento da expressão do p53 e é afetada pela mutação genética deste. A apoptose também é facilitada pelo aumento na expressão do gene codificado pelo fator de crescimento transformante (TGF).[13] Por outro lado, o gene bcl-2 protege contra a apoptose e sua diminuição resulta no aumento da mesma. A mucosa retal apresenta alto nível de bcl-2 e isto explica, em parte, a tolerância à radiação da mucosa retal comparada com a mucosa do intestino delgado.[12] O TGF atua na patogênese da retite crônica por radiação por seu efeito fibrogênico e pró-inflamatório. Os níveis de TGF estão significativamente aumentados nos tecidos irradiados e permanecem assim por mais de 26 semanas no endotélio vascular, nos fibroblastos e nas células musculares lisas.[14] Ele promove a fibrose pelo aumento da expressão dos genes de colágeno, pela fibronectina, pela quimiotaxia de fibroblastos no epitélio e também pela inibição da degradação da matriz extracelular. Os estudos têm mostrado que os anticorpos contra o TGF usando decorin (um inibidor natural do TGF) podem suprimir satisfatoriamente a fibrose.[15] Outras citocinas, como o fator de crescimento, as interleucinas e o fator de necrose tumoral, também estão relacionadas com a lesão celular em virtude da radiação.[5]

PREVENÇÃO

A unidade de radiação é o Gray (Gy), que é definido como a dose de energia absorvida por quilograma de tecido mole. Gy é igual a 1 J/kg e a unidade previamente usada era o rad, que corresponde a 1 centigray (cGy). A energia perdida durante a passagem através dos tecidos chama-se *linear energy tranfer* (LET) e cada tipo de radiação tem seu próprio LET. Sendo assim, doses iguais de diferentes formas de radiação podem produzir efeitos biológicos variáveis. A lesão por radiação relaciona-se, linearmente, com a dose total liberada, e a toxicidade para cada tecido foi dividida em uma dose de tolerância mínima (TD 5/5) e uma dose de tolerância máxima (TD 50/5). O TD 5/5 é a dose que leva a complicações em 5% dos pacientes em 5 anos.[16]

A radiação pode ser liberada de diversas fontes. Para a radioterapia externa a fonte de megavoltagem pode ser liberada de uma bomba de cobalto 60 (raios gama) ou de aceleradores lineares de alta energia (raios X), sendo esta última a preferida em tumores abdominopélvicos por seu potente efeito em tecidos profundos com toxicidade mínima na pele. A braquiterapia ou curieterapia usa uma fonte de energia adjacente à cavidade ou dentro do tumor (terapia intersticial). Os isótopos usados frequentemente em braquiterapia são césio-137, irídio-192, iodo-125 e ouro-198.[17] A radioterapia tem tratado de minimizar a lesão dos tecidos adjacentes enquanto mantém sua efetividade no controle do tumor. Para isso são usadas técnicas de imobilização, definição precisa do volume do tumor em 3D, além da intensidade modulada com uma combinação de tempo, dose e fatores físicos. Os fatores físicos e químicos podem alterar a resposta à radiação. Doxorubicina, 5-fluorouracil e oxigenação são exemplos de radiossensibilizantes e agentes como a amifostina (Ethyol) parecem ter qualidades radioprotetoras.[18] Outros potenciais radioprotetores são a vitamina E, a glutamina e o oxigênio hiperbárico, de acordo com o que foi encontrado em estudos de animais.[19,20]

A amifostina em doses de 340 mg/m² é a única terapeuticamente recomendada para reduzir a incidência de colite actínica pelo grupo de estudo de mucosite da Associação Multinacional para Cuidados Paliativos no Câncer.[21] Ela é uma pró-droga desfosforilada pela fosfatase alcalina em um metabólito ativo (WR-1065) que entra seletivamente nas células não malignas e fornece tanto radioproteção como quimioproteção por uma varredura de radicais livres.[22] Além disso, a amifostina diminui a toxicidade sem diminuir o efeito antitumoral. Em um estudo randomizado e controlado, 100 pacientes foram selecionados aleatoriamente para receber apenas radioterapia ou radioterapia com amifostina. A retite por radiação foi vista em 5 de 37 pacientes com radioterapia apenas *versus* 0 de 34 pacientes que receberam amifostina, sem diferença na resposta ao tratamento.[23] Em outro estudo, com 205, pacientes, a lesão aguda e crônica pela radioterapia diminuiu no grupo que recebeu a amifostina. Na terceira semana, a retite grau 2 foi significativamente menor no grupo que recebeu amifostina, comparada com o grupo que não recebeu (6 *vs* 22%, P = 0,001).[24]

A sulfasalazina é recomendada para diminuir a incidência de enterite por radiação pelo grupo de mucosite da Associação Multinacional de Cuidados e Assistência ao Câncer, mas não é recomendada para diminuir a colite por radiação. No momento, o sucralfato e a glutamina não são recomendados.[21]

EVOLUÇÃO CLÍNICA

Os sintomas da retite aguda por radiação incluem náuseas, vômito, diarreia, sangramento, dor abdominal e tenesmo. A melhora espontânea pode ocorrer em semanas. A retite crônica pode-se desenvolver entre 3 meses e 30 anos depois da radioterapia; no entanto, a maioria dos pacientes apresenta sintomatologia entre 1 e 2 anos depois de terminar o tratamento. Os pacientes que recebem uma dose maior que 50 Gy têm maior risco de desenvolver retite por radiação. Na retite crônica ocorre isquemia, que leva a ulcerações da mucosa, fibrose, estreitamento, formação de fístulas, sangramento intestinal e diarreia refratária.[7] Estima-se que 75% dos pacientes que recebem radioterapia apresentam sintomas, 20% continuam com retite crônica e 5% podem desenvolver fístulas, estreitamento e incontinência. A endoscopia pode revelar friabilidade, granularidade, palidez, eritema e vasos submucosos proeminentes. Além disso, os achados histológicos na fase aguda mostram multinúcleos epiteliais, proliferação de fibroblastos e ausência de atividade mitótica. Os achados na retite crônica incluem alterações vasculares, como telangiectasias, formação de trombos plaquetários e diminuição na espessura das arteríolas, acompanhados de fibrose da lâmina própria e distorção das criptas.[25]

Embora o sangramento retal seja o sintoma mais frequentemente encontrado na retite crônica, não se deve assumir que esta seja a única causa de sangramento. Foram encontradas neoplasias em até 12% dos pacientes; por isso, a avaliação endoscópica sempre é necessária.[26]

TRATAMENTO FARMACOLÓGICO

Ácido 5–aminossalicílico

Em alguns casos, quando o paciente tem retite actínica, a primeira opção terapêutica que é oferecida a ele é o tratamento com anti-inflamatórios. Os mais usados incluem o ácido.5-aminossalicílico (5-ASA) tanto em enemas como em tabletes. É difícil demonstrar a efetividade dos compostos 5-ASA no tratamento de uma retite já estabelecida. Um estudo randomizado e prospectivo comparou a sulfasalazina oral e enemas de esteroides com sucralfato retal e placebo oral. A sulfasalazina produziu melhoras significativas nos sintomas e nos achados endoscópicos; no entanto, em comparação com o sucralfato, foi menos efetiva clinicamente.[27] Baum *et al.* trataram quatro pacientes com retite por radioterapia com enemas de 5-ASA colocados à noite. Os pacientes foram acompanhados mensalmente e submetidos a sigmoidoscopias. Não foram observadas mudanças no grau de inflamação da mucosa. Um paciente mostrou, inicialmente, melhora dos sintomas de sangramento, dor e tenesmo, mas esta melhora não se manteve no decorrer do tempo, e os outros três pacientes não melhoraram.[28]

Corticoides

Embora os esteroides não tenham mostrado de forma consistente e sustentada a resolução da retite por radioterapia, eles têm sido utilizados por vários anos. Ben Bouali e Varlan demonstraram melhora clínica e endoscópica em 4 de 33 pacientes tratados diariamente com a administração de 5 mg de betametasona em combinação com difenoxilato.[29] Triantafillidis *et al.* relataram que não houve benefício com o tratamento com 5 mg de betametasona em enemas.[30]

Sucralfato

A capacidade do sucralfato para formar uma barreira protetora e promover a cicatrização epitelial da mucosa tem sido usada no tratamento da retite por radiação. O sucralfato é um complexo de hidróxido de alumínio e sacarose sulfatada e tem sido usado no tratamento das úlceras. Além disso, favorece a liberação de prostangladinas e, por meio deste mecanismo, aumenta a proliferação epitelial. Também atua no fator de crescimento básico do fibroblasto na mucosa e, assim, promove a angiogênese e reduz a lesão microvascular.[4]

Henriksson *et al.* fizeram um trabalho duplo-cego placebo controlado em 70 pacientes; davam sucralfato ou placebo para cada paciente 2 semanas depois de começar a radioterapia e continuavam por mais 6 semanas, demonstrando que o sulcralfato oral reduzia a saída de muco e o sangramento depois de 1 ano.[31]

Tada demonstrou a melhora endoscópica da retite crônica em 6 de 7 pacientes tratados com 2 g de sucralfato em enemas.[32] O'Brien *et al.* fizeram um trabalho duplo-cego, randomizado, multicêntrico em 86 pacientes com câncer de próstata e retite aguda, que foram selecionados em 2 grupos. Um grupo recebeu 3 g de sucralfato em enemas e outro recebeu placebo, diariamente, durante 2 semanas depois da radioterapia. Concluíram que os enemas de sucralfato não melhoraram os sintomas associados a retite aguda por radiação.[33]

Kochhar *et al.* publicaram os resultados a longo prazo do tratamento da retite crônica com sucralfato tópico. No trabalho, 26 pacientes foram tratados usando enemas de 20 mL de sucralfato a 10%, 2 vezes ao dia, até que o sangramento cedesse ou que fosse identificado erro na terapia. Encontraram resposta completa em 17 pacientes, resposta parcial em 7 e nenhuma resposta em 2 pacientes. Não houveram complicações relacionadas com o tratamento.[34]

Ácidos graxos de cadeia curta

Os ácidos graxos de cadeia curta (AGCC) como o acetato, o propionato e o butirato também podem ser utilizados no tratamento da retite actínica por radiação. Os AGCC são ácidos orgânicos de 1-6 átomos de carbono e são importantes na manutenção da integridade do cólon e no metabolismo. São produzidos pela fermentação das fibras da dieta pelas bactérias do cólon e são absorvidos ao mesmo tempo em que ocorre absorção de água e sódio e excreção de bicarbonato. Os AGCC são usados como combustível para o epitélio do cólon e têm efeitos tróficos sobre esse epitélio.[4]

Mamel et al. demonstraram a eficácia dos enemas que continham 60 mL de AGCC 2 vezes por dia durante 4 semanas em seis pacientes com retite crônica por radiação.[35] Al-Sabbagh et al. fizeram um estudo em sete pacientes e encontraram melhora clínica, endoscópica e patológica. Concluíram que os AGCC são uma opção terapêutica promissora no tratamento da retite por radioterapia.[36] Pinto et al. realizaram um trabalho duplo-cego, randomizado, comparando os AGCC com placebo em 19 pacientes com retite crônica por radioterapia. Os enemas continham 60 mmol/L de acetato de sódio, 30 mmol/L de propionato de sódio e 40 mmol/L de butirato de sódio. Depois de 5 semanas de tratamento, o grupo tratado com os AGCC mostrou melhora clínica e endoscópica significativa. No entanto, ao término dos 6 meses, as diferenças entre os dois grupos não são evidentes.[37] Chen et al., em um estudo prospectivo, não encontraram nenhuma diferença significativa na resposta clínica, endoscópica e histológica em 12 pacientes com retite crônica por radioterapia tratados com AGCC.[38] Talley et al. compararam a administração diária de um enema de butirato com placebo durante 2 semanas em um estudo duplo-cego, randomizado, de 15 pacientes com retite crônica por radioterapia e concluíram que os enemas não parecem ser superiores ao placebo no tratamento da retite crônica.[39] Em razão desses dados conflitantes, não existem preparações comerciais de AGCC para uso em pacientes.[4]

Oxigênio hiperbárico

Existem poucas evidências para uso do oxigênio hiperbárico no tratamento da retite crônica por radioterapia. Geralmente, o tratamento é feito usando oxigênio com pressão de 2 a 2,5 atm e requer múltiplas sessões. Infelizmente foram publicados apenas pequenos estudos, em geral retrospectivos, com resposta parcial ou total dos sintomas em 56 a 64% dos pacientes.[7]

Metronidazol

Em um trabalho prospectivo e randomizado foi avaliado o uso do metronidazol com anti-inflamatório mesalazina oral e enemas de betametasona para a retite crônica. Depois de 4 semanas de tratamento, os autores encontraram incidência menor de sangramento retal e diarreia no grupo tratado com metronidazol, e esse benefício persistiu durante 1 ano.[40]

Antioxidantes

Um estudo descreveu o uso de vitaminas C e E no tratamento da retite crônica em 20 pacientes. Após 4 semanas de tratamento, os autores encontraram uma melhora significativa com relação ao sangramento, diarreia e situações de urgência, embora a dor retal não tenha melhorado. Dez pacientes foram acompanhados durante 1 ano e a melhora persistiu.[41]

Misoprostol

O misoprostol é um análogo da prostaglandina E1 e foi pesquisado como estratégia preventiva contra a retite por radioterapia. Khan et al. relataram um estudo prospectivo, randomizado e duplo-cego, no qual 16 pacientes receberam misoprostol em supositórios e 7 receberam placebo. Os pacientes foram acompanhados por 4, 8, 12 e 36 semanas depois da radioterapia. Os sintomas foram menores no grupo que recebeu misoprostol.[42]

TERAPIAS ENDOSCÓPICAS

Terapia com formaldeído

A técnica consiste na aplicação direta de formaldeído no reto quer seja por instilação direta quer por uma gaze impregnada. O mecanismo pelo qual o formaldeído atua no controle do sangramento não está totalmente elucidado. Nos espécimes patológicos, ele fixa os tecidos, causando necrose de coagulação das proteínas, e então atuaria no reto hidrolisando proteínas e coagulando o tecido superficial. Em seguida, a sedação é necessária para realização do procedimento, e podem ocorrer complicações locais como ulceração anal, fissura e piora dos estreitamentos causados pela radiação. Além disso não pode ser usada em lesões hemorrágicas do sigmoide.[4] O uso do formaldeído no tratamento da retite por radiação foi posterior ao seu uso no tratamento da cistite causada por radioterapia. Em 1986, Rubinstein et al.[43] foram os primeiros a usar formaldeído para a retite actínica em um paciente de 71 anos irradiado por câncer de bexiga. O reto foi irrigado com formaldeído a 3,6% por 15 min e posteriormente foi feita lavagem com solução salina normal. O procedimento foi repetido depois de 2 semanas e aos 3 meses. Obteve-se resposta total e o paciente permanecia assintomático depois de 14 meses.

As evidências sugerem que a aplicação de formaldeído não é onerosa e é muito efetiva no tratamento da retite por radioterapia. Somam-se a isso a baixa incidência de efeitos colaterais, disponibilidade em quase todos os hospitais e fácil aplicação.[4] A Figura 22.1 mostra-nos os resultados do tratamento com formaldeído.

Os efeitos colaterais do formaldeído incluem dermatite de contato e irritação das membranas mucosas. Outros efeitos menos comuns são acidose metabólica, colapso cardiovascular, coma e falência renal. A ingestão oral pode causar necrose de coagulação do trato gastrintestinal, pois o formaldeído se liga às proteínas e causa necrose celular. A toxicidade depende do nível sanguíneo de ácido fórmico e formaldeído, que foi usado como um agente efetivo para tratar pacientes com cistite hemorrágica causada por radioterapia há várias décadas.[44]

Tratamento da Retite Actínica

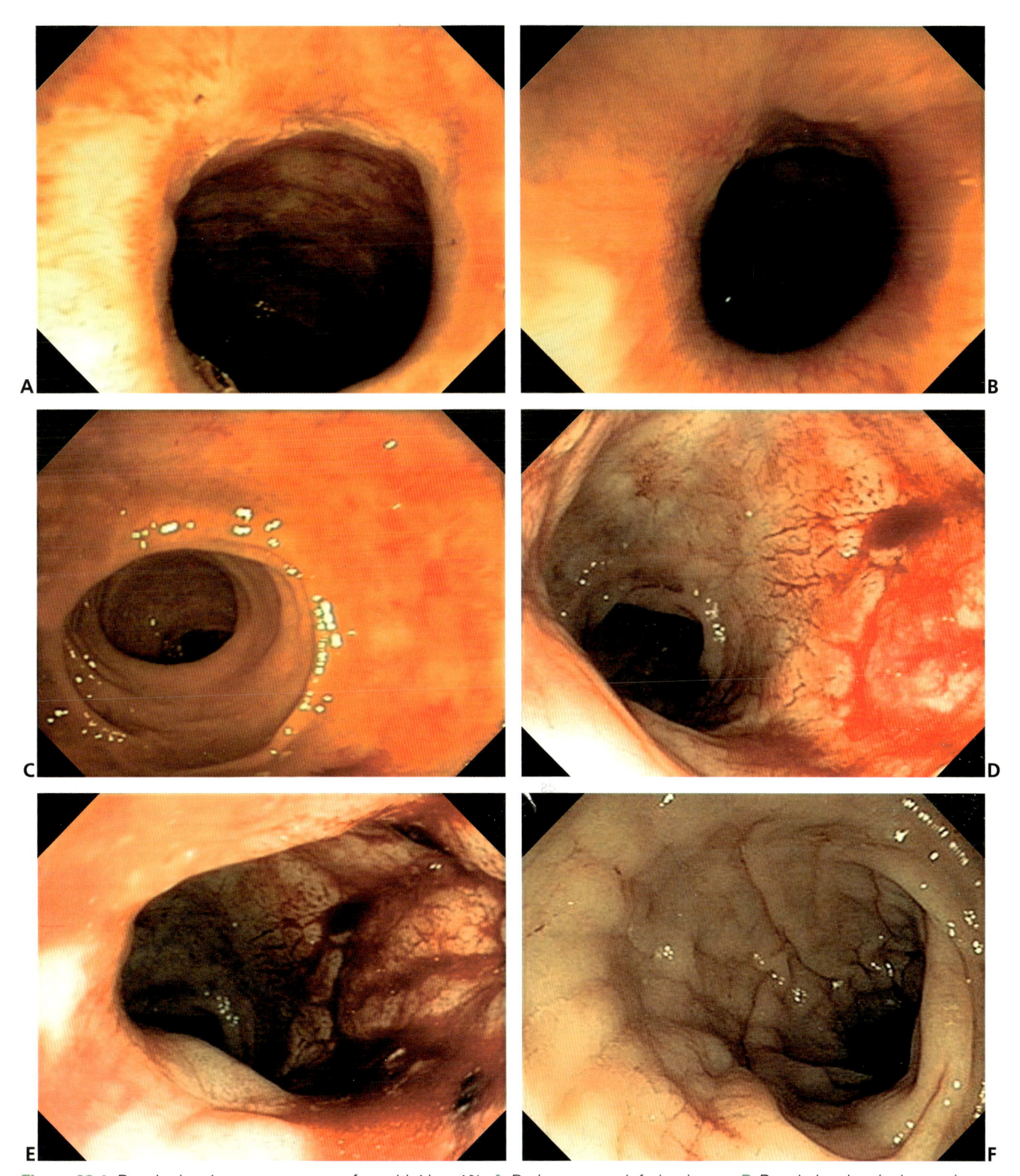

Figura 22.1. Resultados do tratamento com formaldeído a 4%. **A.** Retite no terço inferior do reto. **B.** Reto baixo depois da terapia com formaldeído. **C.** Reto alto depois da terapia com formaldeído. **D.** Retite hemorrágica de reto médio. **E.** Retite hemorrágica de reto baixo. **F.** Retite leve de reto alto.

Tem se usado diferentes técnicas para a instilação do formaldeído. Algumas usam gaze impregnada, colocando-a em contato com a mucosa. Outras técnicas usam quantias que variam de 20 a 50 mL com tempo de contato entre 10 e 30 min. A Tabela 22.1 mostra nossa experiência e a relação com os estudos publicados.

Eletrocoagulação e sonda quente

O tratamento endoscópico com eletrocoagulação e sonda quente é barato e está disponível em vários hospitais. A eletrocoagulação bipolar pode ser mais segura que a monopolar e as telangiectasias distais podem ser tratadas por este método. Um aspecto muito importante no tratamento das telangiectasias é o uso de uma pequena quantidade de energia para a coagulação, evitando a formação de úlceras profundas. Maunoury et al. usaram uma sonda de 2,3 mm com o sigmoidoscópio e uma de 3,2 mm com o anoscópio conectado a um gerador bipolar de 540 W em 4 pacientes. Todos mostraram resposta total depois de 3,8 sessões (índice de 3-5) e não houve recidiva durante o tempo de seguimento de 9 meses (índice de 9-15).[57] Jensen et al. fizeram um trabalho prospectivo e aleatorizado de eletrocoagulação bipolar e sonda quente em 21 pacientes com sangramento crônico por telangiectasias. Evidenciou-se que, em ambos os grupos, a média de sangramento diminuiu de forma significativa e não houve diferença entre os dois tratamentos.[58]

Laser

O Nd:YAG e o laser de argônio têm sido utilizados no tratamento do sangramento da retite relacionada com telangiectasias. As complicações ocorrem em 5-15% dos casos e correspondem a saída de muco, úlceras, fibrose com estreitamento, perfuração e necrose transmural, principalmente com o uso do Nd:YAG laser. Além disso, a média de sessões na maioria dos trabalhos é de três.[1,7] O Nd:YAG laser tem comprimento de onda de 1,06 nm e profundidade de penetração de mais de 5 mm quando comparado com os 2 mm do laser de argônio.[1] O uso do tratamento com laser na retite por radiação foi descrito por Leuchter et al.[59] que usaram Nd:YAG laser em uma paciente com câncer de colo de útero. Eles fizeram quatro aplicações de laser nas alterações vasculares identificadas. Taylor et al.[60] relataram o uso satisfatório de laser de argônio no tratamento da retite por radioterapia em 14 pacientes com sangramento recorrente, com uma média de 3 sessões por paciente e foram acompanhados durante uma média de 35 meses. Desse grupo, 10 pacientes necessitaram de terapia de manutenção a cada 7 meses devido ao ressangramento.

Radiofrequência

A ablação por radiofrequência tem sido usada no tratamento do esôfago de Barrett e no tratamento da ectasia vascular do antro gástrico. Zhou et al.[61] usaram a radiofrequência em 3 pacientes com sangramento por retite crônica; em todos os pacientes o tratamento foi bem tolerado e a hemostasia foi alcançada em 1-2 sessões. A reepitelização da mucosa foi obtida em áreas onde houve hemorragia e não ocorreu estreitamento nem ulceração até 19 meses depois do tratamento.

Crioablação

A crioablação consiste na aplicação de nitrogênio líquido ou dióxido de carbono e tem sido usada em cânceres de rim, da próstata e na ablação cardíaca. Hou et al.[62] descreveram o tratamento com crioablação, usando um cateter 9F, colocado através do canal de trabalho do colonoscópio e a uma distância de 0,5 a 1 cm do tecido, em 10 pacientes com sangramento recorrente em decorrência de retite crônica por radioterapia. O seguimento foi de 3,3 meses em média (índice de 2-10 meses) e 8 deles apresentaram melhora.

Tabela 22.1. Publicações de tratamento de retite actínica com formaldeído a 4%

Autor	Ano	Pacientes	Seguimento (meses)	Complicação	Sucesso%
Rubenstein[43]	1986	1	20	–	100
Seow-Choen[45]	1993	8	6	Ressangramento 1	88
Mathai[46]	1995	10	9	Fissura anal, dor anal	90
Biswal[47]	1995	16	11	–	81
Saclarides[48]	1996	16	14	Ressangramento 3, transfusão 1, dor anal 1	75
Roche[49]	1996	6	12	Ressangramento 2	66
Counter[50]	1999	11	26	Ressangramento 3	73
Coyoli-García[51]	1999	7	26	Febre 2, ressangramento 3	53
Luna-Pérez[52]	2002	20	20	Fístula retovaginal 2, necrose do sigmoide 1	90
Chautems[53]	2003	13	12	Estenose do reto 1	93
Parikh[54]	2003	33	18	Nenhuma	87
De Parades[55]	2005	33	27	Estenose retal 6, úlcera retal 4	67
Alfadhli[56]	2008	11	3	–	27
Castaño e Puerta[2]	2002	26	20	Úlcera retal 1, ressangramento 1	87

Tabela 22.2. Resultados do tratamento da retite actínica com plasma de argônio

Autor	Ano	Pacientes	Seguimento (meses)	Complicações	Sucesso%
Buchi[64]	1987	3	5-9	Nenhuma	100
Taylor[59]	1993	14	35	Nenhuma	90
Silva[65]	1999	28	24	Nenhuma	97
Rolachon[66]	2000	12	6	Pneumoperitônio 2, úlcera retal 2, estenose retal 1	90
Tjandra[67]	2001	12	11	Nenhuma	80
Venkatesh[68]	2002	40	–	Úlcera retal 1	96
Zinicola[69]	2003	14	5-24	Incontinência anal 4, estenose do sigmoide 1	80
Sebastian[70]	2004	25	14	Dor retal 1	85
Dees[71]	2006	50	–	Nenhuma	95
Alfadli[63]	2008	14	3	–	79
Karamanolis[72]	2009	56	17	Explosão do cólon 1	89
Swan[73]	2010	50	20	Estenose retal 1	96
Sato[74]	2011	65	34	Úlcera retal 1	98
Castaño e Puerta[75]	2007	21	16	–	81

Coagulação com plasma de argônio

Os componentes do equipamento do plasma de argônio incluem gerador eletrocirúrgico monopolar de alta frequência, fonte de gás argônio, interruptor de ativação, cateteres flexíveis e fio terra. Os cateteres estão disponíveis em 1,5, 2,3 e 3,2 mm. O cateter de 2,3 mm ou 7 Fr é o mais usado. A coagulação com plasma de argônio (APC) é um procedimento eletrocirúrgico monopolar no qual a energia elétrica é transferida usando gás argônio ionizado (plasma de argônio). A coagulação produzida tem profundidade uniforme de 0,5 a 3 mm, além de coagular vasos de 1,5 mm. Recentemente foi lançada uma segunda geração de APC (VIO APC) que possui três modos. Um destes corresponde à primeira geração no qual é forçada uma saída contínua de energia. Já o modo pulsado é descontínuo. Este possui dois tipos de efeito: em um ocorre uma descarga alta de energia por cada pulso, com pausas mais longas, e o outro produz maior número de pulsos com menor descarga de energia por pulso.[63]

O APC tem baixa frequência de complicações graves, como úlceras profundas, estreitamento e perfurações. Além disso, é altamente satisfatório no tratamento das retites actínicas hemorrágicas. O APC pode causar distensão e dor do tipo cólica em razão da excessiva insuflação com argônio. A sucção regular pode descomprimir o intestino e minimizar esse problema. Ele não deve ser usado muito perto da linha pectínea porque pode causar intensa dor anal e úlceras retais caso o cateter seja aplicado com força sobre a parede do reto.[5] A Tabela 22.2 mostra nossa experiência e a relação com os estudos publicados.

CIRURGIA

Os procedimentos cirúrgicos, como a colostomia derivativa e a ressecção retal, foram propostos para os pacientes nos quais o tratamento conservador não obteve resultado. Em virtude de a radiação levar a fibrose, obliteração dos tecidos e isquemia, a cirurgia não só é tecnicamente difícil mas também leva a uma alta morbidade, que varia de 10 a 80%, e à mortalidade, que pode chegar até 47%. A filtração da anastomose foi relatada em 30 a 65% dos casos.[4] No entanto, Cooke e De Moor[76] trataram 37 pacientes com retite por radioterapia com ressecção do reto e anastomose coloanal. A cirurgia foi satisfatória em 35 de 37 pacientes que não apresentaram mortalidade. Nossa experiência com ressecção do reto e anastomose coloanal foi publicada em 2002. Dez pacientes foram reconstruídos, quatro deles com retite actínica, e não tivemos mortalidade.[77]

REFERÊNCIAS BIBLIOGRÁFICAS

1. Hong J, ParkW and Ehrenpreis E. Review article: current therapeutic options for radiation proctopathy. *Aliment Pharmacol Ther* 2001;15:1253-62.
2. Castaño R, Puerta J, Sanín E. Aplicación endoscópica de formol al 4% para el control del sangrado por proctitis actínica. *Rev Colomb Gastroenterol* 2002;17:234-39.
3. Walsh D. Deep tissue traumatization from roentgen ray exposure. *Br Med J* 1897;2:272-73.
4. Agrawal P, Bansal N, Bahadur K *et al*. Management of chronic hemorrhagic radiation proctitis. *Asia-Pacific J Clin Oncol* 2007;3:19-29.
5. Qadeer MA, John Vargo J. Approaches to the prevention and management of radiation colitis. *Curr Gastroenterol Reports* 2008;10:507-13.
6. Ali S, Habib I. Pharmacological interventions for the prevention and treatment of radiation colitis, enteritis and proctitis (Protocol). *Cochrane Library* 2011;2: CD008971.
7. Kennedy GD, Heise CP. Radiation colitis and proctitis. *Clin Colon Rectal Surg* 2007;20:64-72.
8. Cox JD, Stetz J, Pajak TF. Toxicity criteria of the Radiation Therapy Oncology Group (RTOG) and the European

Organization for Research and Treatment of Cancer (EORTC). *Int J Radiat Oncol Biol Phys* 1995;31:1341-46.

9. Otterson MF, Sarna SK, Leming SC et al. Effects of fractionated doses of ionizing radiation on colonic motor activity. *Am J Physiol* 1992;263:G518-26.

10. Venerito M, Mönkemüller K, RickesS et al. Gastrointestinal: radiation proctitis. J Gastroenterol Hepatol 2007;22:761.

11. Bernhard EJ, McKenna WG, Muschel RJ. Radiosensitivity and the cell cycle. *Cancer J Sci Am* 1999;5:94-204.

12. Metcalfe A, Streuli C. Epithelial apoptosis. *Bioassays* 1997;19:711-20.

13. Jones BA, Gores GJ. Physiology and pathophysiology of apoptosis in epithelial cells of the liver, pancreas, and intestine. *Am J Physiol* 1997;273:G1174-88.

14. Wang J, Zheng H, Sung CC et al. Cellular sources of transforming growth factor bisoforms in early and chronic radiation enteropathy. *Am J Pathol* 1998;5:1531-40.

15. Isaka Y, Brees DK, Ikegaya K et al. Gene therapy by skeletal muscle expression of decorin prevents fibrotic disease in rat kidney. *Nat Med* 1996;2:418-23.

16. De Cosse JJ. Radiation injury to the intestine. In: Sabiston DC. (Ed.). *Textbook of surgery*. Philadelphia: WB Saunders, 1991. p. 880-84.

17. O'Connell D, Howard N, Joslin CA et al. A new remotely controlled unit for the treatment of uterine cancer. *Lancet* 1965;ii:570-71.

18. Nagata H. Studies on sulfhydryl radioprotectors with low toxicities. *Tokushima J Exp Med* 1980;27:15-21.

19. Carrol MP, Zera RT, Roberts JC et al. Efficacy of radioprotective agents in preventing small and large bowel radiation injury. *Dis Colon Rectum* 1995;38:716-22.

20. Felemovicius I, Bonsack ME, Baptista ML et al. Intestinal radioprotection by vitamin E (alphatocopherol). *Ann Surg* 1995;222:508-10.

21. Keefe DM, Schubert MM, Elting LS et al. Updated clinical practice guidelines for the prevention and treatment of mucositis. *Cancer* 2007;109:820-31.

22. Schuchter LM, Glick J. The current status of WR2721 (amifostine): a chemotherapy and radiation therapy protector. *Biologic Ther Cancer* 1993;2:1-10.

23. Liu T, Liu Y, He S et al. Use of radiation with or without WR-2721 in advanced rectal cancer. *Cancer* 1992;69:2820-25.

24. Athanassiou H, Antonadou D, Coliarakis N et al. Protective effect of amifostine during fractionated radiotherapy in patients with pelvic carcinomas: results of a randomized trial. *Int J Radiat Oncol Biol Phys* 2003;56:1154-60.

25. Haboubi NY, Schofield PF, Rowland PL. The light and electron microscopic features of early and late phase radiationinduced proctitis. *Am J Gastroenterol* 1988;83:1140-44.

26. Andreyev HJN, Vlavianos P, Blake P et al. Gastrointestinal symptoms after pelvic radiotherapy: role for the gastroenterologist? *Int J Radiat Oncol Biol Phys* 2005;62:1464-71.

27. Kochhar R, Patel F, Dhar A et al. Radiation-induced proctosigmoiditis. Prospective, randomized, double-blind controlled trial of oral sulfasalazine plus rectal steroids versus rectal sucralfate. *Dig Dis Sci* 1991;36:103-7.

28. Baum CA, Biddle WL, Miner Jr PB. Failure of 5-aminosalicylic acid enemas to improve chronic radiation proctopathy. *Dig Dis Sci* 1989;34(5):758-60.

29. Ben Bouali A, Varlan E. Intérêt de lássociation salazopiryne comprimé-lavement dans les colites radiques. *Med Chir Dig* 1984;13:559-65.

30. Triantafillidis JK, Dadioti P, Nicolakis D et al. High doses of 5-aminosalicylic acid enemas in chronic radiation proctitis: comparison with betamethasone enemas. *Am J Gastroenterol* 1990;85:1537-38.

31. Henriksson R, Franzen L, Littbrand B. Effects of sucralfate on acute and late bowel discomfort following radiotherapy of pelvic cancer. *J Clin Oncol* 1992;10:969-75.

32. Tada M. Treatment of radiation proctitis with sucralfate suspension enema. *Gut* 1996;39:A31.

33. O'Brien PC, Franklin CI, Dear KB et al. A phase III double-blind randomised study of rectal sucralfate suspension in the prevention of acute radiation proctitis. *Radiother Oncol* 1997;45:117-23.

34. Kochhar R, Sriram PV, Sharma SC et al. Natural history of late radiation proctosigmoiditis treated with topical sucralfate suspension. *Dig Dis Sci* 1999;44:973-78.

35. Mamel JJ, Chen M, Combs W. Short-chain fatty acids (SCFA) enemas are useful for the treatment of chronic radiation proctitis. *Gastroenterology* 1995;108:A305.

36. Al-Sabbagh R, Sinicrope FA, Sellin JH et al. Evaluation of short-chain fatty acid enemas: treatment of radiation proctitis. *Am J Gastroenterol* 1996;91:1814-16.

37. Pinto A, Fidalgo P, Cravo M et al. Short chain fatty acids are effective in short-term treatment of chronic radiation proctitis: randomized, double-blind, controlled trial. *Dis Colon Rectum* 1999;42:788-95.

38. Chen FC, King DW, Talley N. Short-chain fatty acid enemas for chronic radiation proctitis: a pilot study. *Dis Colon Rectum* 1996;39:A34.

39. Talley NA, Chen F, King D et al. Shortchain fatty acids in the treatment of radiation proctitis: a randomized, double-blind, placebo-controlled, crossover pilot trial. *Dis Colon Rectum* 1997;40:1046-50.

40. Cavcic J, Turcic J, Martinac P et al. Metronidazole in the treatment of chronic radiation proctitis: clinical trial. *Croat Med J* 2000;41:314-18.

41. Kennedy M, Bruninga K, Mutlu EA et al. Successful and sustained treatment of chronic radiation proctitis with antioxidant vitamins E and C. *Am J Gastroenterol* 2001;96:1080-84.

42. Khan AM, Birk JW, Anderson JC et al. A prospective randomized placebo-controlled double-blinded pilot study of misoprostol rectal suppositories in the prevention of acute and chronic radiation proctopathy symptoms in prostate cancer patients. *Am J Gastroenterol* 2000;95(8):1961-66.

43. Rubinstein E, Ibsen T, Rasmussen RB et al. Formalin treatment of radiation-induced hemorrhagic proctitis. *Am J Gastroenterol* 1986;81:44-45.

44. Shrom SH, Donaldson MH, Duckett JW et al. Formalin treatment of intractable hemorrhagic cystitis: a review of the literature with 16 additional cases. *Cancer* 1976;38:1785-89.

45. Seow-Choen F, Goh H, Eu KW et al. A simple and effective treatment for hemorrhagic radiation proctitis using formalin. *Dis Colon Rectum* 1993;36:135-38.

46. Mathai V, Seow-Choen F. Endoluminal formalin therapy for hemorrhagic radiation proctitis. *Br J Surg* 1995;82:190.

47. Biswal BM, Lal P, Rath GK et al. Intrarectal formalin application, an effective treatmentfor grade III haemorrhagic radiation proctitis. *Radiother Oncol* 1995;35:212-15.

48. Saclarides TJ, King DG, Franklin JL et al. Formalin instillation for refractory radiation-induced hemorrhagic proctitis. Report of 16 patients. *Dis Colon Rectum* 1996;39:196-99.

49. Roche B, Chautems R, Marti MC. Application of formaldehyde for treatment of hemorrhagic radiation-induced proctitis. *World J Surg* 1996;20:1092-95.

50. Counter SF, Froese DP, Hart MJ. Prospective evaluation of formalin therapy for radiation proctitis. *Am J Surg* 1999;177:396-98.
51. Coyoli-García O, Alvarado-Cerna R, Corona Bautista A *et al.* The treatment of rectorrhagia secondary to postradiation proctitis with 4% formalin. *Ginecol Obstet Mex* 1999;67:341-45.
52. Luna-Pérez P, Rodríguez-Ramírez SE. Formalin instillation for refractory radiation-induced hemorrhagic proctitis. *J Surg Oncol* 2002;80:41-44.
53. Chautems RC, Delgadillo X, Rubbia-Brandt L *et al.* Formaldehyde application for haemorrhagic radiation-induced proctitis: a clinical and histological study. *Colorectal Dis* 2003;5:24-28.
54. Parikh S, Hughes C, Salvati EP *et al.* Treatment of hemorrhagic radiation proctitis with 4 percent formalin. *Dis Colon Rectum* 2003;46:596-600.
55. De Parades V, Etienney I, Bauer P *et al.* Formalin application in the treatment of chronic radiation-induced hemorrhagic proctitis – an effective but not risk-free procedure: a prospective study of 33 patients. *Dis Colon Rectum* 2005;48:1535-41.
56. Alfadhli WM, Alazmi WM, Ponich T *et al.* Efficacy of argon plasma coagulation compared with topical formalin application for chronic radiation proctopathy. *Can J Gastroenterol* 2008;22(2):129-32.
57. Maunoury V, Brunetaud JM, Cortot A. Bipolar electrocoagulation treatment for hemorrhagic radiation injury of the lower digestive tract. *Gastrointest Endosc* 1991;37:492-93.
58. Jensen DM, Machicado GA, Cheng S *et al.* A randomized prospective study of endoscopic bipolar electrocoagulation and heater probe treatment of chronic rectal bleeding from radiation telangiectasia. *Gastrointest Endosc* 1997;45:20-25.
59. Leuchter RS, Petrilli ES, Dwyer RM *et al.* Nd:YAG laser therapy of rectosigmoid bleeding due to radiation injury. *Obstet Gynecol* 1982;59(Suppl):S65-67.
60. Taylor JG, DiSario JA, Buchi KN. Argon laser therapy for hemorrhagic radiation proctopathy: long-term results. *Gastrointest Endosc* 1993;39(5):641-44.
61. Zhou Ch, Adler DC, Becker L *et al.* Effective treatment of chronic radiation proctitis using radiofrequency ablation. *Therap Adv Gastroenterol* 2009;2(3):149-56.
62. Hou JK, Abudayyeh S, Shaib Y. Treatment of chronic radiation proctitis with cryoablation. *Gastrointest Endosc* 2011;73(2):383-89.
63. Manner H. Argon plasma coagulation therapy. *Curr Opin Gastroenterol* 2008;24:612-16.
64. Buchi KN, Dixon JA. Argon laser treatment of hemorrhagic radiation proctitis. *Gastrointest Endosc* 1987;33:27-30.
65. Silva RA, Correia AJ, Dias LM *et al.* Argon plasma coagulation therapy for hemorrhagic radiation proctosigmoiditis. *Gastrointest Endosc* 1999;50:221-24.
66. Rolachon A, Papillon E, Fournet J. Is argon plasma coagulation an efficient treatment for digestive system vascular malformation and radiation proctitis? *Gastroenterol Clin Biol* 2000;24:1205-10.
67. Tjandra JJ, Sengupta S. Argon plasma coagulation is an effective treatment for refractory hemorrhagic radiation proctitis. *Dis Colon Rectum* 2001;44:1759-65.
68. Venkatesh KS, Ramanujam P. Endoscopic therapy for radiation proctitis-induced hemorrhage in patients with prostatic carcinoma using argon plasma coagulator application. *Surg Endosc* 2002;16:707-10.
69. Zinicola R, Rutter MD, Falasco G *et al.* Haemorrhagic radiation proctitis: endoscopic severity may be useful to guide therapy. *Int J Colorectal Dis* 2003;18:439-44.
70. Sebastian S, O'Connor H, O'Morain C *et al.* Argon plasma coagulation as first-line treatment for chronic radiation proctopathy. *J Gastroenterol Hepatol* 2004;19:1169-73.
71. Dees J, Meijssen M, Kuipers E. Argon plasma coagulation for radiation proctitis. *Scand J Gastroenterol Suppl* 2006;41(243):175-78.
72. Karamanolis G, Triantafyllou K, Tsiamoulos Z *et al.* Argon plasma coagulation has a long-lasting therapeutic effect in patients with chronic radiation Proctitis. *Endoscopy* 2009;41:529-31.
73. Swan M, Moore G, Sievert W *et al.* Efficacy and safety of single-session argon plasma coagulation in the management of chronic radiation proctitis. *Gastrointest Endosc* 2010;72:150-54.
74. Sato Y, Takayama T, Sagawa T *et al.* Argon plasma coagulation treatment of hemorrhagic radiation proctopathy: the optimal settings for application and long-term outcome. *Gastrointest Endosc* 2011;73:543-49.
75. Castaño R, Puerta J D, Restrepo JI *et al.* Argón plasma versus formol al 4% en el manejo endoscópico de la proctitis actínica sangrante. *Rev Colomb Gastroenterol* 2007;22:87-94.
76. Cooke SA, De Moor NG. The surgical treatment of the radiation damaged rectum. *Br J Surg* 1981;68:488-92.
77. Puerta J, Castaño R, Hoyos S. Cirugía preservadora del esfínter anal: resección abdominotransanal. *Rev Colomb Cir* 2002;17:213-18.

Estadiamento de Tumores Malignos Gástricos com Ultrassom Endoscópico

Luis C. Sabbagh ▪ Zaida Albarracín ▪ Sebastián Esteves
Marco Buch ▪ Everson L. A. Artifon

INTRODUÇÃO

Os tumores gástricos malignos são representados por adenocarcinoma, linfoma, tumores estromais e carcinoides. O adenocarcinoma representa 95% das variedades histológicas mencionadas e constitui uma das causas mais frequentes de morbimortalidade em países como Japão, Chile, Costa Rica, Colômbia, China, Venezuela e outros países da Ásia e da América do Sul.[1,2]

Apesar de sua incidência ter diminuído nos países orientais, o câncer gástrico continua sendo a segunda causa de morte no mundo.[1,2] Os índices de incidência variam em diferentes regiões demográficas entre 30 a 100 casos para cada 100.000 habitantes. Nos EUA, foram estimados 21.000 novos casos para 2011, com a morte de 10.500 pacientes.[3]

Atualmente o diagnóstico de câncer gástrico é feito pela endoscopia digestiva quer seja em exames de pacientes sintomáticos quer em exames de rastreamento.

Uma vez diagnosticada uma lesão gástrica maligna, a etapa seguinte consiste em classificar e estadiar a lesão encontrada, com o propósito de determinar o tipo de tratamento e o prognóstico da mesma. Um estadiamento correto muda o prognóstico como preditor de sobrevida e permite a adequada intervenção médica, oncológica e cirúrgica.

CLASSIFICAÇÃO DO ADENOCARCINOMA GÁSTRICO

O adenocarcinoma gástrico pode ser classificado segundo suas características histológicas (tipo intestinal ou difuso) ou segundo sua predição endoscópica (precoce ou avançado). Ambas as classificações são complementares e têm implicação no prognóstico e na determinação das condutas a serem tomadas.

Adenocarcinoma tipo intestinal

Associado à infecção por *Helicobacter pylori*, metaplasia intestinal incompleta e gastrite crônica atrófica. Representa o tipo mais frequente em regiões de alta prevalência. Endoscopicamente se manifesta como lesões planas, protrusas e ulceradas. São tumores originados na mucosa e, no momento do diagnóstico, podem apresentar diferentes graus de invasão na parede abdominal.

Adenocarcinoma tipo difuso

Tumor pouco diferenciado, que histologicamente consiste em células que contêm grandes vacúolos de mucina que deslocam o núcleo e apresentam aparência de células em anel de sinete. Apresentam pior prognóstico do que o adenocarcinoma do tipo intestinal em virtude de sua capacidade de invasão profunda e metástases precoces a distância.

Câncer gástrico precoce

Lesão que permanece limitada a mucosa e submucosa, independentemente de sua extensão em superfície e da presença ou não de comprometimento ganglionar.

Câncer gástrico avançado

Lesão que infiltra além da submucosa, afetando a muscular própria, a serosa, a gordura perivisceral e os tecidos adjacentes.

ESTADIAMENTO DO ADENOCARCINOMA GÁSTRICO

Atualmente, o tratamento do paciente com patologia tumoral gástrica requer intervenção individualizada para selecionar as melhores condutas terapêuticas, entre as quais estão incluídas ressecções endoscópicas, laparoscopias diagnósticas, tratamentos neoadjuvantes (quimioterapia com ou sem radioterapia) ou tratamentos cirúrgicos.[4,5]

Assim como em outros órgãos, para o estadiamento de neoplasias do tubo digestivo utiliza-se o sistema TNM, desenvolvido pela AJCC *(American Joint Committee on Cancer)* em colaboração com a UICC (União Internacional contra o Câncer). Os pacientes podem ser estratificados em diferentes estádios, com base nos seguintes fatores clínico-patológicos:

- A profundidade de invasão do tumor primário dentro da parede gastrintestinal.
- A presença ou ausência e extensão dos nódulos linfáticos.
- A presença ou ausência de metástase a distância. Neste sistema é utilizado para predizer sobrevida aos 5 anos, dependendo do estádio, e é o principal determinante das condutas terapêuticas (Tabela 23.1).[6]

Tabela 23.1. Classificação TNM para o câncer de estômago[6]

T1S	*In situ*
T1	Limitado à mucosa ou submucosa
T2	Afeta a muscular própria
T3	Invade a serosa
T4	Invade órgãos ou estruturas adjacentes
N0	Gânglios não infiltrados
N1	Infiltra gânglios perigástricos a uma distância menor que 3 cm do tumor primário
N2	Infiltra gânglios regionais (gástrico esquerdo, hepático comum, celíaco, esplênico)
N3	Afeta gânglios intra-abdominais mais distantes (duodenal, mesentérico, para-aórtico e retropancreático)
M0	Não ocorre metástase a distância
M1	Ocorre metástase a distância

		% de sobrevida
Estádio 1	T1N1M0; T2N0M0	78%
Estádio 2	T1N2M0; T2N1M0; T3N0M0	34%
Estádio 3	T2N2M0; T3N1-2M0; T4N0-1M0	20%
Estádio 4	T4N2M0; T1-4 N3	7%

UTILIDADE DO ULTRASSOM ENDOSCÓPICO NO ESTADIAMENTO DO CÂNCER GÁSTRICO

O ultrassom abdominal, a tomografia axial computadorizada e a ressonância nuclear magnética têm alta precisão diagnóstica para a doença metastática a distância (avaliação do M). Estes métodos têm demonstrado limitações para avaliar a invasão na parede digestiva (T), assim como a avaliação de adenopatias regionais (N).[7,8]

A tomografia axial computadorizada tem demonstrado exatidão para estadiar tumores (T) em torno de 64% e para detectar nódulos linfáticos (N) uma sensibilidade de 24 a 43%.[8]

Desde o aparecimento do ultrassom endoscópico houve uma revolução no tratamento da patologia tumoral do trato digestório. Neste método de exame surgiu no princípio da década de 1980 com o objetivo de explorar mais detalhadamente o pâncreas e fornecer dados úteis para o tratamento da patologia tumoral desta glândula. Constantes avanços tecnológicos ampliaram a utilidade desse ultrassom endoscópico, cumprindo nos dias de hoje um papel determinante no estadiamento do câncer gástrico.

Existe uma variedade de ecoendoscópios de diversos diâmetros, ópticas, canais de trabalho e características do transdutor do ultrassom. Podem ser eletrônicos ou mecânicos. Trata-se de uma tecnologia em permanente desenvolvimento. A orientação e a frequência do transdutor do ultrassom são as duas características mais relevantes destes equipamentos endoscópicos.[9]

O paciente com câncer gástrico pode ser explorado meio de ecoendoscópios lineares ou radiais com capacidade para diferentes frequências (5; 6; 7,5; 10; 12 e 20 MHz) que permitem avaliar a totalidade das camadas da parede gástrica. As lesões também podem ser avaliadas com minissondas radiais de alta frequência (12, 20, 30 MHz).

Quando se avalia a presença de adenopatias (estádio N), os equipamentos radiais de menor frequência (5 a 7,5 MHz) são considerados os adequados em razão de sua maior penetrância.[9-12] Em geral, para o estadiamento de lesões tumorais gástricas, prefere-se equipamentos radiais com diferentes frequências. Quando se avalia a invasão tumoral na parede gástrica (estádio T), deve-se otimizar a utilização de equipamentos radiais ou minissondas de alta frequência (12 a 30 MHz). Quanto maior for a frequência utilizada, maior será o detalhamento das camadas avaliadas e menor será a penetração do ultrassom. Estas frequências são particularmente úteis na avaliação de lesões precoces (Figs. 23.1 e 23.2).[12]

As cinco camadas da parede gastrintestinal normal visualizadas pela maioria dos equipamentos de ultrassom endoscópico são: Camada 1: interface do fluido luminal e da superfície mucosa; Camada 2: resto da mucosa *(muscularis mucosae)*; Camada 3: submucosa; Camada 4: muscular própria; e Camada 5: camada subserosa e tecido conjuntivo (segundo o órgão avaliado).[13]

Devemos levar em consideração que previamente à realização de um exame endossonográfico para avaliação dos estádios T e N devemos ter certeza de que o estado clínico geral do paciente ou os achados de outros exames por imagens (TAC, PET *scan* ou RNM) orientem uma determinada conduta invariável. Ou seja, quando tentamos fazer um estadiamento, o ultrassom endoscópico (USE) é um exame de segunda escolha e deve ser feito apenas depois da exclusão de metástase a distância por outros métodos.

Características endossonográficas do adenocarcinoma gástrico do tipo intestinal.

Como mencionado anteriormente, este tipo histológico é originado da camada mucosa e pode-se apresentar como lesões planas, elevadas ou ulceradas. O objetivo principal do estadiamento endossonográfico neste tipo de tumor é a determinação do comprometimento em profundidade das diferentes camadas da parede gástrica (estádio T) e do comprometimento ganglionar local (estádio N).

Avaliação do comprometimento parietal (estádio T)

Com o USE é possível visualizar a parede do tubo digestivo e reconhecer as camadas que a compõem, com uma correlação histológica já demonstrada. Em estudos prospectivos foi demonstrado que o USE muda o estadiamento do câncer gástrico em aproximadamente 25% dos pacientes e a conduta terapêutica, em 50% dos casos.[13,14]

No estadiamento do câncer gástrico precoce (Fig. 23.3) o USE permite diferenciar os pacientes que podem ser tratados por via endoscópica daqueles que precisam ser submetidos à cirurgia convencional.

Como já foi dito, o câncer gástrico precoce é aquele que encontrasse limitado à mucosa ou à submucosa; consequentemen-

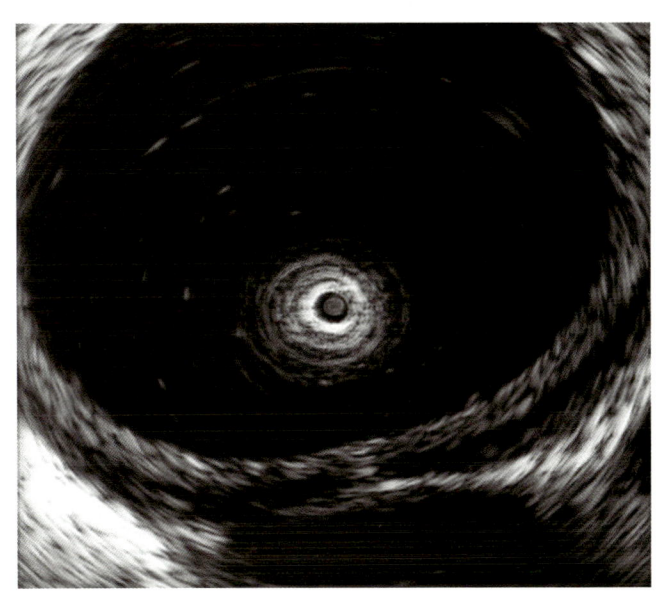

Figura 23.2. As nove camadas da parede gastrintestinal que podem ser visualizadas com os novos transdutores de alta frequência. Camada 1: interface do fluido luminal e da superfície. Camada 2: lâmina própria. Camada 3: interface entre a lâmina própria e a muscular da mucosa. Camada 4: muscular da mucosa. Camada 5: submucosa. Camada 6: componente circular da muscular própria. Camada 7: tecido conjuntivo intermuscular. Camada 8: componente longitudinal da muscular própria. Camada 9: subserosa e tecido conjuntivo (segundo o órgão avaliado).[13]

mais de 3 cm, o tratamento de escolha geralmente é cirúrgico.[16,17] Nestes pacientes, a ecoendoscopia apresenta sensibilidade de 92 a 93% em prever que o tumor está limitado à camada mucosa.[18-21]

Quando se faz o estadiamento de pacientes com câncer gástrico avançado (Fig. 23.4), o USE permite prever a neces-

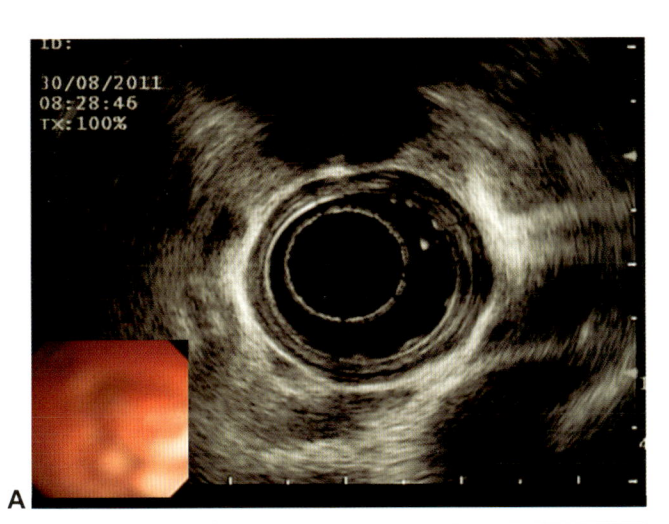

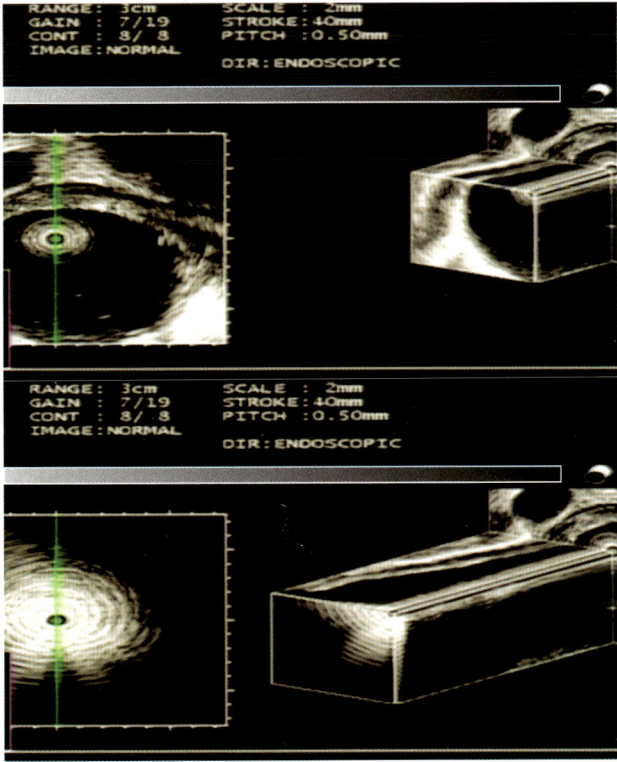

Figura 23.1. A. Minissonda ecoendoscópica radial 12 MHz. **B.** Sonda 3D.

te, no momento do diagnóstico, existem duas alternativas terapêuticas: tratamento endoscópico (ressecção mucosa endoscópica ou dissecção submucosa endoscópica) ou cirúrgico.[15]

Com a disponibilidade de equipamentos de ultrassom de alta frequência (12 a 20 MHz) e de operadores experientes, pode-se fazer uma avaliação adequada das camadas afetadas a fim de determinar a conduta correta a ser tomada. Quando a lesão afeta exclusivamente a mucosa (T1 m, primeira e segunda camada por USE), não é ulcerada, é menor que 3 cm e não apresenta adenopatias demonstráveis pode-se tentar tratamento endoscópico definitivo. Quando a lesão afeta a submucosa (T1 Sm, terceira camada por USE), é ulcerada ou mede

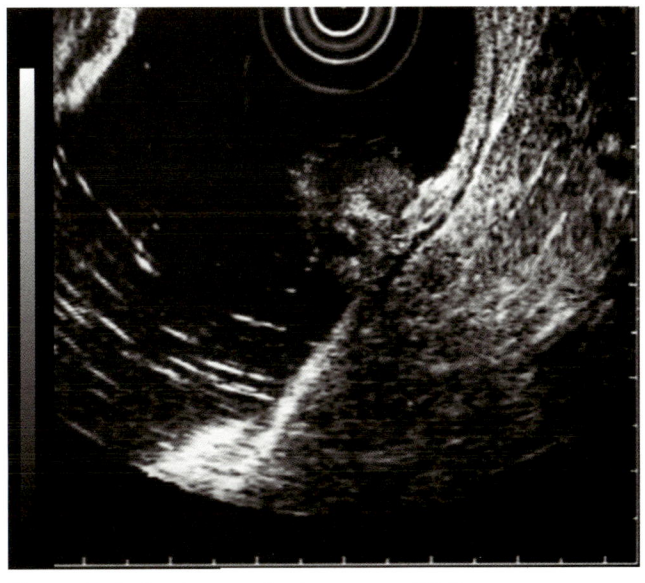

Figura 23.3. Carcinoma gástrico precoce T1 Sm.

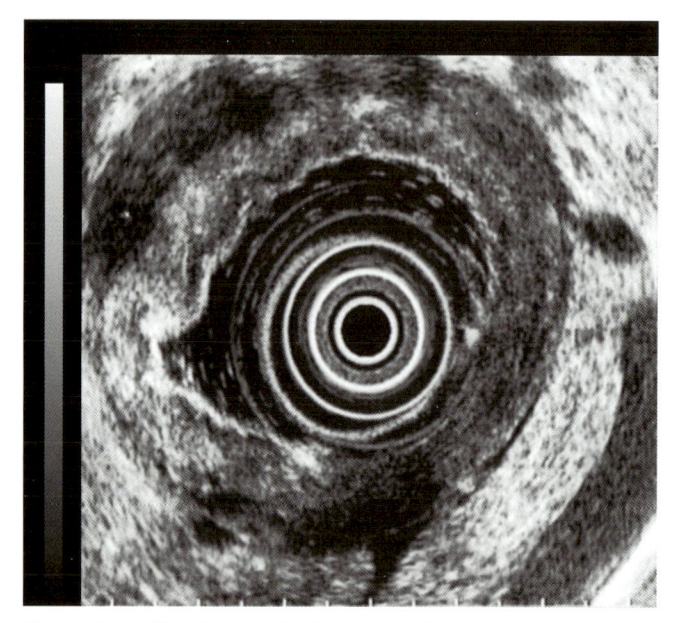

Figura 23.4. Carcinoma gástrico avançado T4.

USE continua sendo o método pré-cirúrgico de maior exatidão para determinar o estádio T no câncer gástrico.

Avaliação do comprometimento ganglionar (estádio N)

A endossonografia é considerada o método de maior exatidão para avaliar nódulos linfáticos, principalmente, quando comparada com a tomografia computadorizada e a ressonância nuclear magnética, pelo tamanho do nódulo, que é o único parâmetro que pode ser avaliado.[25,26]

O estadiamento do comprometimento nodal geralmente requer equipamentos com transdutores de menor frequência (5 a 7,5 MHz) do que os utilizados para a avaliação do estádio T. As imagens obtidas com este tipo de transdutor apresentam menor definição para avaliação da parede gástrica, mas sua penetrância é maior, o que favorece a correta visualização dos órgãos e tecidos peritumorais.

As regiões que devem ser avaliadas sistematicamente são: região peritumoral, região celíaca e periaórtica, ligamento gastro-hepático e hilo esplênico.

As características ultrassonográficas típicas das adenopatias tumorais são:

- Tamanho (apresentam-se com diâmetro de 10 mm).
- Forma (arredondada).
- Ecogenicidade (geralmente apresentam uma hipogenicidade homogênea e são isoecóicas ao tumor de origem).
- Bordos (lisos e bem delimitados) (Fig. 23.5).[27]

Estima-se que o USE apresente exatidão diagnóstica que varia entre 50 e 90% para o estadiamento N. Os critérios anteriormente descritos têm sensibilidade de 89,1% e especificidade de 91% para malignidade; em alguns estudos, a presença dos quatro primeiros critérios mostra 100% de precisão diagnóstica (Tabela 23.2).[27,28]

Sob outro ponto de vista, o USE oferece a oportunidade de obter confirmação citológica de metástase para nódulos linfáticos por aspiração com agulha fina, com futuro potencial de estadiamento molecular.[11,27]

sidade de terapia oncológica neoadjuvante ou cirúrgica, quer seja com critérios curativos quer paliativos.[22-25]

Com base na classificação TNM, em relatórios recentes, foi descrita a exatidão do ultrassom endoscópico para câncer gástrico em estádio T1, T2, T3 e T4 de 68, 83, 60 e 100%, respectivamente, com sensibilidade e especificidade de 70 a 100% e 87 a 100%, respectivamente.[22-25]

As principais fontes de erro do USE são representadas por:

- Superestadiamento na fase de inflamação peritumoral ou de não disponibilidade de equipamentos com transdutores de alta frequência.
- Subestadiamento por infiltração microscópica de camadas mais profundas.

Apesar das limitações mencionadas, quando comparado com outros métodos de imagem (TAC, PET *scan*, RNM), o

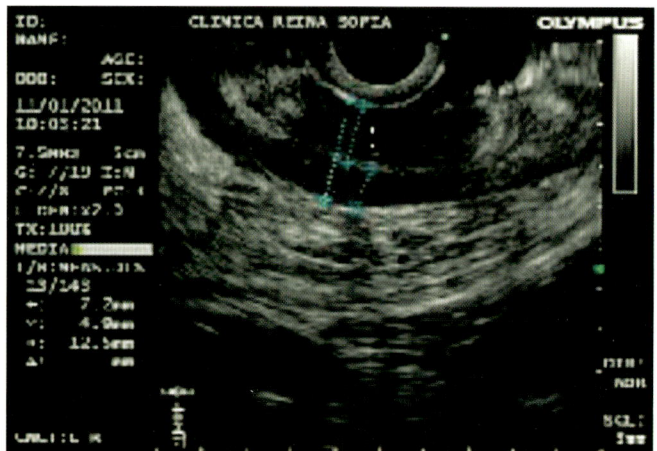

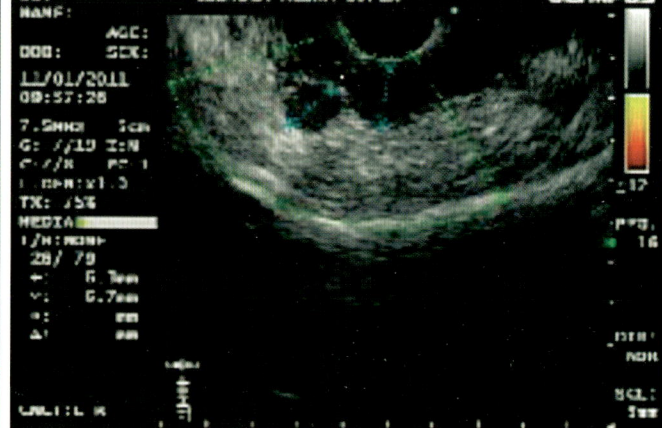

Figura 23.5. Adenopatia peritumoral.

Tabela 23.2. Estadiamento de nódulos linfáticos por ultrassom endoscópico[11]

USE N0	Aparência não maligna (nódulos linfáticos menores que 10 mm, hipoecoicos) ou citologia negativa para malignidade
USE N1	Aparência de malignidade em nódulos linfáticos: maiores que 10 mm, textura hipoecoica, forma arredondada, bordos bem delimitados, isoecogenicidade com tumor de origem e citologia positiva para malignidade

Avaliação de metástase a distância e ascite carcinomatosa (estádio M)

Como dito anteriormente, o USE é um exame de segunda escolha para o estadiamento do câncer gástrico. Previamente à sua realização deve ser excluída, por outros métodos, a presença de metástase à distância. De qualquer forma,, quando se faz um exame endossonográfico de estadiamento não se deve medir esforços para detectar metástase à distância (fígado, baço, glândulas suprarrenais) e de ascite carcinomatosa. A detecção de metástase à distância e ascite é particularmente útil para evitar uma cirurgia desnecessária quando o paciente apresenta uma doença avançada. De acordo com o que foi explanado, percebe-se a importância de se fazer um rastreamento endossonográfico completo que compreenda estações de avaliação no duodeno, no estômago, na junção esofagogástrica e no esôfago inferior.

No câncer gástrico o achado de ascite está associado a uma provável carcinomatose peritoneal. Um estudo publicado, onde foram incluídos 301 pacientes com câncer gástrico, relatou sensibilidade do ultrassom endoscópico e tomografia axial computadorizada para detectar ascite de 87 e 16%, respectivamente.[22-24,29] A punção com agulha fina é utilizada para obter amostras de líquido ascítico ou pleural de forma segura.[24]

Características endossonográficas do adenocarcinoma gástrico do tipo difuso

Felizmente essa variedade de câncer gástrico é a menos frequente. É o tipo histológico de pior prognóstico; no momento em que é diagnosticado habitualmente se apresenta como um câncer avançado com comprometimento panparietal (T3) e metástase à distância. Endoscopicamente se manifesta como pregas gástricas eritematosas e espessadas no estômago com pouca ou nenhuma distensibilidade (linite plástica).

A avaliação com USE é de muita utilidade nesse tipo de tumor gástrico. A parede do estômago normal tem uma espessura mínima de 3 a 4 mm. Quando há infiltração da parede gástrica por câncer difuso podem ser observados dois padrões característicos:

1. Nítido espessamento hipoecogênico da parede gástrica com perda total da diferenciação das 5 camadas normalmente visualizadas. É a forma mais frequente de apresentação e ao demonstrar comprometimento da mucosa as biópsias endoscópicas comuns costumam ser úteis para o diagnóstico.

2. Aumento da espessura da parede gástrica, mas as custas de uma infiltração hipoecogênica da terceira e quarta camada (submucosa e muscular própria). Neste caso as biópsias endoscópicas convencionais podem ser negativas e devem ser feitas biópsias profundas (guiadas por USE) ou laparoscopia diagnóstica (Fig. 23.6).[30]

PAPEL DO ULTRASSOM ENDOSCÓPICO NO SEGUIMENTO DO CÂNCER GÁSTRICO

O USE também pode ser utilizado na avaliação da recidiva pós-cirurgia, de tratamentos locais e para medir a resposta às terapias neoadjuvantes. A avaliação da anastomose deve ser cuidadosa, já que, normalmente, devido à fibrose e inflamação, pode medir até 6 mm de espessura. Recomenda-se esperar 3 meses depois de encerrada a radioterapia. Quando a espessura da anastomose ou da região irradiada for maior que 7 mm e apresentar ecogenicidade heterogênea, recomenda-se descartar, por todos os meios disponíveis, uma recidiva da patologia tumoral. Neste subgrupo de pacientes, a punção aspirativa por agulha fina (PAAF) guiada por ecoendoscopia pode ser útil.

APLICAÇÃO DO ULTRASSOM ENDOSCÓPICO NO ESTADIAMENTO DO LINFOMA GÁSTRICO

Os linfomas gástricos representam neoplasias malignas hematológicas de origem extranodal. Correspondem ao principal local de origem dos linfomas não ganglionares; no entanto, sua incidência é baixa, constituindo entre 2 e 5% da totalidade dos tumores gástricos malignos. Histologicamente correspondem aos linfomas não Hodgkin.[31]

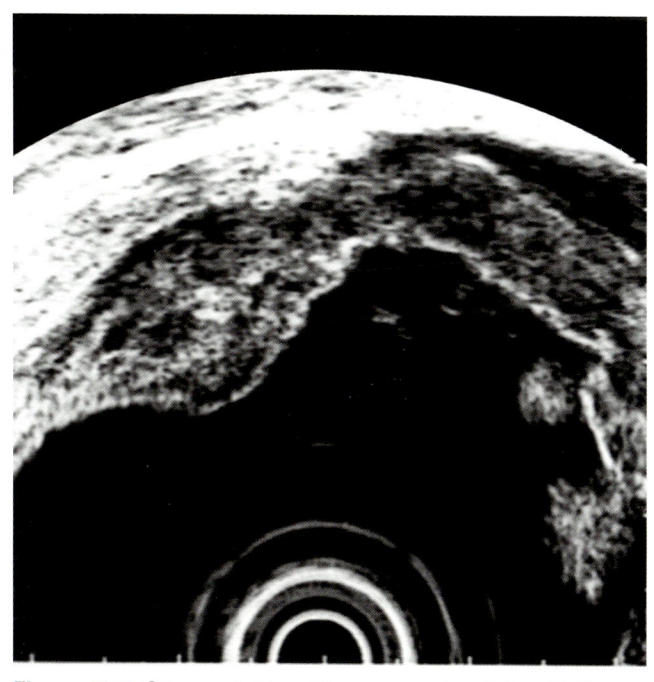

Figura 23.6. Câncer gástrico difuso avançado – linite plástica.

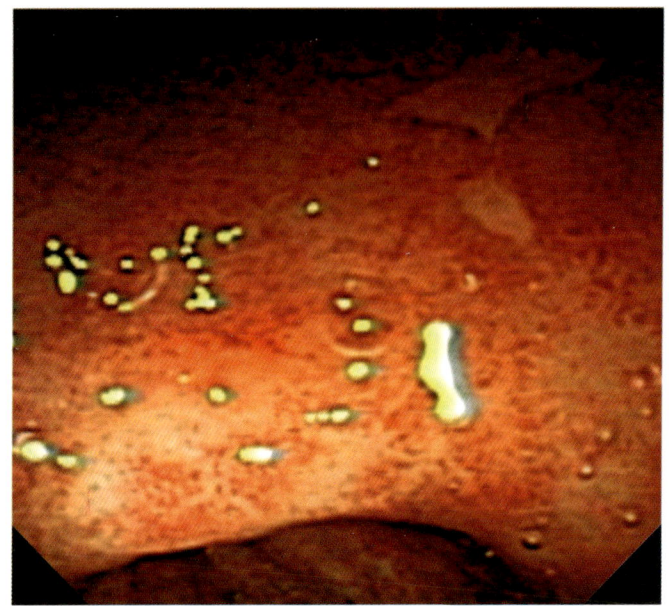

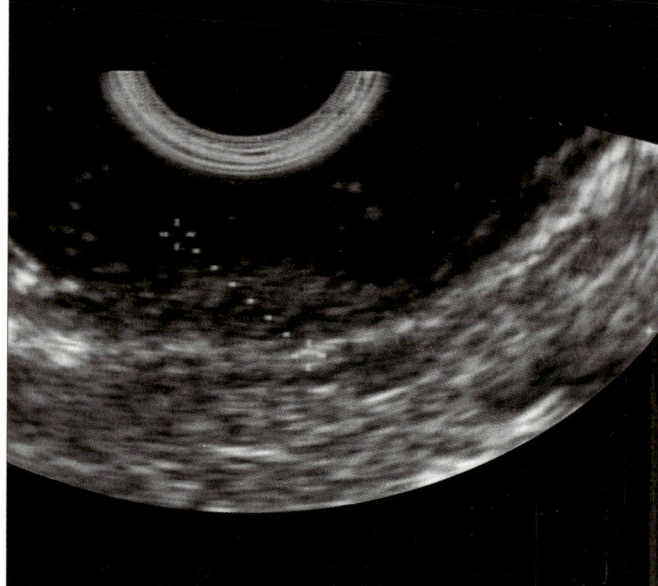

Figura 23.7. Linfoma MALT superficial.

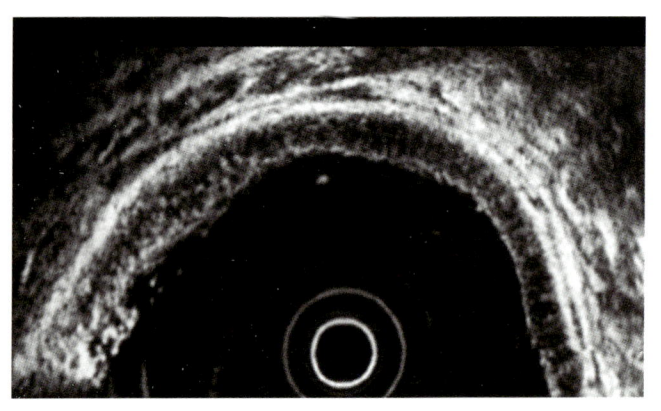

Figura 23.8. Linfoma MALT superficial, comprometimento da *muscularis mucosae*.

O ultrassom endoscópico é considerado um importante procedimento para o estadiamento de linfomas gástricos segundo os protocolos alemães de *Helicobacter pylori* e doença gastroduodenal e pelo consenso do grupo europeu de estudo de linfoma gastrintestinal.[32]

O grau de malignidade e o estádio dos linfomas constituem fatores prognósticos decisivos e determinantes para o tratamento. O USE é frequentemente utilizado para estadiar a infiltração da parede gástrica e o comprometimento linfonodal perigástrico (Figs. 23.7 e 23.8).[33]

O valor preditivo dos achados da endoscopia com relação à erradicação do *Helicobacter pylori* nos linfomas MALT foi a base para a criação do sistema de estadiamento de Paris para os linfomas gastrintestinais primários, que combina a classificação TNM e a clássica de Ann Arbor, com uma adaptação de acordo com a profundidade de infiltração da parede gástrica pelo ultrassom endoscópico (Tabela 23.3).[34]

Tabela 23.3. Classificação dos linfomas gástricos[34]

Ann Arbor/Musshoff com modificações de Radaszkiewicz	TNM (classificação de Paris)	Disseminação do linfoma
EI1	T1N0M0	Mucosa, submucosa
EI2	T2N0M0	Muscular própria, subserosa
EI2	T3N0M0	Serosa
EI2	T4N0M0	Infiltração de órgãos ou tecidos adjacentes
EII1	T1-4N1M0	Infiltração de nódulos linfáticos próximos
EII2	T1-4N2M0	Infiltração de nódulos linfáticos distantes (retroperitônio, mesentério e para-aórtico)
EIII	T1-4N3M0	Infiltração de nódulos linfáticos nos dois pilares do diafragma
EIV	T1-4N0-3M1	Disseminação generalizada

REFERÊNCIAS BIBLIOGRÁFICAS

1. Shah MA, Kelsen DP. Gastric cancer: a primer on the epidemiology and biology of the disease and an overview of the medical management of advanced disease. *J Natl Compr Canc Netw* 2010;8:437-47.
2. Crew KD, Neugut AI. Epidemiology of gastric cancer. *World J Gastroenterol* 2006;12:354-62.
3. Jemal A, Siegel R. Cancer statistics, 2010. *CA Cancer J Clin* 2010;60:277-300.
4. Ajani JA, Barthel JS, Bekaii-Saab T *et al.* Gastric cancer. *J Natl Compr Canc Netw* 2010;8:378-409.
5. Das P, Fukami N, Ajani JA. Combined modality therapy of localized gastric and esophageal cancers. *J Natl Compr Canc Netw* 2006;4:375-82.
6. Washington K. 7th edition of the AJCC cancer staging manual: stomach. *Ann Surg Oncol* 2010;17:3077-79.
7. Matthes K. EUS staging of upper GI malignancies: results of a prospective randomized trial. *Gastrointest Endosc* 2006;64:496-502.
8. Abdalla EK. Staging and preoperative evaluation of upper gastrointestinal malignancies. *Semin Oncol* 2004;3:513-29.
9. Nguyen C. Gastrointestinal cancer staging by endoscopic ultrasound: esophagus and gastric. *Techn Gastroint Endosc* 2000;2:64-68.
10. Byrne MF, Jowell PS. Gastrointestinal imaging: endoscopic ultrasound. *Gastroenterology* 2002;122:1631-48.
11. Polkowski M. Endosonographic staging of upper intestinal malignancy. *Best Pract Res Clin Gastroenterol* 2009;23:649-61.
12. Pech O. Endosonography of high-grade intra-epithelial neoplasia/early cancer. *Best Pract Res Clin Gastroenterol* 2009;23:639-47.
13. Puli S, Reddy J, Bechtold M *et al.* How good is endoscopic ultrasound for TNM staging of gastric cancers? A meta-analysis and systematic review. *World J Gastroenterol* 2008;14:4011-19.
14. Chong AK, Caddy GR, Desmond PV *et al.* Prospective study of the clinical impact of EUS. *Gastrointest Endosc* 2005;62:399-405.
15. Ajani JA, Barthel JS, Bekaii-Saab T *et al.* Gastric cancer. *J Natl Compr Canc Netw* 2010;8:378-409.
16. Gotoda T. Endoscopic resection of early gastric cancer. *Gastric Cancer* 2007;10:1-11.
17. Wang KK, Prasad G. Endoscopic mucosal resection and endoscopic submucosal dissection in esophageal and gastric cancers. *Curr Opin Gastroenterol* 2010;26:453-58.
18. Mocellin S *et al.* EUS for the staging of gastric cancer: a meta-analysis. *Gastrointest Endosc* 2011;73:1122-34.
19. Choi J. Endoscopic prediction of tumor invasion depth in early gastric cancer. *Gastrointest Endosc* 2011;73:917-27.
20. Jie-Hyun Kim. Clinicopathologic factors influence accurate endosonographic assessment for early gastric cancer. *Gastrointest Endosc* 2007;66:901-8.
21. Akahoshi K. Pretreatment staging of endoscopically early gastric cancer with a 15 MHz ultrasound catheter probe. *Gastrointest Endosc* 1998;48:470-76.
22. LeBlanc JK. Endoscopic ultrasound: how does it aid the surgeon? *Adv Surg* 2007;41:17-50.
23. Power DG. Endoscopic ultrasound can improve the selection for laparoscopy in patients with localized gastric cancer. *J Am Coll Surg* 2009;208:173-78.
24. Clark CJ *et al.* Current problems in surgery: gastric cancer. *Curr Probl Surg* 2006;43:566-70.
25. Wang JY *et al.* Endoscopic ultrasonography for preoperative locoregional staging and assessment of respectability in gastric cancer. *Clin Imaging* 1998;22:355-59.
26. Arocena M. Resonancia magnética y ecoendoscopia para el estadiaje del cáncer gástrico. *Rev Esp Enferm Dig* 2006;98:582-90.
27. Catalano MF *et al.* Endosonography features predictive of lymph node metastasis. *Gastrointest Endosc* 1994;40:442-46.
28. Matthes K. EUS staging of upper GI malignancies: results of a prospective randomized trial. *Gastrointest Endosc* 2006;64:496-502.
29. Lee YT *et al.* Accuracy of endoscopic ultrasonography in diagnosing ascites and predicting peritoneal metastases in gastric cancer patients. *Gut* 2005;54(11):1541-45.
30. Andriulli A, Recchia S, De Angelis C *et al.* Endoscopic ultrasonographic evaluation of patients with biopsy negative gastric linitis plastica. *Gastrointest Endosc* 1990;35:611-15.
31. Carrasco C. Patología de los linfomas gástricos. *Cuad Cir* 2002;16:87-91.
32. Fischbach W *et al.* S3-Leitlinie, helicobacter pylori and gastroduodenal disease. *Gastroenterol* 2009;47:68-102.
33. Fischbach W. Best practice & research clinical. *Gastroenterol* 2010;24:13-17.
34. Boot H. Diagnosis and staging in gastrointestinal lymphoma. *Best Pract Res Clin Gastroenterol* 2010;24:3-12.

Coledocoduodenostomia Guiada por Ultrassom Endoscópico para a Paliação da Obstrução Biliar Distal Maligna

Everson L. A. Artifon ▪ Manuel Pérez-Miranda ▪ José Pinhata Otoch

INTRODUÇÃO

O uso das próteses biliares durante a colangiopancreatografia retrógrada endoscópica (CPRE) é uma terapia bem estabelecida para a obstrução biliar benigna e maligna.[1-3] Nos casos em que a drenagem biliar por CPRE não é possível e para evitar alternativas mais invasivas, como a drenagem biliar percutânea ou a cirurgia, foi implantada, na última década, a drenagem biliar guiada por ultrassom endoscópico (USE) ou ecoguiada. É um procedimento híbrido que recebeu diferentes nomes, mas o mais apropriado é o de colangiopancreatografia por ultrassom endoscópico (CP-USE).[4] Com base nos três possíveis trajetos de acesso (ductos intra-hepáticos, extra-hepáticos ou ducto de Wirsung) com três possíveis vias de drenagem (transmural, transpapilar anterógrada e transpapilar retrógrada), a CP-USE admite nove variantes de abordagem – seis no trato biliar e três no ducto pancreático.[5,6] As seis variantes de drenagem do ducto biliar por CP-USE são conhecidas como drenagem biliar ecoguiada. O presente capítulo se centralizará na técnica de drenagem biliar extra-hepática ecoguiada, que permite por via transmural, no duodeno, a drenagem do colédoco.

JUSTIFICATIVA

Como dito anteriormente, a drenagem biliar ecoguiada é classificada de acordo com a via de acesso na drenagem dos ductos intra-hepáticos, que podem ser abordados a partir do esôfago, do estômago ou do jejuno, enquanto que a drenagem dos ductos extra-hepáticos (colédoco) pode ser feita a partir do duodeno ou do estômago (habitualmente no antro distal). A justificativa do uso da coledocoduodenostomia por ultrassom endoscópico (CD-USE) é:

- Permite, no caso de uma CPRE sem sucesso, resolver a situação no mesmo procedimento, sem adiamentos e com menor custo.
- Uma vantagem fisiológica ao permitir a drenagem biliar interna sem drenagens externas.
- Vantagem anatômica ao poder condicionar a drenagem de acordo com a anatomia de cada paciente no exame ecográfico com menor invasão do que a abordagem percutânea.[7]

Também existem outros fatores que favorecem a CD-USE sobre as outras formas de drenagem, como a dos intra-hepáticos. O colédoco é mais bem exposto por USE do que os ductos intra-hepáticos, diferentemente do que acontece na ecografia abdominal. Com a dilatação do tronco biliar, o colédoco fica mais fácil de ser abordado para punção que o tronco biliar intra-hepático. Isto facilita uma abordagem fácil, limpa e rápida, com punções únicas, minimizando os riscos. A localização retroperitoneal do colédoco torna esta abordagem interessante para os pacientes com ascite, nos quais o líquido ao redor do fígado torna perigoso o acesso percutâneo.

Além da vantagem da drenagem biliar extra-hepática sobre a intra-hepática, a derivação transmural é preferível à via transpapilar anterógrada *(Rendez-Vous)* ou retrógrada. A inserção anterógrada de um *stent* a partir de uma acesso extra-hepático é um desafio que foi relatado apenas em dois casos excepcionais.[8,9] A drenagem da obstrução biliar extra-hepática pode ser transmural ou transpapilar e esta drenagem por USE é feita por coledocoduodenostomia ou pela técnica de *Rendez-Vous*. Os que defendem a técnica *Rendez-Vous* a relacionam com menor invasão do que a coledocoduodenostomia por USE. A drenagem é feita retrogradamente por colangiografia endoscópica sem necessidade de dilatar o trato de drenagem.[10] No entanto, a técnica de *Rendez-Vous* tem índice de fracassos de 20% mesmo em centros especializados, porque a passagem do fio-guia pela estenose ou papila é frustrada. A agulha de punção não permite a manipulação através da estenose como ocorre com os cateteres flexíveis da CPRE. A drenagem biliar por USE com *Rendez-Vous* por punção com agulha permite fazer uma manipulação anterógrada, pode requerer várias punções com diferentes ângulos e tratar diferentes tipos de guias, resultando em um procedimento trabalhoso e demorado. A segunda parte da *Rendez-Vous*, depois de passar o guia anterogradamente, é a troca do endoscópio e a retirada do guia, o que é incômodo e dificultoso. Resumindo, as vantagens da coledocoduodenostomia por USE sobre a técnica de *Rendez-Vous* transpapilar são o maior índice de sucesso e a simplicidade do procedimento, tornando-a mais reprodutível, embora seja mais invasiva. No entanto, ambos os procedimentos devem ser considerados como complementares em razão da grande diversidade de pacientes. Embora nos casos nos quais a técnica de eleição para a drenagem seja a de *Rendez-Vous*, a coledocoduodenostomia por USE deve ser vista como uma técnica de salvamento, dada a significativa proporção de insucesso da *Rendez-Vous* (Figs. 24.1 a 24.3).[11,12]

DADOS TÉCNICOS, SELEÇÃO DA PRÓTESE E RECOMENDAÇÕES PRÁTICAS

Indicação

Assim como em outras técnicas de drenagem guiadas por ultrassom, a CD-USE deve ser realizada em pacientes com obstrução biliar confirmada (não apenas com suspeita) depois de uma drenagem frustrada por CPRE feita por um operador habilitado. Os requisitos para este procedimento diferem um pouco das outras drenagens biliares, principalmente com relação à anatomia. O primeiro dos requisitos é que seja uma obstrução biliar distal. As obstruções mais proximais requerem uma drenagem biliar intra-hepática. O segundo requisito é a correta visualização do colédoco no ultrassom, que é observado desde o estômago distal ou do bulbo duodenal, e não é observado caso haja antecedentes de gastrectomia com Y de Roux.[13]

Finalmente, como nas outras drenagens biliares por ultrassom, a CD-USE é feita em pacientes com obstruções biliares malignas. Enquanto alternativas, como a técnica de *Rendez-Vous*, devem ser consideradas depois de uma canulação sem sucesso em uma obstrução biliar benigna (coledocolitíase ou estenose papilar), a CD-USE é menos indicada nos casos onde a drenagem biliar é obtida por esfincterotomia (com ou sem remoção de cálculos) e não é necessário o uso de *stent* biliar.

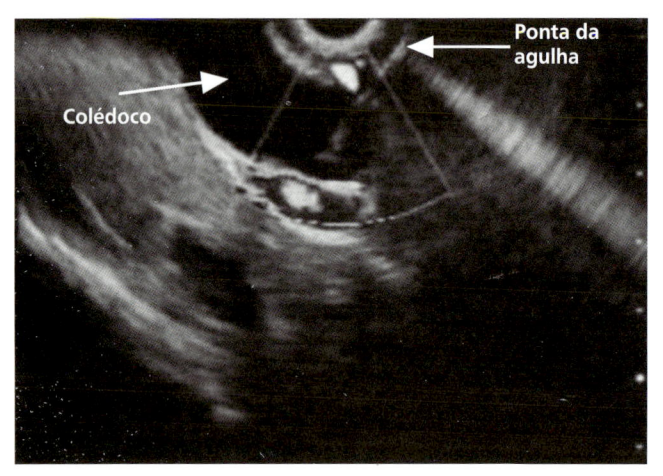

Figura 24.1. Colédoco dilatado por câncer de pâncreas, puncionado sob USE.

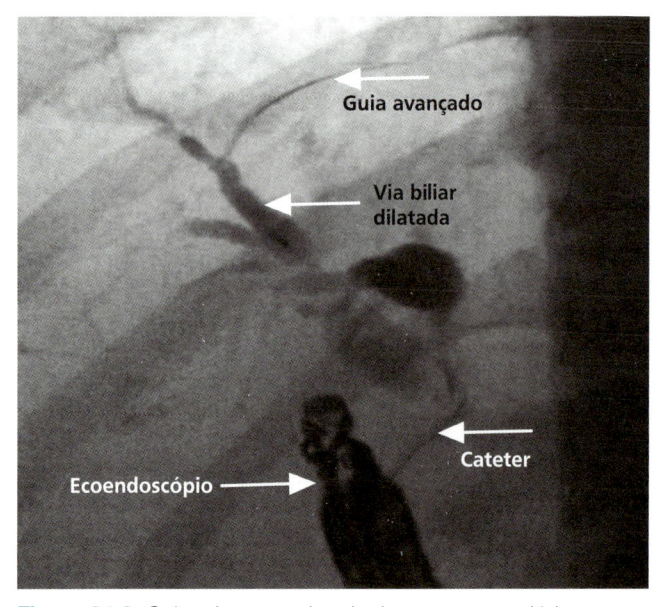

Figura 24.2. Colangiograma depois do acesso ao colédoco por punção duodenal.

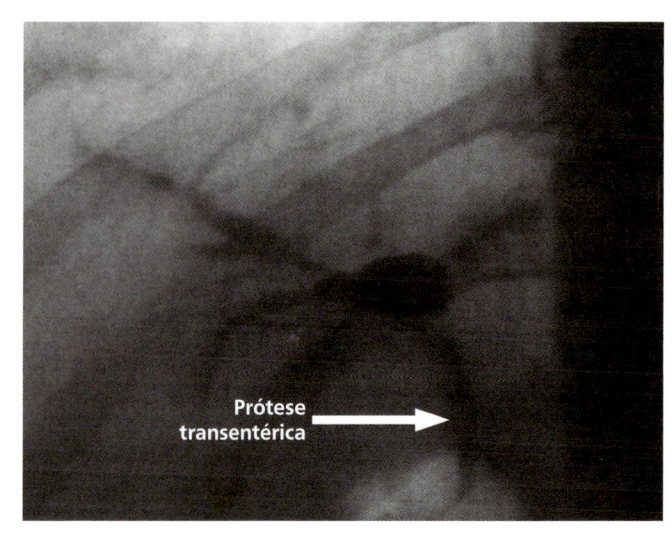

Figura 24.3. Passagem da prótese transduodenal com drenagem biliar.

Procedimento

Como mencionado anteriormente, dentro das opções de drenagem biliar transmural, a punção do colédoco a partir do duodeno (CD-USE) é o método mais comum. Um enfoque similar no estômago (coledocogastrostomia) também pode ser utilizado em casos selecionados em função da anatomia do paciente. O colédoco é visualizado a partir do bulbo duodenal com o uso de um endoscópio linear em eixo curto ou longo. A direção da agulha de punção na posição de eixo longo é para o ducto biliar proximal (hilar). A direção da agulha de punção na direção de eixo curto é para o ducto biliar distal (ampola). A correlação entre a posição e a orientação da agulha de punção nem sempre é simples. A distorção anatômica pode requerer ajustes adicionais quer seja pelo torque do ecoendoscópio quer pelos comandos de controle. A orientação da agulha de punção pode ser comprovada por meio de fluoroscopia antes que a punção seja efetivada. É importante fazê-lo porque uma orientação da agulha para cima torna a CD-USE mais fácil, já que tende a diminuir o ângulo de avanço do *stent* transmural sobre o guia no ducto biliar. Por outro lado, uma orientação da agulha para baixo será feita quando se busca uma *Rendez-Vous* como escolha da drenagem inicial.

Três tipos de dispositivos com agulhas de punção estão disponíveis para o acesso percutâneo: agulhas flexíveis como a de pré-corte, de uso comum durante a CPRE para a drenagem de pseudocistos com eletrocautério (EndoCut ICC200, Erbe ELEKTROME-DIZIN GmbH, Tübingen, Alemanha); a chamada agulha cortante (Papilótomo de Zimmon, Cook, Winston-Salem, Carolina do Norte, EUA), que é utilizada para o pré-corte e faz o corte axial que se estende além de 2 mm da ponta do cateter; e o chamado cistótomo ou fistulótomo (Cook endoscopia, Winston-Salem, NC; EndoFlex, Tübingen, Alemanha), utilizado tradicionalmente para a drenagem de pseudocisto, de corte na ponta, que faz o corte circunferencial. Os cistótomos são ligeiramente mais rígidos que a agulha cortante e produzem uma queimadura maior nas paredes do duodeno e do colédoco. Este corte maior reduz a necessidade de dilatação antes da inserção do *stent*. Os cistótomos são, portanto, particularmente úteis nos casos onde haja resistência ao avanço dos dispositivos sobre o guia no ducto biliar. Cistótomos de pequeno calibre (6 Fr) são preferíveis aos de maior calibre (10 Fr). A agulha pré-corte, por outro lado, ao ser mais flexível, pode ser utilizada como dispositivo de acesso inicial. Também existem agulhas de corte rígidas, de uso geral para aspiração guiada com agulha fina. As agulhas de punção para USE estão disponíveis em vários calibres, sendo que os dois mais comumente utilizados são a agulha grande de calibre 19 e a agulha fina de calibre 22 (EchoTip, Cook endoscopia).

Uma agulha específica para punção por USE foi desenvolvida recentemente pela empresa Cook para inserção transduodenal no ducto biliar distal. Para confirmar o acesso da agulha no ducto, remove-se o estilete e aspira-se a bile. Se houver retorno biliar, o meio de contraste é injetado no ducto biliar por colangiografia; sendo assim, precisa-se de um guia de 450 cm de comprimento, de 0,035, 0,021 ou 0,018" que seja inserido através do dispositivo e tenha sua posição confirmada por fluoroscopia. Caso não haja retorno da bile ou houver aspiração de sangue, remove-se a agulha, lava-se com solução salina para evitar a obstrução e repete-se a punção. Depois de inserir o guia no ducto biliar, costuma ser necessário fazer a dilatação do local da punção, utilizando um cateter de dilatação de trato biliar (dilatador biliar de Soehendra, Cook endoscopia), um dilatador de balão papilar (Maxpass, Olympus Medical Systems, Tóquio, Japão) ou ambos, sequencialmente (dilatador axial, depois dilatador de balão). Este é direcionado para a dilatação da fístula duodenocoledociana a fim de facilitar a inserção do *stent*. A necessidade de dilatação é evidente quando não se utiliza a cauterização de acesso inicial por CD-USE,-um *stent* plástico ou mais rígido (metal) com calibre maior (10 Fr), e quando a distância ao colédoco ou a sensação de resistência durante o avanço inicial da agulha é maior.

Por último, um cateter biliar tipo *pig tail* de 5 a 10 Fr ou um *stent* plástico ou metálico autoexpansível totalmente revestido (Zeon Medical Co. Ltd. Tóquio, Japão) é inserido através do sítio da coledocoduodenostomia no colédoco. Deve-se controlar a colocação por fluoroscopia na extremidade proximal da endoprótese e na extremidade distal no duodeno ou gástrica, pela endoscopia. Este último aspecto é de particular relevância quando são utilizadas próteses metálicas, que tendem a encurtar poucas horas depois do procedimento. A migração precoce da prótese metálica pode ser causada pelo encurtamento em direção ao colédoco, mais além da parede gastrintestinal. Para evitar esta grave complicação, um comprimento adequado da prótese metálica (15-20 mm) será deixado dentro do lúmen gastrintestinal, que é mais do que se costuma deixar quando se coloca a endoprótese transpapilar durante a CPRE. Técnicas adicionais de ancoragem para evitar migração são a dilatação com balão da prótese até 10 mm depois do deslocamento inicial ou o uso de um *stent* coaxial duplo do tipo *pig tail* através da prótese, segundo o informado para a drenagem de pseudocisto com próteses metálicas transmurais.[14]

Apesar da sequência aparentemente simples da punção e da colangiografia do ducto com o USE, da passagem do guia e da dilatação da punção sob fluoroscopia e da passagem do *stent* sob controle da endoscopia e da fluoroscopia, trata-se de um procedimento invasivo e complexo. O conhecimento sobre a gama de dispositivos, como agulhas, guias, dilatadores e *stents*, assim como sobre as sutis variações no alcance de acordo com a posição do endoscópio (gástrica ou duodenal), a orientação do endoscópio (ascendente e descendente) e as técnicas de ancoragem do *stent* é muito recomendável, para aumentar os índices de sucesso e minimizar as complicações. A segurança do operador com os dispositivos específicos também desempenha um papel importante. Alguns autores consideram que o acesso sem cautério é menos propenso às complicações. Estes autores são a favor de fazer o acesso com agulha e usar o cautério apenas seletivamente, depois da dilatação-que falhou.[6,15] A dilatação mecânica sem cauterização requer um apoio rígido com um guia de 0,035" que, por sua vez, implica no uso de uma agulha calibre 19 Fr. Outros autores dizem que o uso das agulhas rígidas de calibre 19 Fr é mais dificultoso na posição de eixo longo com o ecoendoscópio no duodeno,[16] ou uma agulha pré-corte com um guia 0,018 avançado para o colédoco depois da punção com uma agulha calibre 22.[17] Por fim, outros autores recorrem a duas agulhas, de pré-corte e de punção para ultrassom.[18]

RESULTADOS DA LITERATURA NA PERSPECTIVA DA MEDICINA BASEADA EM EVIDÊNCIA[5,6,8-29]

A coledocoduodenostomia guiada por ecoendoscopia foi descrita por Giovannini.[19] Alguns autores trocam o ecoendoscópio por um duodenoscópio sobre um guia mediante o qual o *stent* é inserido. Como já dito anteriormente, as agulhas de punção disponíveis permitem a passagem ou não de guias. Em torno de apenas metade destes instrumentos foram utilizados nos relatórios publicados. A drenagem biliar do hepático é feita com agulha sem guia. Isto difere do que é descrito para a drenagem do colédoco por USE, na qual a agulha com acesso de guia é nitidamente preferida. Existem quatro razões que favorecem o acesso por cauterização (uso da agulha) durante a CD-USE. Em primeiro lugar, pelo ecoendoscópico CD-USE estar em uma posição mais longa, curvada no duodeno, em comparação com a distância mais curta com relação à região a partir de onde o acesso subcardial intra-hepático geralmente é obtido. Esta posição longa aumenta a fricção entre o sistema de liberação do stent e o canal de trabalho do endoscópio, o que dificulta a transmissão da força de impulsão, tornando a inserção do stent transmural mais difícil. Em segundo lugar, é mais grosso e a parede fibrosa do colédoco é mais difícil de ser penetrada mecanicamente do que o parênquima hepático relativamente suave (exceto nos casos de cirrose subjacente) e que a parede dos ductos biliares menores. Em terceiro lugar, a tendência de criar um espaço maior que a distância correspondente entre a parede duodenal e o colédoco (na coledocoduodenostomia) justifica a utilização exclusiva de próteses metálicas na hepaticogastrostomia e metálicas ou plásticas na confecção de coledocoduodenostomia ecoguiada. Por último, o colédoco é maior e tem os vasos mais próximos e a uma distância em posição superior e posterolateral aos ductos biliares intra-hepáticos (onde os vasos correm paralelamente), oferecendo uma proteção contra a hemorragia graves, complicação temida do acesso pela cauterização.

Na maioria dos exames relatados, um stent plástico foi colocado. No entanto, recentemente, o uso dos metálicos autoexpansíveis tem aumentado.[15] O índice de sucesso para os 61 casos publicados até a presente data é de 95%, com excelentes resultados para todos os pacientes drenados (100% na avaliação por protocolo). Em alguns casos, onde a inserção do stent foi difícil, deixou-se um dreno nasobiliar.[18,20] Outra variação interessante na CD-USE é a abordagem do trato biliar extra-hepático desde o antro gástrico, no lugar da tradicional abordagem pelo duodeno.[15,20,30]

Embora tenham sido descritos apenas seis casos, todos foram bem-sucedidos.

COMPLICAÇÕES ESPERADAS E OPÇÕES DE TRATAMENTO

As complicações podem ser divididas entre aquelas associadas ao procedimento e aquelas relacionadas com o stent. A definição das complicações do procedimento não foi padronizada. A maioria está relacionada com o escape da bile (ou apenas ar) para o retroperitônio (com o acesso transduodenal) ou para o peritônio (com a abordagem transgástrica para o colédoco) com ou sem infecção sobreposta. A gravidade varia desde uma situação autolimitada, que se resolve em 48 a 72 horas com medidas conservadoras, até uma peritonite grave, que requer intervenção cirúrgica urgente. As complicações relatadas foram leves e a necessidade de cirurgia urgente é rara. Outras intervenções podem ser necessárias no caso de complicações, como a drenagem percutânea de abscessos; no entanto, isto é raro.

O extravasamento da bile para a cavidade abdominal no perioperatório está relacionado com uma drenagem deficiente e pode ser causado por uma grande fístula, oclusão prematura do stent e mau posicionamento deste (incluído o encurtamento próprio dos stents metálicos).

As complicações tardias relacionadas com o stent, uma vez que a fístula está madura, são semelhantes àquelas encontradas nos stents transpapilares colocados durante a CPRE. A migração ou oclusão do stent é tratada da mesma forma que com os stents colocados por CPRE, ou seja, inserindo um novo. A técnica para a troca do stent difere da usada na CPRE. Se um stent plástico está ocluído no local da fístula, um guia é passado através dele e é extraído com uma alça, com o guia in situ. Esta manobra é mais complexa, mas pretende manter o guia para um acesso rápido pela fístula depois de remover o stent. O stent de plástico pode ser trocado por um metálico com um duodenoscópio. Caso um stent metálico oclua, o material oclusivo pode ser removido, deixando-o permeável. Mas apenas a limpeza não basta nestes casos; é necessário colocar um novo stent coaxial, quer seja plástico quer metálico (abordagem denominada stent in stent).

A migração distal do stent no trato gastrintestinal com uma fístula madura significa apenas repetir a drenagem biliar, visto que os stents migrados costumam sair espontaneamente. A drenagem biliar pode ser feita de diversas formas. O mais simples é passar um novo stent na fístula, se estiver visível. Se a fístula não for identificada por endoscopia, repete-se a drenagem CD-USE por um novo sítio de punção ou de drenagem biliar percutânea. Se o stent proximal migrar para o retroperitônio ou para o peritônio, deve-se recuperá-lo e considerar uma cirurgia de urgência. Esta complicação, embora fosse esperada, não foi relatada na CD-USE. Finalmente, mesmo nos casos leves de migração distal com fístula imatura (sem um trajeto fibroso estabelecido), pode extravazar bile para o abdome; neste caso, sugere-se repetir a drenagem biliar (usando um stent metálico) ou fazer a drenagem percutânea. A cirurgia deve ser levada em consideração e dependerá da condição e da evolução do paciente.

CONCLUSÕES

Embora os dados atuais sejam limitados, a drenagem biliar transmural guiada por USE representa grande potencial como alternativa para a drenagem biliar em caso de uma CPRE sem sucesso. É um procedimento complexo, invasivo e que requer uma cuidadosa seleção do paciente por um operador experiente, apoiado em um grupo de trabalho com experiência na colocação de stents. Fatores anatômicos específicos favorecem a CD-USE sobre outras drenagens biliares por USE. Embora os ensaios multicêntricos pretendam padronizar a técnica para fazer a drenagem transmural do colédoco guiada por endoscopia, os pacientes candidatos a fazê-la são relativamente poucos e a diversidade de variações das técnicas relatadas até o presente momento faz com que esta tarefa seja difícil de ser executada em um futuro próximo.

Estudos prospectivos com critérios homogêneos de inclusão e um seguimento cuidadoso dos pacientes será, provavelmente, o modo mais eficaz para avançar neste campo promissor da endoscopia intervencionista.

REFERÊNCIAS BIBLIOGRÁFICAS

1. Fogel EL, Sherman S, Devereaux BM et al. Therapeutic biliary endoscopy. Endoscopy 2001;33:31-38.
2. Smith AC, Dowsett JF, Russell RC et al. Randomised trial of endoscopic stenting versus surgical bypass in malignant low bileduct obstruction. Lancet 1994;344:1655-60.
3. Lai EC, Mok FP, Tan ES et al. Endoscopic biliary drainage for severe acute cholangitis. N Engl J Med 1992;326:1582-86.
4. Wiersema MJ, Sandusky D, Carr R et al. Endosonography-guided cholangiopancreatography. Gastrointest Endosc 1996;43:102-6.
5. Gupta K, Mallery S. Small-caliber endobronchial ultrasonic videoscope: successful transesophageal and transgastric FNA after failed passage of a standard ultrasonic endoscope. Gastrointest Endosc 2007;66:574-77.
6. Pérez-Miranda M, de la Serna C, Díez-Redondo P et al. Endosonography-guided cholangiopancreatography as a salvage drainage procedure for obstructed biliary and pancreatic ducts. World J Gastrointest Endosc 2010;2:212-22.
7. Artifon EL, Takada J, Okawa L et al. EUS-guided choledochoduodenostomy for biliary drainage in unresectable pancreatic cancer: a case series. Jop 2010;11:597-600.
8. Puspok A, Lomoschitz F, Dejaco C et al. Endoscopic ultrasound guided therapy of benign and malignant biliary obstruction: a case series. Am J Gastroenterol 2005;100:1743-47.
9. Nguyen-Tang T, Binmoeller KF, Sánchez-Yague A et al. Endoscopic ultrasound (EUS)-guided transhepatic anterograde self-expandable metal stent (SEMS) placement across malignant biliary obstruction. Endoscopy 2010;42:232-36.
10. Kim YS, Gupta K, Mallery S et al. Endoscopic ultrasound rendezvous for bile duct access using a transduodenal approach: cumulative experience at a single center. A case series. Endoscopy 2010;42:496-502.
11. Maranki J, Hernández AJ, Arslan B et al. Interventional endoscopic ultrasound-guided cholangiography: long-term experience of an emerging alternative to percutaneous transhepatic cholangiography. Endoscopy 2009;41:532-38.
12. Brauer BC, Chen YK, Fukami N et al. Single-operator EUS-guided cholangiopancreatography for difficult pancreaticobiliary access (with video). Gastrointest Endosc 2009;70:471-79.
13. Wilson JA, Hoffman B, Hawes RH et al. EUS in patients with surgically altered upper GI anatomy. Gastrointest Endosc 2010;72:947-53.
14. Talreja JP, Shami VM, Ku J et al. Transenteric drainage of pancreatic-fluid collections with fully covered self-expanding metallic stents (with video). Gastrointest Endosc 2008;68:1199-203.
15. Park DH, Koo JE, Oh J et al. EUS-guided biliary drainage with one-step placement of a fully covered metal stent for malignant biliary obstruction: a prospective feasibility study. Am J Gastroenterol 2009;104:2168-74.
16. Yamao K, Sawaki A, Takahashi K et al. EUS-guided choledochoduodenostomy for palliative biliary drainage in case of papillary obstruction: report of 2 cases. Gastrointest Endosc 2006;64:663-67.
17. Tarantino I, Barresi L, Repici A et al. EUS-guided biliary drainage: a case series. Endoscopy 2008;40:336-39.
18. Itoi T, Itokawa F, Sofuni A et al. Endoscopic ultrasound-guided choledochoduodenostomy in patients with failed endoscopic retrograde cholangiopancreatography. World J Gastroenterol 2008;14:6078-82.
19. Giovannini M, Moutardier V, Pesenti C et al. Endoscopic ultrasound-guided bilioduodenal anastomosis: a new technique for biliary drainage. Endoscopy 2001;33:898-900.
20. Horaguchi J, Fujita N, Noda Y et al. Endosonographyguided biliary drainage in cases with difficult trans-papillary endoscopic biliary drainage. Dig Endosc 2009;21:239-44.
21. Burmester E, Niehaus J, Leineweber T et al. EUS-cholangio-drainage of the bile duct: report of 4 cases. Gastrointest Endosc 2003;57:246-51.
22. Kahaleh M, Hernández AJ, Tokar J et al. Interventional EUS-guided cholangiography: evaluation of a technique in evolution. Gastrointest Endosc 2006;64:52-59.
23. Fujita N, Noda Y, Kobayashi G et al. Histological changes at an endosonography guided biliary drainage site: a case report. World J Gastroenterol 2007;13:5512-15.
24. Ang TL, Teo EK, Fock KM. EUS-guided transduodenal biliary drainage in unresectable pancreatic cancer with obstructive jaundice. Jop 2007;8:438-43.
25. Yamao K, Bhatia V, Mizuno N et al. EUS-guided choledochoduodenostomy for palliative biliary drainage in patients with malignant biliary obstruction: results of long-term follow-up. Endoscopy 2008;40:340-42.
26. Hanada K, Iiboshi T, Ishii Y. Endoscopic ultrasound-guided choledochoduodenostomy for palliative biliary drainage in cases with inoperable pancreas head carcinoma. Dig Endosc 2009;21(Suppl 1):S75-78.
27. Iwamuro M, Kawamoto H, Harada R et al. Combined duodenal stent placement and endoscopic ultrasonography-guided biliary drainage for malignant duodenal obstruction with biliary stricture. Dig Endosc 2010;22:236-40.
28. Itoi T, Yamao K. EUS 2008 Working Group document: evaluation of EUS-guided choledochoduodenostomy (with video). Gastrointest Endosc 2009;69:S8-12.
29. Itoi T, Sofuni A, Itokawa F et al. Endoscopic ultrasonography-guided biliary drainage. J Hepatobiliary Pancreat Sci 2010;17:611-16.
30. Artifon EL, Okawa L, Takada J et al. EUS-guided choledochoantrostomy: an alternative for biliary drainage in unresectable pancreatic cancer with duodenal invasion. Gastrointest Endosc 2011;73:1317-20.

Hepatogastrotomia Guiada por Ultrassom Endoscópico – Como Fazer?

25

Everson L. A. Artifon ■ Manuel Pérez-Miranda ■ José Pinhata Otoch

INTRODUÇÃO

Existem novas abordagens para a drenagem biliar guiada por ultrassom (DB-USE) usando a punção do colédoco ou do hepático esquerdo nos casos em que a colangiografia endoscópica não alcançou os resultados esperados.[1]

Depois de ter acesso ao ducto hepático pelo USE, a drenagem pode ser feita pela via transpapilar (técnica anterógrada e de *Rendez-Vous*)[2] ou transmural. A drenagem transmural da via biliar por USE cria uma anastomose biliodigestiva efetiva, por onde o *stent* é colocado, unindo o trato gastrintestinal (TGI) e a via biliar. Visto que a drenagem biliar transmural por CD-USE tem sido suficientemente abordada na literatura, destacaremos neste capítulo a drenagem biliar transmural intra-hepática, comumente citada como hepatogastrostomia guiada por USE ou ecoguiada (HG-USE).

A seguir serão detalhadas a triagem do paciente, a escolha do equipamento e dos materiais necessários, e as características técnicas do procedimento. Também será descrita a HG-USE passo a passo. Por fim, será discutido o papel específico da HG-USE no contexto das outras drenagens biliares ecoguiadas, além de revisar a literatura.

EQUIPAMENTO E MATERIAIS

Ecoendoscópios para intervenção

Em 1990, a empresa Pentax desenvolveu um ecoendoscópio eletrônico convexo de disposição linear (FG 32 UA) com um plano de imagem no longo eixo do ecoendoscópio que fica alinhado com um plano para a instrumentação. Este ecoendoscópio, equipado com um canal de trabalho de 2 mm, permite a coleta de material para biópsia por aspiração com agulha fina (BAF) guiada por USE (BAF-USE). No entanto, o relativo pequeno calibre do canal de trabalho do modelo FG 32 UA foi um inconveniente para a intervenção terapêutica. Por exemplo, a drenagem de um pseudocisto sem sucesso foi prontamente relatada, pois era necessário fazer a substituição do ecoendoscópio por um duodenoscópio para inserir o *stent*.[3] Para permitir a passagem de um *stent* utilizando os ecoendoscópios, foram desenvolvidos ecoendoscópios para procedimentos intervencionistas pela empresa Pentax-Hitachi (FG 38 UX, EG 38-UT, EG 3870-UTK). O FG 38UX tem um canal de trabalho de 3,2 mm que permite a passagem de um *stent* 8,5 Fr ou um dreno nasocístico. O EG 38-UT e o EG 3870-UTK têm um canal de trabalho de 3,8 mm e são equipados com um elevador que permite a passagem de *stents* de até 10 Fr (Fig. 25.1).[4,5]

Por sua vez, a empresa Olympus também desenvolveu ecoendoscópios lineares. O GFUC 30P tem um elevador e um canal de biópsia de 2,8 mm que permite a passagem de um *stent* de 7 Fr ou cateteres nasocísticos. Um novo protótipo, o GFUCT 30, tem um canal de trabalho de 3,7 mm que permite a passagem de um *stent* de 10 Fr. A principal limitação dos ecoendoscópios lineares é a limitada imagem de campo do transdutor eletrônico (120° nos Pentax e 180° nos Olympus). Os aparelhos Olympus são equipados com um processador Aloka ou com um processador menor (Suzie).

Agulhas e acessórios de drenagem

As agulhas usadas para a abordagem biliar por USE podem ser classificadas em flexíveis (agulhas cautério, agulhas cortantes ou fistulótomos) ou rígidas (agulhas cortantes para BAG-USE). As agulhas cortantes são difíceis de ser visualizadas por USE. A *Zimmon needle-knife* (Wilson-Cook Corporation, Winston Salem, Carolina do Norte, EUA) tem uma agulha de grande calibre que é relativamente fácil se ser visualizada em comparação com outras agulhas. O cautério costuma ser necessário para penetrar através das estruturas que circundam o ducto biliar quando se usa uma agulha cortante.[1] O cistótomo apresenta um invólucro mais estável à diatermia e tem uma ponta arredondada no lugar de uma agulha. Os cistótomos são de uso rotineiro durante a drenagem dos pseudocistos pancreáticos.[4] O calibre usado para a drenagem desses pseudocistos é de 8,5 a 10 Fr. Um cistótomo modificado de pequeno calibre (6 Fr), também conhecido como fistulótomo (Endoflex, Voerde, Alemanha), é mais conveniente para a drenagem biliar por USE.

As agulhas-padrão para a BAF-USE são vistas endossonograficamente e podem ser utilizadas com o objetivo de ter acesso à via biliar sem cortes nem uso de cautério. O inconveniente das agulhas para BAF-USE é o pequeno calibre (22 ou 23 G), o qual permite apenas usar guias de 0,018". Usando-se

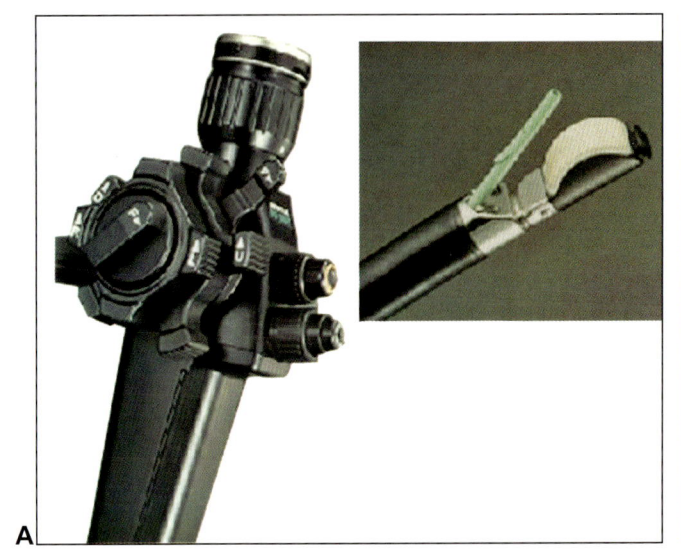

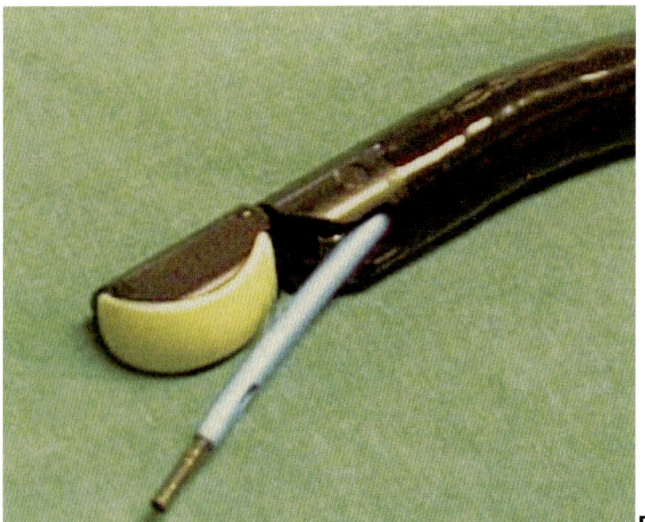

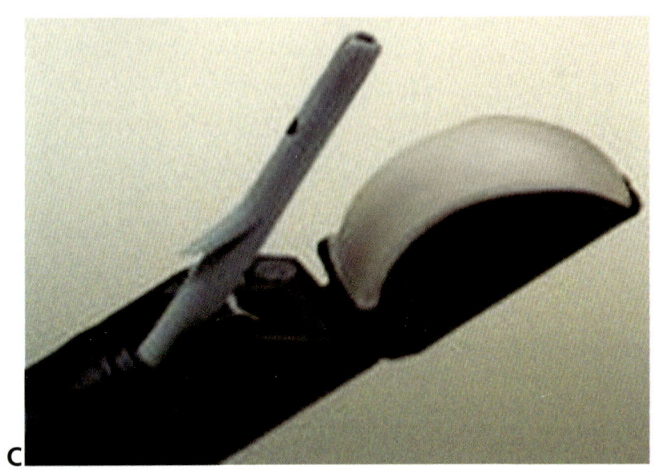

Figura 25.1. Protótipos de ecoendoscópios desenvolvidos para intervenções por Pentax Hitachi. **A.** FG 38 UX. **B.** EG 38 UT. **C.** EG 3870-UTK.

uma agulha maior, 19 G (Wilson Cook Corporation), pode-se usar um guia de 0,0035" inserido através da agulha no ducto biliar dilatado. Um dos principais problemas com o acesso por agulhas no ducto biliar é a dificuldade na manipulação do guia através da agulha. O problema principal é o desprendimento do seu revestimento com o risco de deixar parte dele na via biliar do paciente. Por outro lado, um guia danificado geralmente impede a inserção do *stent*, o que se traduz no fracasso do procedimento, a menos que se tente uma nova punção, mesmo com os riscos implicados por ela. Na medida em que a via biliar intra-hepática é drenada rapidamente com a punção inicial, a passagem do contraste e o extravasamento local de bile podem afetar substancialmente a visão endossonográfica, e repetir a punção nem sempre é viável quando se pretende fazer uma drenagem biliar por HG-USE.

Para resolver o problema do guia danificado utilizando a agulha-padrão para BAF-USE, a empresa *Cook Medical* tem trabalhado para desenhar uma nova agulha especial chamada agulha de acesso EchoTip®. Esta agulha é original porque tem um estilete afiado que faz com que seja relativamente fácil realizar a inserção no ducto biliar, no ducto pancreático ou em um pseudocisto. Quando o estilete é removido, a bainha externa da agulha permanece no lugar, com a ponta romba, sem possibilidade de corte. A manipulação do guia, sem incorrer no risco de lesá-lo, é mais fácil com a bainha com ponta romba.

TÉCNICA PARA A HEPATOGASTROSTOMIA POR ULTRASSOM ENDOSCÓPICO

Como uma alternativa para a drenagem biliar transmural por ultrassom endoscópico (como a CD-USE), a HG-USE está intimamente relacionada com a drenagem biliar dos pseudocistos de pâncreas.[4] Em todos os casos, o ducto é avaliado por USE e puncionado com uma agulha. O acesso da punção é então dilatado (com cautério, elementos mecânicos, como balões, ou ambos) e um *stent* é colocado através do local da punção para drenar o ducto ou o pseudocisto à luz do TGI.

A HG-USE foi relatada inicialmente por Burmester, em 2003, em um paciente com um Billroth II e que seguia com um carcinoma de pâncreas irressecável e com CPRE fracassada por infiltração tumoral da papila.[6] No mesmo estudo, em um outro paciente com gastrectomia total e câncer recorrente, foi colocado um *stent* transmural entre o jejuno e a via biliar esquerda, sob a esofagojejunoanastomose. Em 2003, Giovannini[7] relatou uma HG-USE em um paciente com gastrectomia subtotal por câncer e recidiva. A via biliar esquerda era inabordável devido à presença de um stent metálico colocado percutaneamente pelo hepático direito através da confluência biliar.

As etapas da HG-USE são as seguintes: com um ecoendoscópio terapêutico, visualiza-se o ducto hepático esquerdo dilatado (normalmente no segmento III). A HG-USE é feita com controle fluroscópico e por ultrassom, com a ponta do endoscópio posicionada como um transdutor de ultrassom na porção média da pequena curvatura do estômago ou ligeiramente acima dela, próxima à cárdia. Uma agulha (19 G, Echo-Tip® Access Needle, Cook Irlanda Ltd., Limerick, Irlanda) é inserida via transgástrica em um ramo periférico do hepático esquerdo e aspira-se a bile para confirmar a posição intraductal da agulha; em seguida, injeta-se o contraste. A opacificação delineia, fluoroscopicamente, o tronco biliar dilatado e abaixo da obstrução. A agulha é trocada sobre um guia (0,02", Terumo Europa, Lovaina, Bélgica) por um dilatador de 6 Fr (Cysto-Gastro set, Endo-Flex, Voerde, Alemanha), que é usado para dilatar o trajeto entre o estômago (ou jejuno em gastrectomizados) e o ducto hepático esquerdo. A alça diatérmica é avançada pelo parênquima com uma corrente de corte. Ao remover a alça diatérmica sobre o guia (TFE-coated 0,035 diâmetro, Cook Europa, Bjaeverskov, Dinamarca), passa-se um stent gastro-hepático plástico de 8,5 Fr e 8 cm ou, de preferência, um stent metálico autoexpansível de 8 cm (parcial ou totalmente revestido, Wallflex, Boston-Scientific, Nattick, Massachussets, EUA) é colocado transmural. Pela fluoroscopia confirma-se a posição adequada do stent e sua função ao mostrar a passagem do contraste pelo stent da via biliar para o estômago (Fig. 25.2).

O extravasamento biliar no peritônio é o maior risco da HG-USE. Várias estratégias são utilizadas por diferentes autores para minimizar este risco. Um dreno nasobiliar 6 ou 7

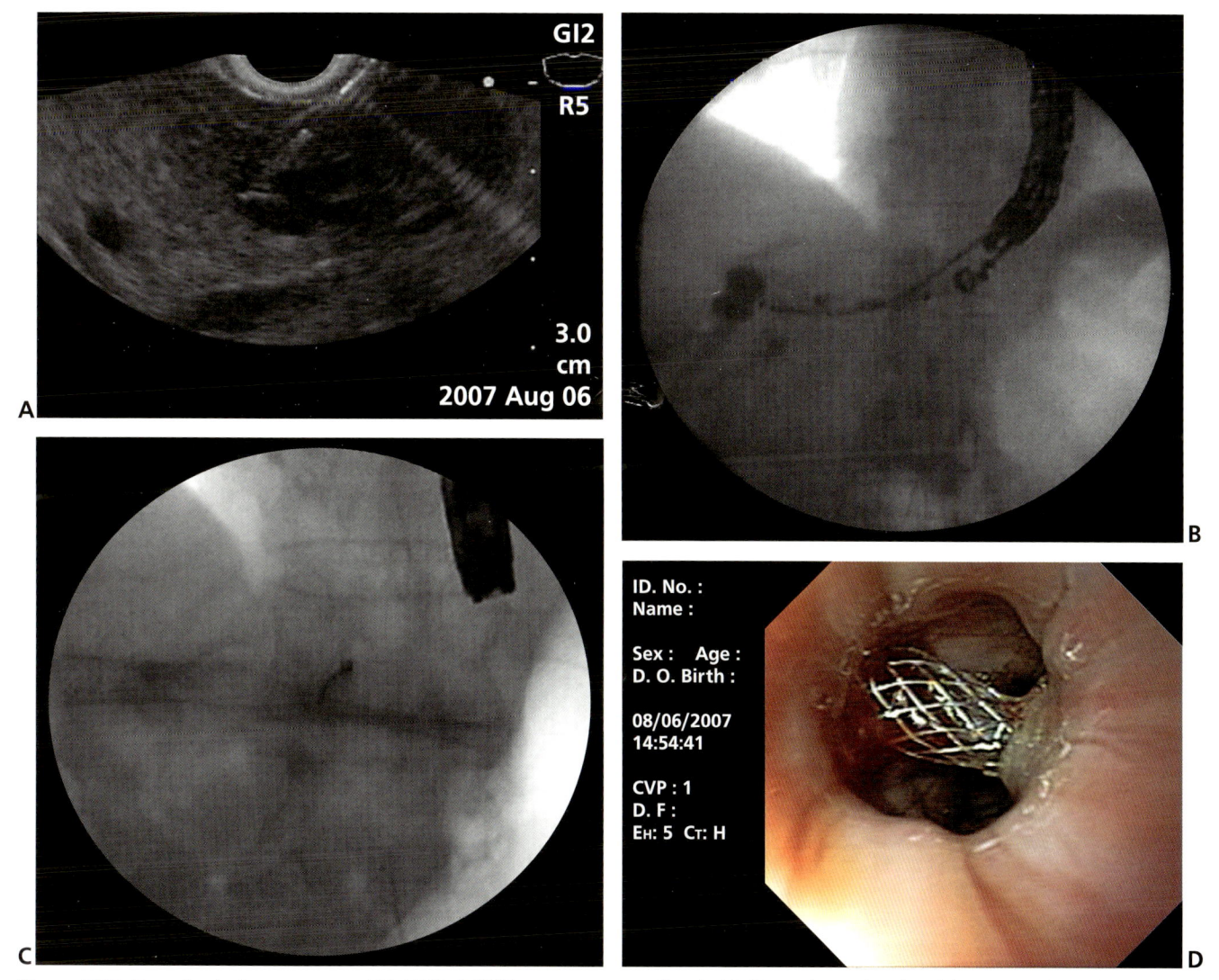

Figura 25.2. Sequência de eventos na HG-USE. **A.** USE que mostra agulha de 19 G puncionando o hepático esquerdo. **B.** Imagem fluoroscópica que mostra o colangiograma. **C.** Stent metálico por fluoroscopia. **D.** Stent metálico subcardial. (Fonte: cortesia de E. Artifón.)[8]

Fr com aspiração suave ou com drenagem por gravidade pode ser deixado através de um *stent* metálico durante 48 horas, embora isto seja um tanto incômodo para o paciente. Mais recentemente desenvolvemos um enfoque mais amigável com o paciente, a fim de minimizar o risco de escape, pela combinação de um *stent* metálico não revestido no interior com um *stent* de metal revestido. O *stent* não revestido é disparado, inicialmente, a fim de proporcionar ancoragem e evitar a migração; em seguida, o *stent* revestido é inserido coaxialmente e liberado dentro do primeiro. Por fim, nos casos em que o guia atravessa a estenose anterogradamente, a hepatogastrostomia pode ser combinada com a colocação anterógrada de um *stent* metálico adicional para tratar a cstenose distal, o que diminui ainda mais o gradiente de pressão através do *stent* transmural, proporcionando descompressão adicional da via biliar.[9] Outras estratégias utilizadas pelos autores para prevenir a migração é a utilização de *stents* metálicos revestidos e alargados em ambas as extremidades[10] ou, a dilatação, pneumática com o balão do *stent* depois do disparo do mesmo (em lugar da expansão espontânea gradual) ou então a inserção de um duplo cateter do tipo *pig tail* através da dilatação do *stent* para proporcionar a ancoragem.[11]

A HG-USE EM COMPARAÇÃO COM OUTRAS DB-USE

A racionalização para as diferentes variantes de DB-USE como segunda linha de tratamento, nos casos selecionados em que a CPRE não é possível, é tripla. A DB-USE pode ser potencialmente mais conveniente (realizada na mesma sessão), mais fisiológica (permite a drenagem biliar interna imediata) e é menos invasiva (oferece acesso mais amplo em diferentes pontos da via biliar) do que as vias clássicas, como a drenagem percutânea ou cirúrgica.

As características específicas anatômicas dos pacientes que podem fazer com que a HG-USE seja o método de escolha na DB-USE se baseiam na via de acesso intra-hepático e na via de drenagem transmural. O acesso intra-hepático é a única opção em pacientes com obstrução biliar proximal (hilar) e, geralmente, é mais conveniente em pacientes com gastrectomia distal, visto que a visualização do colédoco por USE nem sempre é possível no caso de uma anatomia distorcida no pós-operatório.[12] Uma das vantagens da drenagem transmural depois do acesso aos ductos biliares intra-hepáticos sobre a drenagem transpapilar é que se evita a difícil passagem do guia anterógrado (necessário para a passagem do *stent* anterógrado ou por *Rendez-Vous*). Além da passagem do guia, a *Rendez-Vous* requer uma papila acessível, que não costuma ser o caso de pacientes com anatomia cirúrgica alterada ou com estenose duodenal grave. A inserção de um *stent* anterógrado não requer uma papila acessível, mas implica na dilatação do trato depois da punção biliar, assim como a HG-USE. Em pacientes com anatomia pós-operatória alterada, a colocação de um *stent* anterógrado transpapilar, se não for combinada com a HG-USE, é menos conveniente porque a HG-USE permite uma revisão simples do *stent*, já que oferece acesso fácil sem necessidade de repetir a punção. As revisões do *stent* não são raras durante o seguimento. As vantagens da HG-USE sobre a inserção de um *stent* transpapilar anterógrado ou por *Rendez-Vous* são particularmente relevantes nos pacientes com endoprótese biliar ou duodenal que apresentam obstrução biliar recorrente.[13]

Estas variantes da DB-USE devem, no entanto, ser vistas como complementares em vez de excludentes. Por exemplo, como foi discutido nas estratégias para diminuir a possibilidade de extravasamento peritoneal de bile na HG-USE, os *stents* anterógrados transpilares podem ser combinados com um *stent* transmural.[9] Puspok fez uma drenagem biliar transmural com um *stent* metálico em um paciente com câncer gástrico recorrente depois de uma gastrectomia com Y de Roux. Depois deixou um *stent* plástico transpapilar para minimizar o risco de escape biliar e para preservar um acesso biliar rápido.[14] A drenagem dupla (papilar e transmural) foi usada por Fujita, que drenou, por punção esofágica, um ducto biliar esquerdo periférico em um paciente com câncer gástrico avançado, inserindo um *stent* de 7 Fr.[15] Dez dias depois o *stent* foi canulado com um guia e removido com uma alça. Posteriormente, usando elementos flexíveis através de um trajeto fistuloso maduro, o guia foi manipulado sob fluoroscopia passando distalmente à estenose biliar da confluência, permitindo a liberação de um *stent* metálico com a extremidade distal sobre a papila, paliando a estenose biliar hilar.[16]

Os pacientes com obstrução biliar distal sem gastrectomia prévia, que têm dilatação biliar intra e extra-hepática (sem ascite evidente), são os únicos nos quais existem dúvidas a respeito sobre que tipo de drenagem biliar preferir – intra ou extra-hepática. Se os critérios de seleção da DB-USE ou da drenagem biliar percutânea são amplos (exemplo: prefere-se a DB-USE como a segunda opção de drenagem biliar depois do insucesso da CPRE), este tipo de paciente representa apenas 20% dos candidatos.[17] As preferências do operador são importantes nestes pacientes. O colédoco representa um objetivo mais óbvio na punção por USE, já que o ecoendoscópio está mais fixo e, provavelmente, o acesso ao colédoco torna a técnica de *Rendez-Vous* mais fácil do que a abordagem intra-hepática. Por outro lado, a DB-USE intra-hepática é feita com o ecoendoscópio em uma posição mais direita, o que favorece a transmissão das forças de impulsão durante a colocação do *stent*. Provavelmente, também, é mais fácil penetrar um ducto biliar rodeado por parênquima hepático do que aquele com uma parede fibrótica.

REVISÃO DA LITERATURA

Até o presente momento, a DB-USE transmural foi relatada em 51 pacientes, a HG-USE em 42 e outras variantes através do jejuno ou do esôfago, em 9. Em 5 pacientes com gastrectomia total, o ducto hepático esquerdo foi abordado por USE abaixo da cárdia e um *stent* transmural foi deixado através da parede jejunal. Nos outros 4 pacientes, um ducto biliar esquerdo foi selecionado para a punção; finalmente o *stent* atravessou a parede do esôfago intra-abdominal ligeiramente sobre a cárdia. Aproximadamente metade destes pacientes é proveniente de três pequenos estudos que falam sobre drenagem transmural intra-hepática,[9,13,18] enquanto que a outra metade é originária de estudos mistos nos quais a HG-USE é relatada com outras drenagens biliares,[6,10,14,19-21] ou como relato de casos (Tabela 25.1).[7,8,15,22-24]

A HG-USE ou suas variantes foram tecnicamente bem-sucedidas em 49 dos 51 pacientes, com resolução da obstrução biliar em 46 casos. Sendo assim, a HG-USE tem índice de protocolo de 94% e índice de sucesso de 90,2% na intenção de tratar. Estes índices de sucesso são altos, considerando que se tratam de pacientes difíceis nos quais se tentou a HG-USE. Entretanto, três fatos merecem ser considerados. Primeiro é que estes resultados estão nas mãos de operadores com muita experiência e em centros de referência. Segundo, definitivamente existe um viés significativo de publicação. Os resultados bem-sucedidos são mais frequentemente publicados e, na prática real, estes resultados favoráveis descritos são menos prováveis. Por fim, o sucesso é alcançado as custas de um índice de complicações de 20%, o dobro do informado para as complicações da CPRE. As complicações mais frequentes são drenagem biliar incompleta, com escape, e peritonite biliar ou colangite (Tabela 25.1). Os *stents* plásticos evoluem com colangite em virtude da pronta migração,[21] ou rápida oclusão.[9] O encurtamento dos *stents* metálicos transmurais pode causar peritonite biliar ou biliomas, sendo necessário fazer drenagens percutâneas ou repetir a DB-USE,[9] e é a única causa de morte descrita até o momento.[24] No entanto, metade destas complicações foram leves, manifestadas por dor abdominal transitória com pneumoperitônio ou sem ele, que melhoram com medidas conservadoras.

Existe uma grande coerência entre os relatos no que diz respeito aos detalhes técnicos da HG-USE. O acesso com a agulha para inspiração foi relatado, inicialmente, em quase todos os casos, exceto em dois, onde se usou um cautério protótipo do fistulótomo.[6] A dilatação com vela ou balão foi feita antes da inserção do *stent* em todos os casos, exceto em quatro, onde em dois deles se usou o fistulótomo; em outro, o trajeto foi dilatado depois de passar o guia com a ponta romba com um Wallstent;[8] e, finalmente, outro caso, no qual foi usado apenas o cautério para o acesso e não foi mencionado se houve dilatação.[24] O aspecto em que existe menos unanimidade é com relação ao uso de cautério, seja fistulótomos ou agulhas cortantes. Em geral, qualquer uso da diatermia foi relatado em apenas 39,5% dos casos. Enquanto alguns autores utilizam-na rotineiramente,[9] outros recorrem a ela de modo seletivo[10] (apenas depois do fracasso para avançar um dilatador sobre o guia) ou não a usam para nada.[18]

Do ponto de vista clínico, a opção técnica mais relevante parece ser o tipo de *stent*. Como detalhado na Tabela 25.1, foram colocados *stents* de plástico de 7 a 8,5 Fr em 46% dos casos, enquanto *stents* metálicos não revestidos, parcial ou totalmente revestidos foram colocados em 54% dos casos. É difícil tirar conclusões significativas a partir dos relatos publicados, já que não foram feitas comparações formais entre os dois tipos de *stents*. Os metálicos parecem ser mais apropriados por três razões; em primeiro lugar, a expansão deles pode selar efetivamente o trajeto de punção/dilatação, o que, teori-

Tabela 25.1. Resumo dos estudos publicados na literatura sobre a HG-USE e outras técnicas de DB-USE relacionadas

Autor/ref./ano	n Total DB-USE	n Transmural IH HG-USE não HG	Sucesso técnico clínico		Complicações n tipo		Stent inicial Plástico SM	
Burmester,[6] 2003	4	1	1	2	2	0	–	2	0
Puspok,[14] 2005	6	0	1	1	1	0	–	1	0
Artifon,[8] 2007	1	1	0	1	1	0	–	0	1
Bories,[9] 2007	11	11	0	10	10	4	2 colangite, 1 íleo, 1 biloma	7	3
Will,[18] 2007	8	4	4	7	6	2	1 colangite, 1 dor	2	5
Chopin-Laly,[22] 2009	1	1	0	1	1	0	–	0	1
Iglesias-García,[23] 2008	1	1	0	1	1	0	–	NS	NS
Horaguchi,[21] 2009	16	5	2	7	6	1	Colangite	7	0
Maranki,[17] 2009	49	3	0	3	3	0	–	3	0
Park,[10] 2009	14	8	1	9	9	2	Pneumo	0	9
Park,[13] 2010	5	5	0	5	5	0	–	0	5
Martins,[24] 2010	1	1	0	1	0	1	Peritonite e morte	0	1
Eum,[20] 2010	3	1	0	1	1	0	–	0	1
Total	120	42	9	49	46	10	5 leves/5 graves	22	26

DB-USE = drenagem biliar por ultrassom endoscópico; HG = hepatogastrostomia; SM = *stent* metálico; Pneumo = pneumoperitônio.
Relato de casos de Giovannini et al.[7] e Fujita et al.[15] não contabilizados porque já foram incluídos no estudo de casos de Bories et al.[9] e Horaguchi et al.,[21] respectivamente.

camente, evitaria escapes de modo mais eficiente. Em segundo lugar, o maior diâmetro oferece maior permeabilidade a longo prazo, o que reduziria a necessidade de revisão do *stent*. Por último, se houver disfunção por crescimento ou por obstrução, a intervenção é um pouco menos difícil do que com os *stents* de plástico, visto que um novo (plástico ou metálico) pode ser inserido facilmente através do metálico ocluído. Por outro lado, a troca de um *stent* plástico transmural ocluído, geralmente, requer um guia de substituição, já que a remoção por tração implica na interrupção do trajeto fistuloso com a consequente passagem do guia para o peritônio; sendo assim, será necessário fazer uma nova punção ou uma nova abordagem percutânea para restabelecer a drenagem.[16] Estas supostas vantagens dos *stents* metálicos devem ficar equilibradas com o fato de que a inserção transmural e a implementação são um pouco mais exigentes do que o observado na CPRE. Desse modo, o sério risco de encurtamento, seguido por peritonite biliar, deve ser previsto com uma cuidadosa atenção.[24] Recentemente foi relatada uma experiência com 38 pacientes (11 com doença benigna e 27 com neoplasias) com DB-USE transgástrico com inserção de *stent* transpapilar. O índice de sucesso técnico foi de 97%, e todos os pacientes tratados nos quais se colocou *stent* com sucesso apresentaram melhora clínica. No entanto, o índice de complicações foi de 25% (5 peritonites biliares, 3 migrações do *stent*, 1 abscesso hepático). Houve uma morte causada por peritonite biliar e os demais casos foram resolvidos com um tratamento conservador.[25]

CONCLUSÕES

A drenagem por HG-USE é um enfoque muito útil para os pacientes com estenoses hilares ou gastrectomias prévias. No contexto de uma anatomia cirúrgica alterada, a HG-USE ou suas variantes podem ser utilizadas como uma alternativa ou um complemento à DB-USE anterógrada, já que facilita a revisão dos *stents* sem grandes riscos adicionais. Da mesma forma que as outras técnicas de DB-USE, a HG-USE apresenta morbidade considerável. Estas técnicas requerem operadores com experiência e devem ser respaldadas por uma equipe interdisciplinar. Outras melhorias técnicas podem reduzir o número de efeitos colaterais, provavelmente, contribuindo para a adoção mais generalizada destes procedimentos, como um enfoque de segunda opção de drenagem biliar depois de uma CPRE sem sucesso.

REFERÊNCIAS BIBLIOGRÁFICAS

1. Giovannini M, Pesenti C, Bories E *et al.* Interventional EUS: difficult pancreaticobiliary access. *Endoscopy* 2006;38(Suppl 1):S93-95.
2. Kahaleh M. EUS-guided cholangio-drainage and rendezvous techniques. *Tech Gastrointest Endosc* 2007;9:39-45.
3. Grimm H, Binmoeller KF, Soehendra N. Endosonography-guided drainage of a pancreatic pseudocyst. *Gastrointest Endosc* 1992;38:170-71.
4. Giovannini M. EUS-guided pancreatic pseudocyst drainage. *Tech Gastrointest Endosc* 2007;9:32-38.
5. Giovannini M. Ultrasound-guided endoscopic surgery. *Best Pract Res Clin Gastroenterol* 2004;18:183-200.
6. Burmester E, Niehaus J, Leineweber T *et al.* EUS-cholangio-drainage of the bile duct: report of 4 cases. *Gastrointest Endosc* 2003;57:246-51.
7. Giovannini M, Dotti M, Bories E *et al.* Hepaticogastrostomy by echo-endoscopy as a palliative treatment in a patient with metastatic biliary obstruction. *Endoscopy* 2003;35:1076-78.
8. Artifon EL, Chaves DM, Ishioka S *et al.* Echoguided hepaticogastrostomy: a case report. *Clinics* (São Paulo) 2007;62:799-802.
9. Bories E, Pesenti C, Caillol F *et al.* Transgastric endoscopic ultrasonography-guided biliary drainage: results of a pilot study. *Endoscopy* 2007;39:287-91.
10. Park do H, Koo JE, Oh J *et al.* EUS-guided biliary drainage with one-step placement of a fully covered metal stent for malignant biliary obstruction: a prospective feasibility study. *Am J Gastroenterol* 2009;104:2168-74.
11. Pérez-Miranda M, De la Serna C, Díez-Redondo P *et al.* Endosonography-guided cholangiopancreatography as a salvage drainage procedure for obstructed biliary and pancreatic ducts. *World J Gastrointest Endosc* 2010;2:212-22.
12. Wilson JA, Hoffman B, Hawes RH *et al.* EUS in patients with surgically altered upper GI anatomy. *Gastrointest Endosc* 2010;72:947-53.
13. Park do H, Song TJ, Eum J *et al.* EUS-guided hepaticogastrostomy with a fully covered metal stent as the biliary diversion technique for an occluded biliary metal stent after a failed ERCP (with videos). *Gastrointest Endosc* 2010;71:413-19.
14. Puspok A, Lomoschitz F, Dejaco C *et al.* Endoscopic ultrasound guided therapy of benign and malignant biliary obstruction: a case series. *Am J Gastroenterol* 2005;100:1743-47.
15. Fujita N, Noda Y, Kobayashi G *et al.* Temporary endosonography-guided biliary drainage for trans-gastrointestinal deployment of a self-expandable metallic stent. *J Gastroenterol* 2008;43:637-40.
16. Fujita N, Sugawara T, Noda Y *et al.* Snare-over-thewire technique for safe exchange of a stent following endosonography-guided biliary drainage. *Dig Endosc* 2009;21:48-52.
17. Pérez-Miranda M, De la Serna C, Díez-Redondo MP *et al.* Endosonography-guided cholangiopancreatography (ESCP) as the primary approach for ductal drainage after failed ERCP. *Gastrointest Endosc* 2010;71:AB 136.
18. Will U, Thieme A, Fueldner F *et al.* Treatment of biliary obstruction in selected patients by endoscopic ultrasonography (EUS)guided transluminal biliary drainage. *Endoscopy* 2007;39:292-95.
19. Maranki J, Hernández AJ, Arslan B *et al.* Interventional endoscopic ultrasound-guided cholangiography: long-term experience of an emerging alternative to percutaneous transhepatic cholangiography. *Endoscopy* 2009;41:532-38.
20. Eum J, Park do H, Ryu CH *et al.* EUS-guided biliary drainage with a fully covered metal stent as a novel route for natural orifice transluminal endoscopic biliary interventions: a pilot study (with videos). *Gastrointest Endosc* 2010;72:1279-84.
21. Horaguchi J, Fujita N, Noda Y *et al.* Endosonographyguided biliary drainage in cases with difficult trans-papillary endoscopic biliary drainage. *Dig Endosc* 2009;21:239-44.
22. Chopin-Laly X, Ponchon T, Guibal A *et al.* Endoscopic biliogastric stenting: a salvage procedure. *Surgery* 2009;145:123.

23. Iglesias-García J, Larino-Noia J, Seijo-Ríos S *et al.* Endoscopic ultrasound for cholangiocarcinoma re-evaluation after Wallstent placement. *Rev Esp Enferm Dig* 2008;100:236-37.
24. Martins FP, Rossini LG, Ferrari AP. Migration of a covered metallic stent following endoscopic ultrasound-guided hepaticogastrostomy: fatal complication. *Endoscopy* 2010;42(Suppl 2):E126-7.
25. Bories E, Pesenti C, Caillol F *et al.* Endoscopic ultrasound-guided biliary procedures: report of 38 cases [abstract]. *Endoscopy* 2008;40(Suppl 1):A55.

Biópsia Guiada por Ultrassom – Como Otimizar as Amostras e Seu Papel nas Neoplasias do Trato Gastrintestinal

26

Juan J. Vila ▪ Marcos Kutz ▪ José Carlos Subtil

INTRODUÇÃO

A introdução da ultrassonografia endoscópica (USE) na prática clínica foi uma autêntica revolução no diagnóstico e tratamento das doenças digestivas. A USE se impôs como uma ferramenta muito importante para o estadiamento dos tumores tanto do tubo digestivo, da via biliar e do pâncreas, como de tumores extradigestivos, como, por exemplo, o câncer de pulmão. Embora as aplicações mais promissoras da USE sejam, sem dúvida, as terapêuticas,[1-4] sua importância diagnóstica é inquestionável.[5] Estas aplicações diagnósticas não se limitam ao estadiamento tumoral; atualmente, a USE é imprescindível para o estudo da patologia benigna do tubo digestivo e das estruturas adjacentes.[6,7]

No entanto, a aplicação que diferencia a USE e que atualmente é sua maior vantagem no estadiamento oncológico é a possibilidade de fazer punção aspirativa com agulha fina (PAAF), podendo ter acesso a lesões extradigestivas e obtendo material das mesmas a fim de possibilitar a realização de um diagnóstico cito ou histológico. A sensibilidade da USE-PAAF varia entre 45 e 100%, dependendo da localização, com especificidade em torno de 100% e precisão diagnóstica entre 60 e 95%.[8]

Atualmente dispomos de dois tipos de ecoendoscópios:

1. Radial.
2. Linear.

Este último permite fazer a PAAF guiada por USE (USE-PAAF) com alto perfil de segurança,[9] visto que dispõe de um sistema *doppler* para identificar as estruturas vasculares interpostas entre o transdutor e a lesão. Também permite seguir o trajeto completo da agulha no campo ecográfico.

Neste capítulo abordaremos os aspectos relacionados com o equipamento necessário, a técnica de PAAF guiada por USE, os resultados obtidos com a mesma, assim como de que modo podemos melhorar estes resultados na nossa prática endoscópica.

EQUIPAMENTO DE USE-PAAF

Na hora de fazer a USE-PAAF devemos levar em consideração o material necessário para fazer o procedimento correto: ecoendoscópio, agulha e material para manipulação da amostra.

Ecoendoscópio

Como já foi dito anteriormente, dispomos de dois tipos de ecoendoscópios – o radial e o linear. O radial oferece um campo ecográfico perpendicular ao eixo longitudinal do endoscópio. Atualmente, a maioria dos ecoendoscópios radiais permite um campo ecográfico de 360°, o que facilita o exame. Já o ecoendoscópio linear oferece um campo ecográfico de amplitude variável (100-180°) cujo plano está alinhado com o eixo longitudinal do endoscópio. Isto permite fazer a PAAF e seguir todo o trajeto da agulha, tendo controle em tempo real da punção.

Embora seja possível fazer a PAAF guiada com ecoendoscópios radiais,[10] com eles não são cumpridas as condições de acompanhamento completo do trajeto da agulha durante a punção, diminuindo deste modo a segurança da mesma. Por isso a PAAF deve ser feita com um ecoendoscópio linear.

Existem diferenças entre os ecoendoscópios lineares das diferentes marcas, de maneira que tanto o calibre como a extensão do canal de instrumentação são diferentes. Isto deve ser levado em consideração na hora de escolher o tipo de agulha que vamos usar e na hora de ajustar a extensão da mesma no canal de trabalho.

Agulha

Atualmente, às clássicas agulhas de PAAF para citologia foram acrescentadas duas outras especialmente desenhadas para fazer os procedimentos histológicos.

Agulhas de citologia

Existem várias marcas de agulhas para citologia no mercado e, até a presente data, não foram demonstradas diferenças com relação ao seu rendimento. Na grande maioria de modelos a agulha é de aço, embora nos últimos modelos tenha sido introduzido o nitinol. Salvo aquelas agulhas que foram projetadas para uma marca específica de ecoendoscópio, as quais são mais simples e não requerem ajuste da camisa externa, as demais apresentam, basicamente, cinco componentes (Fig. 26.1).

Fixação da agulha

Sistema de rosca *luer-lock* que é apertado na entrada do canal de trabalho. Pode ser um sistema de fixação metálico ou plástico, mas é muito importante que seja firme, e isto costuma-se conseguir com os metálicos.

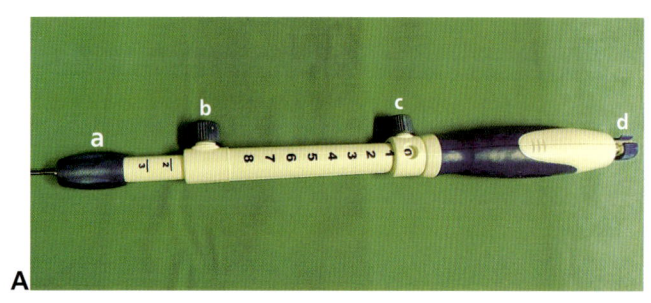

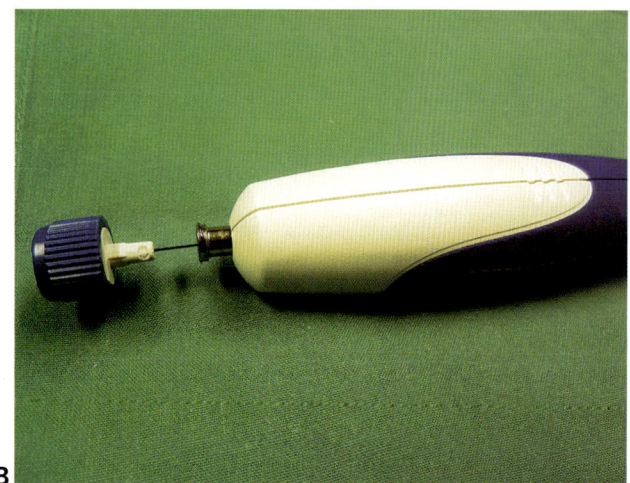

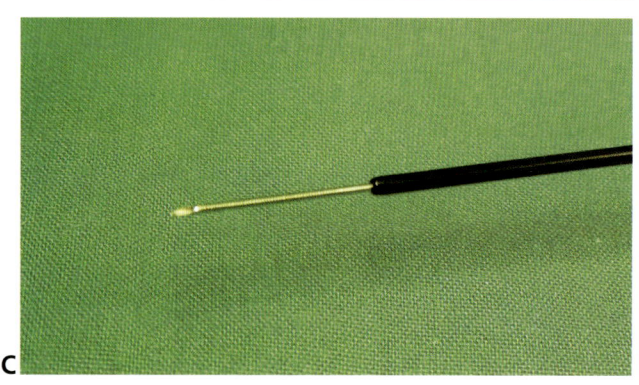

Figura 26.1. Nestas imagens são mostradas as diferentes partes de uma agulha de punção guiada por USE (*Expect*, Boston Scientific). **A.** Cabo da agulha onde podemos ver a rosca fixadora tipo *luer-lock* (a), o ajuste de camisa externa (b), o ajuste limitador de profundidade (c) e a ponta do fio-guia (d).
B. Detalhe do fio-guia parcialmente retirado para fazer a punção.
C. Agulha que sobressai da camisa externa.

Ajuste da camisa externa

É utilizado para adaptar a camisa externa do dispositivo ao comprimento do canal de trabalho do endoscópio. No momento da punção, esta camisa deverá ser introduzida até que apareça fora do canal do endoscópio, o que podemos comprovar com visão endoscópica ou, de preferência, com visão ecográfica. Desta forma se evita que a agulha machuque ou danifique o canal de instrumentação do endoscópio.

Ajuste limitador de profundidade

Trata-se de um ajuste regulável que é fixado e evita que a agulha puncione além de um limite que possa ser medido com o sistema de calibração da plataforma ecográfica, aumentando, assim, a segurança da PAAF. É recomendável utilizar este ajuste, principalmente, enquanto não se tenha uma grande experiência.

Fio-guia

Consiste em um estilete no interior da agulha cujas funções são evitar o entupimento da mesma ao fazer a punção de células da parede gástrica ou duodenal (reduzindo a contaminação da amostra) ou por coágulo de sangue, e ajudar a evitar que a agulha danifique o canal de trabalho do endoscópio. Um dos fatores que pode limitar nossas ações durante uma PAAF e que indica a qualidade da agulha com a qual estamos trabalhando é o número de vezes que podemos reintroduzir o estilete através da agulha. Deste modo, existem agulhas de má qualidade nas quais é praticamente impossível reintroduzir o estilete, uma vez que demos o primeiro passo na PAAF.

Seringa a vácuo

São seringas de 10 ou 20 mL com duas ou mais posições de aspiração (Fig. 26.2). Independentemente da marca utilizada, existem três calibres disponíveis: 19, 22 e 25-gauge.

Além das agulhas comentadas para a realização de citologia em cistos, também dispomos de uma escova de citologia (*EchoBrush*, Cook Medical) que consiste de uma escova de 5 mm de comprimento, posicionada sobre um guia de calibre 0,038", que é introduzido através de uma agulha de 19-gauge, utilizando uma técnica que será comentada mais adiante.

Existem também outros formatos de agulha, cuja função é terapêutica, e que não iremos comentar neste capítulo.

Agulhas de histologia

Atualmente existem duas disponíveis:

1. **Agulhas com sistema de disparo tru-cut:** Quickcore (Cook Medical) com um calibre de 19-gauge. Recomenda-se utilizá-la em lesões maiores que 2 cm. Permite obter um cilindro para estudo histológico.

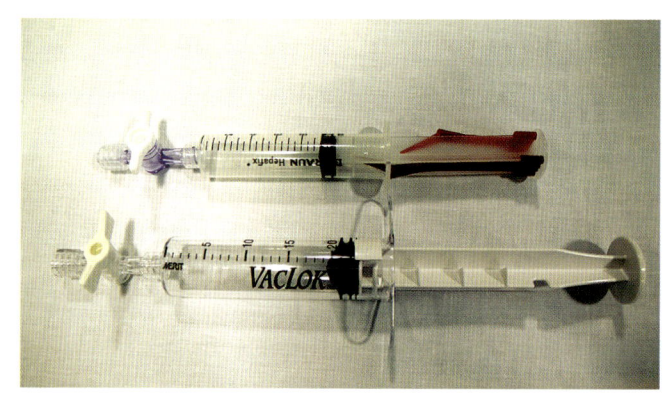

Figura 26.2. Seringas de aspiração de 10 cm^3, com duas posições para fazer aspiração com diferente intensidade, e de 20 cm^3 com quatro posições de aspiração.

2. **Agulhas com sistema de corte:** *EchoTip ProCore* (Cook Medical), recentemente lançada no mercado. Consiste em uma agulha similar às de citologia que apresenta uma fenestração lateral de bordos cortantes ao nível da ponta da agulha, permitindo fazer cortes de tecido que são aspirados à luz da agulha (Figs. 26.3 e 26.4). Disponível em calibres de 22 e 19-gauge.

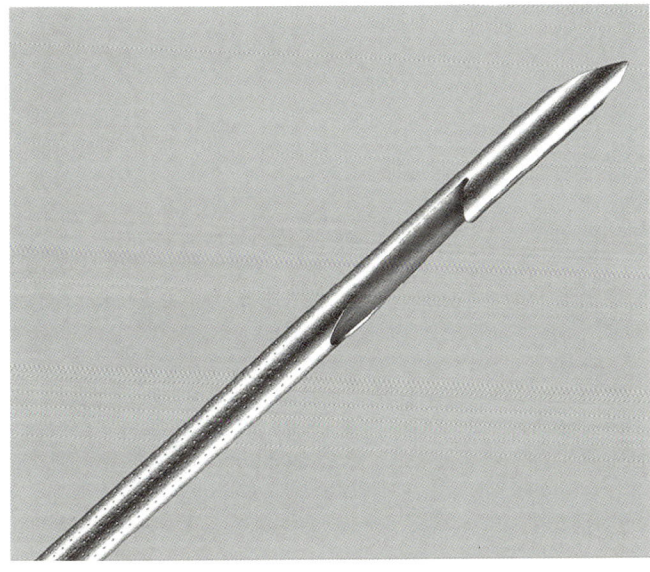

Figura 26.3. Ponta da agulha *ProCore* (Cook Medical) onde se observa o orifício que permite fazer o corte tecidual com os movimentos de entrada e saída. O material seccionado fica acumulado no interior da agulha, permitindo, posteriormente, a realização de um estudo histológico.

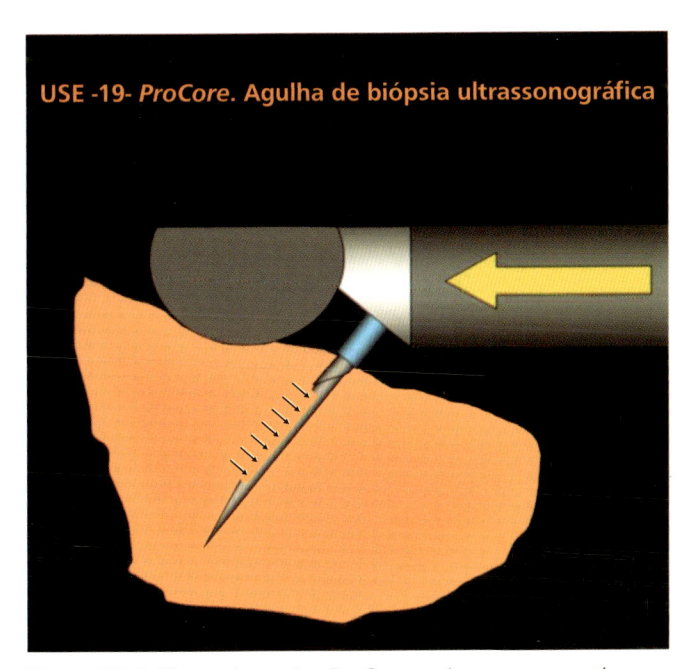

Figura 26.4. Figura da agulha *ProCore* onde se esquematiza o efeito da aspiração do tecido através do orifício da ponta. Posteriormente, com os movimentos de entrada e saída, este tecido será seccionado e aspirado pela luz da agulha.

MATERIAL PARA MANIPULAÇÃO DA AMOSTRA

A situação ideal seria dispor de um citopatologista ou, na sua ausência, de um técnico em citologia. No estudo citológico, o mais usual é fazer extração da amostra com um coletor e depois aspirá-la com uma seringa através da agulha, colocando-a sobre uma lâmina e fixando estas amostras em álcool para coloração Papanicolaou ou outros corantes. Também se pode fazer uma técnica de coloração rápida *(Diff-Quik, Cyto-Quick)* sobre uma lâmina cuja técnica leva, aproximadamente, 5 minutos e permite o exame *in situ* quer seja pelo patologista quer pelo próprio endoscopista. Uma técnica alternativa é a extração da amostra para estudo sobre um meio líquido do qual se pode formar um bloco celular para fixação em formol ou parafina e estudo histológico com diversas colorações, imunoistoquímica ou DNA. Podemos preparar a amostra para estudo histológico de várias maneiras, embora o mais recomendável seja fazer o seguinte: introduzir a amostra obtida em um recipiente com solução de análise celular (*ThinPrep*) através da injeção de soro salino (5 cm^3) com uma agulha. Posteriormente se deve centrifugar o conteúdo fixado na solução a 1.500 rpm durante 10 minutos. Depois disto devemos visualizar o sedimento e decantar o sobrenadante no recipiente da solução, do qual se faz um Papanicolaou. Volta-se a centrifugar o sedimento com álcool a 96% a 1.500 rpm e decanta-se o sobrenadante com uma pipeta com muito cuidado para não formar turbulências que mobilizem o material do sedimento. A seguir acrescenta-se o sedimento celular em uma substância solidificadora (plasma, trombina, ágar, etc.) que permita tratar o material como uma biópsia endoscópica. A partir do bloco de parafina são obtidos cortes para estudo histopatológico tingidos com hematoxilina e eosina, técnicas histoquímicas e imunoistoquímicas, conforme for o caso.

O cilindro para estudo histológico obtido com agulha *tru-cut* é liberado diretamente no formol. Caso possa-se contar com um patologista, este, antes de fixar a amostra, pode fazer uma marcação em uma lâmina para comprovação *in situ* antes de dar como válido o procedimento.

TÉCNICA BÁSICA DE USE-PAAF

Para fazer a USE-PAAF é recomendável tomar uma série de precauções além daquelas obrigatórias com relação ao processo de consentimento informado com o paciente. Sendo assim, recomenda-se que, se o paciente estiver tomando medicação antiagregante ou anticoagulante e apresente um baixo risco de acidente trombótico, essa medicação deve ser suspensa.[11-13] Em casos de alto risco de acidente trombótico, o risco benefício deve ser individualizado. Os AINEs, incluído o ácido acetilsalicílico (AAS), não são uma contraindicação.[11-13] Nestes casos, pode ser aconselhável usar agulhas de fino calibre. A punção com esfregaço de lesões císticas pancreáticas apresenta risco mais alto de sangramento, razão pela qual, nestas situações, é recomendável que a coagulação não esteja alterada. Nos pacientes com patologias múltiplas, hepatopatia ou doenças hematológicas, fazemos um exame de coagulação antes de fazer a USE-PAAF.

Geralmente a exploração é feita em decúbito lateral esquerdo e com o paciente sob sedação profunda.

Uma vez localizada a lesão com o ecoendoscópio linear, devemos tentar situá-la em uma excelente posição. Recomenda-se fazer a PAAF com o endoscópio o mais alinhado possível, o que facilita a inserção da agulha da punção e permite melhor controle da mesma no campo ecográfico. Devemos tentar colocar a lesão na metade inferior do campo ecográfico e o mais próximo possível do transdutor. Para conseguir isto devemos mover a ponta do endoscópio para baixo (roda grande para trás) com o objetivo de "pinçar" a lesão. Quando tivermos a lesão em uma posição adequada, devemos fixar os comandos do endoscópio a fim de evitar movimentos indesejáveis com perda da janela ecográfica.

Posteriormente introduziremos a agulha pelo canal do endoscópio fixando-a a ele pelo sistema *luer-lock* (Fig. 26.1). Uma vez que a camisa da agulha apareça através do canal ou a vemos em uma visão ecográfica, fixamos o ajuste. Devemos então liberar a agulha e avançá-la até que consigamos vê-la aparecendo através da camisa externa em visão ecográfica. Retiramos ligeiramente o fio-guia, em torno de 5 mm, se este for de ponta romba; quando for de ponta afiada, não é necessário retirá-lo. Neste momento já estamos preparados para fazer a punção.

Antes devemos fazer uma avaliação com o *doppler* do trajeto por onde prevemos que a agulha irá avançar. Caso nesse trajeto esteja interposta alguma estrutura vascular, devemos corrigir a orientação do campo evitando puncionar essa estrutura. Normalmente, basta dar um leve giro com a ponta do endoscópio para a direita ou para a esquerda ou fazer uma ligeira rotação do endoscópio para encontrar uma janela adequada para fazer a PAAF.

Existem duas formas de fazer a punção, seja com movimentos suaves até conseguir introduzi-la dentro da lesão, ou então com uma lancetada seca e rápida com a agulha. Com relação à primeira opção, é mais adequada para fazer a PAAF de lesões grandes e de consistência não excessivamente dura, já que permite maior controle sobre o trajeto da agulha. A segunda opção pode ser mais útil em punções através da parede gástrica, visto que não é raro ser difícil atravessá-la em razão da espessura da muscular própria neste nível, e também porque o endoscópio tem mais liberdade de movimento e a parede é menos fixa do que no esôfago ou no duodeno, tendendo a perder contato ao se fazer a punção com perda da janela ecográfica.

Em geral, é preferível fazer a punção com um movimento seco e rápido, principalmente em lesões menores que 1 cm e punções transgástricas. Com este método é recomendável fixar o ajuste de profundidade da agulha a uma distância correspondente a que existe entre o transdutor e a borda distal da lesão; dessa maneira nos asseguramos de que poderemos fazer um movimento suficientemente rápido e forte sem ultrapassar a lesão.

Uma vez dentro da lesão, se o estilete for de ponta romba, devemos primeiro introduzi-lo novamente para expulsar o material contaminador e posteriormente removê-lo para conectar a seringa de aspiração. Quando tivermos a aspiração conectada, devemos fazer movimentos de entrada e saída repetidos, sendo também indicado fazer movimentos rápidos, variando ligeiramente a direção da agulha com leves movimentos do elevador do endoscópio quando a agulha estiver na porção mais proximal da lesão. O recomendado para a maioria dos pacientes é fazer entre 10 e 20 movimentos de entrada e saída por vez, embora outros recomendem fazer estes movimentos durante 10-30 s.

Antes de retirar a agulha da lesão, devemos fechar a aspiração com o objetivo de evitar a entrada de material fora da lesão ou conteúdo da luz intestinal. Se não fizermos assim e, posteriormente, colhermos uma nova amostra, é comum que ocorra uma contaminação no trajeto da punção do material intestinal, o que costuma se manifestar como febre nas primeiras 24 horas depois da exploração, tendo provável relação com bacteremia.

Outra técnica que dá bons resultados, principalmente ao puncionar lesões que não apresentam uma dureza extrema, é utilizar a sucção que produz a retirada do estilete em vez da aspiração com seringa. Para isso retiraremos o estilete lentamente até ter removido somente a metade ou pouco mais do mesmo, durante 20 a 30 s, enquanto fazemos movimentos de entrada e saída como os descritos anteriormente. Utilizando este método, em nossa experiência, a amostra é menos hemática e mais celular. Uma opção é utilizar esta alternativa na primeira punção e, se falhar, recorrer à aspiração clássica.

Uma vez que retiramos a agulha, devemos recolher o material de modo adequado em função de como processaremos a amostra. Para fazer o estudo citológico, recomenda-se, primeiramente, recolher uma amostra com o fio-guia e colocar em uma lâmina, para depois fazer as extensões que poderão ser estudadas com coloração rápida, se contarmos com um citologista na sala, ou fixar no álcool, para posterior estudo. Não é raro que, ao introduzir o estilete, extraímos cilindros de material que podem permitir um estudo histológico. Existem autores que, inicialmente, liberam o material no soro fisiológico e aqueles cilindros que não se desfazem e, portanto, não correspondem a coágulos, são recuperados e armazenados em formol para posterior estudo histológico. Os cilindros mais adequados para estudo histológico são os que, macroscopicamente, aparecem esbranquiçados e, portanto, têm pouco componente hemático. Depois de extrair a amostra com o estilete, podemos dar sopros com a seringa através da agulha e colocar na lâmina para recuperar o material que, por ventura, tenha ficado no lúmen da agulha

Em caso de utilizar soluções para análise celular, devemos liberar com soro fisiológico o conteúdo da agulha sobre estas soluções para posterior manipulação e estudo.

A técnica para a realização de biópsia guiada por USE varia com relação à citologia anterior. Assim, se utilizamos agulha *tru-cut* (*Quickcore*, Cook Medical) devemos introduzir, inicialmente, a agulha dentro da lesão e disparar o sistema *tru-cut* para recuperar o cilindro diretamente no formol, sem necessidade de aspiração nem movimentos de entrada e saída. Neste caso é muito importante que a gaveta do mandril da agulha, quando estivermos puncionando a lesão, abra-se para frente dentro dela, já que, se não for assim, a guilhotina pode correr sobre a gaveta vazia, não se obtendo material. Para fazer isso, ao rosquear a fixação do sistema na entrada do canal de trabalho, é preciso alinhar as letras do cabo da agulha, onde está escrito 19 Ga, com a etiqueta do endoscópio que fica próxima à entrada do canal, onde está indicado o modelo deste. Antes de disparar o sistema, convém esperar alguns segundos, fazendo uma ligeira pressão para frente para que os tecidos se adaptem ao perfil da gaveta e dar tempo para que o material entre nela. Ao fazer o disparo, o endoscópio deverá estar o mais alinhado possível, parado e com todos os comandos soltos, a fim de evitar fricções internas entre a guilhotina e a camisa que a recobre.

A obtenção de amostras para estudo histológico com a nova agulha *ProCore* (Cook Medical) também sofre variações (Fig. 26.5).

Uma vez a agulha dentro da lesão, devemos retirar o fio-guia e aspirar. Esta aspiração deve ser mantida, aproximadamente, por 30 segundos, sem fazer movimentos com a agulha, e, depois, recomenda-se fazer exclusivamente três movimentos de entrada e saída. Interrompe-se a aspiração e retira-se a agulha. Deve-se tentar retirar a agulha da lesão com a mesma orientação com a qual entramos, visto que, se trocarmos, o orifício da ponta pode causar cortes ao longo do trajeto da punção, principalmente na parede intestinal, provocando sangramento. Com este tipo de agulhas, a última tendência é fazer sucção com retirada lenta do guia em vez da seringa, já que, por essas agulhas terem dois orifícios, se a pressão de vácuo for muito alta, a amostra pode ficar muito hemática. Para recuperar a amostra, devemos injetar soro fisiológico através da agulha diretamente no formol, onde poderemos ver como ficam os cilindros para estudo histológico. Depois disto pode ser feita uma nova punção, mas, se for com esta agulha, é obrigatório fazê-la sempre com o fio-guia colocado para evitar que se dobre a ponta em razão do orifício.

Com relação à punção de lesões císticas, é recomendável tentar o completo esvaziamento das mesmas, se for possível. Como já foi dito anteriormente, é possível usar escovas para esfregaço intracístico (*EchoBrush*, Cook Medical). Estas escovas devem ser introduzidas antes da punção através de uma agulha de 19-gauge, deixando a extremidade da escova ao nível da ponta da agulha. Isto faz com que a extremidade proximal onde está o sistema de rosca fique livre. Uma vez feita a punção com a escova assim posicionada e dentro do cisto, devemos empurrar a escova introduzindo-a completamente no interior do cisto, buscando contato com a parede cística e fazendo movimentos de rotação no sentido anti-horário (Fig. 26.6).

Quando tivermos feito o esfregaço sobre a parede, devemos retirar a escova novamente da sua posição inicial dentro da agulha e removê-la. Uma vez que a agulha esteja fora, empurra-se novamente a escova e esfrega-se sobre uma lâmina para estudo citológico. Desta forma evitamos retirar a escova pela agulha, o que pode diminuir o material final que conseguimos para estudar. Pode ser útil cortar com um alicate corta-fios a escova e conservá-la em um meio líquido, que permitirá a recuperação e o exame das células que ainda não se desprenderam durante as manobras de extensão nas lâminas. Uma vez feito isto, procuramos puncionar novamente o cisto e aspirar seu conteúdo seguindo a técnica convencional já explicada para estudo bioquímico e citológico. É interessante, ao estudar o líquido, recolher o sedimento centrifugado para estudo anatomopatológico e o líquido restante do mesmo centrifugado para estudo bioquímico; assim, evitamos ter que repartir a amostra, reduzindo seu volume.

Ao puncionar lesões císticas, deve-se fazer profilaxia antibiótica com fluoroquinolona intravenosa durante o procedimento e por via oral de 3 a 5 dias depois.

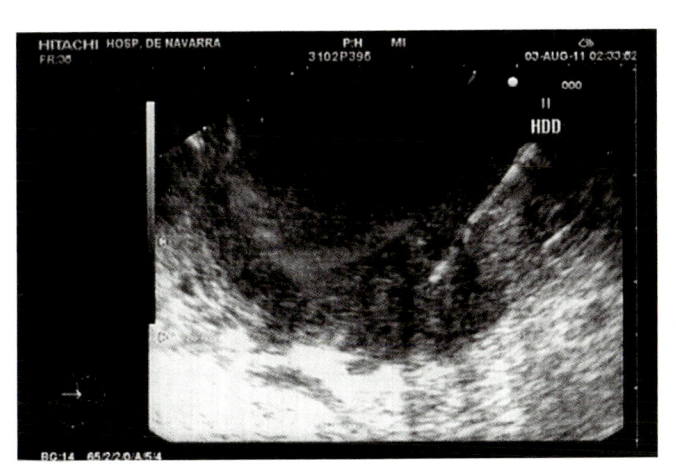

Figura 26.5. Imagem ecográfica de uma punção guiada por USE com agulha *ProCore* de 22-gauge sobre uma lesão parietal gástrica de 2,3 × 2,5 cm de diâmetro. O estudo histológico do material obtido permitiu fazer o diagnóstico de GIST, confirmando a suspeita ecográfica.

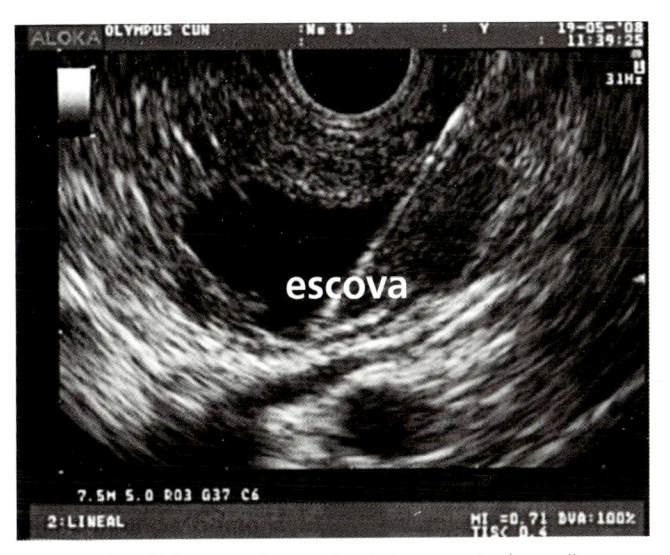

Figura 26.6. Esfregaço de parede cística através de agulha 19-gauge com escova *EchoBrush* (Cook Medical). Quando a agulha está dentro do cisto, empurramos a escova e fazemos movimentos de rotação no sentido anti-horário.

Ao terminar a USE-PAAF e depois de um período variável de observação hospitalar em torno de 2 horas, o paciente pode ter alta, se não apresentar sinais de complicação.

OTIMIZAÇÃO DA TÉCNICA E DA AMOSTRA

No resultado final da USE-PAAF muitos fatores influem para que, até certo ponto, tenhamos um resultado positivo. Entre estes fatores podemos destacar: as características da lesão diana, o tipo de agulha utilizada, a técnica de punção, o método de manipulação da amostra e a experiência do endoscopista e do citologista.

Características da lesão diana

A dificuldade em fazer uma USE-PAAF depende, em grande parte, da localização da lesão. Assim, as lesões localizadas ao nível de processo uncinado são as que oferecem mais dificuldade para ser puncionada visto que é difícil encontrar uma posição estável com o ecoendoscópio alinhado e, em muitas ocasiões, temos que fazer a PAAF com o endoscópio posicionado mais alongado. Nesta posição, o endoscópio se encontra mais curvado e é mais complicado passar a agulha de punção até a ponta dele, principalmente se tratar-se de uma agulha de 19-gauge. Como solução para isto temos várias opções: podemos tentar alinhar o endoscópio, procurando não perder a lesão do campo ecográfico até que a agulha seja facilmente removida pela ponta do endoscópio, o que nem sempre é possível. Outra opção é afastar a ponta, do endoscópio da parede duodenal, alinhando apenas a ponta para poder remover a camisa externa, voltando posteriormente a aproximar o endoscópio da lesão e fazer a PAAF. Por último, existe a opção de introduzir o endoscópio linear com a agulha já inserida através do seu canal. Desta maneira nos certificamos de que, quando identificarmos a lesão, teremos a agulha em posição e não perderemos sua localização ao ter que fazer movimentos com o endoscópio para passar a agulha.

Em pacientes magros ou com uma boa transmissão do ultrassom, ocasionalmente podemos identificar a lesão situada ao nível do processo uncinado pancreático através da luz gástrica sem passar o endoscópio até o duodeno. Se for muito complicado fazer a USE-PAAF a partir da luz duodenal pelas razões acima expostas, podemos fazer a punção através da parede gástrica. Deve-se ter em mente que, nesse caso, a lesão ficará mais afastada, o que aumentará o risco de complicações com relação ao procedimento. Este método também aumenta o risco de semeadura tumoral no trajeto de punção, já que o ponto de punção não será extirpado cirurgicamente.

As lesões situadas no corpo pancreático e, principalmente, as situadas a nível periesofágico são as mais simples de puncionar, visto que o endoscópio se encontra totalmente alinhado quando nos deparamos com estas regiões. As lesões situadas nestas localizações são as ideais para começar a fazer a USE-PAAF quando não temos experiência.

Além da localização da lesão, também influi no resultado da USE-PAAF a natureza ou consistência da mesma. Normalmente as lesões pancreáticas, principalmente as que se apresentam no contexto de uma pancreatite crônica, estão associadas a uma grande reação fibrótica, o que faz com que sejam mais duras e difíceis de penetrar e também é mais complicado aspirar uma boa amostra para fazer o estudo citológico. Isto pode ser solucionado aumentando o número de amostras, embora saibamos que mais de 5 nas adenopatias e mais de 7 em tumores de pâncreas não aumentará o sucesso diagnóstico.[14] Outra possível solução é trocar o tipo de agulha e passar a fazer uma biópsia com *tru-cut* ou agulha de corte, embora, em algumas ocasiões, o simples fato de trocar o calibre da agulha por um mais fino já é suficiente.

Outra característica da lesão que deve ser considerada é o tamanho. Evidentemente que as lesões menores são mais difíceis de ser puncionadas, principalmente quando estão circundadas por parênquima orgânico, o que facilita sua mobilização como, por exemplo, em adenopatias pequenas (Fig. 26.7).

Nestes casos o mais adequado é aproximar a ponta da agulha até o bordo da lesão e, uma vez aí, lancetar brusca, seca e rapidamente com profundidade limitada ao bordo distal da mesma. Uma vez dentro da lesão, se esta for muito pequena e não permitir movimentos profundos de entrada e saída, devem ser feitos apenas movimentos muito rápidos e curtos com a agulha, de vaivém, o que costuma oferecer boa amostra para estudo. Por outro lado, as lesões maiores costumam ter um componente importante de necrose, razão pela qual nestes casos, devemos fazer a aspiração principalmente nas zonas periféricas da lesão, a fim de obter uma amostra melhor.

Por último, a natureza sólida ou cística da lesão também deve influenciar na técnica que vamos utilizar. Assim, para obter maior informação diagnóstica nas lesões císticas pancreáticas, recomenda-se priorizar a análise bioquímica do conteúdo cístico, onde simplesmente 1 mL de amostra já é suficiente. No caso de lesões císticas, é recomendável introduzir o endoscópio com a agulha já pré-montada através do canal, sem fio-guia, e com a seringa de aspiração já conectada

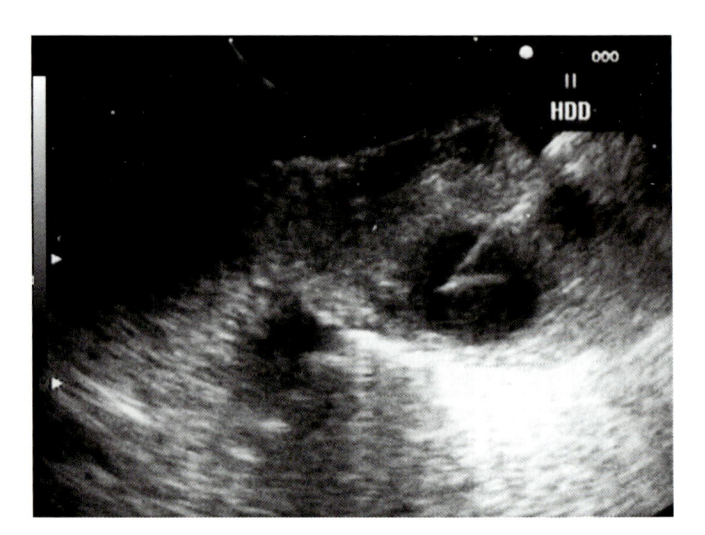

Figura 26.7. Punção guiada por USE na qual se utiliza uma agulha de 25-gauge para obtenção de material para estudo citológico de uma adenopatia localizada no mediastino (região 9L).

à extremidade externa da agulha em posição fechada. Deste modo, diminui-se muito o tempo de punção, localizamos o cisto facilmente, puncionamos com as precauções previamente comentadas, abrimos a seringa de aspiração e, quando o conteúdo cístico for aspirado, retiramos o endoscópio, fazendo com que todo o procedimento seja feito em muito pouco tempo. Quando o cisto estiver praticamente vazio, recomenda-se fazer vários movimentos de entrada e saída com a agulha, porque estaremos aspirando diretamente da parede cística, aumentando, assim, a celularidade da amostra. Como mencionado anteriormente, pode ser útil recuperar a escova e usar o líquido restante da centrifugação para fazer o exame bioquímico, evitando, assim, ter que dividir a amostra.

Agulha de punção

O resultado da USE-PAAF pode variar em função do tipo de agulha que utilizamos. Não foram demonstradas diferenças na eficácia de agulhas de diferentes marcas, mas existem variações em função do calibre utilizado. A tendência geral é fazer as punções com agulhas finas de 25-gauge, que fornecem uma amostra similar às de maior calibre com menor conteúdo hemático e, portanto, amostras de melhor qualidade. Isto é particularmente certo nas punções de linfadenopatias. As agulhas de 25-gauge também facilitam, e muito, a USE-PAAF quando a lesão tem uma localização muito complicada, visto que é mais flexível que as de 22 e 19-gauge e, sendo assim, mais fácil de avançar pelo canal do endoscópio. Por outro lado, em lesões císticas é sempre preferível utilizar agulhas de 19-gauge que permitirão aspirar mais facilmente o conteúdo cístico, além de possibilitar a utilização da escova de citologia intracística (*EchoBrush*, Cook Medical), se acharmos conveniente.

Técnica de punção

É importante conseguir uma técnica de USE-PAAF muito apurada para poder ter sucesso diagnóstico com baixo índice de complicações. Já foram comentadas alternativas que aumentam o sucesso diagnóstico da técnica ao longo deste capítulo. Além das manobras já destacadas, é importante mencionar que durante a punção devemos manter a agulha no campo ecográfico a todo instante. Se fizermos uma PAAF de lesões do duodeno com o endoscópio alongado, essa manobra pode ser difícil, já que a agulha pode sair do endoscópio com um eixo ligeiramente oblíquo com relação ao plano de corte ecográfico. Normalmente, fazendo um leve movimento de rotação no sentido anti-horário com o punho ou uma ligeira rotação direita-esquerda com a pequena roda do endoscópio, é possível identificar novamente a agulha. Se não for assim, esta deve ser removida, tentando-se fazer a punção com o endoscópio o mais alinhado possível. Em algumas situações é necessário trocar a agulha, caso já esteja muito deformada.

Por outro lado, quando estamos fazendo uma USE-PAAF durante um estadiamento tumoral, devemos levar em consideração que devemos puncionar primeiro as lesões cuja positividade suponha maior estádio tumoral, passando sucessivamente pelas lesões que pareçam estar em um estádio menor. Por exemplo, diante de um tumor pancreático com adenopatias peripancreáticas e no mediastino posterior, deveríamos fazer, inicialmente, a punção destas últimas, depois a das peripancreáticas e, por último, a punção da lesão pancreática. Desta forma nos certificamos de que não causamos uma semeadura de células tumorais que aumenta iatrogenicamente o estádio tumoral do paciente, além de evitar falsos-positivos por usar uma agulha previamente contaminada. É bom lembrar que nunca se deve fazer uma punção através de tecido tumoral.

Manipulação da amostra

Com a amostra obtida durante a USE-PAAF podemos fazer uma manipulação orientada para um estudo citológico ou histológico. Parece que as soluções que permitem fazer uma análise celular oferecem melhores resultados quando não dispomos de um citologista na sala, razão pela qual seu uso é recomendado.[6] Com relação às amostras obtidas para estudo histológico, elas podem ser enviadas em formol, mas o ideal é manipulá-las, como já foi comentado.

Por outro lado, é recomendável a presença de um citologista na sala de endoscopia para uma avaliação *in situ* da adequação da amostra. Isto ajuda a diminuir o número de procedimentos, melhorando o rendimento da USE-PAAF, mas também está associado, em algumas ocasiões, a um maior gasto de tempo. Outra forma de garantirmos que obtivemos uma amostra suficiente é fazer um número mínimo de procedimentos por lesão. Assim, recomenda-se 3 amostras para as adenopatias e 5 para os tumores de pâncreas.

Experiência do endoscopista e do citologista

A experiência do endoscopista e do citologista tem influência no resultado final do procedimento.

No que diz respeito ao ecoendoscopista, foi definido o número de procedimentos que formam a curva de aprendizagem e que foi calculado pela Sociedade Americana de Endoscopia Gastrintestinal em 50 procedimentos supervisionados de USE-PAAF, metade deles em lesões localizadas no pâncreas.[15] Como já foi comentado, as lesões situadas no mediastino posterior e no corpo pancreático são as que oferecem menor dificuldade para fazer a USE-PAAF e, portanto, são as mais recomendadas para ser feitas por ecoendoscopistas inexperientes.

Também é importante a experiência do citologista no estudo das amostras obtidas durante a USE-PAAF.[16] É fundamental que seja sempre o mesmo citologista ou um pequeno grupo de citologistas que estudem estas amostras, se forem feitas muitas USE-PAAF; por isso, recomenda-se manter uma comunicação sobre as necessidades tanto do citologista como do endoscopista.

A sensibilidade da USE-PAAF para o diagnóstico do câncer de pâncreas deve estar entre 80 e 90%. Como já foi apontado por outros autores,[17] se nossa sensibilidade nesta situação for inferior, deveríamos avaliar qual das variáveis previamente descritas poderíamos melhorar para chegar a alcançar essas cifras diagnósticas. Deste modo podemos ter um indicador indireto da qualidade da USE-PAAF.

RESULTADOS E DISCUSSÃO

Desde sua introdução na prática clínica há aproximadamente 2 décadas, a USE-PAAF tem-se afirmado como um dos métodos mais eficazes e seguros de aquisição de material para estudo citológico e histológico de lesões digestivas e também extraintestinais.[18] A USE-PAAF tem, assim, uma importância fundamental no estadiamento do câncer esofágico, gástrico, retal e pancreático.[19-21] Independentemente do papel estadificador da USE, a USE-PAAF também tem indicações *por si só*, sendo assim o método de escolha para obtenção de amostra citológica nas lesões pancreáticas e biliares.[22,23] Nestas lesões, a USE-PAAF oferece sensibilidade diagnóstica em torno de 85%, especificidade próxima a 100% para as lesões pancreáticas e sensibilidade entre 43-86% para as estenoses biliares.[24,25] Estas cifras se comparam favoravelmente com relação às alternativas para a obtenção dessas amostras, como a punção percutânea, que também se associa a um "n" de maior porcentagem de complicações, ou o esfregaço intraductal durante CPRE.[23]

A grande vantagem da USE-PAAF com relação a estes outros métodos é o controle em tempo real que se tem da agulha de punção, a todo instante, graças a ela ser introduzida no mesmo plano que o campo ecográfico. Isto permite direcionar a punção para aqueles pontos onde sabemos que podemos obter melhores resultados e evitar estruturas interpostas, diminuindo, assim, o risco de complicações secundárias.

No entanto, existem muitos fatores que influenciam no resultado desta técnica, como já foi comentado. A técnica básica da USE-PAAF é bem conhecida,[26-28] mas desconsiderar estes fatores pode fazer com que tenhamos resultados aquém dos esperados. De fato, sabemos que até 30% dos pacientes com citologia negativa podem ter uma lesão maligna.[29]

Para melhorar estes resultados é conveniente, em primeiro lugar, revisar nossa técnica e tentar corrigir todos os pontos que podem ser melhorados na hora de fazer a USE-PAAF. Já foram comentados muitos destes aspectos anteriormente; atualmente, sabemos que na hora de fazer a punção de uma lesão, principalmente se esta for grande, devemos incluir amostras da periferia da mesma, onde iremos obter melhor qualidade de amostra com menos necrose.[10] Por outro lado tem sido investigada a influência do calibre da agulha utilizada para fazer a USE-PAAF. Foi comparada, por meio de diferentes estudos, a amostra obtida com agulhas de 25 e 22-gauge e, embora a maioria dos trabalhos não tenha encontrado diferenças com relação ao sucesso diagnóstico de ambas as agulhas,[30,31] observa-se uma tendência de que as agulhas de 25-gauge ofereçam sucesso diagnóstico maior, com menor componente hemático nas amostras.[32,33] Em outros estudos da agulha 25-gauge, foi demonstrado melhor rendimento diagnóstico do que a de 22-gauge.[34,35] A conclusão que podemos tirar destes estudos é que a agulha de 25-gauge, na pior das hipóteses, não perde sucesso diagnóstico com relação a de 22-gauge, obtém amostras menos hemáticas e é mais fácil ser inserida através do endoscópio em virtude de sua grande flexibilidade.

Mas a USE-PAAF com obtenção de amostra para citologia se depara com importantes desvantagens, como a interpretação citológica em amostras hemáticas, necróticas, com abundância de células inflamatórias ou para a caracterização definitiva de tumores que requerem estudos pela imunoistoquímica. Com o objetivo de resolver estes problemas, foram desenvolvidas agulhas para a realização de biópsia *tru-cut* guiada por USE. Estas agulhas têm demonstrado sua utilidade no diagnóstico de massas pancreáticas, tumores submucosos digestivos, linfomas e tumores necróticos com uma precisão próxima a 100%.[36] Inicialmente teríamos a tentação de considerar que, se conseguíssemos fazer uma biópsia guiada por USE, obteríamos maior precisão diagnóstica das lesões em estudo; no entanto, isto não foi corroborado nos inúmeros estudos comparativos realizados. Assim, Whittmann *et al.* compararam os resultados obtidos pela biópsia guiada por USE e USE-PAAF em 159 pacientes sem encontrar diferenças significativas na precisão diagnóstica obtida de ambas (73 *vs.* 77%, respectivamente).[37]

Em um estudo multicêntrico que incluiu 95 pacientes, a precisão diagnóstica obtida com a biópsia guiada por USE alcançou 89%, enquanto que a USE-PAAF obteve uma precisão diagnóstica de 82% ($p = 0{,}21$).[38] O que se concretizou nestes estudos é que a combinação dos dados obtidos com biópsia guiada por USE e USE-PAAF melhora significativamente os resultados obtidos com a USE-PAAF isoladamente. Assim, no estudo de Whittmann *et al.*, a precisão diagnóstica combinada alcançou 91%; no estudo de Aithal *et al.*,[38] alcançou 93% e, em um estudo mais recente, a sensibilidade diagnóstica combinada foi de 78% frente a 55% da USE-PAAF sozinha ($p < 0{,}001$).[8]

Portanto, parece que até o presente momento a biópsia guiada por USE não vai desbancar a USE-PAAF como técnica de amostragem de escolha com USE, e o que se recomenda é a utilização de ambas as técnicas de forma complementar. Também devem ser considerados outros fatores pelos quais a biópsia com agulha *tru-cut* tem sido criticada, como pelo custo elevado, perfil de segurança incerto e possível maior morbidade.[39] Em nossa experiência, deveríamos acrescentar a grande porcentagem de disparos no alvo que deve ser feita para obter uma boa amostra, o que certamente aumenta o risco de complicações. O sistema *tru-cut* baseia-se em uma agulha de 19-gauge com as grandes limitações que isto supõe em algumas áreas anatômicas, principalmente naquelas onde seu uso pode ser crítico. O fato de dispor de um patologista na sala também pode ser útil perante nossa orientação para usar apenas a PAAF ou acrescentar o sistema *tru-cut*, caso seja necessário.

Recentemente foi lançada no mercado uma nova agulha que permite fazer biópsia guiada por USE, obtendo um cilindro por um sistema de corte e não com o sistema *tru-cut*. O sucesso diagnóstico e o perfil de segurança da referida agulha ainda estão para ser determinados. Até o momento de redigir este capítulo foi publicado apenas um estudo avaliando a nova agulha *ProCore* (Cook Medical) de 19-gauge, no qual foram incluídos 109 pacientes com 114 lesões. A punção de biópsia guiada por USE pôde ser feita em 112 lesões (98,24%), sendo considerada a amostra obtida correta para estudo histológico em 102 lesões (89,47%). Os valores obtidos globalmente com relação à sensibilidade, especificidade, valor preditivo negativo, valor preditivo positivo e precisão diagnóstica foram 90,2;100; 78,9; 100 e 92,9%, respectivamente.[40] A princípio trata-se de resultados muito bons, mas se deve levar em consideração que o estudo foi feito em centros muito especializados, com grande número de USE e USE-PAAF, com agulha de 19-gauge, e, como já dito anteriormente, com um calibre um tanto incômodo. Portanto, terá que se esperar por novos estudos, em mais centros, incluindo estudos comparativos com citologia guiada por USE, a fim de concluir se esta nova agulha é um novo complemento para a citologia ou se pode chegar a substituí-la. Outro ponto a ser considerado é a segurança da agulha, embora no estudo de Iglesias-García *et al.* não foram relatadas complicações com relação à técnica.[40]

A USE consolidou-se como a técnica mais efetiva para caracterizar as lesões císticas pancreáticas. Utilizando a USE-PAAF podemos aspirar o conteúdo cístico, fazer análise citológica e bioquímica, e determinar a amilase e o antígeno carcinoembrionário (CEA) como indicadores de estirpe mucinosa. A sensibilidade deste marcador para identificar os cistos mucinosos, e que é, definitivamente, o principal objetivo da USE-PAAF, está abaixo de 80%.[41] Por sua vez, a citologia, neste aspecto, tem uma sensibilidade muito baixa, inferior a 50%.[41]

Os avanços técnicos têm tentado melhorar os resultados indesejáveis da USE-PAAF no estudo dos cistos pancreáticos. Assim, além do surgimento de novas agulhas, nos últimos anos também têm aparecido novos artefatos, como a escova de citologia *EchoBrush* (Cook Medical), que, como já citado anteriormente, permite fazer esfregaço intracístico com agulha 19-gauge. Os resultados disponíveis na literatura sobre o rendimento desta técnica são contraditórios. Em um estudo publicado em 2010, foi comparada a aplicação do esfregaço intracístico feito com a *EchoBrush*, em 30 pacientes, com estudo citológico do conteúdo cístico. O resultado final foi que o esfregaço intracístico melhorou o diagnóstico celular das lesões císticas pancreáticas (73 *vs.* 36%, p = 0,08), principalmente naquelas lesões de estirpe mucinosa (50 *vs.* 18%, p = 0,016).[42] No entanto, o esfregaço intracístico não pôde ser realizado por razões técnicas em 8 dos 30 pacientes, resultando em um fracasso técnico de 27%, especialmente nas lesões císticas situadas na cabeça do pâncreas. Este estudo tem sido muito criticado[43] por apresentar morbidade de 13,6% e mortalidade de 4,5% nos pacientes nos quais foi feito esfregaço intracístico, índices excessivamente altos em comparação com a segurança demonstrada pela grande maioria das manobras diagnósticas e terapêuticas feitas com a USE.[9] A morbidade de 19% com 8% de complicações graves foi também descrita por outros autores em relação ao esfregaço intracístico com *EchoBrush* em um grupo de 37 pacientes.[44] No entanto, em um estudo mais recente, no qual foram incluídas 127 punções de lesões císticas pancreáticas, feitas em 120 pacientes, foi obtido material adequado para o diagnóstico em 85,1% das punções feitas com *EchoBrush* frente a 66,3% com USE-PAAF (p < 0,05).[45] Foram descritos três casos de hemorragia intracística autolimitada e um caso de abscesso perigástrico, todos eles no grupo da *EchoBrush*. Portanto, o sucesso diagnóstico e o perfil de segurança deste dispositivo deverão ser novamente avaliados em futuros estudos de alta qualidade e maior volume. De fato, recentemente foi finalizado um estudo *ad hoc* multicêntrico nacional espanhol cujos resultados serão conhecidos em breve (dados pessoais).

Por outro lado, merece destaque uma série de dois casos clínicos nos quais um grupo espanhol descreveu pela primeira vez a realização de biópsia da parede cística com um pinça de biópsia de 0,8 mm de diâmetro e 220 cm de comprimento (*PolyScope*; Lumenis Surgical) introduzida através de uma agulha de 19-gauge.[46] A biópsia obtida permitiu fazer o diagnóstico correto das lesões. O papel que esta técnica original pode desempenhar só o futuro mostrará.

Embora se execute uma técnica correta com uma ferramenta adequada, também é importante fazer uma correta manipulação da amostra obtida. Fixar a amostra em solução líquida de análise celular melhora os resultados com relação à citologia sobre lâmina, principalmente quando não há citologista presente na sala.[47] Em um estudo, no qual foram analisados, retrospectivamente, os resultados obtidos por citologia e análise celular em 611 pacientes com tumores pancreáticos, observou-se que a precisão diagnóstica foi de 68 e 86,5%, respectivamente (p < 0,001).[48] Além disso, a análise celular permite usar técnicas de imunoistoquímica e biologia molecular, aumentando o sucesso diagnóstico em patologias como o linfoma.[49] Em contrapartida, estas soluções são mais onerosas do que as lâminas para citologia e existem autores que colocam em dúvida seu custo-efetividade.[48]

A presença de um citologista na sala de endoscopia pode aumentar a precisão diagnóstica em torno de 10 a 15%. Além de liberar a amostra em uma solução de preservação líquida, outra forma de compensar a ausência de citologista na sala é o aumento do número de fragmentos. Esta é uma questão que também tem sido muito estudada, recomendando-se pelo menos três fragmentos para garantir uma amostra adequada em adenopatias e cinco fragmentos em tumores pancreáticos. Entretanto, em um estudo que incluiu 192 pacientes com tumor de pâncreas, combinando os resultados cito e histológico, obteve-se material adequado em 98,9% dos pacientes com média de apenas 1,88 amostras e com valores de sensibilidade, especificidade, valor preditivo positivo, valor preditivo negativo e precisão diagnóstica de 82,9; 98,2; 99,1; 70,9 e 87,5%, respectivamente.[50] Portanto, parece que a combinação da análise citológica e histológica também oferece a vantagem de diminuir o número de amostras necessário para se alcançar um diagnóstico. Estes autores recomendam tentar o estudo histológico, pelo menos sempre que se suspeitar de um tumor pancreático de estirpe não adenocarcinomatosa.[50]

Tabela 27.1. Características das lesões císticas pancreáticas[6]

	Quadro clínico	Achados ecoendoscópicos	Líquido	Citologia	Potencial maligno
Pseudocisto	Histórico de pancreatite grave ou moderada	Anecoico, parede espessa, raras septações, linfonodos regionais inflamatórios podem ser vistos	Fino, amarronzado	Neutrófilos, macrófagos, histiócitos; coloração negativa para mucina	Nenhum
IPMN	Histórico de pancreatite, dor abdominal ou achado incidental	Ducto pancreático principal dilatado ou ductos secundários; pode ser um cisto septado; pode ter um componente sólido	Viscoso, claro	Células colunares mucinosas com atipia variável; coloração positiva para mucina	Sim
Cistoadenoma mucinoso	Geralmente um achado incidental, mas pode causar dor abdominal e massa palpável	Macrocístico, septado; calcificações periféricas, componentes sólidos e linfonodos regionais quando malignos	Viscoso, claro	Células colunares mucinosas com atipia variável; coloração positiva para mucina	Sim
Cistoadenoma seroso	Geralmente um achado incidental, mas pode causar dor abdominal e massa palpável	Microcístico com padrão "favo de mel"; raramente possui componente macrocístico; calcificação central	Fino, claro ou serossanguinolento	Epitélio cuboide com coloração positiva para glicogênio	Quase nulo
Neoplasia endócrina cística	Pode ter características clínicas de neoplasia endócrina sólida pancreática	Cisto unilocular ocupa quase toda a neoplasia	Fino, claro	Células monomórficas de tumor endócrino; coloração positiva para cromogranina e sinaptofisina	Sim
Neoplasia sólida pseudopapilar	Geralmente um achado incidental; raramente causa desconforto abdominal	Componentes sólidos e císticos	Sanguinolento e com debris necróticos	Células monomórficas com núcleo arredondado; eosinofílico; coloração positiva para vimentina e α_{-1}-antitripsina	Sim
Adenocarcinoma ductal com degeneração cística	Icterícia indolor, dor abdominal/lombar ou raramente com pancreatite	Massa sólida primariamente com espaços císticos	Sanguinolento com ou sem debris	Pode ser observado adenocarcinoma maligno, mas vários graus de atipia podem estar presentes	Já presente

Fonte: Jacobson BC, Baron TH et al.

Cistos pancreáticos não neoplásicos

Os cistos pancreáticos não neoplásicos são raros e, geralmente, assintomáticos, não necessitando de tratamento específico. Na maioria das vezes, são diagnosticados depois de uma ressecção devido à suspeita de se tratar de uma neoplasia cística pancreática no pré-operatório. Eles incluem cistos verdadeiros, cistos de retenção, cistos mucinosos não neoplásicos e cistos linfoepiteliais.

Neoplasias císticas pancreáticas

A identificação de neoplasias císticas pancreáticas é importante, pois algumas possuem potencial maligno e têm indicação cirúrgica. Seus quatro subtipos são:

1. Neoplasia cística serosa.
2. Neoplasia cística mucinosa.
3. Neoplasia mucinosa papilar intraductal.
4. Neoplasia sólida pseudopapilar.

Neoplasia cística serosa

A maioria das neoplasias císticas serosas são cistoadenomas, que são neoplasias benignas formadas por células cuboidais, ricas em glicogênio, originadas de células centroacinares do pâncreas exócrino. Localizam-se predominantemente no corpo e cauda pancreáticos e são mais diagnosticadas em mulheres acima de 60 anos.[13-15]

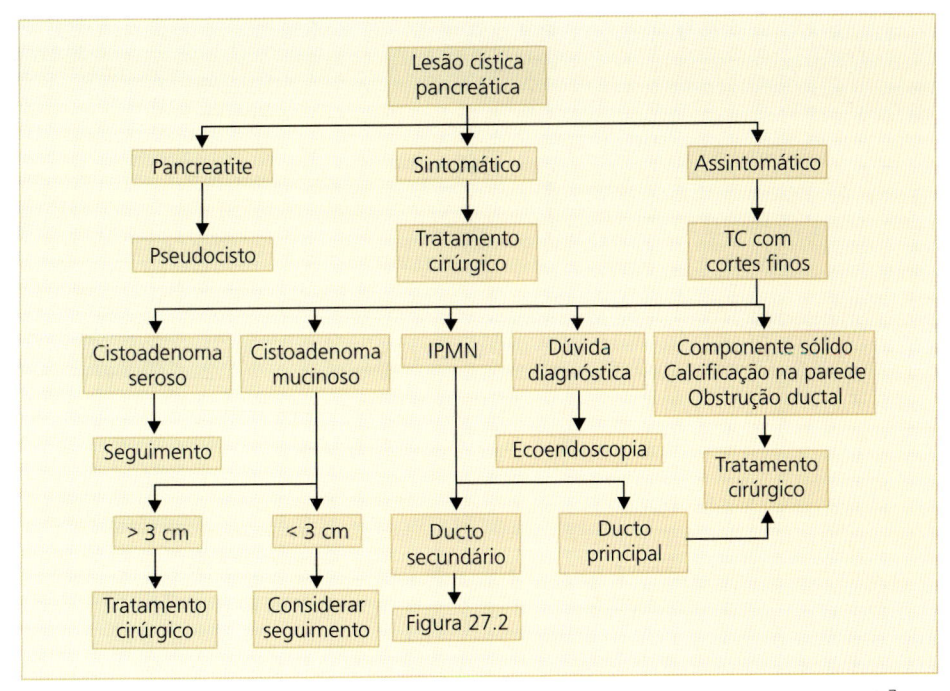

Figura 27.1. Abordagem das lesões císticas pancreáticas. (Adaptada de Figueiras *et al.*)[7]

À ecoendoscopia podemos caracterizar as lesões em suas variações morfológicas, que incluem a microcística, a macrocística e a mista. A variação mais frequente é a microcística, que consiste em uma lesão hipoecoica, heterogênea, com vários cistos anecoicos separados por septos finos e regulares, determinando um aspecto em "favo de mel" (Fig. 27.3). Estes septos podem coalescer formando uma cicatriz central, que, quando calcificada, denota um sinal patognomônico nos exames de imagem. A variação macrocística é composta por um ou mais cistos acima de 20 mm, dificultando sua diferenciação com as lesões mucinosas. O padrão misto, com cistos de tamanhos variados, macro e micro, pode ser encontrado mais frequentemente que o macrocístico.

Uma vez que sua degeneração maligna é extremamente rara, um tratamento só é necessário quando há presença de sintomas ou quando ocorre um crescimento rápido da lesão. Na maioria, está indicado um acompanhamento clínico ou por exames de imagem.

Neoplasia cística mucinosa

As neoplasias císticas mucinosas ocorrem quase que exclusivamente em mulheres e são mais comumente diagnosticadas acima dos 40 anos de idade. Possuem um grau de atipia celular variável e secretam mucina, semelhantemente às neoplasias mucinosas papilares intraductais.[15,16] Entretanto, em contraste com estas últimas, não se comunicam com os ductos pancreáticos e apresentam tecido estromal semelhante ao ovariano que tipicamente tem origem do corpo ou cauda pancreáticos.[17,18]

À ecoendoscopia podemos caracterizá-la mais frequentemente como uma lesão macrocística, que pode ser multiloculada, ou microcística, que é mais rara. Suas paredes são geralmente finas e bem definidas em relação ao parênquima pancreático. Evidências de nodularidade mural, calcificação na parede (aspecto em casca de ovo) e obstrução ductal são indicativos de malignidade da lesão (Fig. 27.4).

Tabela 27.2. Análise do conteúdo cístico por citologia, amilase, CEA e CA 19-9[9]

Valor de corte	Diagóstico	Sensibilidade (%)	Especificidade (%)
Amilase < 250 U/L	Seroso, Mucinoso ou Lesão mucinosa maligna	44	98
CEA < 5 ng/mL	Seroso, Pseudocisto	50	95
CEA > 800 ng/mL	Mucinoso, Lesão mucinosa maligna	48	98
CA 19-9 < 37 U/L	Seroso, Pseudocisto	19	94
Citologia com células malignas	Lesão mucinosa maligna	–	48

Fonte: Van der Waaij LA.

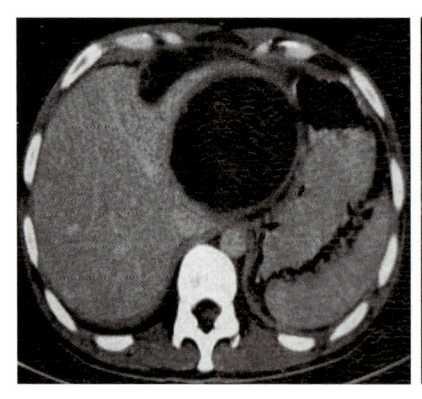

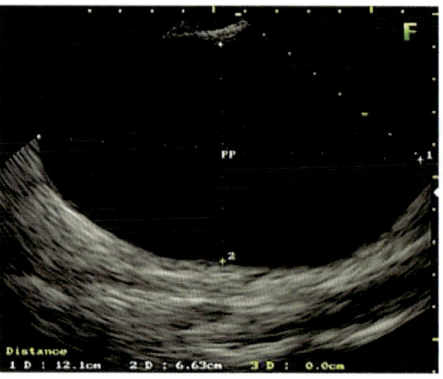

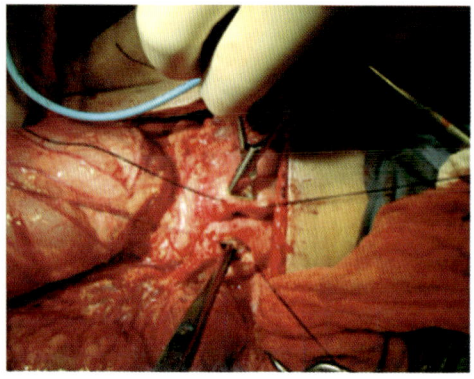

Figura 27.2. TC de abdome evidencia volumoso pseudocisto pancreático situado no mesogástrio, com paredes espessas e contato com a parede gástrica. À ecoendoscopia setorial percebe-se volumoso pseudocisto com conteúdo anecoico, medindo 12,1 × 6,6 cm. A drenagem ecoguiada falhou em decorrência da parede espessa do pseudocisto com impossibilidade de dilatação do trajeto. Paciente foi submetido a cistogastrostomia cirúrgica.

A OMS classificou seu aspecto patológico em adenoma (cistoadenoma mucinoso), *borderline* e maligno (cistoadenocarcinoma mucinoso).[10] Devido ao seu potencial maligno, caso o paciente tenha condições clínicas, sua ressecção cirúrgica está geralmente recomendada.

Neoplasia mucinosa papilar intraductal (IPMN)

As neoplasias mucinosas papilares intraductais são lesões produtoras de mucina, originadas do sistema pancreático ductal, que exibem graus de atipia celular variável e causam dilatação dos ductos pancreáticos.[19] Têm um pico de incidência acima dos 50 anos de idade e igual distribuição entre os sexos.

De forma semelhante às neoplasias mucinosas, podem ser classificadas de acordo com o grau de atipia em adenoma, *borderline* ou carcinoma mucinoso papilar intraductal. Localizam-se principalmente na cabeça do pâncreas, sendo comum a presença de doença multifocal (Fig. 27.5).[10]

Em relação ao acometimento do sistema ductal, a IPMN pode acometer o ducto pancreático principal, os secundários ou ambos. Sabe-se que o acometimento dos ductos secundários evolui com menos frequência para um carcinoma invasivo, o que é importante para a definição de conduta.

O último consenso internacional, realizado em 2012,[20] indica as características para o tratamento cirúrgico das IPMN de ductos secundários, com seu manejo clínico dependendo do grau de acometimento do ducto pancreático principal ou secundário, da presença de componente sólido, da ocorrência de calcificações e do tamanho do cisto (Fig. 27.6).

Neoplasia sólida pseudopapilar

As neoplasias sólidas pseudopapilares pancreáticas são raras e ocorrem geralmente em mulheres jovens com menos de 35 anos de idade. Elas mais comumente se localizam no corpo e cauda pancreáticos, e podem conter ambos os componentes, sólido e cístico, além de áreas de calcificação.[21,22]

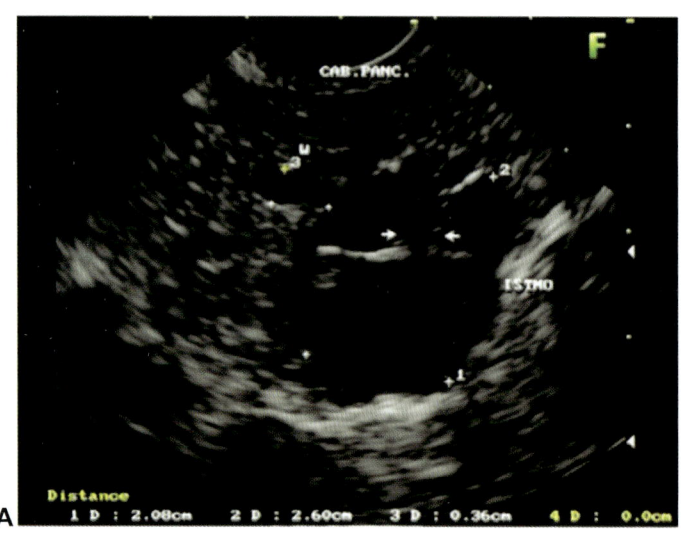

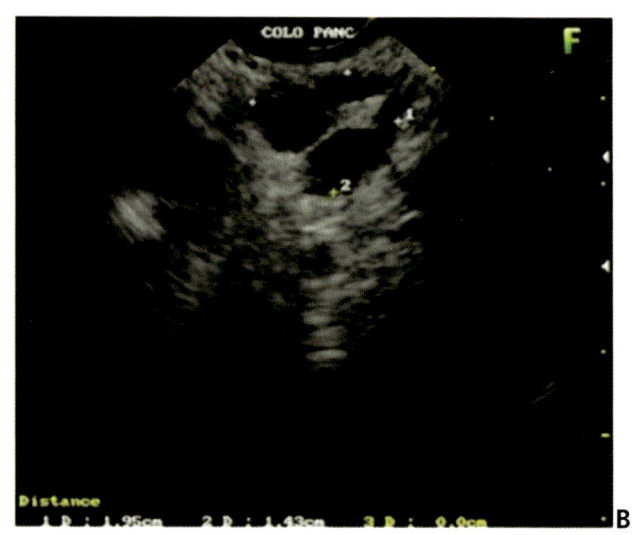

Figura 27.3. Lesões císticas na cabeça (**A**) e colo (**B**) do pâncreas caracterizadas por vários pequenos cistos agrupados e traves hiperecogênicas no centro (cicatriz estrelar). O aspecto ecoendoscópico é sugestivo de cistoadenoma seroso.

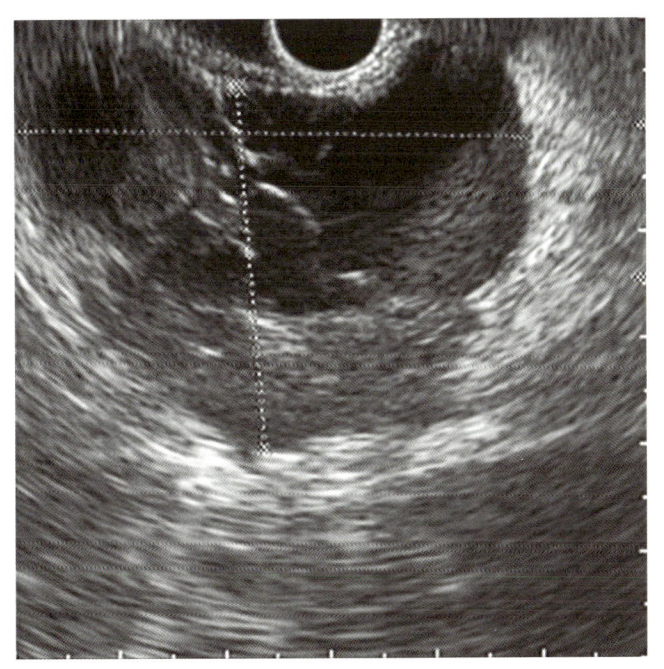

Figura 27.4. Ecoendoscopia setorial demonstrando imagem cística de 47 × 34 mm, em corpo pancreático, com traves e conteúdo espesso interno, compatível com neoplasia mucinosa (cistoadenoma mucinoso).

TRATAMENTO ENDOSCÓPICO

O tratamento endoscópico para drenagem de coleções líquidas pancreáticas é aceito como uma opção menos invasiva que a drenagem cirúrgica ou percutânea.

Apesar de existirem terapêuticas ecoguiadas de ablação para neoplasias císticas com injeção de etanol ou outros agentes ablativos, seu uso está restrito a casos selecionados e não devem ser utilizadas rotineiramente na prática clínica.[23-26]

DRENAGEM ENDOSCÓPICA DE COLEÇÕES LÍQUIDAS PANCREÁTICAS

Indicações

As indicações para drenagem endoscópica são geralmente feitas pela sintomatologia do paciente. Os principais sintomas que indicam o procedimento são dor abdominal, retardamento no esvaziamento gástrico, saciedade precoce, perda de peso e icterícia, porém outras indicações são infecção cística ou aumento de seu tamanho.

Dentre as coleções líquidas pancreáticas, as que apresentam uma parede bem definida são as que têm um tempo maior que 4 semanas após o episódio de pancreatite, nas quais a parede da coleção está maturada, tornando a drenagem tecnicamente factível.

Em outro aspecto, somente o tamanho dos pseudocistos não é uma indicação para a sua drenagem, porém sabe-se que, quando atingem dimensões maiores que 6 cm, eles tendem a ser sintomáticos.

Desta forma, podemos resumir as indicações em:

- Sinais e sintomas clínicos.
- Tamanho maior que 6 cm.
- Tempo acima de 4 semanas.

Técnica

A abordagem endoscópica para drenagem de um pseudocisto pode ser transpapilar, transmural ou uma combinação das duas.[27-31] A decisão de qual método a ser utilizado deve ser fundamentada na relação anatômica da coleção com o estômago e duodeno, com a presença de comunicação ductal e no seu tamanho.

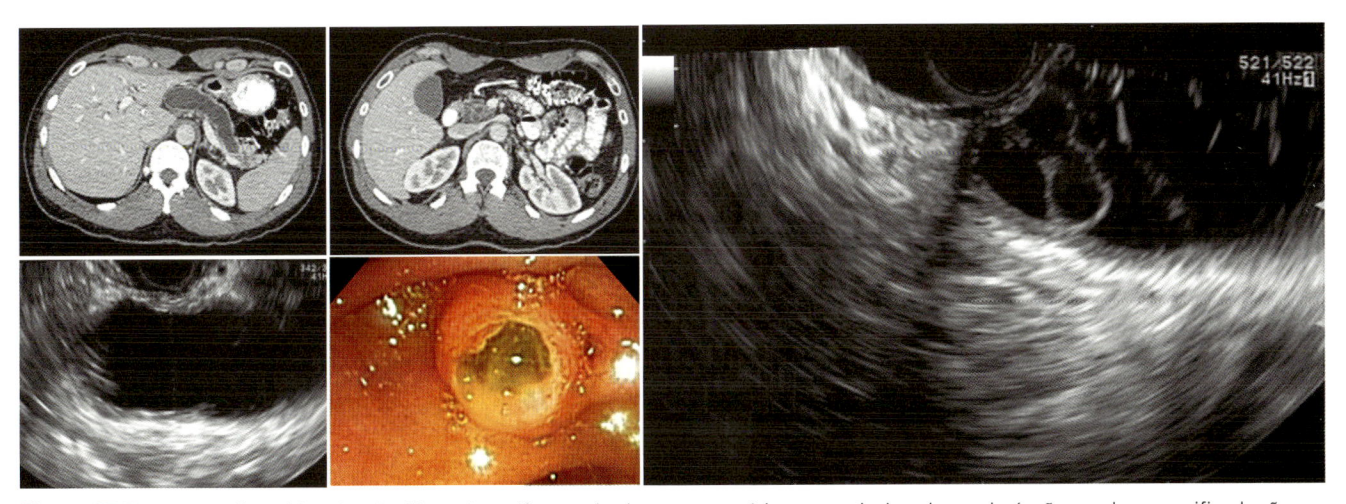

Figura 27.5. Tomografia evidenciando dilatação uniforme do ducto pancreático, a partir da cabeça do órgão, onde se verifica lesão cística multiseptada. À ecoendoscopia verifica-se dilatação do ducto pancreático e, na cabeça do pâncreas, lesão macrocística com septos finos, não comunicante ao ducto de Wirsung. A imagem endoscópica demonstra papila pátula com drenagem de material mucoide. A ecopunção demonstrou tratar-se de IPMN.

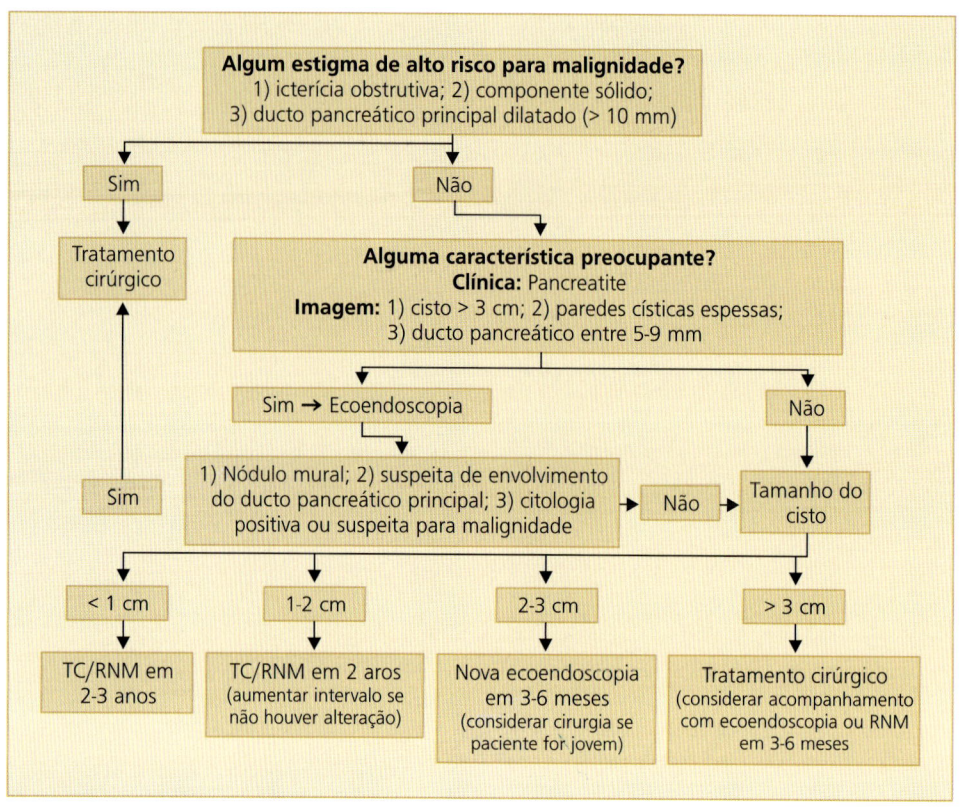

Figura 27.6. Abordagem do IPNM de ducto secundário. (Fonte: Tanaka M et al.).[20]

Técnica transpapilar

A terapia de drenagem transpapilar pela colocação de uma prótese pancreática, com ou sem esfincterotomia, pode ser adequada se a coleção tiver comunicação com o ducto pancreático principal.[32,33]

Uma vantagem da abordagem transpapilar sobre a transmural é a prevenção de hemorragia ou perfuração que podem ocorrer com esta última. A desvantagem seria que uma prótese pancreática pode induzir a uma cicatrização e fibrose do ducto pancreático principal, alterando sua anatomia em pacientes cujo ducto pancreático é normal e, ainda, dificultando a adequada drenagem de coleções maiores.[34,35]

Técnica transmural

Esta técnica de drenagem é obtida pela colocação de uma ou mais próteses através da parede gástrica ou duodenal.

Uma avaliação ecoendoscópica antes da drenagem pode ser feita para reduzir as chances de complicação, definindo a melhor topografia para a punção e drenagem da coleção.[31, 36-39] A inviabilidade da realização de uma ecoendoscopia não significa a suspensão do procedimento, exceto nos casos em que não haja um abaulamento endoscopicamente visível, a presença de vasos interpostos ou uma falha prévia na tentativa de drenagem. Nestes casos, o local de punção deve ser o ponto máximo de compressão extrínseca causada pela coleção.

A punção da coleção é realizada com uma agulha de grande calibre ou um estilete com eletrocautério.[30] Após a passagem de um fio-guia na cavidade, é realizada uma dilatação balonada do trajeto seguida da colocação de uma ou mais próteses, geralmente plásticas tipo duplo *pigtail*, para se obter a drenagem.

Recentemente, o uso de próteses metálicas autoexpansíveis tem-se tornado uma alternativa às próteses plásticas, com a vantagem de formarem uma fístula de maior diâmetro, reduzindo o risco de obstrução precoce e, ainda, permitindo um acesso endoscópico para exploração da cavidade.[40-45] Esta técnica vem sendo utilizada com boa frequência em nosso serviço (HC-FMUSP), onde foram obtidos resultados satisfatórios na resolução, tanto de pseudocistos como em *walled-off necrosis*, nos quais são necessárias reabordagens e sessões de lavagens internas da coleção.

Complicações

Recomenda-se que a drenagem endoscópica de uma coleção pancreática seja realizada somente com a disponibilidade de radioscopia e suporte clínico adequado caso haja complicações.[46] As complicações podem ocorrer durante o procedimento ou a partir da drenagem inadequada do conteúdo das coleções ou de restos necróticos.

A principal complicação desta técnica é a infecção, geralmente causada por obstrução das próteses, especialmente quando o conteúdo da coleção é espesso ou está associado à presença de restos necróticos. Outras complicações incluem sangramento, perfuração, pancreatite, broncoaspiração do conteúdo da coleção, migração da prótese, lesão ao ducto pancreático e complicações da sedação.

Resultados

O resultado após uma tentativa de drenagem endoscópica depende do tipo de coleção e da experiência do endoscopista.[46,47] De uma forma geral, o sucesso da drenagem endoscópica dos pseudocistos é obtido em 82 a 89% dos casos, com as taxas de complicação em 5 a 16% e as taxas de recorrência de 4 a 18%.[48-50]

A experiência com drenagem endoscópica de *walled-off necrosis* é mais limitada, mas conseguiu resolução não cirúrgica bem-sucedida em 31 de 43 pacientes (72%).[46,49] Um relato de drenagem transmural de abscessos pancreáticos obteve uma boa resolução em 10 dos 11 abscessos de cavidade, ocorrendo sangramento autolimitado em apenas um paciente.[51]

REFERÊNCIAS BIBLIOGRÁFICAS

1. Spinelli KS, Fromwiller TE, Daniel RA *et al.* Cystic pancreatic neoplasms: observe or operate. *Ann Surg* 2004;239:651.
2. Hamilton SR, Aaltonen LA. Pathology and genetics of tumours of the digestive system. In: Kleihues P, Sobin LH. (Eds.). *World Health Organization classification of tumours*. Lyon (France): IARC, 2000.
3. Fernandez-del Castillo C, Targarona J, Thayer SP *et al.* Incidental pancreatic cysts: clinicopathologic characteristics and comparison with symptomatic patients. *Arch Surg* 2003;138:427-34.
4. Martin I, Hammond P, Scott J *et al.* Cystic tumours of the pancreas. *Br J Surg* 1998;85:1484-86.
5. Le Borgne J, de Calan L, Partensky C. Cystadenomas and cystadeno- carcinomas of the pancreas: a multi-institutional retrospective study of 398 cases. *Ann Surg* 1999;230:152-61.
6. Jacobson BC, Baron TH, Adler DG *et al.* ASGE guideline: The role of endoscopy in the diagnosis and the management of cystic lesions and inflammatory fluid collections of the pancreas. *Gastrointest Endosc* 2005 Mar.;61(3):363-70.
7. Figueiras RG *et al.* The spetrum of cystic masses of the pancreas: imaging features and diagnostic difficulties. *Curr Probl Dagn Radiol* 2007;36:199-212.
8. Aghdassi A *et al.* Diagnosis and treatment of pancreatic pseudocysts in chronic pancreatitis. *Pancreas* 2008;36(2):105-112.
9. van der Waaij LA, van Dullemen HM, Porte RJ. Cyst fluid analysis in the differential diagnosis of pancreatic cystic lesions: a pooled analysis. *Gastrointest Endosc* 2005;62(3):383-89.
10. Fasanella KE, McGrath K. Cystic lesions and intraductal neoplasms of the pâncreas. *Best Pract Res Clin Gastroenterol* 2009;23:25.
11. Fernández-del Castillo C, Targarona J, Thayer SP *et al.* Incidental pancreatic cysts:clinicopathologic characteristics and comparison with symptomatic patients. *Arch Surg* 2003;138:427.
12. Matthes K, Mino-Kenudson M, Sahani DV *et al.* Concentration- dependent ablation of pancreatic tissue by EUS-guided ethanol injec- tion. *Gastrointest Endosc* 2007;65:272-77.
13. Compagno J, Oertel JE. Microcystic adenomas of the pâncreas (glycongen-rich cystadenomas): a clinicopathologic study of 34 cases. *Am J Clin Pathol* 1978;69:289.
14. Pyke CM, van Heerden JA, Colby TV *et al.* The spectrum of serous cystadenoma of the pâncreas. Clinical, pathologic, and surgical aspects. *Ann Surg* 1992;215:132.
15. Lundstedt C, Dawiskiba S. Serous and mucinous cystadenoma/cystadenocarcinoma of the pancreas. *Abdom Imaging* 2000;25:201.
16. Sarr MG, Carpenter HA, Prabhakar LP *et al.* Clinical and pathologic correlation of 84 mucinous cystic neoplasms of the pancreas: can one reliably differentiate benign from malignant (or premalignant) neoplasms? *Ann Surg* 2000;231:205.
17. Zamboni G, Scarpa A, Bogina G *et al.* Mucinous cystic tumors of the pancreas: clinicopathological features, prognosis, and relationship to other mucinous cystic tumors. *Am J Surg Pathol* 1999;23:410.
18. Reddy RP, Smyrk TC, Zapiach M *et al.* Pancreatic mucinous cystic neoplasm defined by ovarian stroma: demographics, clinical features, and prevalence of câncer. *Clin Gastroenterol Hepatol* 2004;2:1026.
19. D'angelica M, Brennan MF, Suriawinata AA *et al.* Intraductal papillary mucinous neoplasms of the pancreas: an analysis of clinicopathologic features and outcome. *Ann Surg* 2004;239:400.
20. Tanaka M, Fernández-del Castillo C, Adsay V *et al.* International consensus guidelines 2012 for the management of IPMN and MCN of the pancreas. *Pancreatology* 2012;12(3):183-97.
21. Master SS, Savides TJ. Diagnosis of solid-pseudopapillary neoplasm of the pancreas by EUS-guided FNA. *Gastrointest Endosc* 2003;57:965.
22. Mergener K, Detweiler SE, Traverso LW. Solid pseudopapillary tumor of the pancreas: diagnosis by EUS-guided fine-needle aspiration. *Endoscopy* 2003;35:1083.
23. Aslanian H, Salem RR, Marginean C *et al.* EUS-guided etanol injection of normal porcine pancreas: a pilot study. *Gastrointest Endosc* 2005;62:723-27.
24. Matthes K, Mino-Kenudson M, Sahani DV *et al.* EUS-guided injection of paclitaxel (OncoGel) provides therapeutic drug concentrations in the porcine pancreas (with video). *Gastrointest Endosc* 2007;65:448-53.
25. Jurgensen C, Schuppan D, Neser F *et al.* EUS-guided alcohol ablation of an insulinoma. *Gastrointest Endosc* 2006;63:1059-62.
26. Banks PA, Bollen TL, Dervenis C *et al.* Classification of acute pancreatitis – 2012: revision of the Atlanta classification and definitions by international consensus. *Gut* 2013;62:102-111.
27. Libera ED, Siqueira ES, Morais M *et al.* Pancreatic pseudocysts transpapillary and transmural drainage. *HPB Surg* 2000;11:333-38.
28. Barthet M, Sahel J, Bodiou-Bertei C *et al.* Endoscopic trans-papillary drainage of pancreatic pseudocysts. *Gastrointest Endosc* 1995;42:208-13.
29. Catalano MF, Geenen JE, Schmalz MJ, *et al.* Treatment of pancreatic pseudocysts with ductal communication by transpapillary pancreatic duct endoprosthesis. *Gastrointest Endosc* 1995;42:214-18.
30. Monkemuller KE, Baron TH, Morgan DE. Transmural drainage of pancreatic fluid collections without electrocautery using the Seldinger technique. *Gastrointest Endosc* 1998;48:195-200.
31. Binmoeller KF, Seifert H, Walter A *et al.* Transpapillary and transmural drainage of pancreatic psuedocysts. *Gastrointest Endosc* 1995;42:219-24.
32. Catalano MF, Geenen JE, Schmalz MJ *et al.* Treatment of pancreatic pseudocysts with ductal communication by transpapillary pancreatic duct endoprosthesis. *Gastrointest Endosc* 1995;42:214-18.

33. Barthet M, Sahel J, Bodiou-Bertei C et al. Endoscopic transpapillary drainage of pancreatic pseudocysts. *Gastrointest Endosc* 1995;42:208-13.
34. Kozarek RA. Pancreatic stents can induce ductal changes consistent with chronic pancreatitis. *Gastrointest Endosc* 1990;36:93-95.
35. Smith MT, Sherman S, Ikenberry SO et al. Alterations in pancreatic ductal morphology following polyethylene pancreatic stent therapy. *Gastrointest Endosc* 1996;44:268-75.
36. Chak A. Endosonographic-guided therapy of pancreatic pseudocysts. *Gastrointest Endosc* 2000;52:S23-27.
37. Smits ME, Rauws EA, Tytgat GN et al. The efficacy of endoscopic treatment of pancreatic pseudocysts. *Gastrointest Endosc* 1995;42:202-7.
38. Norton ID, Clain JE, Wiersema MJ et al. Utility of endoscopic ultrasonography in endoscopic drainage of pancreatic pseudocysts in selected patients. *Mayo Clin Proc* 2001;76:794-98.
39. Giovannini M, Pescnti C, Rolland AL et al. Endoscopic ultrasound-guided drainage of pancreatic pseudocysts or pancreatic abscesses using a therapeutic echo endoscope. *Endoscopy* 2001;33:473-77.
40. Talreja JP, Shami VM, Ku J et al. Transenteric drainage of pancreatic- fluid collections with fully covered self-expanding metallic stents. *Gastrointest Endosc* 2008;68:1199-203.
41. Tarantino I, Barresi L, Fazio V et al. EUS-guided self-expandable stent placement in 1 step: a new method to treat pancreatic abscess. *Gastrointest Endosc* 2009;69:1401-3.
42. Tarantino I, Traina M, Barresi L et al. Transgastric plus transduodenal necrosectomy with temporary metal stents placement for treatment of large pancreatic necrosis. *Pancreas* 2010;39:269-70.
43. Belle S, Collet P, Post S et al. Temporary cystogastrostomy with self-expanding metallic stents for pancreatic necrosis. *Endoscopy* 2010 June;42(6):493-95.
44. Weilert F, Binmoeller KF, Shah JN et al. Endoscopic ultrasound-guided drainage of pancreatic fluid collections with indeterminate adherence using temporary covered metal stents. *Endoscopy* 2012 Aug.;44(8):780-83.
45. Penn DE, Draganov PV, Wagh MS et al. Prospective evaluation of the use of fully covered self-expanding metal stents for EUS-guided transmural drainage of pancreatic pseudocysts. *Gastrointest Endosc* 2012 Sept.;76(3):679-84.
46. Baron TH, Harewood GC, Morgan DE et al. Outcome differences after endoscopic drainage of pancreatic necrosis, acute pancreatic pseudocysts, and chronic pancreatic pseudocysts. *Gastrointest Endosc* 2002;56:7-17.
47. Harewood GC, Wright CA, Baron TH. Impact on patient outcomes of experience in the performance of endoscopic pancreatic fluid collection drainage. *Gastrointest Endosc* 2003;58:230-35.
48. Telford JJ, Farrell JJ, Saltzman JR et al. Pancreatic stent placement for duct disruption. *Gastrointest Endosc* 2002;56:18-24.
49. Baron TH, Thaggard WG, Morgan DE et al. Endoscopic therapy for organized pancreatic necrosis. *Gastroenterology* 1996;111:755-64.
50. Beckingham IJ, Krige JE, Bornman PC et al. Long term outcome of endoscopic drainage of pancreatic pseudocysts. *Am J Gastroenterol* 1999;94:71-74.
51. Park JJ, Kim SS, Koo YS et al. Definitive treatment of pancreatic abscess by endoscopic transmural drainage. *Gastrointest Endosc* 2002;55:256-62.

Cápsula Endoscópica nos Tumores do Intestino Delgado

28

María Teresa Galiano

INTRODUÇÃO

Os tumores do intestino delgado são raros e representam de 1 a 2% de todos os tumores malignos gastrintestinais.[1,2] A baixa incidência chama a atenção, levando-se em conta o fato de que o intestino delgado engloba 75% do comprimento e 90% da área da superfície mucosa do trato digestório. Várias teorias têm sido propostas para explicar esta resistência à carcinogênese, incluindo o curto tempo de contato com potenciais carcinógenos, a reduzida concentração intestinal de potenciais carcinógenos, altas concentrações de secreções biliares e pancreáticas, baixa concentração de bactérias e sistemas linfáticos e imunes mediados por anticorpos de imunoglobulina A (IgA) bem desenvolvidos localmente.[3]

Os sintomas não são específicos e a falta de sinais físicos típicos e de exames laboratoriais serve para explicar o longo período de latência antes de se estabelecer o diagnóstico. Esta demora em identificar a patologia contribui para um prognóstico ruim e para a presença de metástase em 50% dos indivíduos no momento do diagnóstico. Aproximadamente 2/3 dos tumores do intestino delgado são malignos.[4]

TUMORES BENIGNOS DO INTESTINO DELGADO

Os tumores benignos do intestino delgado incluem adenomas, leiomiomas, lipomas, hamartomas, tumores desmoides, hemangiomas, linfangiomas, neurofibromas, ganglioneuromas e tumores inflamatórios, dependendo da célula de origem (Figs. 28.1 a 28.3).[5]

Os adenomas, habitualmente, aparecem no duodeno, ao nível da ampola de Vater. Eles são classificados como tubulares, vilosos ou tubulovilosos; seguem a sequência adenoma-carcinoma, como a descrita no câncer colorretal (CCR).[6] Os adenomas tubulares têm um potencial maligno relativamente baixo, enquanto que os adenomas vilosos têm um risco significativo de transformação maligna. Um foco de carcinoma *in situ* pode ser detectado em 40% destes adenomas vilosos duodenais[7] e, frequentemente, são detectados pólipos colônicos sincrônicos; por isso, deve ser feita uma colonoscopia nestes pacientes. Os adenomas duodenais, regularmente, desenvolvem-se na síndrome da polipose adenomatosa familiar (PAF), na qual existe maior risco para a transformação maligna do que em casos esporádicos.

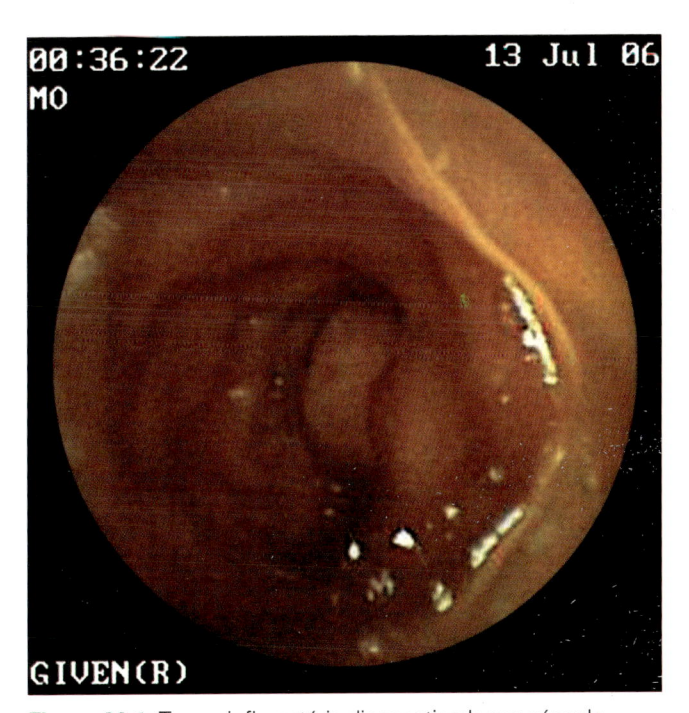

Figura 28.1. Tumor inflamatório diagnosticado por cápsula endoscópica (CE).

Os leiomiomas são tumores de células musculares lisas que surgem da muscular própria, geralmente são pequenos e bem circunscritos. O pico de incidência é visto na 6ª década de vida. A transformação maligna é incomum quando são menores que 4 cm de diâmetro. É necessário diferenciá-los dos tumores gastrintestinais estromais (GIST).

A hiperplasia da glândula de Brunner é definida como uma hiperplasia benigna das estruturas glandulares exócrinas na região pós-pilórica do duodeno e não apresenta risco de malignidade.

A neurofibromatose sistêmica (doença de Von Recklinghausen) envolve o intestino delgado em até 25% dos pacientes. Os neurofibromas da submucosa tendem, em sua grande

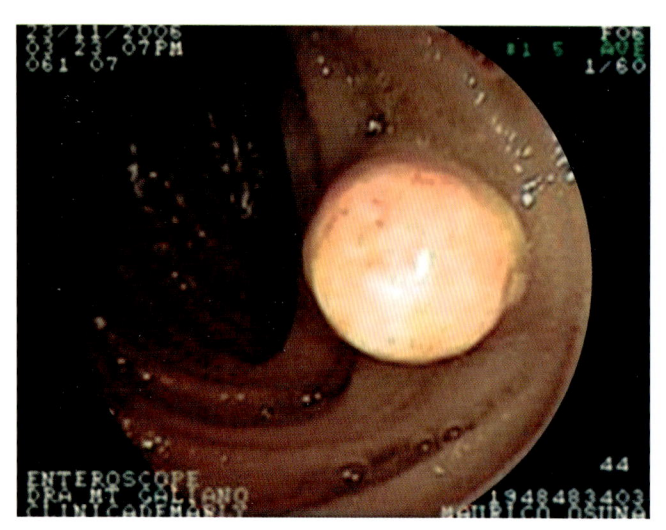

Figura 28.2. Tumor inflamatório em enteroscopia assistida por balões (EAB).

parte, a ser assintomáticos, mas a ulceração da mucosa subjacente poderia ser causa de sangramento gastrintestinal.

Os hamartomas são encontrados na síndrome de Peutz-Jeghers (SPJ), um distúrbio autossômico dominante pouco comum que se caracteriza por múltiplos pólipos gastrintestinais hamartomatosos (não neoplásicos) encontrados no trato gastrintestinal, e os pacientes com SPJ apresentam uma pigmentação mucocutânea de melanina característica. Estes pólipos hamartomatosos surgem do tecido estromal da muscular da mucosa e variam em tamanho desde poucos milímetros até 5 cm. Apresentam mucosa subjacente normal e desenvolvem-se precocemente na 1ª década de vida, tornando-se assintomáticos entre os 10 e 30 anos, e caracterizam-se por sinais de intussuscepção, obstrução intestinal ou ulceração com sangramento. Uma mutação da linha germinal no gene LKB1/STK11 pode ser encontrada em 50% das famílias. Os hamartomas, como tal, não causam risco de câncer, mas pode haver formação de tecido adenomatoso em 5% deles. Até 90% dos pacientes com SPJ têm risco de desenvolver câncer durante a vida, incluindo câncer de cólon, de intestino delgado, de pancreático, de cérvix, uterino, de ovário, de mama, de testículo e de pulmão.[8]

TUMORES MALIGNOS DO INTESTINO DELGADO

O câncer do intestino delgado tem quatro subtipos histológicos principais: o adenocarcinoma é a malignidade mais comum (envolvendo de 40 a 50% de todas as neoplasias primárias de intestino delgado),[3] seguido por tumores neuroendócrinos (20-40%, principalmente carcinoides, que se localizam no íleo), linfomas (14%) e GIST (11-13%).

A idade média do diagnóstico é de 57 anos (média de 67 anos), o sexo masculino é ligeiramente mais afetado e os afro-americanos têm quase o dobro de incidência comparados aos caucasianos.[2]

Adenocarcinoma do intestino delgado

Esta malignidade ocorre mais frequentemente dentro do duodeno (49%), principalmente ao redor da ampola de Vater, e, com menor frequência, no jejuno (21%) e no íleo (15%).[9] É mais comum em homens do que em mulheres e 2 vezes mais comum em afro-americanos. Nos casos associados à doença de Crohn, 70% dos adenocarcinomas encontram-se no íleo.[10] Os fatores de risco para este tipo de tumor incluem: doença de Crohn,[11] PAF,[12] e síndrome hereditária de câncer colorretal não polipoide. O tabagismo, o consumo de álcool, a ingestão elevada de açúcar, carne vermelha, alimentos salgados e defumados ou a baixa ingestão de peixes, frutas e vegetais e fatores ambientais, como radioterapia, todos têm sido associados com um risco aumentado para desenvolver tumores do intestino delgado (Figs. 28.4 a 28.6).[13,14]

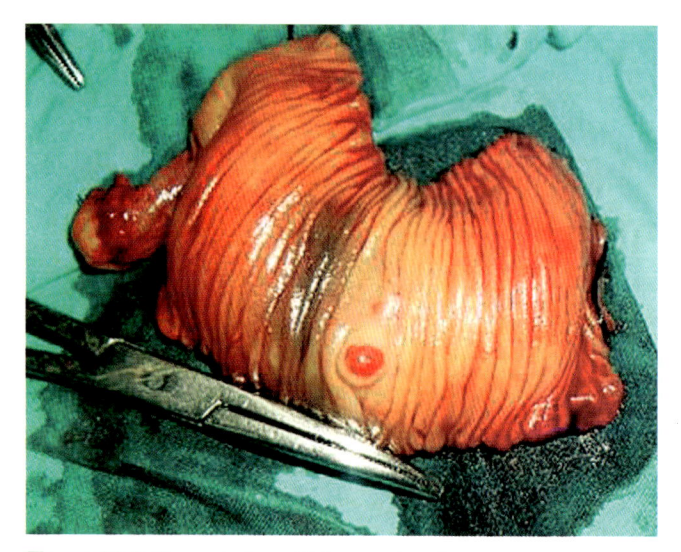

Figura 28.3. Tumor inflamatório em cirurgia.

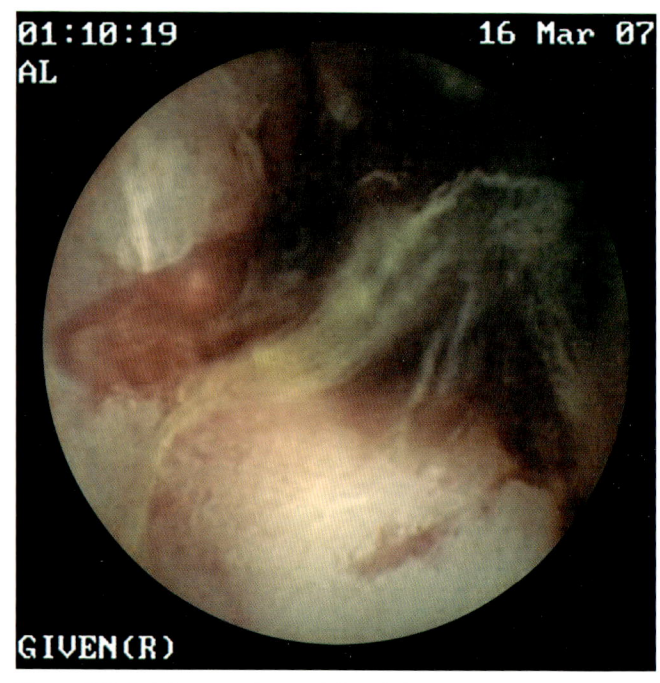

Figura 28.4. Adenocarcinoma jejunal diagnosticado por CE.

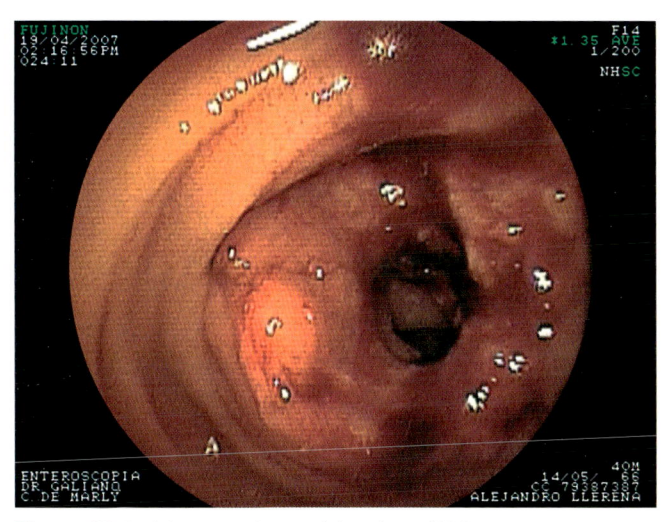

Figura 28.5. Adenocarcinoma jejunal em EAB.

Tumores neuroendócrinos

A terminologia atual de tumor neuroendócrino (TNE) (antigamente chamado de carcinoide) é utilizada para todos os tumores endócrinos do sistema digestivo que são derivados do sistema neuroendócrino intestinal.[15] A mucosa do trato gastrintestinal contém, pelo menos, 15 tipos diferentes de células endócrinas que produzem peptídeos hormonais e aminas biogênicas.[16] Os TNEs são mais comuns no íleo (principalmente localizados dentro dos 60 cm proximais da válvula ileocecal). O quadro clínico caracteriza-se de acordo com o comportamento biológico. A grande maioria dos tumores é carcinoide, com alguns gastrinomas localizados no duodeno. Outros tipos de TNE são raros no intestino delgado. A maioria dos casos é esporádica, mas alguns estão associados a síndromes hereditárias, sendo a neoplasia endócrina múltipla tipo 1 a mais significativa entre elas. As estratégias de diagnóstico incluem ultrassonografia (US), tomografia computadorizada (TC), ressonância magnética por imagem (IRM), gamagrafia óssea, angiografia e, em casos raros, amostra venosa seletiva para gradientes hormonais. A gamagrafia do receptor de somatostatina também começou a ter uma função central.[17] A cápsula endoscópica e a enteroscopia têm um papel importante no diagnóstico (Fig. 28.7).

Tumores gastrintestinais estromais

Os tumores mesenquimais do intestino delgado envolvem um grupo muito diversificado de neoplasias (leiomioma, schwanoma, neurofibroma, sarcoma e outros). Os GISTs são o subtipo mais comum de neoplasias mesenquimais e são derivados das células intersticiais de Cajal. Eles se apresentam em qualquer lugar dentro do trato gastrintestinal, mas são mais comuns no estômago (60-70%) e no intestino delgado (20-25%).[18] Os GISTs podem ser benignos ou malignos, dependendo do tamanho e do índice mitótico. São tumores submucosos, muito vascularizados, variando de tamanho de 1 a 40 cm. A ulceração destas lesões é comum e o sangramento intestinal é um sintoma frequente. Os GISTs também podem invadir os órgãos adjacentes diretamente ou disseminar-se via peritoneal. Comparado com os GISTs gástricos, os de intestino delgado tendem a ser mais agressivos e com prognóstico pior. As metástases desenvolvem-se em cerca de 50% dos pacientes, primariamente via hematogênica, envolvendo geralmente o fígado e o peritônio. Os GISTs menores que 2 cm com baixo índice mitótico são, em geral, considerados benignos, com índice baixíssimo de recidiva. Aproximadamente 5% dos casos de GISTs são múltiplos e uma elevada incidência é vista em pacientes com neurofibromatose tipo 1. As mutações *Gain-of-function* no éxon 11 do proto-oncogene c-Kit estão associadas à maioria dos casos de GIST (Figs. 28.8 a 28.10).[19]

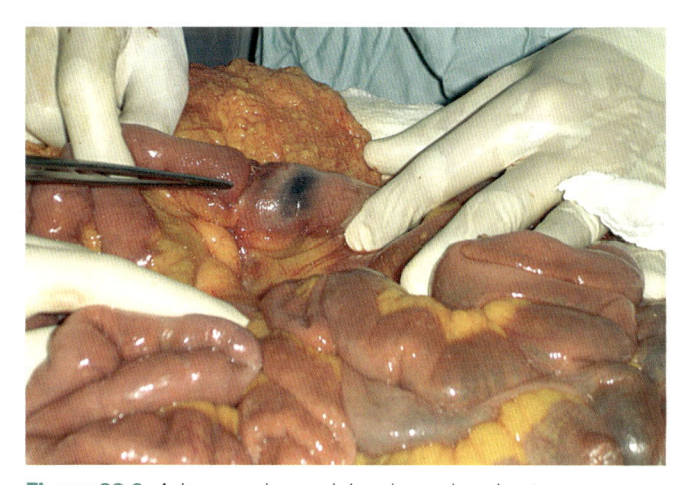

Figura 28.6. Adenocarcinoma jejunal em cirurgia.

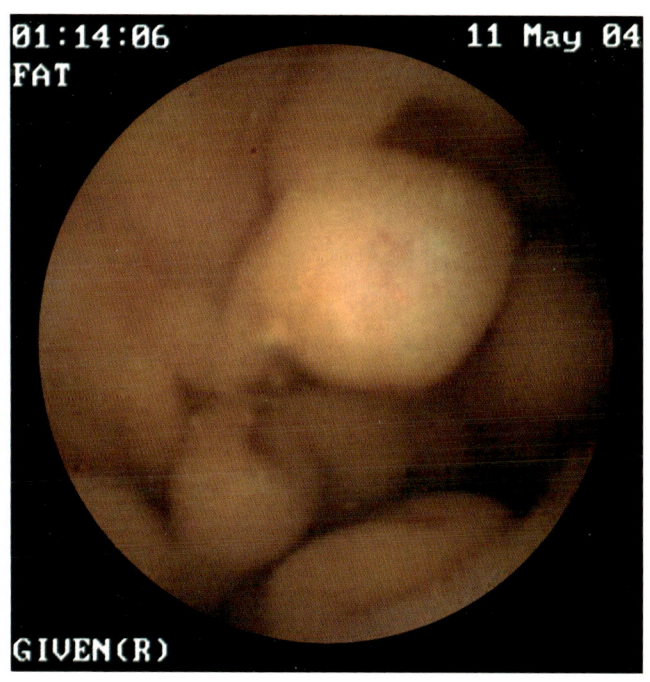

Figura 28.7. Tumor neuroendócrino jejunal diagnosticado por CE.

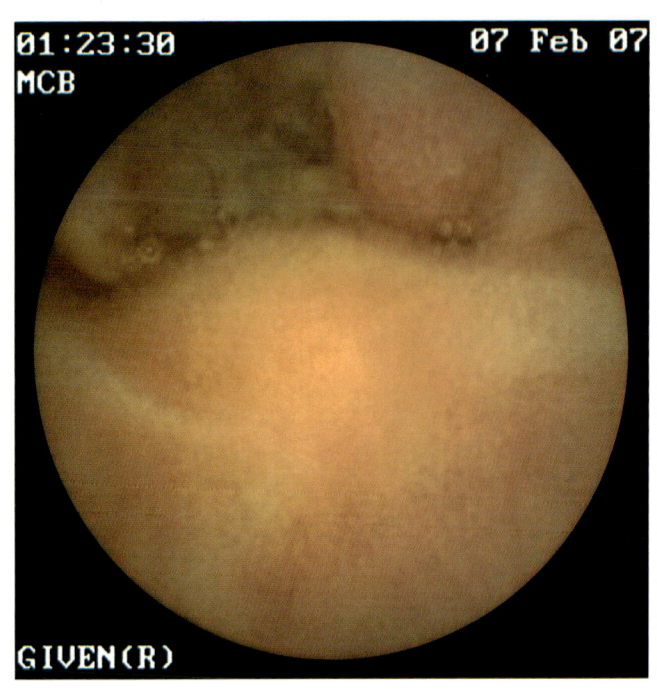

Figura 28.8. GIST jejunal diagnosticado por CE.

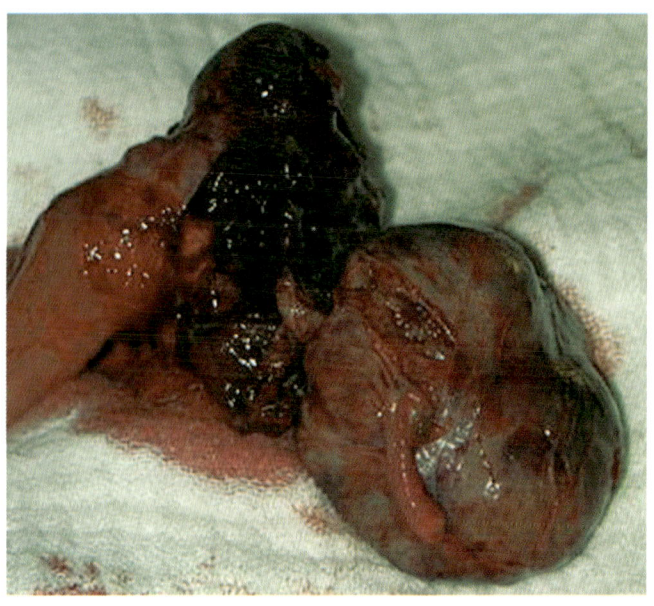

Figura 28.10. GIST jejunal em cirurgia.

Linfomas primários

Até 40% dos linfomas desenvolvem-se em lugares diferentes dos gânglios linfáticos, sendo o intestino delgado o local extralinfático mais frequente.[20] Vários padrões de linfoma de intestino delgado foram identificados, incluindo um padrão infiltrativo que aparece como um espessamento da parede, uma massa exofítica que algumas vezes simula um adenocarcinoma ou um GIST, nódulos submucosos multifocais dentro do intestino delgado e lesões de massa única que podem levar a intussuscepções.

Podem ser encontrados quatro tipos histológicos diferentes de linfomas no intestino delgado.

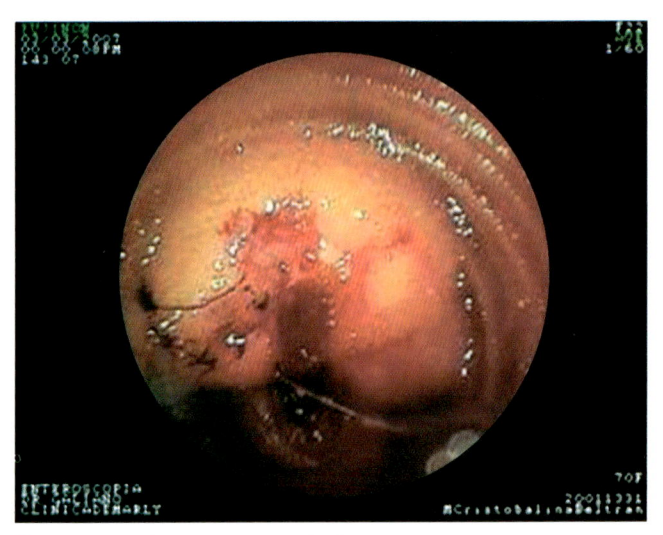

Figura 28.9. GIST jejunal em EAB.

Linfoma de células T de alto grau associado à doença celíaca

A enteropatia associada ao linfoma das células T é uma forma pouco comum de linfoma não Hodgkin de células T de alto grau na região proximal do intestino delgado que está associado com doença celíaca.[21] Uma população anormal de células linfocíticas intraepiteliais clonais apresenta-se de forma difusa através do trato gastrintestinal em aproximadamente 80% dos casos de doença celíaca refratária. Estas células se caracterizam por uma baixa proporção de $CD8^+/CD3^+$ e receptor para células T, reorganização do gene γ.[22]

Linfoma tipo Burkitt do intestino delgado

O linfoma de Burkitt é um tipo agressivo de linfoma das células B que apresenta duas formas principais: endêmico (africano) e não endêmico (esporádico). A forma esporádica geralmente envolve os órgãos abdominais, sendo o mais comum o íleo distal, o ceco ou o mesentério. O linfoma de Burkitt é um tumor da infância que também pode ser visto em pacientes adultos. Caracteriza-se por um elevado índice de proliferação de células malignas (indicado pela expressão ki-67) e por características morfológicas que são diferentes do linfoma grande e difuso de célula B. O linfoma de Burkitt pode ser observado quando se estabelece a síndrome de imunodeficiência adquirida (AIDS) ou uma imunossupressão crônica.[23]

Maltoma – linfoma de tecido linfoide associado à mucosa

O maltoma foi primeiramente definido como um linfoma primário de células B gástricas de baixo grau e uma doença imunoproliferativa do intestino delgado. Esta definição depois foi estendida para incluir vários outros linfomas não Hodgkin de células B de baixo grau extranodais. A forma gástrica é a mais comum e a mais bem caracterizada do maltoma. Estes tumores tendem a ficar localizados na parede mucosa sem envolver os nódulos linfáticos regionais. Este tipo de malignidade foi recentemente vinculado com a resposta às infecções bacterianas.[24]

Doença imunoproliferativa do intestino delgado (linfoma Mediterrâneo)

Este é um linfoma intestinal raro de células B que ocorre principalmente em crianças e adultos jovens de antecedentes mediterrâneos e está associado à anormalidade de uma única proteína. A cadeia pesada IgA α da mucosa tem uma deleção na sua região variável.[25] O tratamento com antibióticos pode levar à remissão, sugerindo que a proliferação se deve a uma resposta imunogênica anormal diante da infecção bacteriana. Foi demonstrado que o *Campylobacter jejuni* desempenha um papel nesta doença, semelhante ao do *Helicobacter pylori* no linfoma gástrico tipo MALT.[26]

CARACTERÍSTICAS CLÍNICAS

Os tumores do intestino delgado geralmente são assintomáticos nas fases iniciais. A baixa frequência destes tumores e os sintomas não específicos podem retardar o diagnóstico. Os mais frequentes são dor abdominal, náuseas, vômitos e obstrução intestinal (50% dos pacientes são submetidos à cirurgia de emergência em virtude disto).[9] A natureza dos sintomas depende, principalmente, do tamanho e da localização do tumor, com lesões distais ao ligamento de Treitz que tendem a se manifestar quer seja com obstrução quer sangramento, enquanto que os GITSs se apresentam de forma mais comum com sangramento gastrintestinal agudo. A anormalidade laboratorial mais comum é a anemia microcítica hipocrômica e muitos desses pacientes apresentam resultado positivo de sangue oculto nas fezes. Geralmente, encontra-se, hiperbilirrubinemia direta e aumento da fosfatase alcalina como resultado da obstrução biliar extra-hepática.

DIAGNÓSTICO

A detecção precoce das neoplasias do intestino delgado é, sem dúvida, o ideal. A detecção dos tumores do intestino delgado pelas modalidades tradicionais de imagem é, frequentemente, comprometida pela superposição das alças intestinais e pela distensão insatisfatória do intestino. Espera-se por novas técnicas para melhorar o diagnóstico.

Modalidades de imagem

Trânsito intestinal

Este é o exame com bário mais antigo, utilizado, tradicionalmente, para a avaliação do intestino delgado. O valor real deste exame não invasivo é duvidoso em razão do amplo nível de sensibilidade para a detecção de tumores que foi relatado (30-90%).[27]

Enteróclise

É considerada superior ao trânsito intestinal devido ao detalhamento da mucosa. Requer intubação nasojejunal e administração oral de grandes volumes de material de contraste.

Tomografia computadorizada abdominal

A tomografia computadorizada produz imagens de alta resolução com cortes seccionais do abdome e intestino delgado. O lúmen do intestino delgado deve ser distendido com administração oral de material de contraste para demonstrar o espessamento da parede que caracteriza os tumores do intestino delgado na tomografia computadorizada (TC). Ela permite a visualização multiplanar dos tumores do intestino delgado e demonstra os sinais de obstrução, assim como a extensão mural e extramural das lesões malignas.

Enteróclise por tomografia computadorizada

A enteróclise por tomografia computadorizada com multidetectores (EMTC) compartilha as vantagens de ambas – enteróclise convencional e imagens multicortes. Esta técnica é mais sensível que os exames convencionais com bário e menos invasiva que a enteroscopia, e lesões muito menores, como as de 5 mm, podem ser identificadas. Os exames por EMTC têm demonstrado 100% de sensibilidade e 85-95% de concordância com a enteroscopia.[28] A introdução recente da celulose como material de contraste tem aumentado de forma significativa a sensibilidade e especificidade da enterografia com tomografia computadorizada.

Ressonância magnética e enteróclise por ressonância magnética

As vantagens da ressonância magnética sobre a tomografia computadorizada incluem o excelente contraste para tecidos moles, ausência de exposição à radiação e contraste iodado, e múltiplas fontes de contraste. A enteróclise por ressonância magnética inclui a intubação do intestino delgado e a administração de um agente de contraste bifásico. Este protocolo pode fornecer a demonstração anatômica da parede intestinal normal, a identificação do espessamento da parede ou lesões tumorais, a caracterização da lesão ou avaliação da atividade da doença e a determinação da extensão extraentérica e mesentérica da doença.[29]

Tomografia por emissão de pósitron – FDG

O papel da tomografia por emissão do pósitron (FDG) no diagnóstico inicial dos tumores malignos do intestino delgado ainda não foi estabelecido. Pode servir para monitorar a resposta ao tratamento e é altamente sensível e específico para a avaliação dos pacientes com linfomas malignos nodais e extranodais.[30]

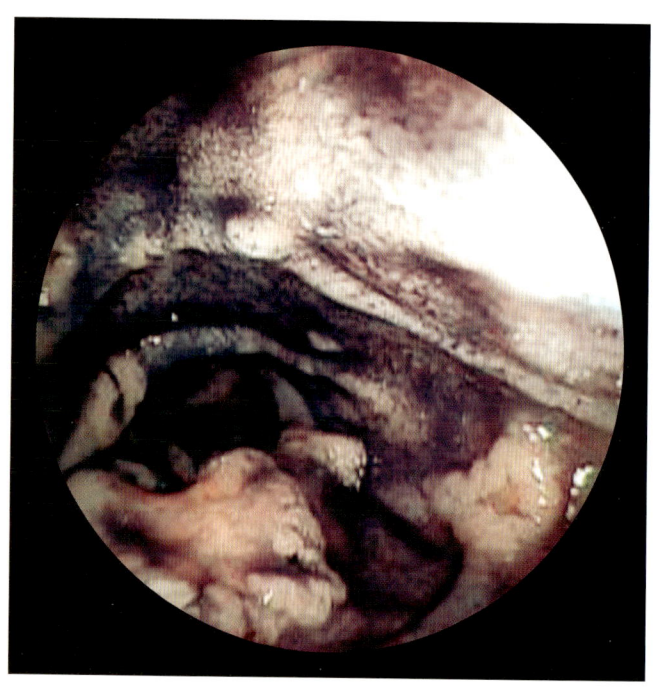

Figura 29.6. Cromoendoscopia com índigo carmim evidenciando lesões elevadas, sendo que a maior com depressão central na terceira porção do duodeno cujo exame anatomopatológico demonstrou carcinoma intraepitelial em um paciente com síndrome de Gardner.

gangliocítico, somatostatinomas, vipomas, schwanomas.[21,22] Apesar da avaliação do intestino delgado com o enteroscópio com balão aumentar as possibilidades diagnósticas dos tumores neuroendócrinos, ela deve ser feita em casos selecionados, principalmente naqueles com exames prévios positivos.[23]

Adenocarcinoma

O adenocarcinoma do duodeno é uma doença pouco comum. Corresponde a 0,5% de todos os tumores do trato gastrintestinal, mas é o tipo histológico mais frequente dos tumores malignos do duodeno (50% dos casos). A segunda porção do duodeno é o local de maior incidência de adenocarcinoma (74%), seguida da terceira (13%), quarta (9%) e primeira (4%). Os tumores localizados no duodeno proximal podem necessitar de pancreatoduodenectomia e, nas porções distais, de ressecções intestinais. As lesões precoces, principalmente pólipos, podem ser removidas endoscopicamente (Figs. 29.8 e 29.9).[24]

Linfoma

Entre os tumores malignos, 15 a 20% são linfomas. São a terceira neoplasia maligna mais comum do intestino delgado. Tendem a comprometer o jejuno em 35% dos casos, íleo em 53% e duodeno em 12%, podendo ser a manifestação de doença sistêmica ou primária.[25] Os linfomas de intestino delgado formam um grupo heterogêneo, sendo a maioria das lesões originadas de células B de tecido linfoide associado à mucosa (MALT). A transformação a linfoma de alto grau é mais comum que no estômago. Outros tipos incluem doença imunoproliferativa do intestino delgado (IPSID, doença de cadeia alfa ou linfoma do Mediterrâneo), linfoma de células do manto, linfoma tipo Burkitt, linfoma folicular e linfocítico e linfo-

des múltiplos aparecem em pacientes mais jovens e têm mais chances de desenvolver uma síndrome carcinoide, além do prognóstico desfavorável. Outros tumores neuroendócrinos menos comuns no trato gastrintestinal incluem: paraganglioma

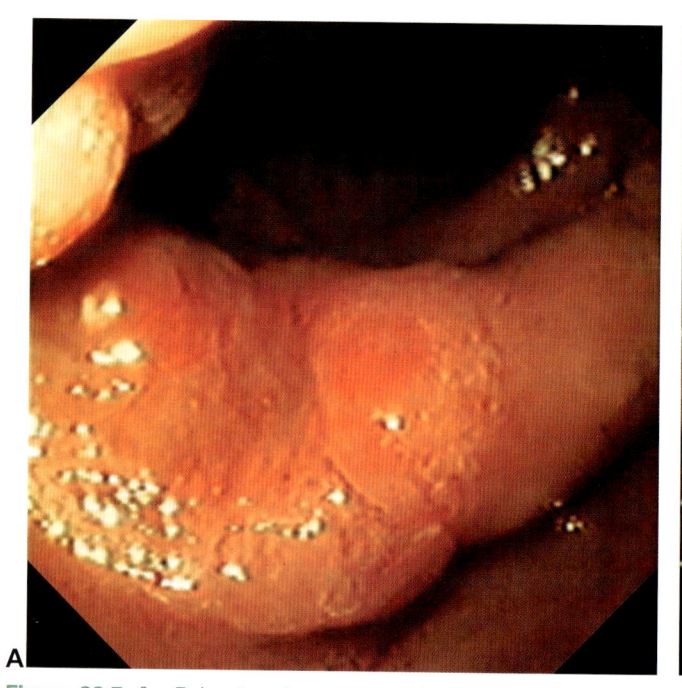

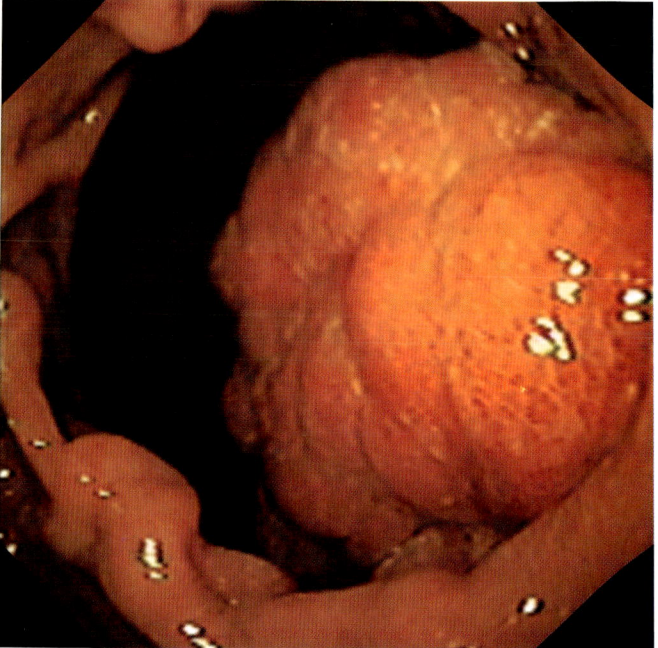

Figura 29.7. A e B. Lesão adenomatosa elevada com depressão central (carcinoma *in situ*) associada a lesões hamartomatosas em um paciente com Peutz-Jeghers.

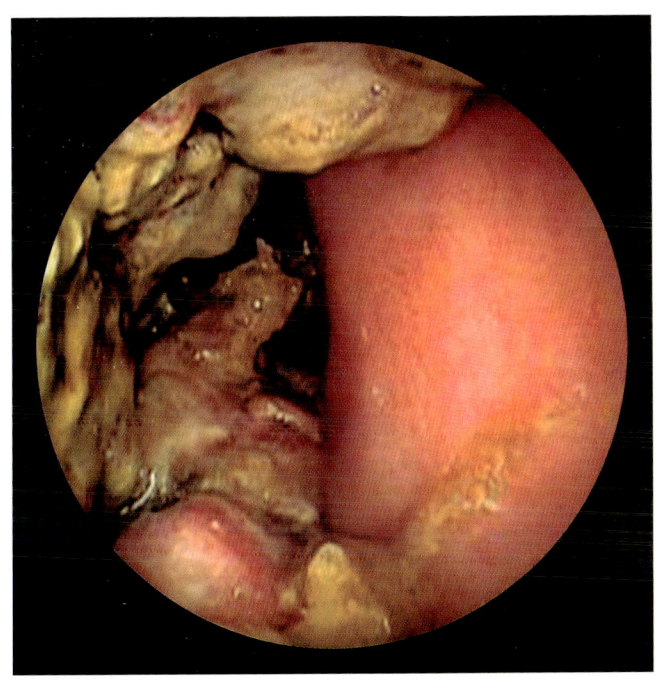

Figura 29.8. Adenocarcinoma moderadamente diferenciado da quarta porção duodenal: lesão vegetativa e ulcerada que ocupa cerca da metade da circunferência do órgão.

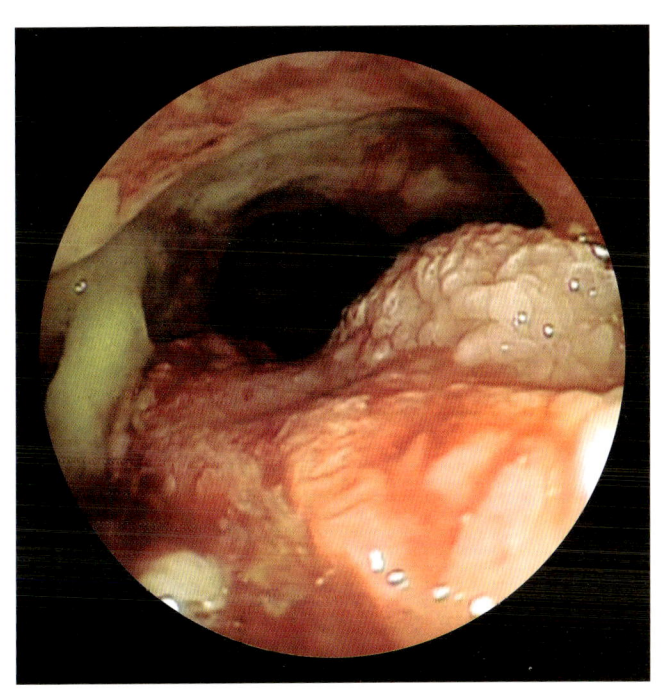

Figura 29.9. Adenocarcinoma moderadamente diferenciado do jejuno diagnosticado por enteroscopia com duplo balão: lesão ulcerada, infiltrativa e circunferencial.

mas associados às imunodeficiências (AIDS, terapias imunossupressoras) (Figs. 29.10 e 29.11).

A maioria dos tumores de células T intestinais está associada à doença celíaca. São neoplasias raras, correspondendo a aproximadamente 5% dos linfomas gastrintestinais. Predominam em pacientes do sexo masculino com uma idade média de 60 anos. Podem afetar qualquer parte do intestino delgado, mas são mais frequentes no jejuno proximal. Raramente se localizam no estômago ou no cólon.

A ressecção cirúrgica é o tratamento de escolha e o prognóstico depende da possibilidade de ressecção completa. Se houver comprometimento ganglionar, a quimioterapia deve ser associada ao tratamento (a sobrevida de 5 anos com quimioterapia varia de 8 a 25%) (Fig. 29.12).[26,27]

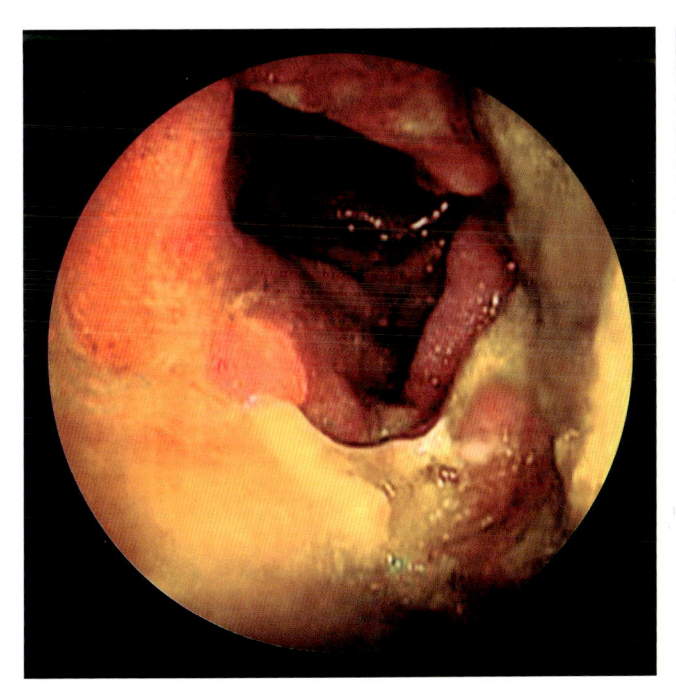

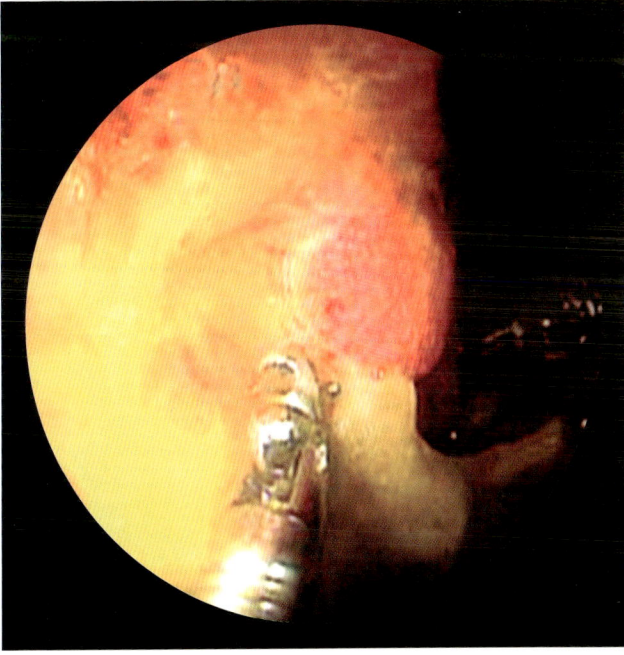

Figura 29.10. Lesão ulcerada, circunferencial e estenosante de 15 cm de comprimento no jejuno proximal. O exame patológico revelou um linfoma não Hodgkin de células B do intestino delgado.

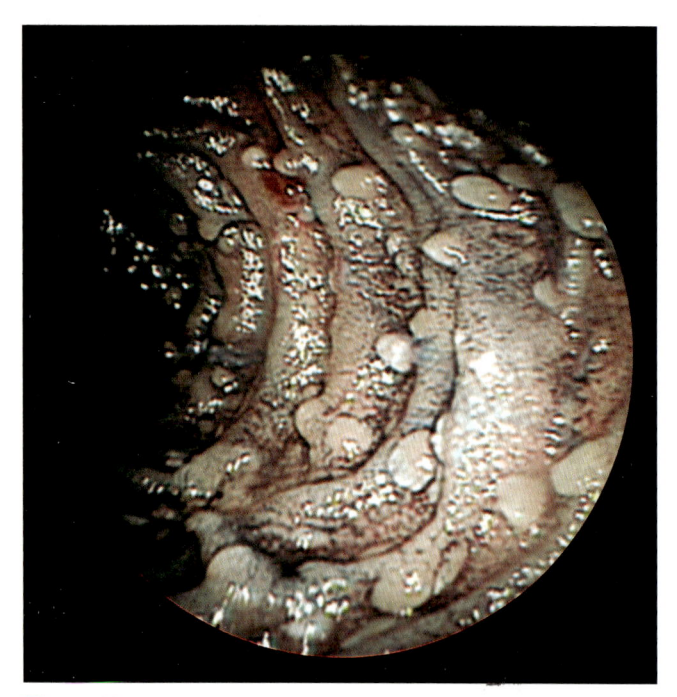

Figura 29.11. Cromoendoscopia com índigo-carmim que destaca lesões jejunais em um paciente com doença imunoproliferativa do intestino delgado.

Tumores de origem mesenquimal ou estromal

Compreendem um grupo de tumores de origem não epitelial que se caracteriza pela proliferação de células epitelioides ou fusiformes imaturas a partir da camada muscular da parede do trato gastrintestinal. Pode-se originar de células musculares, de células da bainha nervosa (sistema nervoso autônomo) ou de células mesenquimais primitivas (células intersticiais de Cajal, GISTs ou tumores estromais gastrintestinais).[28]

Os tumores estromais que se originam do tecido muscular são os leiomiomas e os leiomiossarcomas. Os tumores de origem no tecido do plexo mioentérico são denominados de schwanomas e tumores autonômicos gastrintestinais. Existem tumores de origem não estabelecida que são chamados de indeterminados. Os tumores estromais podem ter comportamento benigno ou maligno.

Os GISTs são tumores que se originam de células mesenquimais do trato gastrintestinal e que expressam, em sua maioria, uma proteína do proto-oncogene c-Kit. A proteína, também conhecida por CD 117, está localizada na membrana celular e tem atividade de tirosina quinase, atuando como receptor do fator de crescimento. No GIST, ocorre uma mutação no gene desta molécula, ativando a proliferação celular, a inibição da apoptose e a angiogênese. O número de mitoses e o tamanho do tumor são considerados os fatores preditivos mais importantes de malignidade (Fig. 29.13).[29]

PRÓTESES ENDOSCÓPICAS

As obstruções do intestino delgado por lesões malignas podem ser totais ou parciais. A distensão abdominal e a estase ocasionam proliferação bacteriana intraluminal e translocação bacteriana posteriormente. A dor dificulta a expansão respiratória e está associada a vômitos de conteúdo entérico que podem contaminar o trato respiratório. A perda de líquidos na luz do intestino e o aumento do interstício da parede sob a forma de edema conduzem a uma absorção ineficaz que, combinada com o vômito, levam à desidratação, hipovolemia e dis-

Figura 29.12. Linfoma T em um paciente com espessamento da TAC. A enteroscopia revelou a presença de uma lesão deprimida no jejuno médio.

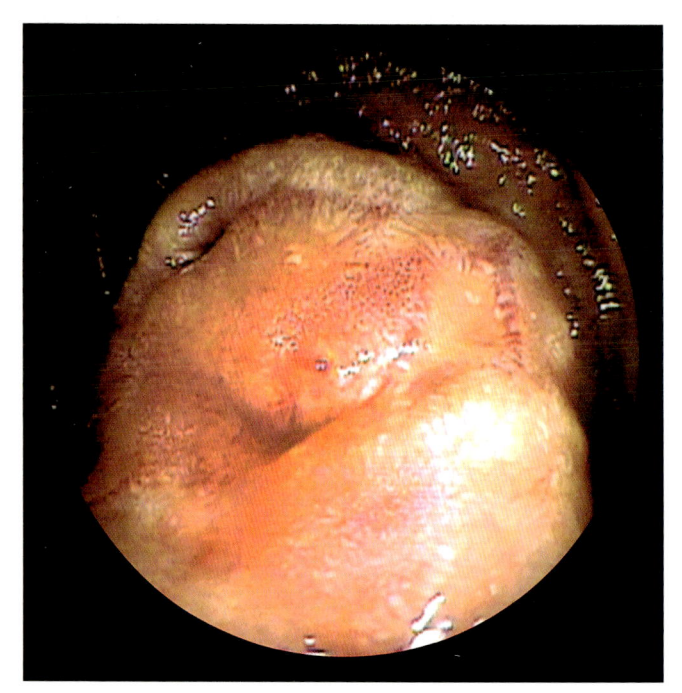

Figura 29.13. GIST de jejuno proximal: lesão elevada subepitelial com ulceração central que sangrava em um paciente com melenas.

túrbios hidroeletrolíticos. Nestes processos fisiopatológicos, se não forem interrompidos, agravam gradativamente e culminam em uma patologia sistêmica. Desta forma, a conduta deve priorizar o restabelecimento do trânsito intestinal.[30]

A abordagem do paciente com obstrução intestinal maligna normalmente é difícil. Nos casos de obstruções intestinais agudas em pacientes com doenças malignas, é necessário decidir, de acordo com a localização da obstrução e as condições gerais do paciente, entre uma cirurgia de urgência ou uma intervenção endoscópica paliativa. O tratamento cirúrgico representa a melhor opção terapêutica curativa ou paliativa, mas nem sempre é possível.

Em geral, são pacientes com condições cirúrgicas inadequadas, com doença em estádio avançado, nos quais a colocação de uma prótese metálica autoexpansível pode representar a única opção terapêutica paliativa.[31]

A ausência de carcinomatose peritoneal e de estenoses múltiplas do intestino delgado são importantes para o sucesso clínico. Além disso, previnem o uso permanente de sondas nasogástricas ou gastrostomias, melhorando significativamente a qualidade de vida do paciente.[32,33]

Em vista das limitações técnicas dos endoscópios convencionais e dos sistemas de introdução, as próteses colocadas no intestino delgado são mais usadas em pacientes com obstruções gástricas, de duodeno proximal ou de íleo terminal.[32]

Liberar uma prótese endoscópica distal é tecnicamente difícil, sendo necessária uma posição estável para ultrapassar a estenose e obter sucesso na colocação da mesma. Colonoscópios pediátricos foram usados em obstruções do intestino delgado, mas a formação de alças e o calibre do canal acessório afetaram o sucesso do procedimento.

No duodeno, a técnica de colocação destas próteses está bem definida. Este tratamento endoscópico paliativo parece ter vantagens sobre o cirúrgico, com menores índices de morbimortalidade, hospitalizações mais curtas e alívio rápido dos sintomas, além de poder ser realizado com sedação consciente, reduzindo, assim, os riscos da anestesia geral em pacientes fragilizados devido à doença. Vale lembrar que o procedimento deve ser realizado em centros de referência com equipamentos adequados.

Nevitt *et al.* publicaram um estudo de oito pacientes com estenoses malignas duodenais ou de jejuno proximal que foram submetidos à endoscopia sob visão fluoroscópica para determinar os limites e a extensão do tumor, seguidos da colocação de próteses autoexpansíveis metálicas. Cinco pacientes foram submetidos à cirurgia prévia e desenvolveram obstrução por recidiva proximal ou na anastomose (Billroth II, Whipple, esofagojejunostomia e gastrojejunostomia). As indicações incluíram obstrução da alça aferente com icterícia (depois da cirurgia de Whipple por colangiocarcinoma), obstrução da interposição esofagojejunal (depois de uma gastrectomia por adenocarcinoma gástrico) e obstrução de alça aferente (três casos, um depois de um Billroth II por carcinoma gástrico, outro depois de gastrojejunostomia por adenocarcinoma pancreático e outro depois de gastrojejunostomia por linfoma gástrico e jejunal). Três pacientes foram submetidos à colocação de próteses como resultado da disseminação da doença, sem cirurgias prévias, e todos com obstrução da terceira porção duodenal (por linfoma ou carcinoma de vesícula). Os sintomas melhoraram em sete pacientes, cinco deles submetidos a cirurgias prévias. Todas as próteses foram colocadas sem complicações técnicas, sendo que sete delas possibilitaram o alívio dos sintomas obstrutivos e permitiram a dieta líquida. A sobrevida foi de 4,7 meses (variação de 14 dias a 14 meses). Três pacientes necessitaram de procedimentos subsequentes, sendo dois deles resultantes da oclusão da prótese por crescimento tumoral (gastrostomia percutânea e gastroenterostomia). O terceiro paciente foi submetido à ressecção cirúrgica de uma estenose maligna que continha uma prótese previamente colocada, depois de ganhar 15 kg, para excluir a presença de linfoma residual.[34]

Três publicações com 36, 46 e 48 pacientes, nos quais foram colocadas próteses no intestino delgado, relataram sucesso técnico de 92%.[35-37]

As próteses no jejuno e no íleo ainda são pouco usadas pela necessidade de enteroscópios, mas, com o advento deles, quer seja de balão quer espiral, abre-se uma nova perspectiva para a intervenção terapêutica dos pacientes com obstruções intestinais por tumores do intestino delgado ou por compressões extrínsecas de lesões em órgãos vizinhos. Os enteroscópios permitem a colocação de próteses em pacientes com obstruções que não estão ao alcance dos endoscópios convencionais. O calibre do canal acessório dos enteroscópios não permite a inserção da prótese; no entanto, os sobretubos, tanto espiral como de balão, podem ser usados como dispositivos que facilitam a introdução da mesma.

A primeira descrição da colocação de uma prótese no intestino delgado através de um enteroscópio com balão foi feita em 2004 por Yamamoto *et al.* Os autores informaram seu uso em dois pacientes de um estudo de 123 pacientes. Deste modo, removendo o endoscópio, o diâmetro dos acessórios deixou de ser um fator limitante. Os acessórios são mais curtos, já que são colocados através de um sobretubo de 145 cm no lugar do endoscópio de 230 cm. Balões de dilatação com guia e próteses foram usados nestes casos.[38]

Ross *et al.*, em 2006, descreveram a passagem de uma prótese através de um enteroscópio de duplo balão no duodeno distal em um paciente com neoplasia metastática de pequenas células do pulmão com comprometimento ganglionar que causava compressão. Depois de ultrapassar a lesão estenosada, fez-se a marcação na porção distal da lesão com um clipe metálico e a passagem de um guia pelo canal de biópsia do endoscópio; removeu-se o endoscópio deixando o sobretubo além da porção distal da lesão. Sob visão fluoroscópica, uma prótese esofágica de 15 × 18 cm foi passada por dentro do sobretubo e acima do guia através da lesão. O paciente teve alta hospitalar após ingerir líquidos 6 horas depois do procedimento.[39]

Hayashi *et al.* descreveram um câncer jejunal obstrutivo no qual foi colocada uma prótese metálica autoexpansível. A paciente de 65 anos apresentava vômitos recorrentes e múltiplas metástases hepáticas. Através de um enteroscópio com duplo balão foi identificado o tumor no jejuno proximal a aproximadamente 30 cm do ângulo de Treitz, com um segmento estenosado de 4 cm, observado depois da injeção de contraste hidrossolúvel. Depois de passar o guia, o endoscópio foi removido, deixando-se o sobretubo. Sob visão endoscópica, foi introduzida uma prótese metálica de 10 cm. Depois de 5 dias, a enteroscopia foi repetida para confirmar a posição correta da prótese sem complicações.[40]

Da mesma forma, na Coreia, Kim *et al.*, depois de ressecção curativa e quimioterapia, colocaram uma prótese em um paciente de 54 anos com um adenocarcinoma de jejuno localmente invasivo.[41]

O enteroscópio com duplo balão permite a retificação das alças formadas no intestino, possibilitando, assim, a intubação profunda do intestino delgado. Deste modo é possível avaliar adequadamente a extensão do segmento estenosado, fato este que influencia na decisão de qual prótese utilizar. O encurtamento do endoscópio através das alças reduzidas facilita o uso dos sistemas de introdução de próteses que medem cerca de 90 cm de comprimento nos segmentos bem retificados e sem ângulos. Outra vantagem é a possibilidade de passar o sobretubo na porção distal à estenose e fixar a posição inflando o balão, permitindo a passagem do sistema introdutor da prótese dentro do mesmo e garantindo a colocação adequada desta.

Mais recentemente, em 2010, Lennon *et al.* descreveram duas próteses enterais em pacientes com obstruções malignas através do enteroscópio em espiral. De acordo com estes autores, a configuração em espiral assegura a fixação na alça e a posição adequada da extremidade distal do endoscópio, tornando o procedimento possível.[42] Um dos dois pacientes apresentava adenocarcinoma pancreático metastásico com obstrução intestinal ao nível do ângulo de Treitz; outro paciente tinha metástases peritoneais por câncer retal com obstrução quase total da luz devido à invasão no jejuno. Com fluoroscopia, depois da introdução do sistema em espiral e de ultrapassar a lesão com um guia, retira-se o aparelho, mantendo o sobretubo na porção mais proximal possível da lesão. A prótese é então inserida sobre o guia por dentro do sobretubo (duodenal Wallflex, Boston Scientific). Antes de liberar a prótese, o sobretubo é ligeiramente tracionado para fora com uma rotação no sentido anti-horário. A prótese é então deslocada através da estenose, colocando sua porção intermediária no ponto médio da estenose. Em ambos os pacientes o endoscópio foi posteriormente introduzido no sobretubo para confirmar a posição correta da prótese. Uma dieta líquida foi dada poucas horas depois do procedimento e uma dieta pastosa depois de 24 a 36 horas. No primeiro caso, depois de 5 meses o paciente ainda permanecia ingerindo alimentos e, no segundo, depois de 2 meses, houve um novo quadro de obstrução intestinal, visualizando-se na tomografia uma grande massa tumoral que invadia o jejuno. Decidiu-se por não fazer mais intervenções.

COMPLICAÇÕES

Podem ocorrer complicações e as mais frequentes são: recidiva de sintomas obstrutivos associados à obstrução da prótese *(cloggin)* e migração da mesma. Elas podem ser tratadas por via endoscópica. No caso da obstrução da prótese e não havendo abscessos nem complicações maiores (obstrução intestinal, sangramento, grandes perfurações), existe a opção de colocar outra prótese por dentro da área estenosada. Já para retirar as próteses migradas pode-se usar um endoscópio de duplo canal, um colonoscópio ou o mesmo enteroscópio e pinças de corpo estranho ou alças de polipectomias. Pode ocorrer formação de tecido de granulação, tanto na extremidade proximal como distal da prótese, e a impactação de alimentos. Perfurações e sangramento são complicações mais raras, porém mais graves.[34,43,44]

Apesar das complicações, deve ser ressaltado que o emprego das próteses tem o objetivo de facilitar a alimentação por via oral em pacientes com condições cirúrgicas desfavoráveis.

REFERÊNCIAS BIBLIOGRÁFICAS

1. de Franchis R, Rondonotti E, Abbiati C, Beccari G, Signorelli C. Small bowel malignancy. *Gastrointest Endosc Clin N Am* 2004;14:139-48.
2. May A, Nachbar I, Ell C. Double-balloon enteroscopy (push-and-pull enteroscopy) of the small bowel: feasibility and diagnostic and therapeutic yield in patients with suspected small bowel disease. *Gastrointest Endosc* 2005;62:62-70.
3. Mönkemüller K, Fry LC, Belluii M e3t al. Balloon-assisted enteroscopy: unifying double-balloon and single-balloon enteroscopy. *Endoscopy* 2008;40:537.
4. Tsujikawa T, Saitoh Y, Andoh A *et al.* Novel single-balloon enteroscopy for diagnosis and treatment of the small intestine; preliminary experiences. *Endoscopy* 2008;40:11-15.
5. Yamamoto H, Kita H, Sunada K *et al.* Clinical outcomes of double-balloon endoscopy for the diagnosis and treatment of small-intestinal diseases. *Clin Gastroenterol Hepatol* 2004;2:1010-16.
6. Mensink PB, Haringsma K, Yamada Y *et al.* Diagnostic yield of double-balloon enteroscopy: a multicenter survey. *Endoscopy* 2007;39:613-15.
7. Akerman PA, Agrawal D, Cantero D *et al.* Spiral enteroscopy with the new DSB overtube: a novel techniquc for deep peroral small-bowel intubation. *Endoscopy* 2008;40:974-78.
8. Akerman PA, Agrawal D, Chen W *et al.* Spiral enteroscopy: a novel method of enteroscopy by using the Endo-Ease Discovery SB overtube and a pediatric colonoscope. *Gastrointest Endosc* 2009;69:327-32.
9. Safatle-Ribeiro AV, Kuga R, Ishida R *et al.* Is double-balloon enteroscopy an accurate method to diagnose small-bowel disorders? *Surg Endosc* 2007;21(12):2231-36.
10. Rondonotti E, Pennazio M, Toth E *et al.* (European Capsule Endoscopy Group; Italian Club for Capsule Endoscopy ¾CICE¾; Iberian Group for Capsule Endoscopy). Small-bowel neoplasms in patients undergoing video capsule endoscopy: a multicenter European study. *Endoscopy* 2008;40(6):488-95.
11. Partridge BJ, Tokar JL, Haluszka O *et al.* Small bowel cancers diagnosed by device-assisted enteroscopy at a u.s. Referral center: a five-year experience. *Dig Dis Sci* 2011 Sept.;56(9):2701-5.
12. Lee BI, Choi H, Choi KY *et al.* Clinical characteristics of small bowel tumors diagnosed by double-balloon endoscopy: KASID multi-center study. *Dig Dis Sci* 2011 Oct.;56(10):2920-27.
13. Riccioni ME, Cianci R, Urgesi R *et al.* Advance in diagnosis and treatment of small bowel tumors: a single-center report. *Surg Endosc* 2012 Feb.;26(2):438-41.

14. Blanchard DK, Budde JM, Hatch GF 3rd et al. Tumors of the small intestine. World J Surg 2000 Apr.;24(4):421-29.
15. Hsu SJ, Chang YT, Chang MC et al. Bleeding jejunal lymphangioma diagnosed by double-balloon enteroscopy. Endoscopy 2007;39:E5-6.
16. Safatle-Ribeiro AV, Iriya K, Couto DS et al. Secondary lymphangiectasia of the small bowel: utility of double balloon enteroscopy for diagnosis and management. Dig Dis 2008;26(4):383-86.
17. Rossini FP, Risio M, Pennazio M. Small bowel tumours and polyposis syndromes. Gastrointest Endosc Clin N Am 1999;9(1):93-114.
18. Ross AS, Dye C, Prachand VN. Laparoscopic-assisted double-balloon enteroscopy for small-bowel polyp surveillance and treatment in patients with Peutz-Jeghers syndrome. Gastrointest Endosc 2006;64(6):984-88.
19. Ojha A, Zacherl J, Scheuba C et al. Primary small bowel malignancies: single-center results of three decades. J Clin Gastroenterol 2000 Apr.;30(3):289-93.
20. Bilimoria KY, Bentrem DJ, Wayne JD et al. Small bowel cancer in the United States: changes in epidemiology, treatment, and survival over the last 20 years. Ann Surg 2009;249(1):63-71.
21. Kloppel G, Perren A, Heitz PU. The gastroenteropancreatic neuroendocrine cell system and its tumors: the WHO classification. Ann N Y Acad Sci 2004;1014:13-27.
22. Maggard MA, O'Connell JB, Ko CY. Updated population-based review of carcinoid tumors. Ann Surgery 2004;240(1):117-22.
23. Bellutti M, Fry LC, Schmitt J et al. Detection of neuroendocrine tumors of the small bowel by double balloon enteroscopy. Dig Dis Sci 2009 May;54(5):1050-58.
24. Safatle-Ribeiro AV, Franzini TA, Kuga R et al. Double-balloon enteroscopy in the diagnosis of an adenocarcinoma of the fourth portion of the duodenum: report of a case. Clinics 2007 June;62(3):353-56.
25. Nakamura S, Matsumoto T, Iida M, Yao T Tsuneyoshi M. Primary gastrointestinal lymphoma in Japan: a clinicopathologic analysis of 455 patients with special reference to its time trends. Cancer 2003;97(10):2462-73.
26. Catassi C, Fabiani E, Corrao G et al. Italian Working Group on Coeliac Disease and Non-Hodgkin's-Lymphoma. Risk of non-Hodgkin lymphoma in celiac disease. JAMA 2002 Mar. 20;287(11):1413-19.
27. Safatle-Ribeiro AV, Kuga R, Mendes DC et al. Enteroscopia de duplo-balão para diagnóstico de linfomas de intestino delgado: relatos de casos. GED 2006;25(4):125-29.
28. Hirota S. Gastrointestinal stromal tumors: their origin and cause. Int J Clin Oncol 2001 Feb.;6(1):1-5. Review.
29. DeMatteo RP, Gold JS, Saran L et al. Tumor mitotic rate, size, and location independently predict recurrence after resection of primary gastrointestinal stromal tumor (GIST). Cancer 2008 Feb. 1;112(3):608-15.
30. Byzer LS, Liebling RW, Delaney HM et al. Small bowel obstruction: the role of non-operative treatment in simple intestinal obstruction and predictive criteria for strangulation obstruction. Surgery 1981;89:407-13.
31. Díte P, Lata J, Novotný I. Intestinal obstruction and perforation-the role of the gastroenterologist. Dig Dis 2003;21(1):63-67.
32. Dormann A, Meisner S, Verin N et al. Self-expanding metal stents for gastroduodenal malignancies: systematic review of their clinical effectiveness. Endoscopy 2004;36:543-50.
33. Graber I, Dumas R, Filoche B et al. (Société Française d'Endoscopie Digestive – SFED). The efficacy and safety of duodenal stenting: a prospective multicenter study. Endoscopy 2007;39(9):784-87.
34. Nevitt AW, Vida F, Kozarek RA et al. Expandable metallic prostheses for malignant obstructions of gastric outlet and proximal small bowel. Gastrointest Endosc 1998;47(3):271-76.
35. Mosler P, Mergener KD, Brandabur JJ et al. Palliation of gastric outlet obstruction and proximal small bowel obstruction with self-expandable metal stents: a single center series. J Clin Gastroenterol 2005;39(2):124-28.
36. Phillips MS, Gosain S, Bonatti H et al. Enteral stents for malignancy: a report of 46 consecutive cases over 10 years, with critical review of complications. J Gastrointest Surg 2008;12(11):2045-50.
37. Gukovsky-Reicher S, Lin RM, Sial S et al. Self-expandable metal stents in palliation of malignant gastrointestinal obstruction: review of the current literature data and 5-year experience at Harbor-UCLA Medical Center. MedGenMed 2003;5(1):16.
38. Yamamoto H, Kita H, Sunada K et al. Clin Gastroenterol Hepatol 2004;2:1010-16.
39. Ross AS, Semrad C, Waxman I et al. Enteral stent placement by double balloon enteroscopy for palliation of malignant small bowel obstruction. Gastrointest Endosc 2006;64:835-37.
40. Hayashi Y, Yamamoto H, Kita H et al. Education and imaging. Gastrointestinal: metallic stent for an obstructing jejunal cancer. J Gastroenterol Hepatol 2006;21(12):1861.
41. Kim HK, Ko BM, Park JK et al. A case of locally invasive obstructive jejunal cancer with curative resection after stenting and chemotherapy. Korean J Gastroenterol 2010;56:54-58.
42. Lennon A, Chandrasekhara V, Shin EJ et al. Spiral-enteroscopy-assisted enteral stent placement for palliation of malignant small-bowel obstruction (with video). Gastrointest Endosc 2010;71:422-25.
43. Harding CK, Parker MC. Incomplete large bowel obstruction caused by a duodenal stent. Surg Endosc 2001;15(9):1043.
44. Ozutemiz O, Tekin F, Oruc N et al. Ileal obstruction after duodenal metallic stent placement. Endoscopy 2007;39(Suppl 1): E288.

Tumores Estromais Gastrintestinais

30

José Guillermo de la Mora Levy ▪ Mauricio Lema Medina
Everson L. A. Artifon ▪ Rodrigo Castaño

PONTO DE VISTA DO ONCOLOGISTA CLÍNICO

Generalidades

Os tumores gastrintestinais ou GISTs, como são conhecidos no mundo todo (por sua sigla em inglês), são sarcomas que constituem aproximadamente 1 a 2% dos cânceres gastrintestinais.[1] O termo foi designado em 1984 para descrever tumores intra-abdominais que não eram carcinomas, mas que também não exibiam as características clássicas de sarcomas de músculo liso ou neurais.[2] Do ponto de vista morfológico, os GISTs podem adotar diferentes disposições, sendo mais característico o tipo fusiforme (70%) do que o epitelioide. Com relação aos marcadores para imunoistoquímica, os GISTs podem exibir marcadores de várias estirpes celulares – fato que foi causa de muita confusão no passado.[3,4] Podem expressar actina de músculo liso (músculo liso), S-100 (neural), CD 34 (hematopoiético, endotélio) etc.

Por volta de 1993 começou a entender-se que a origem destas neoplasias são as células intersticiais de Cajal (ICC, da sigla em inglês), que são as células marca-passo do plexo mioentérico que conectam a motilidade do músculo liso intestinal com o sistema nervoso autônomo.[3] As ICC e os GISTs exibem diferenciação miogênica e neural, assim como também expressam c-Kit (ou o antígeno associado CD 117). O c-Kit é o receptor do fator de crescimento *Stem-Cell Factor* (ou fator Steel, como também é conhecido) e tem atividade tirosina quinase. Hirota *et al.* mostraram como mutações ativadoras do c-Kit desencadeiam atividade tirosina quinase independente do ligante que propicia a proliferação celular.[4] Estas mutações que ativam constitutivamente o c-Kit são observadas em 85% dos GISTs (Fig. 30.1).[5]

Em aproximadamente 10% dos GISTs, a mutação que desencadeia a proliferação celular descontrolada é do PDGFRA (sigla em inglês que corresponde ao receptor alfa do fator de crescimento derivado de plaquetas), receptor de membrana com atividade tirosina quinase.[6] Em 5% dos GISTs, não se consegue estabelecer a mutação que desencadeia o fenótipo oncológico. As alterações no c-Kit e no PDGFRA têm implicações terapêuticas, visto que o imatinib e o sunitinib (entre outros) são medicamentos que antagonizam a atividade da tirosina quinase de ambos os receptores, o que se traduz em um benefício clínico para pacientes com doença metastática.[7-9] A sensibilidade dos GISTs aos inibidores de tirosina quinase contrasta drasticamente com a capacidade de resistência à quimioterapia citotóxica convencional, com índices de resposta que raramente ultrapassam 5%. Os detalhes do tratamento da doença avançada não se encontram no contexto deste capítulo.

O estômago e o intestino delgado são os locais mais comuns para os GISTs, constituindo 60-70% e 20-30%, respectivamente. Aproximadamente 10% dos GISTs localizam-se no cólon e no esôfago. Embora seja exceção, é importante levar em consideração que estes tumores podem-se originar em outros sítios abdominais e pélvicos não gastrintestinais.[10] A apresentação clínica varia de acordo com o órgão acometido, tamanho da lesão e outros fatores. Aproximadamente, metade dos pacientes apresenta-se com sangramento gastrintestinal ou intra-abdominal, principalmente aqueles com tumores maiores que 5 cm. Dor abdominal, sensação de massa, náuseas ou vômitos são outros sintomas de alguns pacientes. A investigação diagnóstica inclui a avaliação endoscópica, que pode oferecer dificuldades técnicas, já que os GISTs podem passar despercebidos em razão de serem lesões submucosas. O ultrassom endoscópico pode ser útil para guiar a biópsia nas lesões submucosas menos visíveis na avaliação endoscópica tradicional.

As metástases dos GISTs estão circunscritas, quase que exclusivamente, ao abdome: fígado, peritônio e retroperitônio. Por isso o estadiamento formal inclui uma TC contrastada de abdome e pélvis. Na tomografia, os GISTs menores aparecem como lesões homogêneas, circunscritas, que captam o meio de contraste – luminais ou extraluminais. Já os maiores são vistos como lesões heterogêneas, com bordos irregulares, necrose ou hemorragia central e com crescimento extraluminal.

A grande afinidade dos GISTs pela glicose faz com que a tomografia de emissão de pósitrons (PET na sigla em inglês) com fluorodesoxiglicose (FDG) marcada seja muito sensível para detectar a doença e para responder à terapia molecular direcionada. Alguns centros de investigação fazem uma PET com FDG dentro de poucas semanas depois do tratamento ter iniciado, encontrando correlação entre sua negatividade e

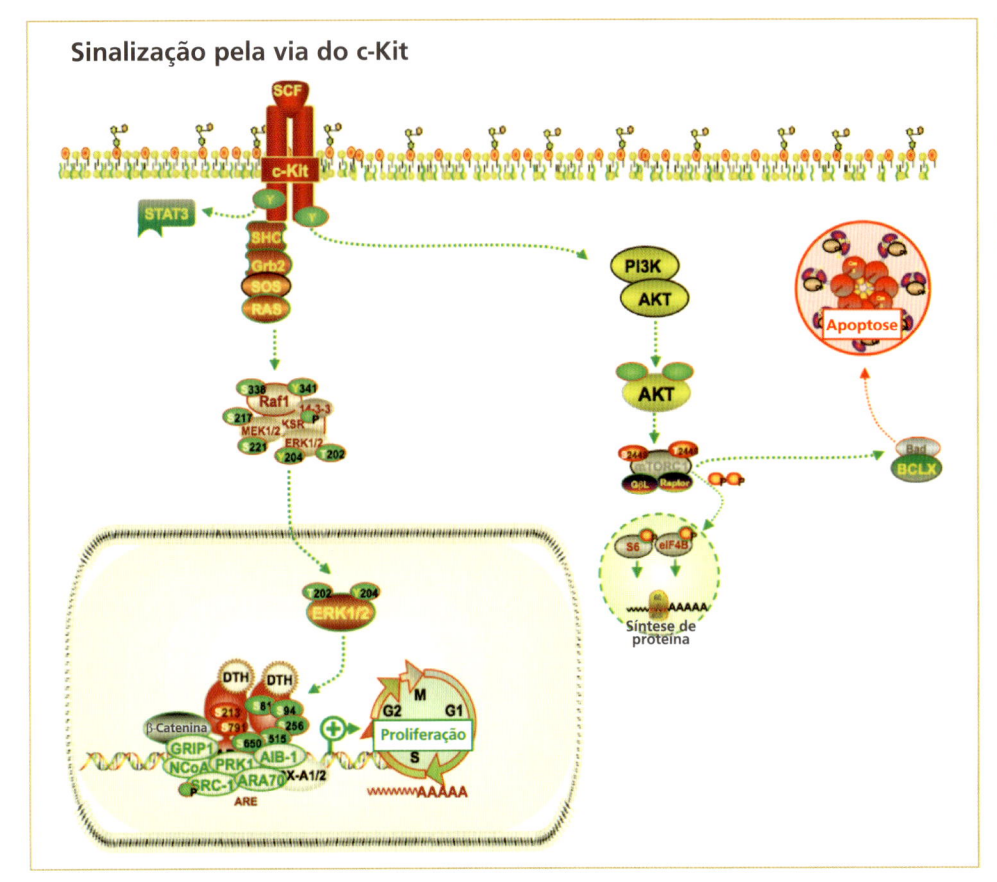

Figura 30.1. Sinalização pela via do c-Kit. A união do ligante (SCF) com o receptor c-Kit causa uma dimerização que desencadeia fosforilações ativadoras de vários sistemas de transdução de sinais, incluindo a via Ras/Raf/MAPK, que termina com os fatores de transcrição celular ERK1/2 que causam proliferação celular. A via PI3K, que ativa o sistema mTOR que estimula o crescimento celular e inibe a apoptose, também é ativada. Em 85% dos GISTs foram detectadas mutações constitutivamente ativadoras que não requerem o ligante para desencadear estas cascatas intracelulares.

a duração da resposta na doença metastática. A avaliação da resposta com imagens convencionais como TC ou RNM nos GISTs com os critérios que são usados em outros tumores sólidos utilizando o RECIST (critérios de avaliação de resposta em tumores sólidos, na sigla em inglês) não são sensíveis, já que os critérios RECIST se baseiam, exclusivamente, na diminuição de tamanho das lesões tumorais. A resposta com a terapia molecular direcionada pode-se manifestar com necrose intratumoral que muda a densidade tecidual na TC, frequentemente, sem diminuição no tamanho das mesmas. Choi *et al.* correlacionaram os achados tomográficos por PET com FDG em pacientes com GIST, estabelecendo que a diminuição de 10% no tamanho tumoral ou a diminuição na densidade da TC de pelo menos 15% obtinham uma correlação satisfatória com a resposta da PET.[11] Por esta razão considera-se que uma TC interpretada por um radiologista familiarizado com os critérios de Choi é suficiente para avaliar a resposta, principalmente quando a PET não está disponível.

A seguir serão analisados alguns aspectos que são importantes sob o ponto de vista do oncologista clínico para o tratamento do GIST não metastático.

O espectro dos GISTs

Nem todos os GISTs possuem a mesma ligação. Alguns são achados acidentais e outros são clinicamente importantes. Estes têm incidência aproximada de 15 por milhão/ano. O tamanho e o índice mitótico ajudam a distinguir os incidentalomas sem implicações clínicas significativas dos clinicamente significativos.

Micro GIST

Os GISTs clinicamente significativos constituem 3% dos cânceres gastrintestinais. Estes tumores são os que crescem e levam a metástases. No entanto, existem outros GISTs menores denominados de micro GIST, que medem de 0,2 a 10 mm e apresentam excelente prognóstico, já que o risco de progressão é quase nulo. Eles não são raros, e foram encontrados em 35% das gastrectomias[12] ou em 22,5% das autópsias de pacientes com mais de 50 anos.[13] Em razão de seu excelente prognóstico, os micro GISTs podem ser observados.

Fatores prognósticos dos GISTs primários

Para tumores maiores, o risco de metástase é praticamente uma realidade. Os fatores que permitem estadificar o risco incluem: o índice mitótico, o tamanho tumoral e o local de origem (Tabela 30.1).

Como pode ser visto na Tabela 30.1, os GISTs originados no estômago exibem um melhor prognóstico do que os originados em outros locais, principalmente se tiverem baixo índice mitótico. Os tumores menores que 2 cm com baixo índice mitótico em qualquer local também têm um excelente prognósti-

Tabela 30.1. Estadiamento do risco do GIST primário por índice mitótico, tamanho e local de origem

Parâmetros tumorais		Risco de doença progressiva (%)			
Índice mitótico	Tamanho	Estômago	Duodeno	I. delgado	Reto
≤ 5/50 CAP	≤ cm	Nulo (0%)	Nulo (0%)	Nulo (0%)	Nulo (0%)
≤ 5/50 CAP	> 2 ≤ 5 cm	Muito baixo (1,9%)	Baixo (4,3%)	Baixo (8,3%)	Baixo (8,5%)
≤ 5/50 CAP	> 5 ≤ 10 cm	Baixo (3,6%)	Moderado (24%)		
≤ 5/50 CAP	> 10 cm	Moderado (10%)	Alto (52%)	Alto (34%)	Alto (57%)
> 5/50 CAP	≤ 2 cm	Nenhum	Alto		Alto (54%)
> 5/50 CAP	> 2 ≤ 5 cm	Moderado (16%)	Alto (73%)	Alto (50%)	Alto (52%)
> 5/50 CAP	> 5 ≤ 10 cm	Alto (55%)	Alto (85%)		
> 5/50 CAP	> 10 cm	Alto (86%)	Alto (90%)	Alto (86%)	Alto (71%)

CAP = campo de alto poder.[14]

co. Gold *et al.* desenvolveram um nomograma que permite estimar a sobrevida livre de progressão para GIST localizado que pode ajudar a tomar decisões na terapia adjuvante.[15]

Mutações

A ativação das mutações do éxon 11 são as mutações mais comuns do gene do receptor Kit. Outros éxons incluem o 9, 13 e 17.[16] Pacientes sem mutações do Kit frequentemente apresentam mutações do gene receptor PDGFR-alfa (PDGFRA) o qual está intimamente ligado aos GISTs gástricos de linhagem epitelioide. Mutações do Kit e do PDGFRA são mutuamente excludentes e encontram-se em 80-90% dos GISTs em adultos. Pacientes com alto risco que não possuem a mutação do Kit e do PDGFRA frequentemente apresentam a mutação BRAF.[17] Os GISTs sem mutação do Kit ou do PDGFRA são conhecidos como tipo selvagem.[18] Um estudo recente avaliou o significado prognóstico destas mutações em 127 pacientes depois da ressecção primária de GISTs localizados, encontrando que as mutações do éxon 11 evoluem com prognóstico favorável, enquanto que as mutações do éxon 9 apresentam pior prognóstico em uma análise univariada. No entanto, uma análise multivariada não mostrou importância.[19] Notavelmente, as mutações do éxon 9 são muito específicas do GIST intestinal, com alto risco de doença progressiva segundo diferentes fatores.[16]

A presença das mutações do Kit tem mostrado melhor resposta aos inibidores da tirosina quinase. Pacientes com mutações do éxon 11 têm resposta objetiva menor (63-83,5%) e melhor sobrevida do que os que têm mutações do éxon 9 (34-48% de resposta objetiva) ou mutações do tipo selvagem (23-37% de resposta objetiva).[20-22] Entretanto, naqueles com resistência ou intolerância ao imatinib, a resposta nos GISTs com mutações do éxon 9 ou a variedade selvagem melhorou a sobrevida com uma terapia de segunda linha, como o sunitinib, com relação àqueles com mutações do éxon 11.[20]

Terapia adjuvante com imatinib

Como já vimos, nem todos os pacientes com GIST são curados com a ressecção cirúrgica. Se a este fato adicionarmos o impacto extraordinário que os inibidores de tirosina quinase têm tido na doença avançada, poderíamos deduzir que o passo seguinte é a incorporação de um inibidor deste tipo em pacientes com GISTs ressecados de alto risco. Neste foi o objetivo do estudo ACOSOG Z9001 que incluiu mais de 700 pacientes, com GISTs ressecados de alto risco (< 3 cm), randomizados, para receber placebo ou imatinib durante um ano.[23] O resultado principal foi a sobrevida livre de recidiva. Depois de um seguimento médio de 14 meses, foram observados 30 eventos nos pacientes randomizados com imatinib comparados com 70 no grupo controle (*Razão de Risco* 0,35, p < 0,0001). O benefício na sobrevida livre de progressão é mais evidente em pacientes com tumores maiores que 10 cm de diâmetro (Razão de Risco 0,25, p < 0,0001). Os resultados em sobrevida global são insuficientes e não permitem uma conclusão definitiva no momento de elaborar este documento, embora não tenha sido observada diferença entre os grupos. As entidades reguladoras internacionais aprovaram o uso de imatinib adjuvante baseados neste estudo. Os pacientes com tumores maiores que 10 cm e outros com perfil de alto risco (Tabela 30.1) são os que se beneficiam com a terapia adjuvante com imatinib. A toxicidade do imatinib e a ausência de incremento na sobrevida global são as razões para sermos cautelosos na iniciação de imatinib adjuvante em pacientes com um GIST de menor risco.

Terapia neoadjuvante

Diferentes estudos clínicos foram encerrados, avaliando a eficácia do imatinib em GIST irressecável ou marginalmente ressecável. Embora sejam estudos com poucos pacientes, uma diminuição do tamanho tumoral e uma maior ressecabilidade foram observadas.[24] No entanto, mesmo com dados limitados, o imatinib é a terapia inicial preferida para pacientes com doença localmente avançada ou irressecável. Até que sejam feitos mais trabalhos confirmativos, o uso do imatinib como terapia neoadjuvante no âmbito de uma doença radiologicamente ressecável está sendo pesquisado e, atualmente, não é recomendado.

PONTO DE VISTA DO ECOENDOSCOPISTA
Generalidades
Do ponto de vista do ecoendoscopista, as apresentações clínicas mais comuns dos GISTs são a hemorragia do tubo digestivo e o achado incidental de uma tumoração subepitelial. No primeiro caso, a conduta usual é o tratamento da hemorragia e, quer seja nesse momento quer posteriormente, biópsias endoscópicas e exames complementares (como tomografia axial computadorizada – TAC –, ressonância magnética etc.). No segundo caso, no entanto, as opções de diagnóstico são mais limitadas, e é então que o ultrassom endoscópico (USE) ocupa um lugar preponderante. Vale lembrar que, embora na maioria dos casos a resolução seja cirúrgica, o paciente que apresenta uma lesão subepitelial acidental requer um diagnóstico preciso. Apesar dos GISTs serem a tumoração subepitelial mais frequente do trato gastrintestinal e do estômago, em particular, no paciente em questão, a estatística pode não ser cumprida.

Diagnóstico endossonográfico
Uma das principais indicações do USE na prática rotineira do endossonografista é para o diagnóstico diferencial de lesões subepiteliais. A resolução extraordinária para identificar as camadas da parede do tubo digestivo com frequências entre 5 e 20 MHz permite ao USE refinar e descartar opções diagnósticas de acordo com a camada de origem da lesão. Assim, a maioria (> 90%) dos GISTs é originada da camada muscular própria (quarta camada) ou da muscular da mucosa (segunda camada – *muscularis mucosae*). O restante, pode-se originar da submucosa, lembrando que estes tumores se originam, aparentemente, das células intersticiais de Cajal e, portanto, podem aparecer nesta camada.[25,26]

Do ponto de vista endossonográfico, os GISTs costumam ser hipoecoicos e tendem a ser arredondados. O interior pode ser homogêneo, como costuma acontecer na maioria dos tumores pequenos, embora possa ser heterogêneo, com espaços císticos e necrose no seu interior, o que é mais frequente em tumores maiores. Os bordos, caracteristicamente, encontram-se bem definidos e o tumor costuma estar bem delimitado (Figs. 30.2 e 30.3). Não é raro que o tamanho real do tumor seja maior do que aparenta a imagem endoscópica em razão do crescimento predominantemente extraluminal em alguns casos (Fig. 30.4).

O exame com USE também permite uma revisão detalhada da região, incluindo a presença de gânglios, metástases hepáticas ou implantes peritoneais com líquido livre na cavidade abdominal. A presença de adenopatias é excepcional (< 1%), já que esta não é a principal via de disseminação desta neoplasia. Em alguns casos, o USE permite decidir sobre a possibilidade de ressecção endoscópica da lesão, naqueles casos onde a camada muscular própria não está envolvida.

O exame é feito com o paciente, inicialmente, em decúbito lateral esquerdo e, preferentemente, sob sedação. Tradicionalmente (e assim é visto na maioria das fotografias em livros e atlas de USE), utiliza-se um ecoendoscópio radial e instilação de água, quando se encontram no estômago ou no reto. No entanto, no esôfago ou em lesões antrais, principalmente da face anterior, é arriscado instilar líquido em razão do perigo de broncoaspiração. Na nossa experiência preferimos uma técnica diferente, na qual aspiramos todo o ar da cavidade e utilizamos o balão com água. Assim, evita-se o risco de broncoaspiração e obtêm-se imagens adequadas para o diagnóstico. Quando contamos com imagens prévias e julga-se que a BAAF será necessária, utilizamos o ecoendoscópio linear desde o início. As imagens obtidas são de qualidade similar às obtidas com o instrumento radial. Em lesões pequenas (< 1 cm), sobretudo no esôfago, preferimos utilizar minissondas de alta frequência (quase sempre de 20 MHz) através de um endoscópio de canal terapêutico (para poder aspirar) e, depois de aspirar todo o ar, instilamos uma quantidade mínima de líquido com a mesma irrigação para limpar a

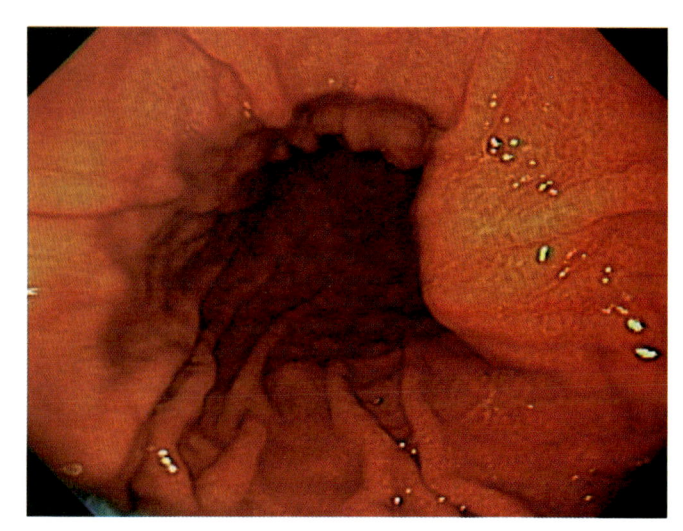

Figura 30.2. Aspecto endoscópico de um GIST gástrico na face posterior.

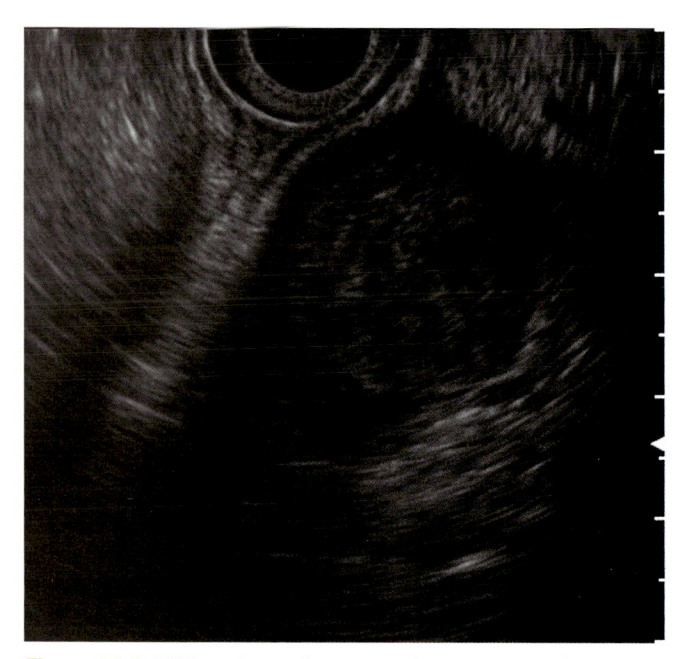

Figura 30.3. USE onde se observa a origem na camada muscular, assim como o conteúdo.

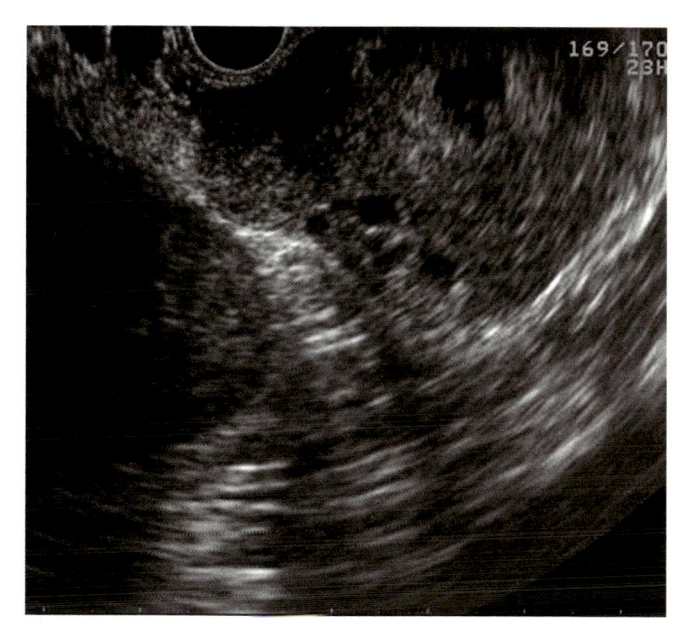

Figura 30.4. GIST de crescimento predominantemente extraluminal.

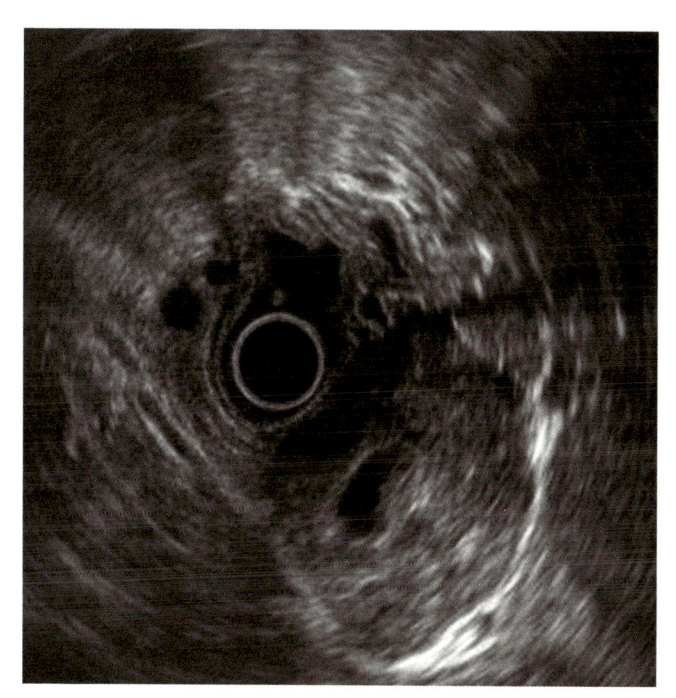

Figura 30.5. GIST com conteúdo cístico e heterogêneo.

lente do endoscópio, tomando o cuidado para não levantar a cabeça do paciente. Quando não for fácil definir a camada de origem, pode-se recorrer à localização da parede normal adjacente e, a partir daí, direcionar o transdutor para a lesão, pois, nos bordos onde se origina a lesão, é mais fácil identificar a camada correspondente. Em alguns casos, é possível ver uma imagem de "cauda de cometa" ligeiramente hipoecoica diagonal e divergente da lesão, que passa exatamente pelos bordos.

Visto que o tratamento e o prognóstico dos GISTs encontram-se intimamente relacionados com o tamanho, a localização e as características histológicas, desde a aplicação do USE nestes pacientes em meados dos anos 80 e nos anos 90, tentou-se identificar as características ultrassonográficas que presumissem a possibilidade de malignidade. Cabe esclarecer que o uso do USE antecede a descoberta de que os GISTs são diferentes dos leiomiomas ou leiomiossarcomas, razão pela qual muitas das características descritas eram utilizadas para sugerir o diagnóstico de leiomioma *versus* leiomiossarcoma. Entre as características ultrassonográficas identificadas encontram-se: presença de heterogeneidade, espaços císticos no interior da lesão, presença de bordos irregulares, invasão local e tamanho superior a 3 ou 4 cm. Destas características, a mais significativa foi o tamanho[27] (Figs. 30.5 e 30.6). Algumas continuam sendo utilizadas nos dias de hoje para sugerir a presença de um comportamento mais agressivo dos GISTs de alto potencial maligno com relação aos de baixo potencial.[28] No entanto, desde a introdução e adoção mais generalizada da biópsia por aspiração com agulha fina (BAAF), prefere-se fazer a biópsia do que apenas a ecoendoscopia.

Diagnóstico cito-histológico

Em estudos mais antigos, a sensibilidade da BAAF para o diagnóstico de tumores subepiteliais era relativamente baixa (61%).[29] Com a difusão do método e de algumas melhorias nas agulhas, esta sensibilidade é maior na atualidade, entre 80 e 85%.[30-33] Entre os fatores preditivos para uma amostra diagnóstica por BAAF foi descrito o tamanho da lesão: a sensibilidade aumenta para 71,86 e 100% em tumores maiores que 2 cm, entre 2 e 4 cm e > 4 cm, respectivamente.[30] Em todos os casos, a BAAF pode ser útil para o diagnóstico de outras lesões que poderiam fazer parte do diagnóstico diferencial. Com a descoberta de que os GISTs manifestam os marcadores CD 117 (c-Kit), CD 34 e, em menor proporção, S-100, actina de músculo liso e desmina,[34,35] é possível fazer exames imunoistoquímicos no bloco celular obtido a partir da BAAF,

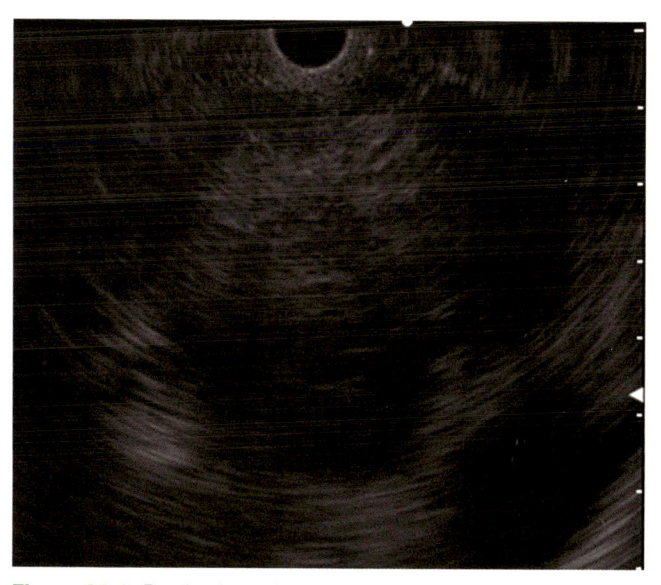

Figura 30.6. Bordos irregulares em outro GIST gástrico.

vos.[52] Ela deve respeitar a pseudocápsula que circunda o GIST para evitar sangramento e disseminação tumoral. As ressecções segmentares ou em cunha são suficientes para obter margens livres de doença. Vale lembrar que a preservação da função do órgão é um objetivo terapêutico alcançável na grande maioria dos pacientes. Uma margem negativa macroscópica é o objetivo, mas margens positivas microscópicas não têm mostrado afetar a sobrevida, e o tratamento deve ser individualizado no momento de reconsiderar a nova ressecção.[22] Quando as lesões são muito volumosas, pode-se considerar o uso de imatinib antes da cirurgia, com o propósito de obter a preservação do órgão (p. ex., GISTs retais que precisariam de uma ressecção abdominoperineal). A disseminação ganglionar é extraordinariamente rara no GIST e, por isso, não é recomendada. A fim de evitar semeaduras tumorais intra-abdominais, recomenda-se envolver o tumor em um saco plástico antes de removê-lo. Os GISTs < 2 cm e com baixo índice mitótico podem ser observados a cada 6 meses por endoscopia. Os GISTs de 2-5 cm podem ser tratados por via laparoscópica.[53]

Após a ressecção primária, a sobrevida livre de doença em 5 anos é de 96% para pacientes com baixo risco, 54% para pacientes com risco intermediário e 20% para os de alto risco.[54] A média para a recidiva é de 19 a 25 meses.[55]

Para tumores maiores, individualiza-se a forma de tratamento cirúrgico – aberta ou assistida por laparoscopia – segundo a experiência do cirurgião e a localização do tumor.

Ressecção laparoscópica

Em vista de que as margens microscópicas negativas são menos importantes e o comprometimento linfático é raro, o papel da laparoscopia na cirurgia do GIST tem aumentado. Inicialmente, considerava-se a laparoscopia somente para GISTs menores que 2 cm. Em dois estudos, com um tamanho médio dos tumores de 4 cm, a sobrevida livre da doença em 5 anos foi de 92 e 96%. A abordagem laparoscópica diminui significativamente a estadia hospitalar e as perdas sanguíneas. Não foram descritas recidivas nas incisões. Os objetivos da cirurgia laparoscópica são os mesmos da cirurgia aberta: margens macroscópicas negativas, evitar a ruptura, evitar a manipulação do tumor e se ajustar aos princípios da cirurgia oncológica.

Cirurgia no GIST metastático

O imatinib é a terapia de escolha para o tratamento do GIST recidivante ou metastático. No entanto, como está associado a um tempo de recidiva menor que 2 anos, a ressecção cirúrgica deve ser considerada em pacientes com doença residual. Alguns pacientes se beneficiam da ressecção cirúrgica da doença remanescente macroscópica para melhorar a sobrevida livre de progressão da doença e prevenir a resistência secundária, já que as células tumorais residuais contêm células capazes de sofrer mutação com clones resistentes à terapia.[56] A ressecção inclui a remoção da doença macroscópica, ressecções multiviscerais, omentectomia e ressecção peritoneal. Visto que as metástases hepáticas são multilobulares e multicêntricas e não são suscetíveis de remoção cirúrgica por segmentectomias ou hepatectomia, a ablação por radiofrequência ou a embolização hepática devem ser consideradas. O tratamento cirúrgico pode ser muito apropriado para os pacientes que não têm acesso aos ensaios clínicos para receber tratamento médico complementar.[57]

GIST associado a outros tumores e síndromes

Uma rara entidade pediátrica encontrada principalmente em mulheres com GIST pediátrico é conhecida como tríade de Carney. São pacientes com GIST multifocal, paragangliomas e condromas pulmonares. A evolução clínica é prolongada, inclusive com comprometimento linfático ou metástases viscerais. A síndrome de Carney-Stratakys caracteriza-se pela presença de GIST e paragangliomas.[58]

Mutações germinais herdadas em KIT ou PDGFRA produzem um GIST familiar. Achados clínicos associados a hiperpigmentação, disfunções gastrintestinais, como disfagia ou síndrome do intestino irritável, estão frequentemente presentes. Iniciam-se, tipicamente, por volta dos 50 anos e 90% dos pacientes terão um GIST aos 70 anos. A maioria dos GISTs familiares tem características histológicas favoráveis e os pacientes não apresentam a sobrevida afetada.[59]

Os GISTs são uma das neoplasias associadas à neurofibromatose tipo 1. A idade de apresentação é similar à do GIST esporádico do adulto, mas os tumores são mais frequentemente encontrados no intestino delgado. O imatinib tem efeito limitado nestes pacientes e muitos experimentam progressão com sobrevida média de 21 meses.[60]

REFERÊNCIAS BIBLIOGRÁFICAS

1. Grignol VP, Termuhlen PM. Gastrointestinal stromal tumor surgery and adjuvant therapy. *Surg Clin North Am* 2011;91:1079-87.
2. Mazur MT, Clark HB. Gastric stromal tumors. Reappraisal of histogenesis. *Am J Surg Pathol* 1983;7:507-19.
3. Pérez-Atayde AR, Shamberger RC, Kozakewich HW. Neuroectodermal differentiation of the gastrointestinal tumors in the Carney triad. An ultrastructural and immunohistochemical study. *Am J Surg Pathol* 1993;17:706-14.
4. Hirota S, Isozaki K, Moriyama Y et al. Gain-of-function mutations of c-Kit in human gastrointestinal stromal tumors. *Science* 1998;279:577-80.
5. Rubin BP, Singer S, Tsao C et al. KIT activation is a ubiquitous feature of gastrointestinal stromal tumors. *Cancer Res* 2001;61:8118-21.
6. Heinrich MC, Corless CL, Duensing A et al. PDGFRA activating mutations in gastrointestinal stromal tumors. *Science* 2003;299:708-10.
7. Joensuu H, Roberts PJ, Sarlomo-Rikala M et al. Effect of the tyrosine kinase inhibitor STI571 in a patient with a metastatic gastrointestinal stromal tumor. *N Engl J Med* 2001;344:1052-56.
8. Demetri GD, Von Mehren M, Blanke CD et al. Efficacy and safety of imatinib mesylate in advanced gastrointestinal stromal tumors. *N Engl J Med* 2002;347:472-80.
9. Van Oosterom AT, Judson I, Verweij J et al. Safety and efficacy of imatinib (STI571) in metastatic gastrointestinal stromal tumours: a phase I study. *Lancet* 2001;358:1421-23.
10. Corless CL, Heinrich MC. Molecular pathobiology of gastrointestinal stromal sarcomas. *Annu Rev Pathol* 2008;3:557-86.
11. Choi H, Charnsangavej C, Faria SC et al. Correlation of computed tomography and positron emission tomography in

patients with metastatic gastrointestinal stromal tumor treated at a single institution with imatinib mesylate: proposal of new computed tomography response criteria. *J Clin Oncol* 2007;25:1753-59.
12. Kawanowa K, Sakuma Y, Sakurai S et al. High incidence of microscopic gastrointestinal stromal tumors in the stomach. *Hum Pathol* 2006;37:1527-35.
13. Agaimy A, Wunsch PH, Hofstaedter F et al. Minute gastric sclerosing stromal tumors (GIST tumorlets) are common in adults and frequently show c-KIT mutations. *Am J Surg Pathol* 2007;31:113-20.
14. Miettinen M, Lasota J. Gastrointestinal stromal tumors: pathology and prognosis at different sites. *Semin Diagn Pathol* 2006;23:70-83.
15. Gold JS, Gonen M, Gutierrez A et al. Development and validation of a prognostic nomogram for recurrence-free survival after complete surgical resection of localised primary gastrointestinal stromal tumour: a retrospective analysis. *Lancet Oncol* 2009;10:1045-52.
16. Miettinen M, Lasota J. Gastrointestinal stromal tumors: review on morphology, molecular pathology, prognosis, and differential diagnosis. *Arch Pathol Lab Med* 2006;130:1466-78.
17. Agaram NP, Wong GC, Guo T et al. Novel V600E BRAF mutations in imatinib-naive and imatinibresistant gastrointestinal stromal tumors. *Genes Chromosomes Cancer* 2008;47:853-59.
18. Lasota J, Miettinen M. Clinical significance of oncogenic KIT and PDGFRA mutations in gastrointestinal stromal tumours. *Histopathology* 2008;53:245-66.
19. Dematteo RP, Gold JS, Saran L et al. Tumor mitotic rate, size, and location independently predict recurrence after resection of primary gastrointestinal stromal tumor (GIST). *Cancer* 2008;112:608-15.
20. Heinrich MC, Maki RG, Corless CL et al. Primary and secondary kinase genotypes correlate with the biological and clinical activity of sunitinib in imatinib-resistant gastrointestinal stromal tumor. *J Clin Oncol* 2008;26:5352-59.
21. Debiec-Rychter M, Sciot R, Le Cesne A et al. KIT mutations and dose selection for imatinib in patients with advanced gastrointestinal stromal tumours. *Eur J Cancer* 2006;42:1093-103.
22. DeMatteo RP, Lewis JJ, Leung D et al. Two hundred gastrointestinal stromal tumors: recurrence patterns and prognostic factors for survival. *Ann Surg* 2000;231:51-58.
23. Cohen MH, Cortazar P, Justice R et al. Approval summary: imatinib mesylate in the adjuvant treatment of malignant gastrointestinal stromal tumors. *Oncologist* 2010;15:300-7.
24. Sjolund K, Andersson A, Nilsson E et al. Downsizing treatment with tyrosine kinase inhibitors in patients with advanced gastrointestinal stromal tumors improved resectability. *World J Surg* 2010;34:2090-97.
25. Tio TL, Tytgat GN, den Hartog Jager FC. Endoscopic ultrasonography for the evaluation of smooth muscle tumors in the upper gastrointestinal tract: an experience with 42 cases. *Gastrointest Endosc* 1990;36:342-50.
26. Boyce GA, Sivak Jr MV, Rosch T et al. Evaluation of submucosal upper gastrointestinal tract lesions by endoscopic ultrasound. *Gastrointest Endosc* 1991;37:449-54.
27. Palazzo L, Landi B, Cellier C et al. Endosonographic features predictive of benign and malignant gastrointestinal stromal cell tumours. *Gut* 2000;46:88-92.
28. Shah P, Gao F, Edmundowicz SA et al. Predicting malignant potential of gastrointestinal stromal tumors using endoscopic ultrasound. *Dig Dis Sci* 2009;54:1265-69.

29. Wiersema MJ, Vilmann P, Giovannini M et al. Endosonography-guided fine-needle aspiration biopsy: diagnostic accuracy and complication assessment. *Gastroenterology* 1997;112:1087-95.
30. Akahoshi K, Sumida Y, Matsui N et al. Preoperative diagnosis of gastrointestinal stromal tumor by endoscopic ultrasound-guided fine needle aspiration. *World J Gastroenterol* 2007;13:2077-82.
31. Sepe PS, Moparty B, Pitman MB et al. EUS-guided FNA for the diagnosis of GI stromal cell tumors: sensitivity and cytologic yield. *Gastrointest Endosc* 2009;70:254-61.
32. Hoda KM, Rodriguez SA, Faigel DO. EUS-guided sampling of suspected GI stromal tumors. *Gastrointest Endosc* 2009;69:1218-23.
33. Watson RR, Binmoeller KF, Hamerski CM et al. Yield and performance characteristics of endoscopic ultrasound-guided fine needle aspiration for diagnosing upper GI tract stromal tumors. *Dig Dis Sci* 2011;56:1757-62.
34. Stelow EB, Murad FM, Debol SM et al. A limited immunocytochemical panel for the distinction of subepithelial gastrointestinal mesenchymal neoplasms sampled by endoscopic ultrasound-guided fine-needle aspiration. *Am J Clin Pathol* 2008;129:219-25.
35. Ando N, Goto H, Niwa Y et al. The diagnosis of GI stromal tumors with EUS-guided fine needle aspiration with immunohistochemical analysis. *Gastrointest Endosc* 2002;55:37-43.
36. Caguiat JK, Kaufman MS, Goodman AJ et al. The efficacy of EUS-FNA with immunohistochemistry staining in the analysis of Gastrointestinal Stromal Tumors: A systematic review and metaanalysis. *Gastrointest Endosc* 2011;73:AB180-81.
37. Akahoshi K, Oya M. Gastrointestinal stromal tumor of the stomach: How to manage? *World J Gastrointest Endosc* 2010;2:271-77.
38. Sepe PS, Brugge WR. A guide for the diagnosis and management of gastrointestinal stromal cell tumors. *Nat Rev Gastroenterol Hepatol* 2009;6:363-71.
39. Rodríguez SA, Faigel DO. Endoscopic diagnosis of gastrointestinal stromal cell tumors. *Curr Opin Gastroenterol* 2007;23:539-43.
40. Philipper M, Hollerbach S, Gabbert HE et al. Prospective comparison of endoscopic ultrasound-guided fine-needle aspiration and surgical histology in upper gastrointestinal submucosal tumors. *Endoscopy* 2010;42:300-5.
41. Fletcher CD, Berman JJ, Corless C et al. Diagnosis of gastrointestinal stromal tumors: a consensus approach. *Hum Pathol* 2002;33:459-65.
42. Graadt van Roggen JF, Van Velthuysen ML, Hogendoorn PC. The histopathological differential diagnosis of gastrointestinal stromal tumours. *J Clin Pathol* 2001;54:96-102.
43. Huang HY, Li CF, Huang WW et al. A modification of NIH consensus criteria to better distinguish the highly lethal subset of primary localized gastrointestinal stromal tumors: a subdivision of the original high-risk group on the basis of outcome. *Surgery* 2007;141:748-56.
44. Fernández-Esparrach G, Sendino O, Sole M et al. Endoscopic ultrasound-guided fine-needle aspiration and trucut biopsy in the diagnosis of gastric stromal tumors: a randomized crossover study. *Endoscopy* 2010;42:292-99.
45. DeWitt J, Emerson RE, Sherman S et al. Endoscopic ultrasound-guided Trucut biopsy of gastrointestinal mesenchymal tumor. *Surg Endosc* 2011;25:2192-202.
46. Polkowski M, Gerke W, Jarosz D et al. Diagnostic yield and safety of endoscopic ultrasound-guided trucut [corrected] biopsy

preencher todos os requisitos para obter uma probabilidade de controle da doença maior que 99%.

Antes de recomendar uma mucossectomia endoscópica deve-se descartar o comprometimento ganglionar regional fazendo-se um ultrassom endoscópico, já que foi detectada uma alteração locorregional em até 20% dos pacientes que farão mucossectomia endoscópica.[4]

Para tumores de mais alto risco, a ressecção endoscópica deve ficar reservada para situações clínicas nas quais a esofagectomia não é viável. Por outro lado, para doença que compromete a submucosa (T1b ou mais), a ressecção endoscópica é nitidamente inferior e não é recomendada de forma rotineira.

TRATAMENTO ABLATIVO DAS LESÕES PRÉ-MALIGNAS NO ESÔFAGO

A displasia de alto grau no esôfago de Barrett é o fator de risco mais importante para o desenvolvimento de adenocarcinoma de esôfago. O tratamento padrão desta condição inclui esofagectomia assim como mucossectomia endoscópica, como já vimos anteriormente. Além disso, existem outras estratégias terapêuticas que destroem a mucosa e que incluem terapia fotodinâmica (PDT, da sigla em inglês), ablação por *laser*, eletrocoagulação multipolar, coagulação com plasma de argônio e ablação por radiofrequência. Os estudos demonstraram que a PDT é mais eficaz do que o omeprazol no controle da displasia de alto grau, com controle de 77% comparado com 39%, respectivamente.[5] No entanto, em ambos os grupos, desenvolveram-se adenocarcinomas, e a avaliação do tecido fica muito limitada pela natureza do procedimento. As outras modalidades de terapia ablativa oferecem resultados semelhantes à terapia fotodinâmica. Em um estudo que incluiu 337 pacientes com neoplasia de Barrett de baixo risco, tratados com terapia endoscópica (incluindo mucossectomia endoscópica, terapia fotodinâmica, terapia com plasma de argônio etc.), obteve-se resposta completa em 96,6% dos pacientes. A esofagectomia foi necessária em 3,7%. No mesmo estudo, foram encontradas lesões metacrônicas em 21,5% dos pacientes. Nenhum paciente morreu como consequência da neoplasia durante o seguimento de 5 anos.[6]

O guia da NCCN *(National Comprehensive Cancer Network)* considera todas as opções anteriores (esofagectomia, mucossectomia endoscópica, terapia fotodinâmica etc.) como opções válidas para pacientes com displasia de alto grau e doença T1a.[7]

CÂNCER DE ESTÔMAGO

O tratamento endoscópico do câncer gástrico precoce (EGC, da sigla em inglês) também não foi objeto de estudos prospectivos randomizados que estabeleçam uma eficácia similar à gastrectomia. Mas, assim como no câncer de esôfago, alguns pacientes selecionados podem-se beneficiar com esta opção menos invasiva. A fim de determinar se os pacientes são potenciais candidatos à terapia endoscópica definitiva, devemos selecionar apenas pacientes que não tenham risco substancial de comprometimento ganglionar regional. A literatura japonesa nos fornece um estudo no qual foi feita gastrectomia com esvaziamento ganglionar em 5.000 pacientes com EGC.[8] Nesse estudo, não foi encontrado acometimento ganglionar em nenhum dos 929 pacientes com carcinoma confinado à mucosa (T1a, sem invasão na submucosa) não ulcerados (de qualquer tamanho) ou menores que 3 cm de diâmetro (ulcerados ou não). Uma vez que o tumor penetra na submucosa, a probabilidade de comprometimento ganglionar vai de 7,9% a 23,3%, segundo o tamanho do tumor. Em outro grande estudo coreano, foi encontrado que a probabilidade de metástase ganglionar em pacientes com lesões T1a foi de 2,9%.[9] O *quantum* que podemos generalizar os achados da população oriental em outras culturas tem sido objeto de especulação, mas considera-se que os achados são suficientemente conservadores para serem aplicados no nosso entorno. A *Cochrane Collaboration* fez uma avaliação da mucossectomia endoscópica em EGC, confirmando que não existem estudos clínicos randomizados que permitam uma conclusão sólida sobre a superioridade da mucossectomia em relação à gastrectomia.[10] No entanto, os autores concluem que a mucossectomia endoscópica é uma opção válida para tumores de baixo risco (confinados à mucosa, menores que 2 cm se forem lesões elevadas e menores que 1 cm se forem lesões deprimidas, assim como lesões não ulceradas) com um controle da neoplasia superior a 99%. A sobrevida de 10 anos é maior que 90%.[11,12] Integrando a evidência, os critérios para considerar uma ressecção endoscópica de carcinoma gástrico são estipulados a seguir: carcinoma grau 1 ou 2, ausência de comprometimento vascular e linfático, lesões até T1a (sem acometimento da submucosa), tamanho até 30 mm com ulceração, qualquer tamanho sem ulceração e devem preencher todos os requisitos para obter uma probabilidade de controle da doença maior que 99%.

CARCINOMA DE CÓLON

A ressecção cirúrgica é o padrão-ouro para tratamento de alguns pólipos e do câncer de cólon. Em algumas situações consegue-se fazer a ressecção por via endoscópica quando carcinomas T1 ou T2 estão confinados a pólipos pediculados com margens de ressecção livres de neoplasia. A falta de estudos prospectivos randomizados impede-nos de validar a superioridade da polipectomia sobre a ressecção segmentar do cólon, mas Nivatvongs mostrou uma excelente sobrevida em 5 anos de 95%.[13] A ressecção endoscópica bem-sucedida dos cânceres de cólon (e reto) depende da seleção adequada do paciente. Um dos fatores mais críticos é a possibilidade de metástases ganglionares regionais. A maioria dos cânceres de cólon e reto suscetíveis de ressecção endoscópica manifesta-se sob a forma de pólipos e o risco de comprometimento regional pode ser estabelecido pela profundidade da invasão tumoral. Os pólipos podem ser pediculados ou sésseis. A classificação de Haggitt divide os pólipos pediculados em níveis que variam de 0 a 4 (Fig. 31.1). O nível 4 é aquele no qual o tumor invade a base do pólipo pediculado e todos os pólipos sésseis. Em estudos japoneses, foi estabelecido que o grau de invasão da submucosa é um dos fatores que preveem a probabilidade de comprometimento ganglionar locorregional. Foram criadas cate-

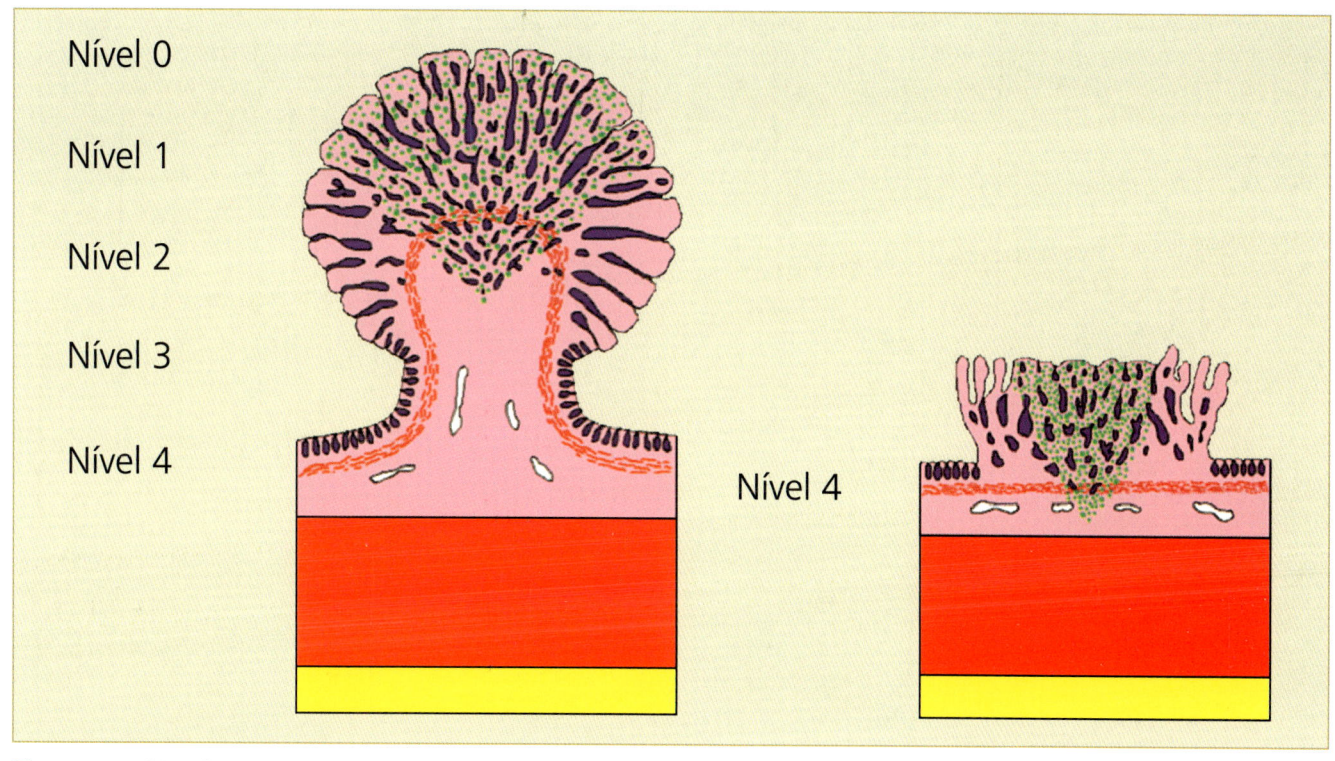

Figura 31.1. Classificação de Haggitt. Nível 0: carcinoma não invasor; nível 1: invasão da cabeça do pólipo pediculado; nível 2: invasão do colo do pólipo pediculado; nível 3: invasão do talo do pólipo pediculado; nível 4: invasão da base do pólipo pediculado ou pólipo séssil. (Fonte: diagrama criado por Milton Mejía.)

gorias Sm1 a Sm3 de acordo com a profundidade da invasão da submucosa, onde Sm3 corresponde à invasão do 1/3 inferior da submucosa (Fig. 31.2). Considera-se que o risco de comprometimento de gânglios linfáticos regionais é alto quando existe comprometimento Sm3 ou lesões Sm2 do tipo plano deprimido (oscila entre 27-62%). Outros fatores de prognóstico sombrio são a histologia pouco diferenciada, a invasão vascular ou linfática e a ressecção incompleta. Além disso, os tumores T2 têm 23,5% de probabilidade de comprometimento ganglionar regional comparado com 11% dos T1.

CARCINOMA DE RETO

A ressecção endoscópica similar à polipectomia endoscópica colônica é uma opção que pode salvar o esfíncter anal em pacientes com câncer retal que preenchem os seguintes requisitos:

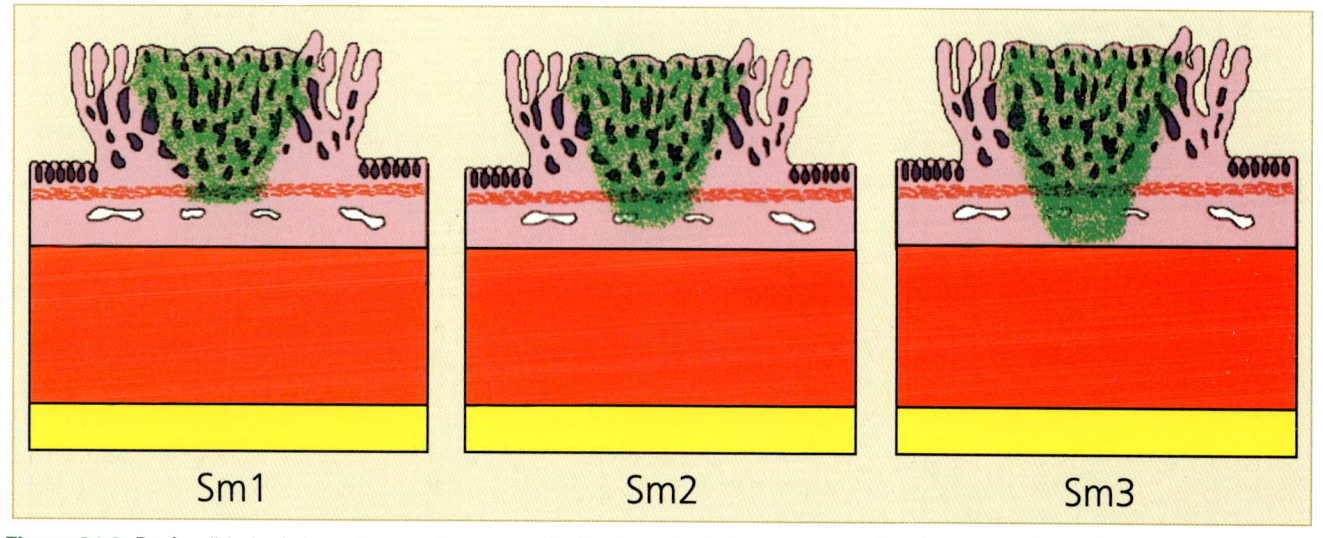

Figura 31.2. Profundidade da invasão na submucosa. Sm1 = invasão do terço superior da submucosa; Sm2 = invasão até o terço médio da submucosa; Sm3 = invasão até o terço inferior da submucosa. (Fonte: diagrama criado por Milton Mejía.)

bem ou moderadamente diferenciados, T1 ou T2, localizados até 8 cm do ânus, que comprometam menos de 40% da circunferência, tumor menor que 4 cm, sem invasão vascular ou linfática na biópsia e sem comprometimento ganglionar regional ao ultrassom endoscópico ou ressonância magnética com bobina endorretal. As lesões T1 (que invadem, mas não atravessam a muscular própria) alcançam um bom controle local e sistêmico sem terapia adjuvante. Os tumores mais profundos (T2) requerem terapia adjuvante com quimiorradiação.[14] Para tumores mais volumosos, pode-se considerar o uso de microcirurgia endoscópica transanal (TEMS, da sigla em inglês) em vez da excisão transanal como alternativa para uma ressecção mais ampla com o risco de perda do esfíncter.

Reproduzindo o que atualmente já é o padrão de tratamento em doença mais avançada (T3 ou mais), está sendo ativamente explorada a incorporação de quimiorradiação neoadjuvante em pacientes com câncer de reto T2N0. A combinação capecitabina + oxaliplatina e radioterapia foi utilizada neste grupo de pacientes em um estudo fase II, seguida por terapia local que incluiu TEMS. Obteve-se uma resposta patológica completa em 44% com graves efeitos colaterais e complicações perioperatórias inaceitavelmente altas.[15] A adição de oxaliplatina à quimiorradiação com fluoropirimidinas apenas aumenta a toxicidade e deve ser evitada neste contexto.

Os critérios para ressecção endoscópica em carcinoma de reto precoce são: tumor localizado dentro dos 8 cm distais do reto, carcinoma graus 1 ou 2, sem comprometimento vascular e linfático, lesões T1 ou T2 (acometimento até a serosa, sem ultrapassá-la), tamanho até 40 mm, comprometimento de menos de 40% da circunferência, sem comprometimento ganglionar local por ultrassom endoscópico ou ressonância magnética com bobina retal. Os pacientes com lesões T1 não necessitam de quimiorradioterapia adjuvante. Já pacientes com lesões T2 requerem quimioterapia adjuvante.

CARCINOMA ANAL

O tratamento do carcinoma anal, em praticamente todos os estádios, baseia-se na quimiorradiação com mitomicina e fluorouracil (esquema de Nigro). Com este esquema se obtém um excelente controle local com preservação do esfíncter anal em aproximadamente 70% dos pacientes assim tratados. Quando há recidiva, no entanto, o tratamento requer uma ressecção abdominoperitoneal. A terapia endoscópica não está indicada no câncer anal.

AGRADECIMENTO

O autor gostaria de agradecer ao Doutor Milton Mejía pela diagramação das Figuras 31.1 e 31.2 deste Capítulo.

REFERÊNCIAS BIBLIOGRÁFICAS

1. Stein HJ, Feith M, Bruecher BL et al. Early esophageal cancer: pattern of lymphatic spread and prognostic factors for long-term survival after surgical resection. *Ann Surg* 2005;242:566-73; discussion 73-75.
2. Ell C, May A, Pech O et al. Curative endoscopic resection of early esophageal adenocarcinomas (Barrett's cancer). *Gastrointest Endosc* 2007; 65:3-10.
3. Ell C, May A, Gossner L et al. Endoscopic mucosal resection of early cancer and high-grade dysplasia in Barrett's esophagus. *Gastroenterology* 2000;118:670-77.
4. Shami VM, Villaverde A, Stearns L et al. Clinical impact of conventional endosonography and endoscopic ultrasound-guided fine-needle aspiration in the assessment of patients with Barrett's esophagus and high-grade dysplasia or intramucosal carcinoma who have been referred for endoscopic ablation therapy. *Endoscopy* 2006;38:157-61.
5. Overholt BF, Lightdale CJ, Wang KK et al. Photodynamic therapy with porfimer sodium for ablation of high-grade dysplasia in Barrett's esophagus: international, partially blinded, randomized phase III trial. *Gastrointest Endosc* 2005;62:488-98.
6. Pech O, Behrens A, May A et al. Long-term results and risk factor analysis for recurrence after curative endoscopic therapy in 349 patients with high-grade intraepithelial neoplasia and mucosal adenocarcinoma in Barrett's oesophagus. *Gut* 2008;57:1200-6.
7. Esophageal and esophagogastric junction cancers, 2011. Acesso em: 30 Ago. 2011. Disponível em: <http://www.nccn.org/professionals/physician_gls/pdf/esophageal.pdf>
8. Gotoda T, Yanagisawa A, Sasako M et al. Incidence of lymph node metastasis from early gastric cancer: estimation with a large number of cases at two large centers. *Gastric Cancer* 2000;3:219-25.
9. Park IS, Lee YC, Kim WH et al. Clinicopathologic characteristics of early gastric cancer in Korea. *Yonsei Med J* 2000;41:607-14.
10. Bennett C, Wang Y, Pan T. Endoscopic mucosal resection for early gastric cancer. *Cochrane Database Syst Rev* 2009;CD004276.
11. Kim JH, Kim HS, Seo WY et al. External validation of nomogram for the prediction of recurrence after curative resection in early gastric cancer. *Ann Oncol* 2012 Feb.;23(2):361-67.
12. Wang J, Yu JC, Kang WM et al. Treatment strategy for early gastric cancer. *Surg Oncol* 2012 June;21(2):119-23.
13. Nivatvongs S. Surgical management of early colorectal cancer. *World J Surg* 2000;24:1052-55.
14. Greenberg JA, Shibata D, Herndon JE 2nd et al. Local excision of distal rectal cancer: an update of cancer and leukemia group B 8984. *Dis Colon Rectum* 2008;51:1185-91; discussion 91-94.
15. García-Aguilar J, Shi Q, Thomas Jr CR. et al. A Phase II trial of neoadjuvant chemoradiation and local excision for T2N0 rectal cancer: preliminary results of the ACOSOG Z6041 trial. *Ann Surg Oncol* 2012 Feb.;19(2):384-91.

Aplicação das Próteses Autoexpansíveis Biodegradáveis na Endoscopia Intervencionista Gastrintestinal

32

Oscar A. Álvarez B. ▪ Rodrigo Castaño

RESUMO

As próteses biodegradáveis são uma opção muito atraente para ser utilizada em pacientes com estenoses benignas recorrentes/recalcitrantes do esôfago, intestino delgado e cólon. Teoricamente, com o uso dessas próteses biodegradáveis podem ser evitadas dilatações repetitivas de estenoses digestivas refratárias ao tratamento convencional, como também ressecções cirúrgicas do trato gastrintestinal, principalmente em pacientes de alto risco cirúrgico, minimizando-se o número de procedimentos endoscópicos intervencionistas.

INTRODUÇÃO

O uso de próteses metálicas autoexpansíveis tem demonstrado ser um tratamento eficaz para as estenoses benignas refratárias e malignas do trato digestório. No entanto, o uso dessas próteses, especialmente em patologias benignas, está associado a vários tipos de complicações, como as dificuldades no momento da remoção, a migração e a hiperplasia, além dos custos inerentes aos procedimentos endoscópicos repetitivos.[1-3] As próteses plásticas estão associadas a uma maior taxa de migração, menor flexibilidade e menor força radial expansiva.[4,5]

Nas últimas duas décadas, realizaram-se avanços significativos no desenvolvimento de materiais biocompatíveis e biodegradáveis para uso médico. Assim, desenvolveram-se as próteses biodegradáveis, a fim de solucionar os problemas já mencionados.[6] A experiência acumulada até a presente data não é grande, além de pouco conhecida.

BIOMATERIAIS

Um biomatcrial é um composto inerte, desenhado para ser implantado ou incorporado dentro de um sistema biológico vivo. Os biomateriais são submetidos a situações adversas, considerando-se que estão expostos, de modo temporário ou permanente, aos fluidos corporais, onde ocorre a corrosão dos componentes do implante. Os biomateriais podem restituir funções de tecidos vivos e de órgãos do corpo. Sendo assim, é de fundamental importância entender as relações existentes entre as propriedades, as funções e as estruturas dos materiais biológicos, visto que as propriedades requeridas de um material variam de acordo com a aplicação específica. Os biomateriais podem ser:

A) *Inertes:* já que não causam nenhuma reação ao hospedeiro.
B) *Bioativos:* assegurando um desempenho estável e duradouro.
C) *Biodegradáveis:* podendo ser degradados quimicamente ou descompostos por fatores naturais como as bactérias.

É de vital importância que esses materiais biodegradáveis de uso médico não apresentem riscos de carcinogênese, imunogenicidade, teratogenicidade e toxicidade.[7]

Os biomateriais mais usados são ligas à base de magnésio e polímeros sintéticos como: ácido polilático, ácido poliglicólico, policaprolactona, polidioxanona e polilático coglicólico.[8-10] Os biomateriais feitos de ligas à base de magnésio apresentam alta biocompatibilidade e têm a propriedade de dissolverem-se no corpo humano durante o processo de degradação. Não obstante, devido à sua alta corrosão, a degradação ocorre antes de atingir seu objetivo.

Os biomateriais de natureza polimérica têm a vantagem de ser elásticos, de baixa densidade e relativamente fáceis de ser fabricados. Os polímeros utilizados nos implementos médicos sofrem degradação mais lenta que as ligas de magnésio e essa degradação é hidrolítica. Neste processo de hidrólise degrada os polímeros em moléculas de baixo peso molecular, as quais podem ser metabolizadas pelo organismo.

O polímero ideal para ser utilizado nas próteses biodegradáveis deve:

A) Manter uma força expansiva suficiente até que a estenose seja solucionada.
B) Não ser tóxico.
C) Não induzir uma resposta inflamatória no tecido adjacente.
D) Ser metabolizado no corpo após cumprir sua função.
E) Ser facilmente processado e não deixar vestígios.
F) Ser de fácil esterilização.

Ao levar em consideração essas características, as principais vantagens de um polímero sintético são:

A) Biocompatibilidade adequada.
B) Possibilidade de alterar a composição e as propriedades físico-mecânicas.
C) Ter um coeficiente de baixa fricção.

D) Facilidade de ser processado e viabilidade.
E) Alternativa de mudanças químicas e físicas na superfície.
F) Habilidade para imobilizar células ou biomoléculas dentro dele ou na sua superfície (esta última característica levou à descoberta das próteses com liberação de medicamentos, como alguns *stents* coronários).

Os polímeros biodegradáveis usados para a liberação de medicamentos representam um grande avanço tecnológico e estão sendo utilizados, principalmente, no sistema vascular com o uso de *stents* coronários.[11]

A necessidade gerada pelo desenvolvimento de medicamentos que não podem ser administrados pelas vias tradicionais, intramuscular, subcutânea ou endovenosa, e a frequente conveniência de administrar um fármaco de forma localizada e controlada na área onde a ação deve ser exercida, têm incentivado a área de pesquisa e desenvolvimento de biomateriais dentro da área farmacêutica. Por exemplo, na elaboração de dispositivos que incorporam um medicamento em uma matriz bioabsorvível, a liberação e consequente disponibilidade do mesmo são determinadas pela velocidade com que o polímero nele contido sofre degradação.[12] Os *stents* coronários são um grande exemplo. Foram implementados diferentes compostos na matriz da prótese biodegradável com a finalidade de evitar a reação intimal, tais como tacrolimus, sirolimus, paclitaxel, aspirina, dexametasona,[13,14] e, inclusive, material radioativo para prevenir a reestenose e a inflamação.[15] Até o momento não existe nenhuma aplicação similar em Gastroenterologia em seres humanos (Fig. 32.1).

O mecanismo de ação dos polímeros varia conforme eles sejam ou não biodegradáveis. Embora toda matéria sofra degradação com o decorrer do tempo, o termo biodegradável aplicado aos polímeros implica que estes sejam eliminados em um período curto de tempo. Os poliésteres são os polímeros sintéticos biodegradáveis de uso comercial que têm maior aplicação em Medicina. Caracterizam-se pela presença de ligações éster na cadeia principal, o que permite que sejam degradados hidroliticamente. Os processos de hidrólise degradam os polímeros em moléculas de baixo peso molecular de forma que possam ser metabolizadas pelo organismo. O ambiente fisiológico humano reúne as condições apropriadas para que esses processos ocorram em condições normais em um pH entre 7 e 7,4.[16]

Como foi descrito, as próteses biodegradáveis são feitas de vários polímeros sintéticos, como ácido polilático, poliglicolato ou ácido poliglicólico, poli-L-lático (Fig. 32.2) e copolímeros de ácido polilático-co-glicólico e polidioxanona (Fig. 32.3).[17] As próteses biodegradáveis têm sido utilizadas no tratamento de estenoses benignas refratárias, como uretrais, traqueais, biliares, pancreáticas, intestino delgado, cólon e estenoses esofágicas.[18]

EXPERIÊNCIA CLÍNICA COM *STENTS* GASTRINTESTINAIS BIODEGRADÁVEIS

A ideia de utilizar próteses biodegradáveis não é recente. Entre 1991 e 1992, já existiam protótipos experimentais, mas só nos últimos anos é que foram disponibilizados modelos que superaram a fase experimental em animais e começam a ser tão seguros que poderão ser testados em seres humanos.

Kemppainen publicou, em 1993, o primeiro estudo sobre próteses biodegradáveis, utilizando um modelo experimental de estenose uretral em coelhos tratados com uma prótese biodegradável, elaborada com ácido poli-L-lático. Neste estudo, concluiu-se que esse tipo de prótese apresentava grandes possibilidades para prevenir a reestenose dos estreitamentos uretrais.[19]

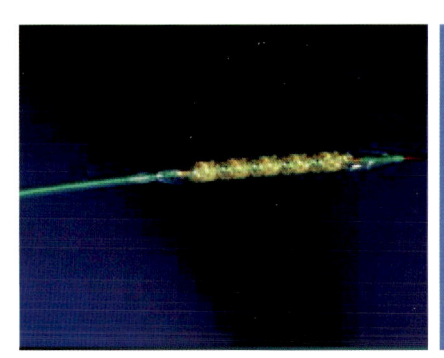

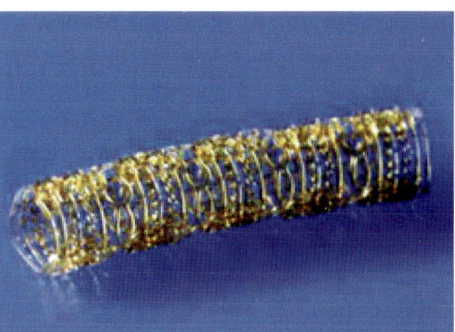

Figura 32.1. *Stent* Coronário bioabsorvível e revestido com medicamento.

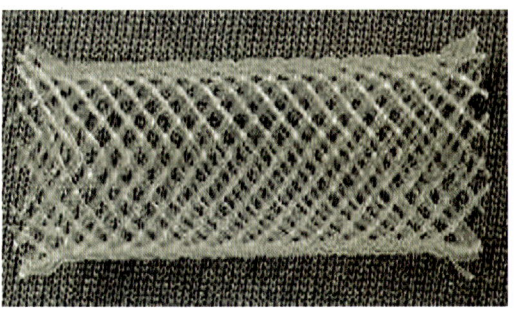

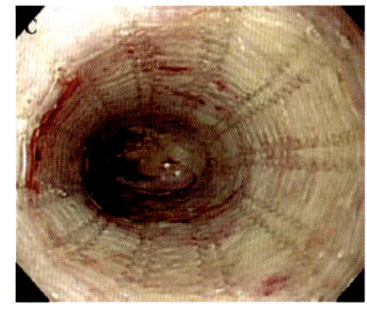

Figura 32.2. Prótese biodegradável de poli-L-lático (PLLA).

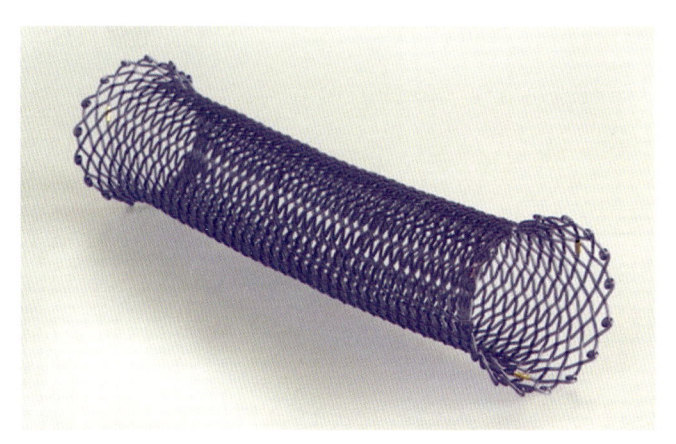

Figura 32.3. Prótese biodegradável de polidioxanona.

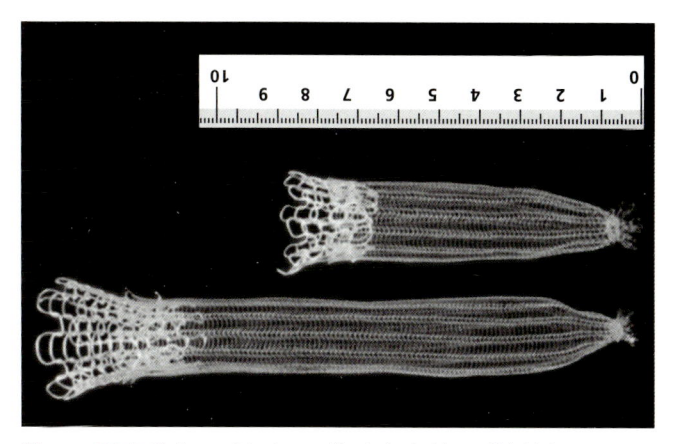

Figura 32.4. Prótese biodegradável de ácido poli-L-lático.

No trato gastrintestinal, os primeiros modelos foram feitos de ácido polilático e desenvolvidos por Goldin,[20] que descreveu a experiência com 5 pacientes que tinham estenose esofágica benigna refratária ao tratamento endoscópico (Fig. 32.4). O autor concluiu que este protótipo não foi capaz de manter uma força radial significativa e sustentada durante mais do que 3 semanas. A prótese desintegrou-se em um período de 6 semanas após a colocação, levando a uma obstrução do lúmen esofágico. Nestes achados foram confirmados em outro estudo de Fry e Fleisher.[21]

As próteses biodegradáveis feitas de polidioxanona têm melhorado, ostensivamente, os resultados (Fig. 32.5).

Esse tipo de prótese possui maior integridade e conserva uma força radial que se mantém durante 6 a 8 semanas após a colocação, como foi demonstrado por Rejchrt.[22] Neste estudo-piloto de três pacientes com estenose benigna do intestino delgado e do cólon, os autores confirmaram que a degradação e a fragmentação da *prótese* ocorreram entre 11 a 12 semanas depois da colocação. Parece que a sua degradação depende do pH, sendo mais rápida quando o pH é mais baixo. Nestas observações preliminares, onde ocorreu uma dilatação prolongada antes da degradação e da absorção da *prótese*, podem representar uma solução para pacientes com estenoses benignas refratárias à dilatação convencional. Neste novo tipo de prótese biodegradável possibilita uma dilatação radial constante, que é similar àquela alcançada com as próteses metálicas autoexpansíveis, com a ressalva de que aquela biodegradável não precisa ser removida. A *prótese* biodegradável de polidioxanona pode ser uma alternativa de tratamento para as estenoses benignas refratárias do trato digestório.

Parviainen tratou duas anastomoses pancreatojejunais, profilaticamente, com próteses biodegradáveis de ácido polilático. Nenhum dos pacientes desenvolveu complicações pós-operatórias. Este modelo sofre degradação mais facilmente no meio pancreático do que no biliar.[23]

Esôfago

A colocação de próteses biodegradáveis é uma alternativa para o tratamento de estenoses esofágicas benignas refratárias ao tratamento convencional com dilatação. Também poderia ser uma alternativa a ser considerada em pacientes com acalasia. Nestas estenoses esofágicas geralmente estão relacionadas com refluxo gastroesofágico, ingestão de cáusticos, pós-cirurgia esofágica ou secundárias à radiação.[18] O tratamento convencional dessas estenoses é feito com dilatação, utilizando os dilatadores com sonda ou com balões hidrostáticos. Este tipo de tratamento está associado a uma melhora clínica imediata da disfagia em 80-90% dos casos. No entanto, 30 a 60% das estenoses benignas podem recidivar a curto e longo prazos. Este tipo de paciente com estenoses benignas recorrentes e recalcitrantes com relação ao tratamento convencional pode ser beneficiado com um tratamento alternativo, e as próteses biodegradáveis foram desenvolvidos para esse grupo especial de pacientes.[24] Saito relatou os resultados de duas séries de pacientes que foram tratados com próteses feitas de ácido polilático (Fig. 32.6). Destas próteses, 77% migraram em um período de 10 a 21 dias após serem colocadas; porém, observou-se sucesso clínico em todos os pacientes em um período de 7 meses a 2 anos.[10]

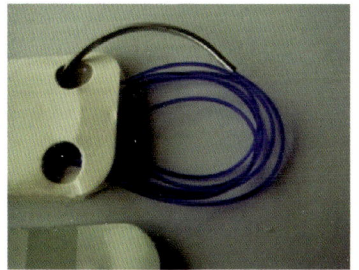

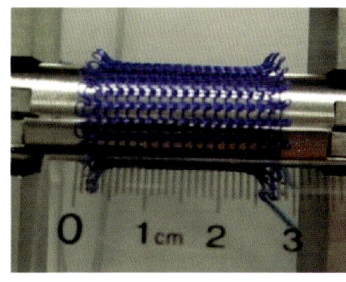

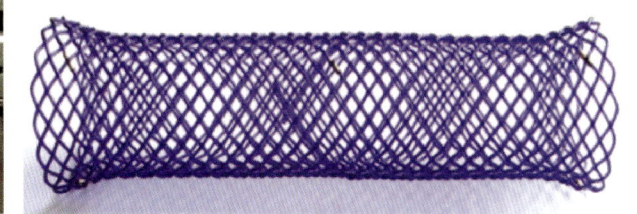

Figura 32.5. Prótese biodegradável de polidioxanona nas fases de fabricação.

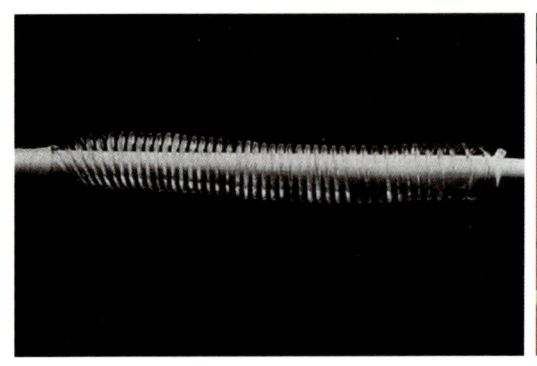

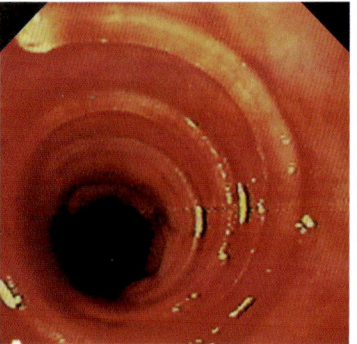

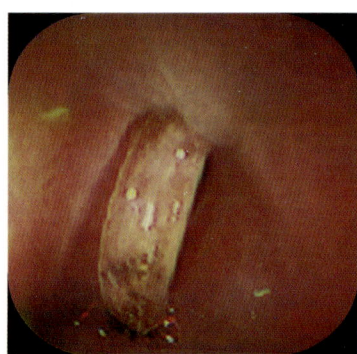

Figura 32.6. Prótese biodegradável de ácido polilático.

No ano de 2007, começou-se a utilizar a prótese da ELLA (ELLA-Cs, Hradec Kralove, República Tcheca). Ela é feita do polímero polidioxanona e é, na atualidade, a única prótese biodegradável utilizada no trato digestório. Fica encaixada em introdutor 28F e é disponibilizada em diversos tamanhos entre 18 e 25 mm. Nesta prótese é fabricada para uso comercial e é feita de polidioxanona, que é um polímero biodegradável semicristalino e que se degrada por hidrólise. Os produtos de biodegradação não são tóxicos. A prótese é radiotransparente e possui marcas radiopacas nas extremidades proximal e distal (Fig. 32.7).[25]

O estudo publicado por Rejchrt,[25] em 2009, com essa prótese de polidioxanona, demonstrou que a força radial e a integridade da prótese foram mantidas, de uma forma contínua, durante pelo menos 6 semanas após a colocação. Isto é muito melhor do que a experiência publicada anteriormente com outras próteses biodegradáveis. Sessenta por cento da degradação ocorre entre 7 a 9 semanas depois dela ser colocada e 90% da degradação em 9 semanas. Recomenda-se tratamento para suprimir a produção de ácidos, já que, como foi demonstrado, a degradação desse tipo de prótese é mais rápida com exposição ao ácido. O tempo médio de degradação é de 11 a 12 semanas (Fig. 32.8).

Foi publicada, em vários estudos, a experiência com as próteses biodegradáveis de polidioxanona SX-ELLA no tratamento de pacientes com estenoses benignas refratárias do esôfago,[16,18,25-31] assim como na acalasia.[32] De acordo com o estudo, o sucesso técnico, a resposta clínica e as complicações variam. A colocação da prótese não foi um problema para todos os casos relatados. O sucesso clínico varia de 0 a 100% com uma média de 40%.[33-35] Repici[31] publicou, em 2010, um estudo prospectivo de dois centros europeus. Neste estudo, foram utilizadas próteses biodegradáveis em 21 pacientes com estenoses esofágicas refratárias ao tratamento endoscópico. Todos os pacientes foram tratados com a prótese ELLA (ELLA-CS, Hradec Kralove, República Tcheca). A colocação foi bem-sucedida em 100% dos casos. A migração ocorreu em apenas dois pacientes depois de várias semanas da colocação. A biodegradação aconteceu entre 3 e 6 meses. A endoscopia de seguimento nos três primeiros meses mostrou que as próteses estavam fragmentadas. Já a endoscopia de seguimento em 6 meses demonstrou que todas tinham se dissolvido. Ao fim do seguimento, 9 de 20 pacientes (45%) tiveram a disfagia solucionada. Além disso, vale ressaltar que a frequência de dilatações endoscópicas foi menor nos pacientes nos quais o tratamento com prótese falhou. A série com o maior seguimento a longo prazo quanto ao uso desse tipo de prótese foi descrita por Hirdes. Nesta série de 28 pacientes, atingiu-se um sucesso clínico de 25%.[28]

As próteses biodegradáveis seriam, teoricamente, o tratamento ideal para as estenoses benignas refratárias ao tratamento endoscópico. Estas próteses podem oferecer uma permeabilidade temporária conjuntamente com uma remodelação da área de estenose. A eficácia temporária dessas próteses biodegradáveis parte de um conceito simples no qual uma estenose, que precisa de dilatação repetitiva, responderá a uma dilatação prolongada com o uso de uma endoprótese, que é deixada *in situ* durante várias semanas ou meses. O princípio fundamental é obter uma remodelação da estenose fibrótica utilizando uma prótese feita de materiais altamente biocompatíveis, que não causem lesões mecânicas nem irritativas que possam provocar um crescimento anormal do tecido de granulação ou a formação de uma nova estenose ou de um trajeto fistuloso.

São utilizadas três tipos diferentes de próteses expansíveis para o tratamento de estenoses esofágicas refratárias, tais como a prótese autoexpansível de plástico, as próteses metálicas cobertas autoexpansíveis e as próteses biodegradáveis. Até a presente data, foi publicado apenas um estudo comparando a eficácia desses três tipos de próteses. Canena[36] demonstrou que a colocação temporária de uma prótese metálica autoexpansível ou de uma prótese biodegradável apresenta aplicação semelhante no tratamento das estenoses esofágicas refratárias com resolução da disfagia, a longo prazo, de 40 e 30%, respectivamente. A colocação das próteses de plástico autoexpansíveis foi associada com um menor sucesso clínico das três, com apenas 10%. Além disso, essas também estiveram associadas com uma maior incidência de migração e reintervenção. A migração, com as metálicas autoexpansíveis, foi de 30% comparada com 20% das biodegradáveis. A implementação da dilatação com balão da prótese biodegradável após a colocação reduziu a incidência da migração.

A dor torácica foi a complicação mais frequente relatada nos diferentes estudos. A hiperplasia tecidual ocorre junto com a degradação da prótese. Foram relatados casos de hiperplasia grave com recidiva de disfagia.[29,32-35] Para resolver esse

Aplicação das Próteses Autoexpansíveis Biodegradáveis na Endoscopia Intervencionista Gastrintestinal   323

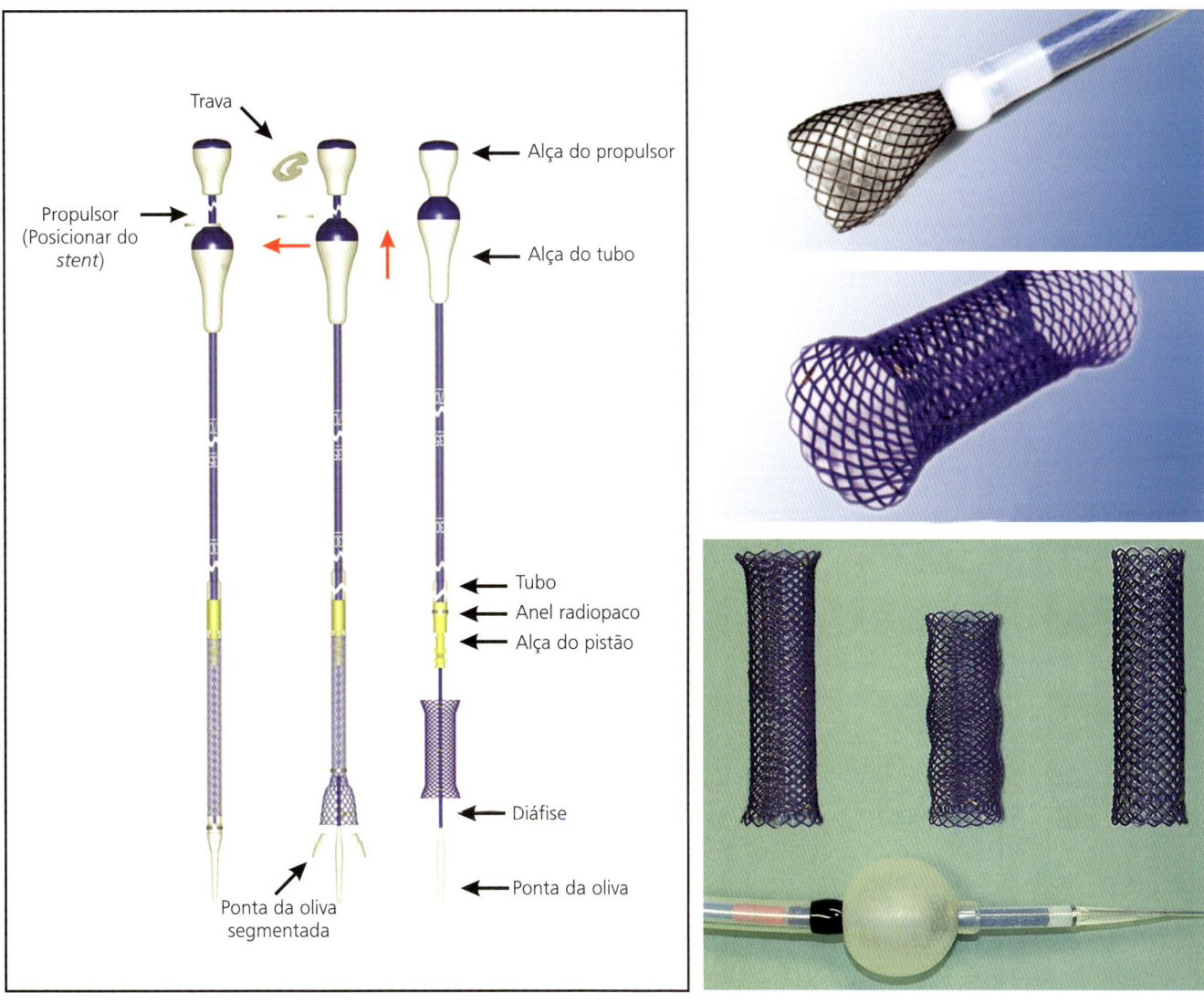

Figura 32.7. Prótese biodegradável de polidioxanona da ELLA, República Tcheca.

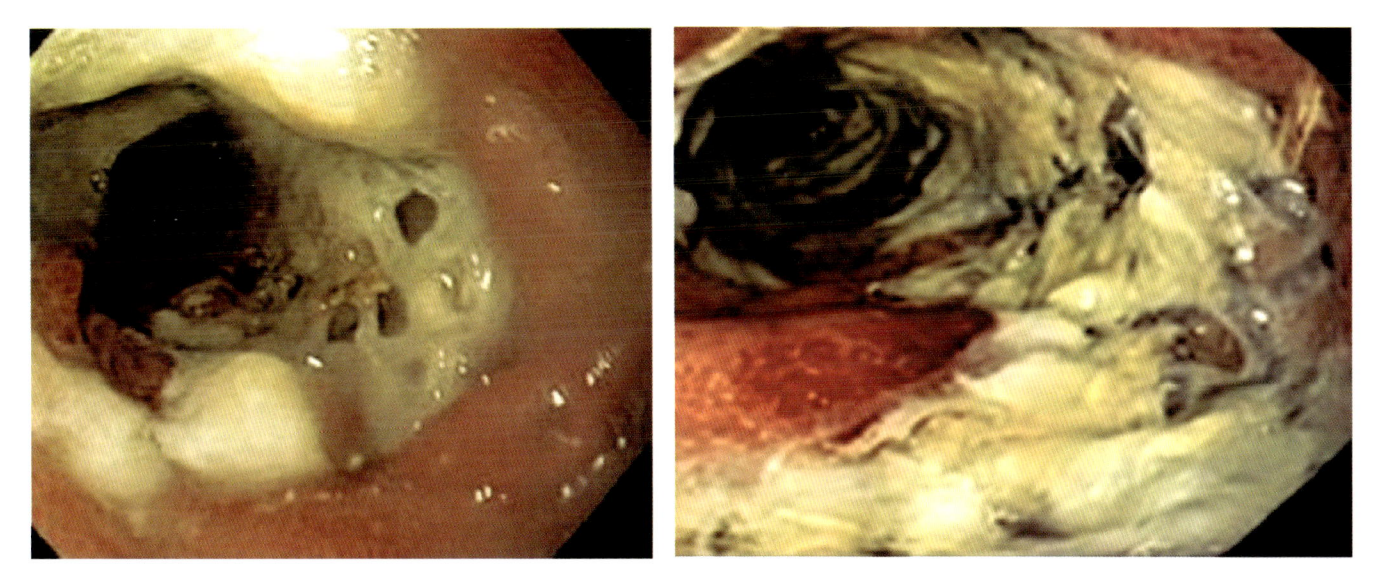

Figura 32.8. Imagens endoscópicas do *stent* ELLA durante o processo de biodegradação.

problema, foi descrito tratamento com plasma de argônio[29,32] ou dilatação com balão.[35] Outras potenciais complicações das próteses biodegradáveis são o colapso da mesma no lúmen esofágico e a fístula traqueoesofágica.[37]

Pode-se concluir que, depois de revisar as séries publicadas até o presente momento, parece que um subgrupo de pacientes com esse tipo de estenose esofágica refratária ao tratamento endoscópico está destinado a um tratamento prolongado com dilatações, o que aumenta o risco de complicações e os custos inerentes ao tratamento, além de reduzir, significativamente, a qualidade de vida. Este subgrupo de pacientes seria candidato ao tratamento com próteses biodegradáveis. Os estudos publicados até hoje têm limitações no desenho, mas têm demonstrado que as próteses biodegradáveis são eficazes, seguras, e representam uma alternativa muito atraente para este subgrupo de pacientes.

Intestino delgado e cólon

As próteses biodegradáveis podem ser uma opção terapêutica promissora em pacientes com estenose do intestino delgado e do cólon. A primeira descrição de uma prótese biodegradável nessa região foi atribuída ao grupo tcheco de Rejchrt.[22] As estenoses pós-cirúrgicas, principalmente depois da cirurgia de cólon e reto, são as mais frequentes e ocorrem entre 1,5 a 8% dos pacientes. As estenoses também podem ocorrer depois da ressecção do câncer de cólon,[38-41] em casos de ressecção de fístulas colônicas[35] e também em casos de doença de Crohn com estenose.[22,42] A colocação, no nível intestinal, é possível, sendo relativamente simples, exceto em casos de estenoses proximais, quando existe uma deformação ou angulação evidente. O introdutor tem um comprimento aproximado de 75 cm, que é uma limitação. Na maioria dos casos, é difícil colocar uma prótese além de 30 cm no ânus. Para isso, foi sugerido o uso de um sobretubo.[22] A migração da prótese é uma das grandes limitações, sendo a principal razão de falha na resposta clínica. Têm sido utilizadas diferentes técnicas a fim de evitar a migração. Até o momento, não foi relatada hiperplasia da mucosa em casos de estenoses intestinais tratadas com próteses biodegradáveis (Fig. 32.9).

Pode-se afirmar que as próteses biodegradáveis são uma nova opção para o tratamento da estenose do intestino delgado e do cólon pós-cirúrgico e secundária à doença de Crohn. O uso deste modelo diminui a necessidade de repetir endoscopias e dilatações. Consequentemente, diminui o risco de perfurações e procedimentos cirúrgicos. A grande incidência da migração precoce pode ser solucionada com melhorias no desenho da prótese. São necessários mais estudos para determinar a eficácia e a segurança dessas próteses a longo prazo.

Trato biliar e pancreático

A endoscopia é o tratamento de eleição para as estenoses biliares benignas. A função das próteses biodegradáveis na prática clínica ainda não está bem estabelecida, sendo uma das atuais áreas de pesquisas em diferentes modelos animais.[43,44] As causas das estenoses biliares são múltiplas, mas as duas mais comuns são as estenoses pós-cirúrgicas e as estenoses secundárias à pancreatite crônica.[45] As próteses disponíveis atualmente no mercado para os ductos biliares e o ducto pancreático são de plástico ou metálicas. Essas próteses apresentam limitações mesmo nos estudos em animais.[46] Laukkarinen[47,48] publicou diversos estudos com modelos animais usando próteses biodegradáveis nos ductos biliares e no ducto pancreático. Este grupo de autores pesquisou a degradação, a permeabilidade e a toxicidade das *próteses* biodegradáveis feitas de ácido polilático. Tais próteses têm sido utilizadas em porcos e, 6 meses depois da colocação, não foram observadas mudanças histológicas nem anatômicas.

Petrtýl[49] e Mauri[50] publicaram sua experiência utilizando próteses biodegradáveis de polidioxanona, colocadas por via percutânea no ducto biliar. Nestes dois estudos foram tratados 12 pacientes com estenose biliar pós-cirúrgica e foi demonstrado bom sucesso clínico em dois anos de seguimento.

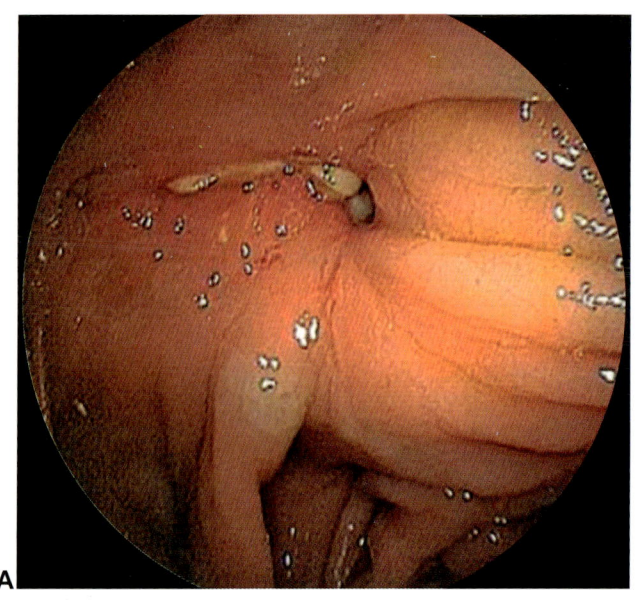

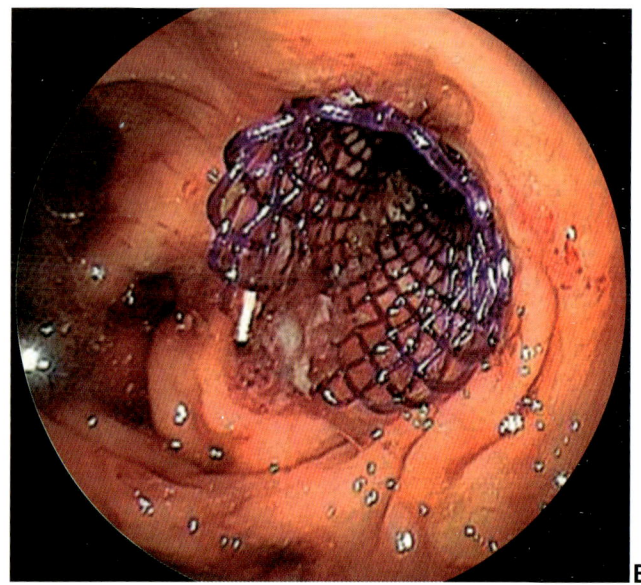

Figura 32.9. Imagens endoscópicas de estenose ileocolônica antes (**A**) e depois (**B**) da colocação da prótese biodegradável.

CONCLUSÕES

A experiência acumulada até a presente data utilizando a única prótese biodegradável de uso endoscópico e feita do polímero polidioxanona demonstra resultados promissores. Pode-se dizer que as próteses biodegradáveis são uma nova opção para o tratamento das estenoses refratárias do esôfago, estenoses do intestino delgado e do cólon, como também estenoses secundárias à doença de Crohn. O uso desse tipo de prótese diminui a necessidade de repetir endoscopias e dilatações e, consequentemente, reduz o risco de perfurações e de procedimentos cirúrgicos. A alta incidência de migração precoce pode ser solucionada com melhorias no desenho da prótese. São necessários mais estudos para determinar a eficácia e a segurança dessas próteses a longo prazo. Ao lado disso, deve-se melhorar a perda da força radial ao longo do tempo em razão da degradação.

Sem dúvida, são necessários estudos mais completos, nos quais se possa comparar a aplicação dessas próteses biodegradáveis *versus* as próteses autoexpansíveis totalmente cobertas. Os seguimentos dos estudos devem ser a longo prazo a fim de avaliar a remissão dos sintomas com o uso destes dispositivos. Também seria muito importante avaliar o uso dessas próteses biodegradáveis em pacientes com câncer esofágico ou disfagia maligna antes da quimioterapia ou radioterapia. Finalmente, a prótese ideal para as estenoses benignas deveria ser de diâmetro amplo, grande expansão, alta flexibilidade, que mantenha a integridade luminal, que não cause hiperplasia epitelial nem dano tecidual e que não seja preciso repetir a endoscopia para removê-la. É muito provável que as próteses biodegradáveis sejam as ideais para alcançar estas metas em um futuro próximo.

REFERÊNCIAS BIBLIOGRÁFICAS

1. Tringali A, Blero D, Boskoski I *et al.* Difficult removal of fully covered Self Expandable Metal Stents (SEMS) for benign biliary strictures: the "SEMS in SEMS" technique. *Dig Liver Dis* 2014 June;46(6):568-71.
2. Sharaiha RZ, Kim KJ, Singh VK *et al.* Endoscopic stenting for benign upper gastrointestinal strictures and leaks. *Surg Endosc* 2014;28:178-84.
3. Almadi MA, Azzam N, Alharbi O *et al.* Complications and survival in patients undergoing colonic stenting for malignant obstruction. *World J Gastroenterol* 2013;19:7138-45.
4. van Boeckel PG, Dua KS, Weusten BL *et al.* Fully covered self-expandable metal stents (SEMS), partially covered SEMS and self-expandable plastic stents for the treatment of benign esophageal ruptures and anastomotic leaks. *BMC Gastroenterol* 2012;12:19.
5. Gutierrez-Salmean G, Pelaez-Luna M, Gonzalez-Galeote E *et al.* Outcomes of temporary self-expanding plastic stents (SEPS) use for gastrointestinal leaks. A case series. *Rev Gastroenterol México* 2009;74:181-86.
6. Committee AT, Tokar JL, Banerjee S *et al.* Drug-eluting/biodegradable stents. *Gastrointest Endosc* 2011;74:954-58.
7. Lorenzo-Zuniga V, Moreno-de-Vega V, Marin I *et al.* Biodegradable stents in gastrointestinal endoscopy. *World J Gastroenterol* 2014;20:2212-17.
8. Guo Q, Knight PT, Mather PT. Tailored drug release from biodegradable stent coatings based on hybrid polyurethanes. *J Controll Release* 2009;137:224-33.
9. Hermawan H, Dube D, Mantovani D. Degradable metallic biomaterials: design and development of Fe-Mn alloys for stents. *J Biomed Mater Res A* 2010;93:1-11.
10. Saito Y, Tanaka T, Andoh A *et al.* Usefulness of biodegradable stents constructed of poly-l-lactic acid monofilaments in patients with benign esophageal stenosis. *World J Gastroenterol* 2007;13:3977-80.
11. Neamtu I, Chiriac AP, Diaconu A *et al.* Current concepts on cardiovascular stent devices. *Mini Rev Med Chem* 2014;14(6):505-36.
12. Austin AS, Khan Z, Cole AT *et al.* Placement of esophageal self-expanding metallic stents without fluoroscopy. *Gastrointest Endosc* 2001;54:357-59.
13. Han Y, Jing Q, Xu B *et al.* Safety and efficacy of biodegradable polymer-coated sirolimus-eluting stents in "real-world" practice: 18-month clinical and 9-month angiographic outcomes. *JACC Cardiovasc Interv* 2009;2:303-9.
14. Onuma Y, Serruys P, den Heijer P *et al.* MAHOROBA, first-in-man study: 6-month results of a biodegradable polymer sustained release tacrolimus-eluting stent in de novo coronary stenoses. *Eur Heart J* 2009;30:1477-85.
15. Wykrzykowska JJ, Onuma Y, Serruys PW. Advances in stent drug delivery: the future is in bioabsorbable stents. *Expert Opin Drug Deliv* 2009;6:113-26.
16. Basha J, Appasani S, Vaiphei K *et al.* Biodegradable stents: truly biodegradable with good tissue harmony. *Endoscopy* 2013;45(Suppl 2 UCTN):E116-17.
17. Athanasiou KA, Niederauer GG, Agrawal CM. Sterilization, toxicity, biocompatibility and clinical applications of polylactic acid/polyglycolic acid copolymers. *Biomaterials* 1996;17:93-102.
18. Griffiths EA, Gregory CJ, Pursnani KG *et al.* The use of biodegradable (SX-ELLA) oesophageal stents to treat dysphagia due to benign and malignant oesophageal disease. *Surg Endosc* 2012;26:2367-75.
19. Kemppainen E, Talja M, Riihela M *et al.* A bioresorbable urethral stent. An experimental study. *Urol Res* 1993;21:235-38.
20. Goldin E, Fiorini A, Ratan Y *et al.* A new biodegradable and self-expandable stent for benign esophageal strictures. *Gastrointest Endosc* 1996;43:294.
21. Fry SW, Fleischer DE. Management of a refractory benign esophageal stricture with a new biodegradable stent. *Gastrointest Endosc* 1997;45:179-82.
22. Rejchrt S, Kopacova M, Brozik J *et al.* Biodegradable stents for the treatment of benign stenoses of the small and large intestines. *Endoscopy* 2011;43:911-17.
23. Parviainen M, Sand J, Harmoinen A *et al.* A new biodegradable stent for the pancreaticojejunal anastomosis after pancreaticoduodenal resection: in vitro examination and pilot experiences in humans. *Pancreas* 2000;21:14-21.
24. Tanaka T, Takahashi M, Nitta N *et al.* Newly developed biodegradable stents for benign gastrointestinal tract stenoses: a preliminary clinical trial. *Digestion* 2006;74:199-205.
25. Rejchrt S, Kopacova M, Bartova J *et al.* Intestinal biodegradable stents. initial experience in the czech republic. *Folia Gastroenterol Hepatol* 2009;7:7.
26. Vandenplas Y, Hauser B, Devreker T *et al.* A biodegradable esophageal stent in the treatment of a corrosive esophageal stenosis in a child. *J Pediatr Gastroenterol Nutrit* 2009;49:254-57.
27. van Hooft JE, van Berge Henegouwen MI, Rauws EA *et al.* Endoscopic treatment of benign anastomotic esophagogastric strictures with a biodegradable stent. *Gastrointest Endosc* 2011;73:1043-47.

28. Hirdes MM, Siersema PD, van Boeckel PG et al. Single and sequential biodegradable stent placement for refractory benign esophageal strictures: a prospective follow-up study. *Endoscopy* 2012;44:649-54.
29. Karakan T, Utku OG, Dorukoz O et al. Biodegradable stents for caustic esophageal strictures: a new therapeutic approach. *Dis Esophagus* 2013;26:319-22.
30. Stivaros SM, Williams LR, Senger C et al. Woven polydioxanone biodegradable stents: a new treatment option for benign and malignant oesophageal strictures. *Eur Radiol* 2010;20:1069-72.
31. Repici A, Vleggaar FP, Hassan C et al. Efficacy and safety of biodegradable stents for refractory benign esophageal strictures: the BEST (Biodegradable Esophageal Stent) study. *Gastrointest Endosc* 2010;72:927-34.
32. Hair CS, Devonshire DA. Severe hyperplastic tissue stenosis of a novel biodegradable esophageal stent and subsequent successful management with high-pressure balloon dilation. *Endoscopy* 2010;42(Suppl 2):E132-33.
33. Orive-Calzada A, Alvarez-Rubio M, Romero-Izquierdo S et al. Severe epithelial hyperplasia as a complication of a novel biodegradable stent. *Endoscopy* 2009;41(Suppl 2):E137-38.
34. Fischer A, Bausch D, Baier P et al. Risk of biodegradable stent-induced hypergranulation causing re-stenosis of a gastric conduit after esophageal resection. *Endoscopy* 2012;44(Suppl 2 UCTN):E125-26.
35. Dumoulin FL, Plassmann D. Tissue hyperplasia following placement of a biodegradable stent for a refractory esophageal stricture: treatment with argon plasma coagulation. *Endoscopy* 2012;44(Suppl 2 UCTN):E356-57.
36. Canena JM, Liberato MJ, Rio-Tinto RA et al. A comparison of the temporary placement of 3 different self-expanding stents for the treatment of refractory benign esophageal strictures: a prospective multicentre study. *BMC Gastroenterol* 2012;12:70.
37. Jung GE, Sauer P, Schaible A. Tracheoesophageal fistula following implantation of a biodegradable stent for a refractory benign esophageal stricture. *Endoscopy* 2010;42(Suppl 2):E338-39.
38. Repici A, Pagano N, Rando G et al. A retrospective analysis of early and late outcome of biodegradable stent placement in the management of refractory anastomotic colorectal strictures. *Surg Endosc* 2013;27:2487-91.
39. Perez Roldan F, Gonzalez Carro P, Villafanez Garcia MC et al. Usefulness of biodegradable polydioxanone stents in the treatment of postsurgical colorectal strictures and fistulas. *Endoscopy* 2012;44:297-300.
40. Toth E, Nielsen J, Nemeth A et al. Treatment of a benign colorectal anastomotic stricture with a biodegradable stent. *Endoscopy* 2011;43(Suppl 2 UCTN):E252-53.
41. Janik V, Horak L, Hnanicek J et al. Biodegradable polydioxanone stents: a new option for therapy-resistant anastomotic strictures of the colon. *Eur Radiol* 2011;21:1956-61.
42. Rodrigues C, Oliveira A, Santos L et al. Biodegradable stent for the treatment of a colonic stricture in Crohn's disease. *World J Gastrointest Endosc* 2013;5:265-69.
43. Ginsberg G, Cope C, Shah J et al. In vivo evaluation of a new bioabsorbable self-expanding biliary stent. *Gastrointest Endosc* 2003;58:777-84.
44. Meng B, Wang J, Zhu N, Meng QY et al. Study of biodegradable and self-expandable PLLA helical biliary stent in vivo and in vitro. *J Mater Sci Mater Med* 2006;17:611-17.
45. Kaffes AJ, Liu K. Fully covered self-expandable metal stents for treatment of benign biliary strictures. *Gastrointest Endosc* 2013;78:13-21.
46. Itoi T, Kasuya K, Abe Y et al. Endoscopic placement of a new short-term biodegradable pancreatic and biliary stent in an animal model: a preliminary feasibility study (with videos). *J Hepatobiliary Pancreat Sci* 2011;18:463-67.
47. Lamsa T, Jin H, Mikkonen J et al. Biocompatibility of a new bioabsorbable radiopaque stent material (BaSO4 containing poly-L,D-lactide) in the rat pancreas. *Pancreatology* 2006;6:301-5.
48. Laukkarinen JM, Sand JA, Chow P et al. A novel biodegradable biliary stent in the normal duct hepaticojejunal anastomosis: an 18-month follow-up in a large animal model. *J Gastrointest Surg* 2007;11:750-57.
49. Petrtyl J, Bruha R, Horak L et al. Management of benign intrahepatic bile duct strictures: initial experience with polydioxanone biodegradable stents. *Endoscopy* 2010;42 (Suppl 2):E89-90.
50. Mauri G, Michelozzi C, Melchiorre F et al. Biodegradable biliary stent implantation in the treatment of benign bilioplastic-refractory biliary strictures: preliminary experience. *Eur Radiol* 2013;23:3304-10.

Índice Remissivo

A

Abscesso
  na parede gástrica, *129f*
Acalasia, 39
  sintomas, 39
Adenocarcinoma, 37, 291, 298
  gástrico
    classificação do, 243
      difuso, 243
      intestinal, 243
    estadiamento do, 243
      ultrassom endoscópico no, 244
Adenoma, 296
Anemia
  perniciosa, 42
Angiografia, 221
  terapêutica, 221
Angioma, 296
Arteriografia, 221
Ascite
  carcinomatosa, 247
Aspirina
  na polipectomia, 86
Autofluorescência
  imagem por, 16

B

Balões de polietileno, *93f*
Balões TTS, 102
Banda estreita
  imagem de, 13
Barret
  esôfago de, 37
    diagnóstico e tratamento do, 57
Benzodiazepínicos, 27
Bevacizumabe, 7
Biópsia, 145
  guiada por ultrassom
    nas neoplasias do trato gastrintestinal, 265
      equipamento, 265
      introdução, 265
      material para manipulação, 267
      resultados e discussão, 272
      técnica, 267
        otimização da, 270

Bismuth-Corlette
  classificação de, *134f*

C

Câncer
  colorretal, 7
    biomarcadores no, 8
  gástrico, 7
    tratamento endocópico de, 73
    ultrassom endoscópico no, 247
  gastrintestinal
    difuso, 4
    imunogenética no, 1
    marcadores preditivos no, 9
      nas fezes, 9
    tratamento endoscópico do, 315
      ablativo, 316
      câncer de esôfago, 315
      câncer de estômago, 316
      carcinoma anal, 318
      carcinoma de cólon, 316
      carcinoma de reto, 317
      princípios gerais, 315
  pancreático familiar, 4
Cápsula endoscópica
  nos tumores do intestino delgado, 285
    características clínicas, 289
    diagnóstico, 289
    introdução, 285
    terapia, 291
    tumores benignos, 285
    tumores malignos, 286
Carcinogênese
  bases moleculares da, 1
  colorretal
    hereditária não polipoide, 43
    modelo de, *2f*
Carcinoide retal, *130f*
Carcinoma
  escamocelular, 39
    diagnóstico de, 39
Cáusticos
  ingestão de, 39
Cintilografia, 220
Cirurgia gástrica
  história da, 42

Cistos
  pancreáticos não neoplásicos, 278
Clopidrogel, 86
Colangiocarcinoma
  padrões de crescimento, *135f*
Colangite esclerosante
  primária, 99
Coledocoduodenostomia
  guiada por ultrassom endoscópico
    para a paliação da obstrução biliar distal
      maligna, 251
      complicações, 254
      dados técnicos, 252
      introdução, 251
      justificativa, 251
      resultados, 253
Coledocolitíase, 20
Coagulação
  com plasma de argônio, 239
Cólon, 16
  e intestino delgado, 102
  obstrução maligna do, 169
  plasma de argônio no, 228
  síndromes polpoides do, 5
  tratamento endoscópico de lesões
    precursoras
      e de neoplasias precoces no, 79
        complicações
          tratamento de, 86
        detecção, 83
        introdução, 79
        o que fazer, 83
        pólipos, 79
          neoplásicos, 81
Colonoscopia, 145, 221

D

Descompressão biliar, 137
  paliativa, 137
Dilatações endoscópicas
  do trato gastrintestinal, 91
    aplicações futuras, 103
    avaliação dos resultados, 97
    considerações, 91
      técnicas, 93
    contraindicações e complicações, 96
    indicações, 93
    introdução, 91

Dilatadores
    de polivinil, *92f*
Displasia
    de alto grau, 73
    escamosa, 60
Dissecção endoscópica da submucosa, 50, 74, 85
    complicações, 77
    corte, 50
    equipamento utilizado, **51t**
    experiência no Ocidente, 77
    fundamentos espaciais, 74
    indicações, 74, 85
    justificativa, 74
    resultados no Japão, 76
    técnica de, 74, 85
Doença
    de Menetrier, 43
Drenagem bilateral, 137
Drenagem endoscópica, 281
    complicações, 282
    indicações, 281
    resultados, 283
    técnica, 281, 282
Ducto pancreático
    stent no, 150

E

Ecoendoscópios, 257
Ecografia
    de abdome, 145
Eletroferogramas, *2f*
EMR, 47
    cirurgia *versus*, 53
    com CAP, 47
        injeção, 48
        marcação, 48
        montagem, 48
        preparo, 48
        ressecção, 50
        sucção, 50
Endoscopia, 124, 143
    colocação de stent por, 171
    de alta tecnologia de imagem, 13
        endomicroscopia confocal, 16
        imagem de banda estreita, 13
        imagem por alta fluorescência, 16
        introdução, 13
    ensino da
        com modelos *ex vivo* e simulador virtual, 19
            descrição do manequim, 19
            descrição do modelo *ex vivo*, 19
            intervenção educativa, 20
            introdução, 19
            preparação de lesões, 19
            procedimento em simulador, 22
            resultados, 21
            simuladores, 22
            tipo de lesão e descrição, 20
    intervencionista gastrintestinal
        aplicação das próteses na, 319
            biomateriais, 319
            experiência clínica, 320
            introdução, 319
            resumo, 319
    na identificação das lesões pré-malignas, 37
    no sangramento digestivo, 34
        do paciente com câncer, 217
            diagnóstico, 217, 220
            etiologia, 217, 219
            intervenção, 218
            introdução, 217
            sinais e sintomas, 220
            situações especiais, 221
            tratamento, 221
    oncológica
        sedação e anestesia na, 25
            benzodiazepínicos, 27
            complicações, 29
            conceituação, 26
            considerações pós-operatórias, 29
            considerações pré-operatórias, 25
            drogas e tipos de sedação, 27
            gravidez e lactação, 29
            introdução, 25
            outros agentes, 28
            propofol, 28
            técnicas de monitorização, 26
        terapêutica
            plasma de argônio em, 225
                introdução, 225
                no cólon e no reto, 228
                no esôfago, 225
                no estômago, 227
                no trato biliar, 228
Enterocolite neutropênica, 221
Enteroscopia
    assistida por balão, 291
    terapêutica
        em tumores do trato gastrintestinal, 295
            benignos, 295
            introdução, 295
            malignos, 297
            próteses endoscópicas, 300
Esfincteroplastia
    com balão, 101
Esôfago, 97
    câncer de, 107
    de Barret, 37
        diagnóstico e tratamento do, 57
            de pacientes com displasia, 64
            de pacientes sem displasia, 63
            epidemiologia, 57
                distribuição, 58
                incidência, 58
                prevalência, 57
            estratificação, 62
                displasia, 63
                fatores de risco, 62
            endoscópicos, 63
                estudos de coorte, 59
                introdução, 57
                mapeamento, 59
                    dilemas, 60
                    novas modalidades de detecção, 60
                    preditores, 59
                    protocolos, 60
                resumo, 57
                risco de câncer, 58
                    metanálise, 58
                risco de mortalidade, 59
                vigilância, 61
                    dilemas na, 61
                    protocolos para, 61
            mucossectomia no, 52
            plasma de argônio no, 225
        endoscopia no, 14
        lesões submucosas no, 20, 37
        tratamento endoscópico
            de lesões precursoras e neoplasia precoce do, 47
                cirurgia *versus* EMR, 53
                dissecção da submucosa, 50
                introdução, 47
                mucossectomia, 52
                princípios da ressecção endoscópica local, 47
                resultados e complicações, 50
Estenose(s), 20
    biliar distal, *135f*
    biliares benignas, 98,
        pós-operatórias, 99
    biliares malignas, 133
        classificação, 134
        diagnóstico histológico, 136
        etiologia, 133
        exames de imagem, 135
        exames laboratoriais, 134
        introdução, 133
        quadro clínico, 133
        tratamento, 137
            percutâneo com colocação de *stents* metálicos, 191
    biliopancreáticas benignas, 101
    esofágicas, 94
    gastrintestinais, **92t**
    não esofágicas, 96
    pancreáticas benignas, 100
Estenotomia, 102
Estômago, 15, 98
    câncer de, 40
    lesões submucosas no, 20
    neoplasia precoce do
        tratamento endoscópico de lesões precursoras e, 73
            com displasia, 73
                de alto grau, 73
            introdução, 73
            lesões indefinidas, 73
    obstrução da saída do
        stents gastroduodenais para tratamento da, 182
            complicações, 185
            introdução, 182
            métodos de paliação, 182
            passos técnicos para o procedimento, 182
            resultados, 185
            revestidos, 187
    plasma de argônio no, 227

F

Fístulas
  esofagorespiratórias, 117
  traqueoesofágica, 20

G

GIST, 9
Gravidez e lactação
  procedimentos endoscópicos na, 29

H

Hepatogastrotomia
  guiada por ultrassom endoscópico, 257
    comparação, 260
    equipamentos e materiais, 257
    introdução, 257
    revisão da literatura, 260
    técnica, 258
Hepatolitíase, 20
HNPCC, 6

I

Imagem
  por autofluorescência, 16
Imunogenética
  no câncer gastrointestinal, 1
    bases moleculares da carcinogênese, 2
    câncer colorretal, 7
    câncer gástrico, 7
    conclusões e aplicações, 10
    introdução, 1
    marcadores preditivos, 9
    síndromes hereditárias, 4
Intestino delgado
  e cólon, 102

L

Lesões
  hemorrágicas não varicosas, 20
  precursoras
    tratamento endoscópico de, 73, 79
  pré-malignas do trato gastrintestinal superior
    papel da endoscopia na identificação das, 37
      estômago, 40
      introdução, 37
      lesões no esôfago, 37
      polipose adenomatosa, 43
  subepiteliais gastrintestinais, 123
    classificação, 126
    exames diagnósticos, 124-126
    introdução, 123
    malignas ou potencialmente malignas, 129
    manifestações clínicas, 123
    resumo do tratamento, 130
Leiomiomas, 81, 295
  do cólon, *128f*
Linfoma(s), 129
  primários, 288
Lipomas, 80, 295
  na ecoendoscopia, 127

M

Menetrier
  doença de, 43
Metaplasia
  intestinal, 40
Microssatélites
  instabilidade dos, 1
Mucossectomia
  endoscópica, 74
  no esôfago de Barret, 52

N

Neoplasia(s)
  ampulares
    e papilectomia endoscópica, 143
      aspectos técnicos endoscópicos, 145
      diagnóstico e avaliação, 143
      introdução, 143
      sinais e sintomas, 143
  cística mucinosa, 279
    papilar intraductal, 280
  cística serosa, 278
  císticas pancreáticas, 278
  do trato gastrintestinal, 265
  não invasiva, 73
  precoces do esôfago
    tratamento endoscópico de lesões precursoras, 47
  precoces no cólon
    tratamento endoscópico de lesões precursoras e de, 79
  presença de, 3
  sólida pseudopapilar, 280

O

Obstrução biliar
  e duodenal simultânea, 139, 187
Obstrução gastroduodenal maligna
  tratamento endoscópico, 157
    introdução, 157
    princípios básicos, 157
    seleção, 158
Obstrução maligna da saída do estômago
  stents gastroduodenais para tratamento da, 182
Obstrução maligna do cólon
  stents colônicos na, 169
    anatomia, 169
    aspectos técnicos, 170
    complicações e seguimento, 176
    indicações, 169
    introdução, 169
    patologia benigna, 176
    resultados, 173
Oncogenes, 2
Opioides
  na sedação, 27

P

Pâncreas
  ectópico, *125f*
  lesões císticas do
    aspectos gerais, 277
    diagnóstico, 277
    drenagem endoscópica, 281
    introdução, 277
    tratamento, 281
Papilectomia endoscópica, 143
  técnicas de, 148
Papilomas, 40
Plasma de argônio
  em endoscopia terapêutica oncológica, 225
Plummer-Vinson
  síndrome de, 40
Polipectomia
  complicações
    tratamento das, 86
      hemorragia, 86
      perfuração, 86
      síndrome, 86
Pólipos
  adenomatosos, 81
    apresentação clínica, 82
    classificação, 82
    definições, 81
    epidemiologia, 81
    fatores de risco, 82
  detecção de, 83
  epiteliais
    não neoplásicos, 79
  gástricos, 41
  hamartomatosos, 80
  hiperplásicos, 79
  inflamatórios, 80
  linfoides, 80
  neoplásicos, 81
    serrilhados, 81
  recomendações, 83
Polipose adenomatosa familiar, 5, 43
Proctite
  por radiação, 221
Propofol
  na sedação, 28
Prótese(s)
  metálicas, 103
  revestida ou não, 138
Proto-oncogenes, 2
Pseudocisto pancreático, 20, 277

Q

Quimiorradiação
  uso de, 117

R

Radiologia intervencionista
  e *stents* colorretais, 200
    colocação, 200
    complicações, 204
    contraindicações, 200
    introdução, 200
    técnica, 200
Radiologia intervencionista gastrintestinal
  papel da, 181
    introdução, 181
Radiologista
  colocação de *stent* por, 170

Ressecção endoscópica
  mucosa, 83
  princípios da, 47
Retite actínica
  tratamento da, 233
    epidemiologia, 233
    evolução clínica, 235
    farmacológico, 235
      antioxidantes, 236
      corticoides, 235
      metronidazol, 236
      misoprostol, 236
      sucralfato, 235
    introdução, 233
    patologia, 233
    prevenção, 234
    terapias endoscópicas, 236
      coagulação
        com plasma de argônio, 239
      crioablação, 238
      eletrocoagulação, 238
      radiofrequência, 238
      sonda quente, 238
Reto, 16
  plasma de argônio no, 228

S

Sedação e anestesia
  na endoscopia oncológica, 25
    consciente, 26
    profunda, 26
    tipos de, 27
Simulador
  biológico, 22
  computadorizado, 23
  mecânico, 22
  ultrassônico endoscópico, *21f*
  virtual, 19, 22
  vivo, 22
Síndromes
  da polipose juvenil, 5
  de Cowden, 5
  de Gardner, 5
  de Plummer-Vinson, 40
  de Turcot, 5
  hereditárias, 4
  polipoides do cólon, 5

Sondas
  de Savary, 102
Spigelman
  classificação de, **43t**
Stents colônicos
  na obstrução maligna do cólon, 169
Stents gastroduodenais
  para o tratamento da obstrução maligna da saída do estômago, 182
Stents gastrintestinais
  biodegradáveis, 209, 212
    áreas específicas de estudo, 211
    de hoje e de amanhã, 210
    evolução, 209
Stent(s) metálico(s), 107
  biliar e duodenal, 163
  dieta depois do, 166
  gastroduodenal, 158
    técnicas de inserção do, 160
  na patologia esofágica maligna, 107
    câncer de esôfago, 107
    complicações, 114
    contraindicações, 112
    métodos de tratamento, 107
    para o tratamento das fístulas esofagorespiratórias, 117
    resultados, 114
    técnica, 112
    uso de quimiorradiação, 117
  revestidos *versus* não revestidos, 166
  tratamento percutâneo das estenoses biliares malignas com, 191
    complicações, 194
    introdução, 191
    resultados, 194
    técnica básica, 191
    tipos de drenagens utilizadas, **194t**

T

Terapia de anticoagulação e antiplaquetária
  conduta para procedimento endoscópico oncológico, 33
    introdução, 33
    procedimentos de urgência e emergência, 35
    recomendações, 34
    risco de sangramento, 33

    risco de suspensão, 33
Tilose, 40
  recomendações, 40
Trato biliar
  plasma de argônio no 228
Trato gastrintestinal superior
  dilatações endoscópicas do, 91
  lesões pré-malignas do
    papel da endoscopia na identificação das, 37
Tubos enterais, 166
Tumor(es)
  carcinoides gástricos, 42
  de cabeça e pescoço, 40
  do intestino delgado, 285
    benignos, 285
    malignos, 286
  do trato gastrintestinal
    enteroscopia terapêutica em, 295
  estromais gastrintestinais, 305
    aplicação clínica, 311
    considerações cirúrgicas, 311
    diagnóstico cito-histológico, 309
    diagnóstico endossonográfico, 308
    espectro, 306
    evolução natural, 311
    generalidades, 295
    terapia, 307
  genes supressores de, 3
  malignos gástricos, 243
    estadiamento
      com ultrassom endoscópico, 243
        classificação, 243
        estadiamento, 243
        introdução, 243
  neuroendócrinos, 287

U

Ultrassom
  endoscópico, 125, 145, 243
    hepatogastrotomia guiada por, 257
  intraductal, 145
Ultrassonografia
  endoscópica, 20

V

Varfarina, 86
Vias biliares, 98
Videocápsula endoscópica, 290